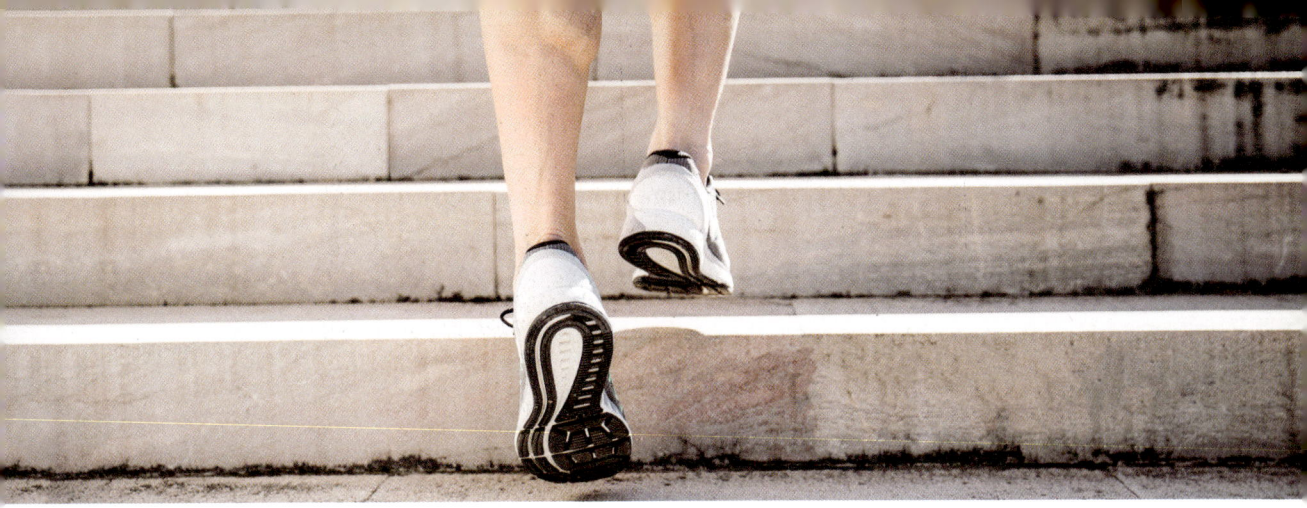

운동과 건강관리

엄우섭·안나영·문효열·유현승·강성훈·허찬솔

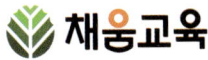
채움교육

머리말

건강 관리를 위해서 가장 많이 강조되고 있는 것이 운동이며, 국내의 거의 모든 대학에 운동과 건강 관련 과목이 개설되어 있는 것 또한 사실이다. 운동과 건강 관련 교과목의 교육목표는 건강에 대한 제반이론을 이해하고, 운동을 실천하여 그 역량을 함양함으로써 현재는 물론 미래에 개인 스스로가 건강 및 체력 관리를 해나가도록 하는 능력을 기르는 것일 것이다. 따라서 이러한 목표를 달성하기 위해서는 건강교육의 이론뿐만 아니라 실기 및 실습을 종합적으로 체험할 수 있어야 한다.

이러한 맥락에서 운동과 건강관련 강좌 교재의 필요성이 절실하여, '건강과 스포츠'의 주 교재로 '건강교육의 이론과 실제'라는 제목의 초판을 발행(2011년 3월)하게 되었다. 이후 개정에 대한 꾸준한 논의와 작업을 통하여 2013년 2월 동일한 제목으로 개정판을 출간하여 사용해 오던 중 4차산업혁명시대, 인공지능(AI)시대에 걸맞는 책이 요구되는 시점에 마침 출판사의 제안에 동의하여 집필진을 꾸려 작업에 들어갔다. 사실, 기존의 교재가 교대에 한정되어 사용되는 것에 늘 불만이 있었던 저로서는 욕심이 날 수밖에 없었으며, 교재의 내용, 편집 등에 대해서도 주위 사람들의 지속적인 지적이 있었다. 아울러 시중에 나와 있는 운동과 건강관련 교재의 경우 번역서는 신체적 특성 등이 달라 내국인에게 적용하기 곤란한 점이 있고, 저서와 편저는 획일적이고 지루한 감이 있어 선뜻 채택하기 어려운 실정이었다. 이에 전국 거점별로 집필진을 구성하여 4차산업 혁명시대 또는 AI시대의 패러다임에 맞추어 출간한 본 교재, '운동과 건강관리'는 저자들이 소속 학교에서 사용하기에 손색이 없을 뿐만 아니라 관련 강좌의 교재로서도 선도적이며, 획기적인 역할을 할 것으로 기대하고 있다.

본 '운동과 건강관리'는 건강 및 체력 관리의 최신 내용, 최근 통계치 사용, 이론과 실기 및 실습의 적절한 조합, 워크시트의 스스로 해보기 등을 통해서 생애주기별로 쉽게 활용하도록 한 것이 특징이다. 특히, 코로나 시대를 맞이하여 Section 수준으로 질병과 운동이 포함된 것과 AI 시대를 반영하는 부록의 스포츠와 기술 등이 포함된 것이 또한 새롭다. <Section 1 운동과 건강>에서는 건강, 운동, 체력의 개념 및 상호관계, 운동 장려를 위한 행동수정, 체력평가 및 관리에 대하여 주로 용어와 개념 정립을 알아봄으로써 본 교재의 도입부로서 역할을 하도록 하였다. <Section 2 운동의 생리학적 기초>에서는 인체의 구조와 기능, 운동과 에너지, 운동에 대한 생리적 반응, 운동의 이점과 위험성에 대하여 자세히 살펴봄으로써 운동이라는 자극이 우리 몸에 주어졌을 때 반응과 적응이 일어나는 기전을 쉽게 이해하도록 하였다. <Section 3 운동처방을 통한 체력육성>에서는 건강인을 위한 운동처방, 체력 요소별 운동 프로그램, ACSM Fitness Trends를 제시하여 스스로 개인의 건강 및 체력 수준에 맞는 운동 프로그램을 선택하여 과학적으로 운동을 실시함으로써 체력 증진을 통한 건강증진을 도모하도록 하였다. <Section 4 질병과 운동>에서는 비만 예방을 위한 운동 프로그램, 성인병 예방을 위한 운동 프로그램, 근관절계 질환 예방을 위한 운동 프로그램에 대하여 살펴봄으로써 현재 상태에 맞게 활용하거나 가까이 또는 먼 미래를 대비하여 준비하는 차원에서 도움을 주고자 하였다. <Section 5 환경과 운동>에서는 스트레스와 운동, 다양한 환경 조건에서의 운동, 감염병 상황에서의 운동(면역)의 내용을 다루어 스트레스를 슬기롭게 벗어나거나 예방하고, 급변하는 환경 속에서 안전하게 운동할 수 있는 지침과 면역에 대한 기본 지식 및 운동이 면역 기능에 긍정적인 영향을 미칠 수 있음을 알아보았다. 마지막으로, <부록>에서는 응급처치, 스포츠와 기술을 추가로 다루었는데, 생명과 직결되는 변화된 응급처치 내용과 교육과정에 포함되어 더 확대될 메타버스(Metaverse) 등의 신기술을 소개하여 이 책의 완성도를 높이고자 하였다.

본 교재를 통하여 자기 주도적이고 탐구적으로 이론과 실습을 병행함으로써 실습을 통하여 이론을 검증해보고 현재는 물론 미래에 생애주기별로 건강 및 체력관리를 스스로 해나갈 수 있는 기초지식을 배양하는 데 많은 도움을 얻을 수 있을 것이다. 즉, 대학 생활 이후 시기에도 지속적인 교재의 활용으로 생활습관의 긍정적 개선은 물론 미래 생활을 위한 준비를 할 수 있을 것이다.

집필진은 건강 관련 교과목의 교육목표를 효과적으로 구현해 내고 본 교재의 실효성 및 활용도를 높이는 데 중점을 두었으며, 앞으로도 지속적인 연구와 학생들과의 활발한 상호 교류를 통하여 보완해 나갈 예정이다.

마지막으로 어려운 여건 속에서도 출판의 기회를 주신 채움교육 사장님께 감사의 마음을 전하며, 본 교재가 건강 관련 교과목의 학습에 많은 도움이 되기를 기원한다.

2022년 2월, 저자 일동

차례

머리말 002

Section 1 운동과 건강

chapter 01 건강, 운동, 체력의 개념 및 상호 관계   008
chapter 02 운동 장려를 위한 행동 수정   038
chapter 03 체력 평가 및 관리   074

Section 2 운동의 생리학적 기초

chapter 01 인체의 구조와 기능   118
chapter 02 운동과 에너지   122
chapter 03 운동에 대한 생리적 반응   126
chapter 04 운동의 이점과 위험성   136

운동과 건강관리

1판 1쇄 인쇄 | 2022년 2월 17일
1판 1쇄 발행 | 2022년 2월 25일

지은이 | 엄우섭·안나영·문효열·유현승·강성훈·허찬솔
펴낸이 | 배효선
펴낸곳 | 채움교육

주소 | 경기도 파주시 문발로 119
출판신고 | 제406-2020-000073호
등록번호 | 306-96-92361
대표전화 | 010-6395-6402
이메일 | sjcho1959@hanmail.net

Section 3 운동처방을 통한 체력육성

chapter 01	건강인을 위한 운동처방	150
chapter 02	체력 요소별 운동 프로그램	170
chapter 03	ACSM Fitness Trends	184

Section 5 환경과 운동

chapter 01	스트레스와 운동	268
chapter 02	다양한 환경 조건에서의 운동	290
chapter 03	감염병 상황에서의 운동(면역)	316

Section 4 질병과 운동

chapter 01	비만 예방을 위한 운동 프로그램	200
chapter 02	성인병 예방을 위한 운동 프로그램	224
chapter 03	근관절계 질환 예방을 위한 운동 프로그램	242

Section 6 부록

chapter 01	응급처치	356
chapter 02	SPORTS와 TECHNOLOGY (스포츠와 기술)	396

편집 | 양일권
표지 및 내지 디자인 | 김다은
일러스트 | 이세호·오유진
사진이미지 | www.shutterstock.com
제작 | 예인미술

ISBN | 979-11-973283-5-0(93510)
값 | 28,000원

• 파본은 교환해 드립니다.
• 이 책의 무단 복제는 법으로 금지되어 있습니다.

채움교육은 출판을 통해 인간의 생명, 건강, 행복한 삶의 바탕을 채우는 데 기여하고자 설립된 운동과 건강, 체육 전문 출판사입니다.

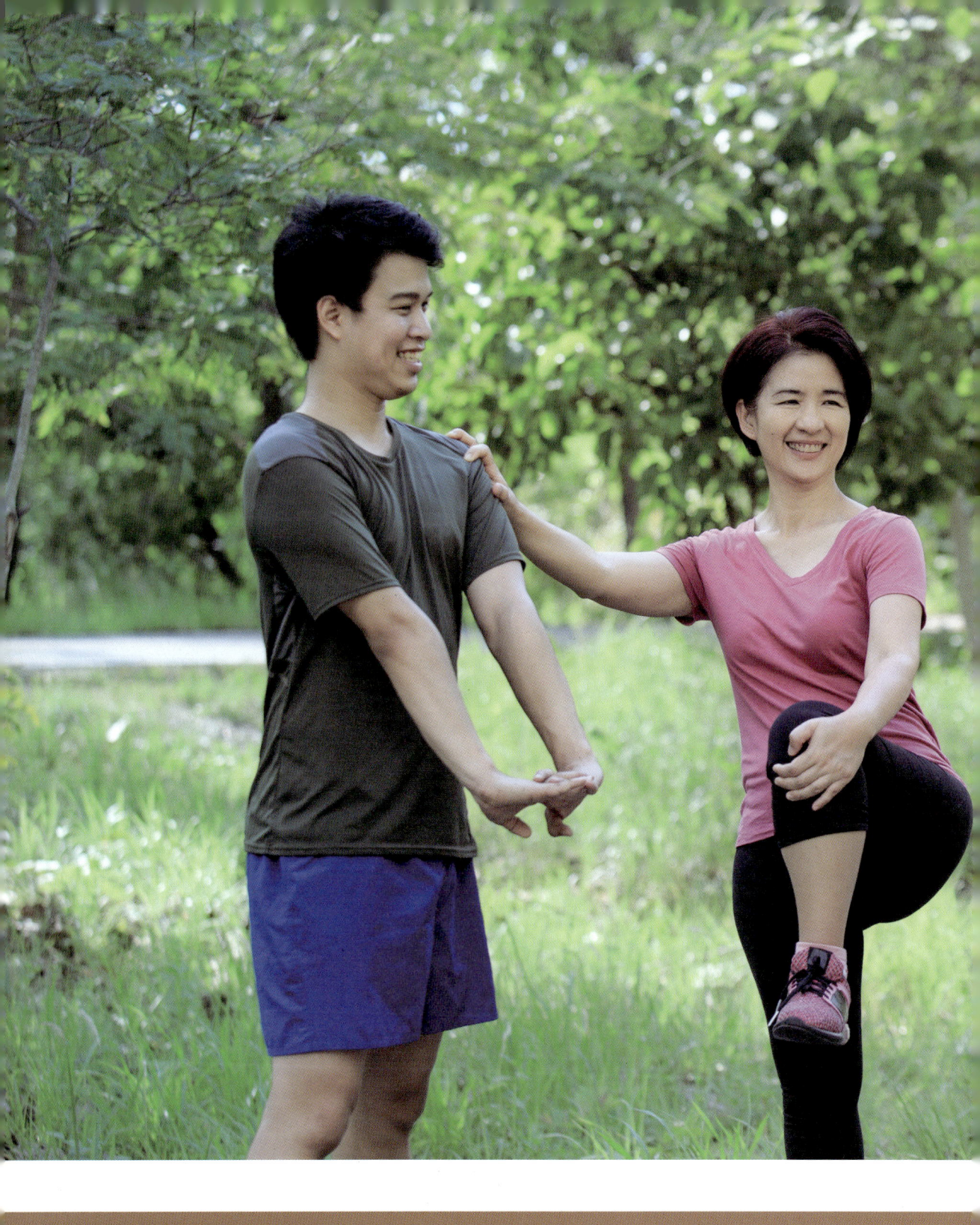

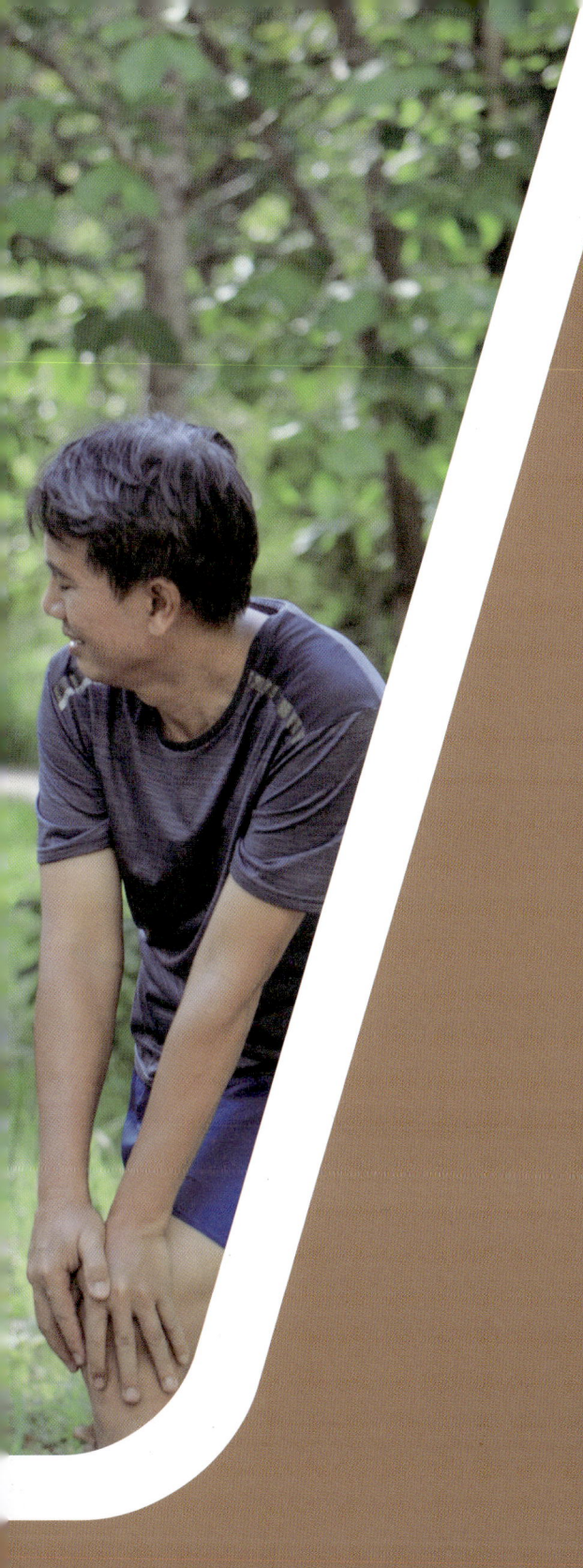

Section 1

운동과 건강

chapter 01	건강, 운동, 체력의 개념 및 상호 관계
chapter 02	운동 장려를 위한 행동 수정
chapter 03	체력 평가 및 관리

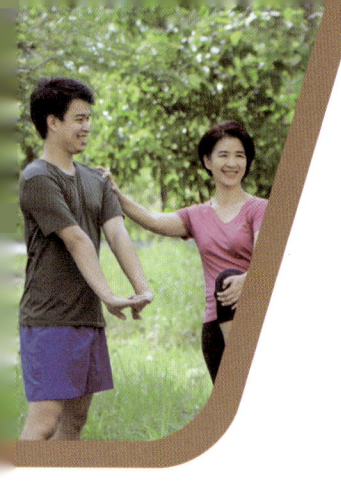

chapter 01 건강, 운동, 체력의 개념 및 상호 관계

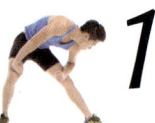

1 건강과 웰니스의 개념

우리에게 가장 소중한 것은 무엇일까? 건강은 우리에게 가장 소중한 것 중 하나이며, 건전한 생활 습관을 통해서 얻을 수 있다. 건강이란 '신체적, 정신적, 사회적으로 양호한 상태에 있는 것을 말하며, 단지 질병이 없다거나 허약하지 않다는 것만을 의미하는 것은 아니다'라고 세계보건기구(World Health Organization; WHO) 헌장에서 규정하고 있지만, 시대에 따라 다르게 변화되어 왔다.

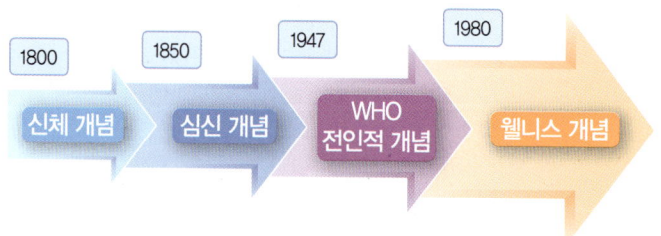

<그림 1-1> 시대에 따른 건강 개념의 변천

신체 개념의 건강관 19세기 중엽 이전에는 질병과 대립시켜 '질병이 없으면 건강하다'라는 심신 이원론(二元論)의 건강관이 지배적이었다. 즉, 질병과 건강을 상대적인 것으로 보아 질병에 의해서 건강을 규정하려는 특징이 있다. 이러한 견해는 건강을 침해하는 것은 질병이기 때문에 질병이 있는 상태에서 질병만 제거시키면 건강하다는 의미로 해석되기도 한다.

심신 개념의 건강관 19세기 중엽부터 건강의 개념은 신체 개념의 건강관에서 심신개념의 건강관으로 바뀌게 되었다. 즉, '건전한 정신은 건전한 신체에 있다(A sound mind in a sound body.)'는 뜻의 격언처럼 신체를 분리해서 생각할 수 없다는 심신 일원론(一元論)의 건강관이 정착한 것은 이때부터다.

전인(全人)적 개념의 건강관 건강한 사람만이 사회생활을 정상적으로 영위해 나갈 수 있다고 보는 견해이다. 1947년 세계보건기구(WHO)는 건강의 개념을 심신 개념에서 전인적 개념으로 바꾸어 놓았다. 즉, 건강이란 신체적 질병이나 이상이 없다는 범위를 넘어 정신적인 측면과 인간사회의 관계까지도 포함시키고 있다는 점에서 건강을 보다 넓고 깊게 정의하고 있다. 그러나 현실적으로 인간은 누구나 신체적·정신적·사회적인 측면에서 크고 작은 문제를 가지고 있기 때문에 이 정의를 만족시킬 수 있는 건강한 사람이 존재한다는 것은 실제로 매우 드문 일이라 하겠다.

1980년대 이후부터 오늘날에는 건강이란 용어보다 **웰니스**(wellness)란 용어가 보다 널리 쓰이고 있다. 웰니스란 **질병**(illness)의 반대 개념으로 건강과 체력의 개념을 모두 포함하고 있으며, 단순히 질병이 없는 소극적인 건강보다 개인이 가장 행복한 삶을 누릴 수 있는 최고 수준의 건강을 추구해야 한다는

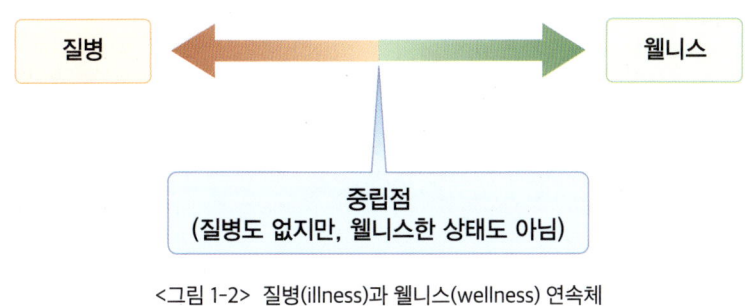

<그림 1-2> 질병(illness)과 웰니스(wellness) 연속체

것이다. 즉, 체력을 향상시켜 질병을 예방하고 최고 수준의 건강 상태를 유지하는 것을 말한다. 다시 말해서, 웰니스는 건강은 생활습관(방식)의 선택과 실천에 의하여 결정된다는 사실을 인식하는 순간에서부터 출발하며, 이러한 인식을 기초로 자신의 상태와 생활습관을 평가하고 관리하는 과정을 통해 보다 높은 수준의 건강에 도달할 수 있다는 개념으로, 적절한 영양관리, 규칙적인 운동, 효과적인 스트레스 관리, 그리고 흡연, 약물오용 및 남용 등과 같은 나쁜 습관으로부터 벗어나 올바른 생활습관을 통하여 최상의 건강 상태를 유지하려는 것이 목적이다. <그림 1-2>에서 나는 현재 중립점을 기준으로 어느 정도에 위치하는지 생각해보자. 최고의 건강상태인 웰니스에 접근하기 위해서는 자신의 부정적인 생활습관을 개선하고, 꾸준히 건강관리를 해 나가는 것이 중요하다.

최고의 건강상태인 웰니스의 구성요소는 <그림 1-3>처럼 체력을 증진함으로써 신체적(physical) 건강을 유지하고, 효과적으로 감정을 표현할 수 있는 정서적(emotional) 건강, 주위 사람과 좋은 관계를 유지할 수 있는 사회적(social) 건강, 올바른 사고와 판단을 할 수 있는 정신적인(mental) 건강, 윤리,

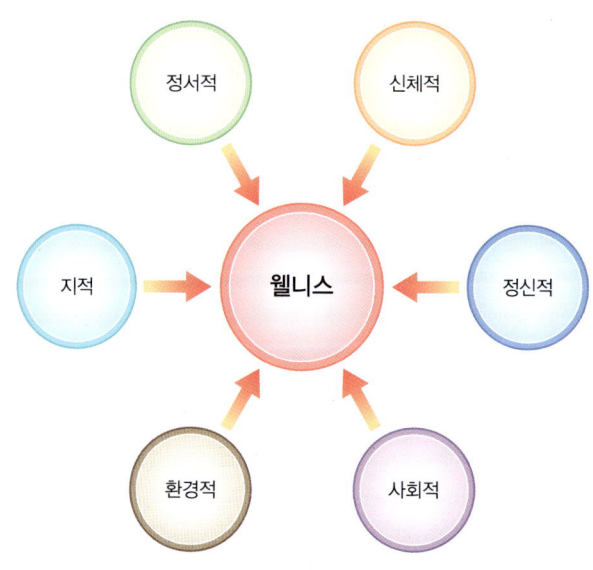

<그림 1-3> 웰니스의 구성요소

도덕, 가치 등 우리들의 삶의 기본이 되는 영적(spiritual) 건강 등이 최고의 수준을 유지할 수 있도록 하는 것들로 이루어져 있다.

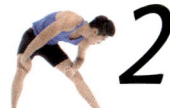

2 운동과 체력의 개념 및 분류

운동의 개념을 이해기 위해서 먼저 움직임과 신체활동의 개념에 대해서 알아보자. **움직임**(movement)이란 전신이나 관절과 같은 신체 일부분에 의해 수행되는 자발적 또는 비자발적 동작들로 정상적이거나 비정상적일 수 있다. **신체활동**(physical activity)이란 골격근에 의해 나타나는 신체 움직임으로 에너지를 소비하는 신체활동을 말한다. 즉, 신체활동은 스포츠, 운동, 게임, 무용 등을 포함하여 학교, 가정, 또는 직장 등의 일상생활에서 이루어지는 걷기, 달리기, 자전거타기, 계단 오르내리기 등의 신체활동을 총체적으로 일컫는 용어이다. 따라서 **운동**(exercise)이란 체력 및 건강증진, 운동수행 능력 및 외모 등을 개선하기 위하여 수행하는 의도적인 신체활동을 말한다.

한편, **체력**(fitness)이란 "인간의 생존과 생활의 기반이 되는 신체적 능력"을 말하며, 일의 효율성, 건강증진, 응급상황 대처, 여가생활, 외형적 아름다움, 행복감 등을 위해 필요하고 중요하다. **생존의 기반**이란 인간이 처한 환경의 변화에 대응하여 생리적으로 항상성을 보전할 수 있는 적응력을 말하며, **생활의 기반**이란 신체적 자질을 개발하여 직업생활 속에서 큰 피로감 없이 생산성을 높일 수 있을 뿐만 아니라 여가생활을 영위하고 일상생활 중의 잠재적 위험에 대처할 수 있는 활동력을 말한다. 전자의 **적응력**은 각 개인이 처한 환경의 변화에서 오는 각종 스트레스에 견디는 능력으로 **방위 체력**이라 불리기도 하며, 후자의 **활동력**은 운동을 일으키고 지속시키며 조절하는 능력으로, **행동 체력**이라 표현하기도 한다. 즉, 체력은 <표 1-1>에서 보는 바와 같이 주변 환경의 변화에서 오는 각종 스트레스에 견디는 **방위 체력**과 적극적으로 활동할 수 있는 **행동 체력**으로 구성된다.

체력	방위 체력	• 물리화학적 스트레스에 견디는 능력
		• 생물학적 스트레스에 견디는 능력
		• 생리적 스트레스에 견디는 능력
		• 심리적 스트레스에 견디는 능력
	행동 체력	• 행동을 일으키는 능력 (발현능력)
		• 행동을 오래 지속하는 능력 (지속능력)
		• 행동을 효율적으로 조절하는 능력 (조정능력)

<표 1-1> 방위 체력과 행동 체력의 구성요소

방위 체력은 ① 기온, 기습, 기압, 가속도의 변화와 대기 및 수질오염 등의 물리화학적 스트레스에 견디는 능력, ② 세균, 바이러스, 기생충 등에 의한 생물학적 스트레스에 견디는 능력, ③ 공복, 불면, 갈증, 피로, 시차와 같은 생리적 스트레스에 견디는 능력, ④ 불쾌감, 긴장, 고민, 슬픔, 불만 등과 같은 심리적 스트레스에 견디는 능력으로 구성된다.

행동 체력은 ① 행동을 일으키는 능력, ② 행동을 오래 지속하는 능력, ③ 행동을 효율적으로 조절하는 능력으로 나누어진다. 행동을 일으키는 직접적인 원동력은 근육의 수축력이며, 여기에는 근력과 시간인자를 가미한 파워가 있다. 근력은 악력과 같이 시간인자를 고려하지 않고 1회 혹은 여러 번 시행에 의해서 얻어지는 최대치를 가지고 나타낸다. 파워는 근수축에 의해 이루어지는 작업량으로 소비한 시간으로 나눈 것이며 큰 힘을 될 수 있는대로 빨리 발휘하는 능력이다.

행동을 오래 지속하는 능력에는 근지구력과 심폐지구력이 있다. 전자는 최대 근력의 1/3의 힘을 몇 번 반복할 수 있는가에 의해 측정된다. 보통 사람은 최대 근력의 1/3의 힘을 1초에 1회의 비율로 반복했을 경우, 약 60회 계속할 수 있다고 한다. 행동을 효율적으로 조절하는 능력이란 근육의 수축에 의해 발생한 힘을 그 운동의 목적에 따라서 될 수 있는 한 유효하게 이용할 수 있도록 몸의 움직임을 조절하는 능력이며, 민첩성·평형성·유연성 등으로 나뉜다.

그러나 최근에는 <표 1-2>와 같이 체력의 개념이 크게 두 가지로 범주화되었으며, 이는 건강한 삶과 주로 관련된 건강 체력과 운동기능 발현과 주로 관련된 운동 체력으로 분류하는 것이다. **건강 체력 요소**는 각종 질환의 발병률을 감소시키고 학업이나 일상 업무의 효율성을 향상시킴으로써 건강한 상태를 유지하는 데 필요한 심폐지구력, 근력, 근지구력, 유연성, 신체구성 등의 요소들로 구성된다. 이러한 요소들이 건강과 관계된다는 근거는 심폐지구력 운동을 통해 심혈관 질환을 유발하는 위험요인들을 감소시킬 수 있으며, 체중관리를 통하여 체지방량의 증가를 억제시켜 당뇨병, 심부전증, 고혈압, 고지혈증 등을 예방할 수 있다는 데 있다. 또한 근력, 근지구력, 유연성 운동을 통하여 요통, 면역기능 감퇴, 근력 부족으로 인한 피로 등을 예방하거나 치료할 수 있다는 연구결과들에 근거를 두고 있다.

운동 체력 요소는 스포츠 활동이나 운동경기를 보다 잘 수행하는 데 기여하는 스피드, 순발력, 평형성, 협응력, 반응시간, 민첩성 등이 포함된다. 스피드는 신속하게 움직일 수 있는 능력을 말하며, 순발력은 얼마나 빠르게 큰 힘을 낼 수 있느냐를 뜻한다. 평형성은 정적 또는 동적인 상태에서 몸의 균형을 얼마나 잘 유지하느냐를 말하고, 협응력은 신체의 각 부위가 조화를 이루면서 원활하게 움직일 수 있는 능력을 의미한다. 그리고 민첩성은 신체의 방향을

체력	건강 체력	• 심폐지구력
		• 근력
		• 근지구력
		• 유연성
		• 신체구성
	운동 체력	• 스피드
		• 순발력
		• 평형성
		• 협응력
		• 민첩성

<표 1-2> 건강 체력과 운동 체력의 구성요소

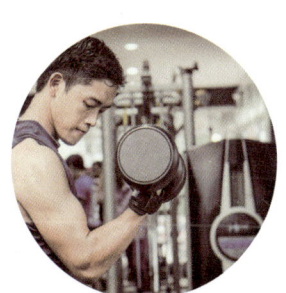

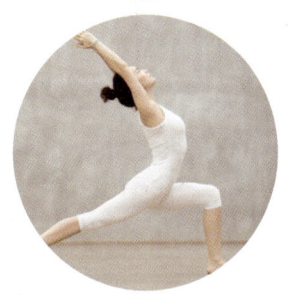

신속하게 바꿀 수 있는 능력을 뜻하며, 반응시간은 빛, 소리, 접촉 등과 같은 자극에 반응하는 데 요구되는 시간을 말한다.

대부분의 체력검사에서는 건강 체력과 운동 체력을 동시에 측정하며, 우리나라 현행 체력검사 종목도 건강 체력 요소와 운동 체력 요소를 혼합하여 측정하고 있다. 그러나 최근에 사회적으로 운동 체력 요소보다 건강 체력 요소

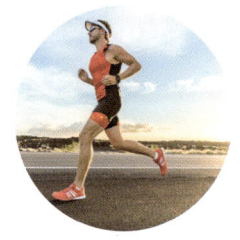

심폐지구력
근육에 산소와 영양소를 공급해 주는 심장, 혈관, 혈액 그리고 호흡계의 능력과 운동을 지속할 수 있도록 근육이 연료를 이용하는 능력으로 심폐지구력이 좋은 사람은 피로감 없이 장시간 신체활동이나 운동을 지속할 수 있다.

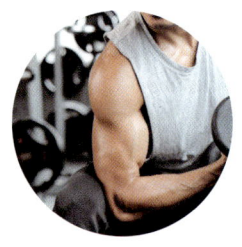

근력
힘을 발휘하거나 무거운 것을 들어올리는 근육의 능력으로 근력이 좋은 사람은 들어올리기 대회나 자신의 체중을 조절하는 것과 같은 힘을 쓰는 일에나 경기에 참여할 수 있다.

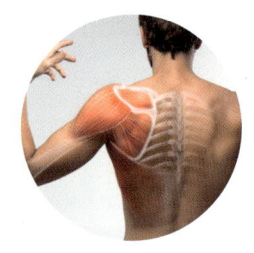

신체구성
신체를 구성하는 근육, 지방, 뼈, 그리고 다른 조직의 상대적인 비율로 체력이 좋은 사람은 체지방률(체지방량)이 상대적으로 낮다.

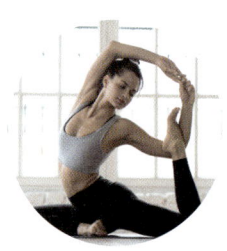

유연성
관절의 가동범위로 근육의 길이, 관절의 구조, 그리고 기타 다른 요소에 의해서 영향을 받는다. 유연성이 좋은 사람은 일어나 운동을 할 때 관절을 큰 범위로 가동할 수 있다.

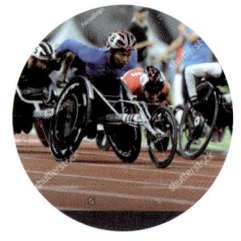

근지구력
근육이 수축과 이완을 되풀이할 수 있는 능력으로 근지구력이 좋은 사람은 피로감 없이 장시간 동안 신체활동이나 운동을 지속할 수 있다.

<그림 1-4> 여러 가지 건강 체력의 개념

가 더욱 강조되는 추세와 학생 건강의 중요성이 더욱 부각되면서 학생체력검사 종목 구성도 건강 체력 요소를 측정하는 종목 위주로 개선되었다.

이와 같이 분류하더라도 건강 체력 요소들과 운동 체력 요소들이 상호 배타적이라는 의미는 아니다. 즉, 운동 체력이 요구되는 특정 스포츠 종목의 운동선수라도 건강 체력이 잘 발달되어야 한다는 것은 필수적인 선결조건이 되지만, 건강유지를 목적으로 체력을 증진시키고자 하는 일반인의 경우에는 운동 체력 요소의 발달에 크게 의존하지 않아도 된다는 의미이다.

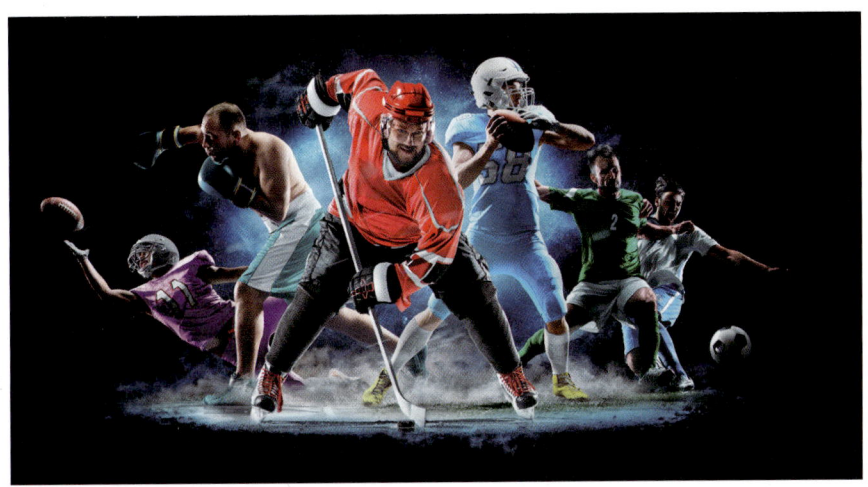

▲ 운동체력이 요구되는 스포츠

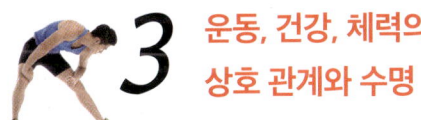

3 운동, 건강, 체력의 상호 관계와 수명

건강과 체력의 개념에서 살펴본 바와 같이 건강과 체력은 별개의 독립적 관계로 파악될 수 없는 것이다. 건강은 수명과 깊은 상관을 갖고 있으나 체력이 좋다고 오래 살 수 있는 것은 아니다. 그러나 체력이 좋다는 것은 삶의 질을 높일 수 있는 바탕이 되므로 건강의 현대적 의미에서 보면 체력이 대단히 중요한 수단임이 틀림없다. 또한 체력은 장기간의 규칙적인 운동에 의해 달성되며, 체력의 증진과 함께 인체의 생리적 기능의 향상, 질병에 대한 저항력의 증진, 정신건강의 필수요소인 성격의 균형화 및 정서의 안정화 등 건강증진을 도모할 수 있다. 양호한 건강상태가 아니면 체력증진 운동을 실천할 수 없으므로 건강과 체력은 불가분의 관계를 가지고 있다고 할 수 있다. 그러나 체력이 좋다고 질병에 걸리지 않거나 사회적 능력 및 지적 능력이 좋다고 볼 수 없기 때문에 체력과 건강은 충분 조건적 관계가 아니라 필요 조건적 관계로 파악되어야 할 것이다. 체력이 좋은 운동선수들도 얼마든지 질병에 걸릴 수 있기 때문이다. 따라서 건강과 체력의 관계는 하나의 연속체 개념으로 설명되어야 할 것이다. 정리해보면, 건강하다고 체력이 좋다고 말할 수는 없으나 운동을 하면 일반적으로 체력이 향상되어 건강도 증진되며, 체력이 좋으면 대체로 건강하다고 말할 수 있다.

한편, 건강을 가장 중요시 하는 근본적인 이유는 장수이다. 그러나 오래 사는 것이 무조건 좋은 것만은 아니다. 건강기대수명(건강수명; 건강한 삶의 연수)은 총 기대수명에서 건강치 못한 해를 제외한 수치로, 바로 이 건강수명이 길어야 한다. 한국인 기대수명과 건강수명의 격차는 17.5년이나 되는 것으로 나타났다. 오래 살지만 노년에 '환자'로 지내는 기간이 길어진 것이다. <그림 1-6>과 같이 한국인의 기대수명은 83.5세로 10년 전과 비교해 3년 이상 늘어났지만, 건강수명은 64.9세에 불과했다. 즉, 18.6년을 환자 또는 아픈 상태로 보내는 것이다.

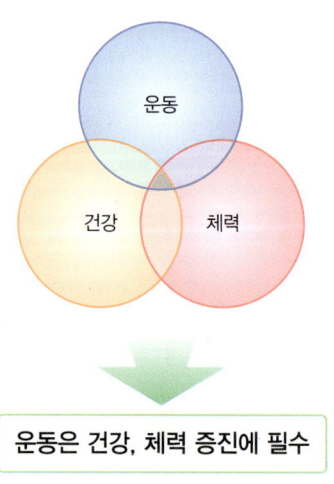

<그림 1-5> 건강, 운동, 체력의 관계

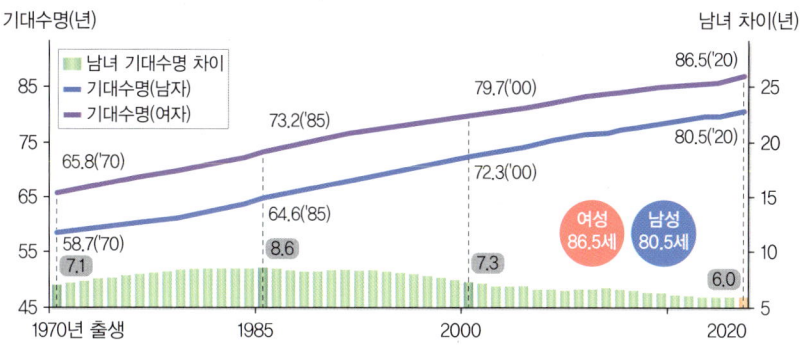

<그림 1-6> 출생아 기대수명 추이

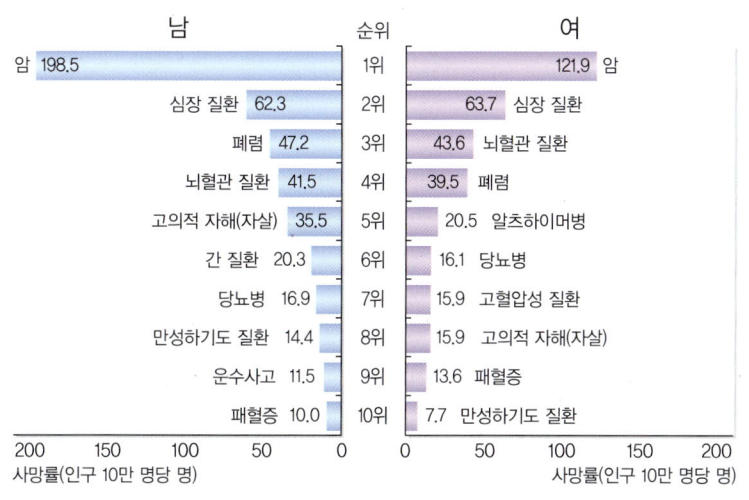

<그림 1-7> 성별 사망원인 순위

    <그림1-7>에서 보는 바와 같이 2020년 우리나라 국민의 사망 원인 1위는 악성신생물(암), 심장 질환, 폐렴, 뇌혈관 질환, 고의적 자해(자살), 당뇨병, 알츠하이머병, 간질환, 고혈압성 질환, 패혈증 순으로 나타났다. 남자의 10대 사인은 악성신생물(암), 심장 질환, 폐렴, 뇌혈관 질환, 고의적 자해(자살), 간 질환, 당뇨병, 만성하기도 질환, 운수사고, 패혈증이었다. 여자의 10대 사인은 악성신생물(암), 심장 질환, 뇌혈관 질환, 폐렴, 알츠하이머병, 당뇨병, 고혈압성 질환, 고의적 자해(자살), 패혈증, 만성하기도 질환 순이었다. 남녀 모두 악성신생물(암)의 순위가 가장 높았고, 남자의 사망률이 여자보다 1.6배 높았다.

오늘날 한국인의 주요 사망원인은 생활습관과 관련이 있으며, 이 중 약 80%는 건강한 생활습관 프로그램을 통해서 예방이 가능하다. 한국인의 가장 일반적인 퇴행성 질환은 심혈관계 질환이다. 모든 사망의 약 37%(확인)가 심장과 혈관 질환 때문이다. 심혈관 질환 예방 프로그램은 Section4의 성인병 예방을 위한 운동 프로그램에서 다루어진다.

또한 연령과 위험 요인들과 상관없이 신체활동 수준과 사망률 사이에는 반비례 관계가 있는 것으로 나타났는데, <그림 1-8>에서처럼 신체활동 수준이 높을수록 수명은 늘어난다. 질병에 걸려 사망한 비율은 체력수준이 낮은 남성이 높은 남성에 비해 3.4배 높았다. 여성의 경우, 체력수준이 낮은 여성이 높은 여성들에 비해 사망률이 4.6배 높았다.

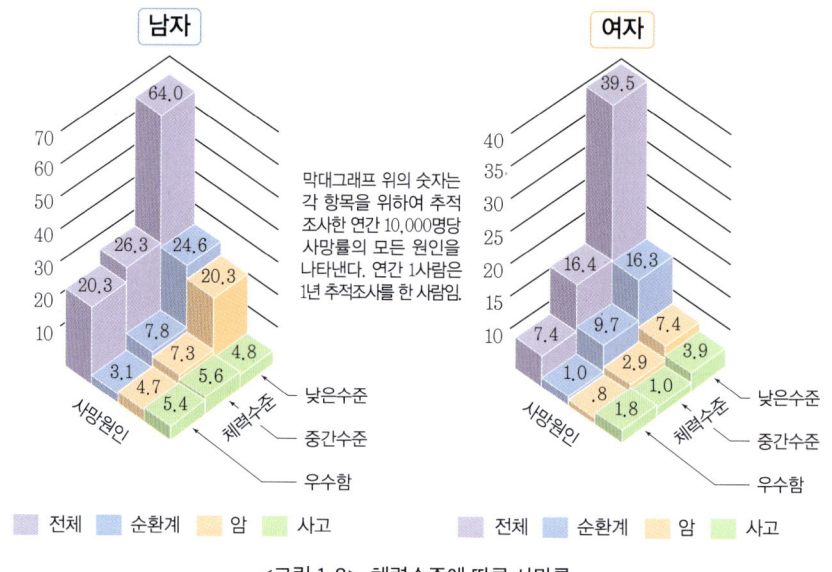

<그림 1-8> 체력수준에 따른 사망률

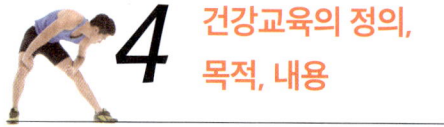

4 건강교육의 정의, 목적, 내용

건강교육은 기관이나 학자에 따라 다양하게 정의되고 있다. 미국의 학교보건교육 용어 제정위원회에서는 건강교육을 "개인이나 집단을 대상으로 건강에 관한 지식, 태도, 행위에 바람직한 영향을 미칠 수 있도록 제공하는 학습활동"이라 하였다. Simond(1976)는 "건강교육은 개인 또는 집단을 대상으로 건강에 좋지 않은 행위를 장차 건강에 도움이 되는 행위로 바꾸도록 시도하는 활동"이라고 정의하였다. 건강 교육자를 위한 모임에서는 "자신과 다른 사람들의 건강에 영향을 미치는 문제들에 대하여 정보를 얻은 후 동의할 수 있도록 돕는 과정"이 건강교육이라 하였다. 1994년 국제건강교육연맹에서는 "사람들로 하여금 자신 및 다른 사람들의 건강상태에 영향을 주는 조건과 행동의 결정요소를 통제할 수 있도록 계획된 학습 경험 및 사회적 행위의 조합"이라고 하였다.

이와 같은 건강교육에 대한 정의를 종합해보면, 건강교육은 질병에 대한 지식을 갖게 하고, 건강상태를 향상시키기 위해 필요로 하는 건강관리의 원리와 실제적인 활용 및 효율적인 의료혜택을 받을 수 있도록 하는 등의 교육과정을 통해 개인 및 지역사회 집단의 건강을 유지 및 증진, 그리고 재활시키는 것을 목표로 하는 활동(문인옥, 1990), 또는 대상자에게 건강에 대한 정보를 제공하고, 대상자가 내적 자원을 동원하여 건강한 행위를 하고 생활습관에 적응하여 건강을 유지할 수 있도록 돕는 과정이라고 정의할 수 있다.

즉, 건강교육은 최적(고)의 건강상태를 유지 및 증진할 수 있는 자기관리 능

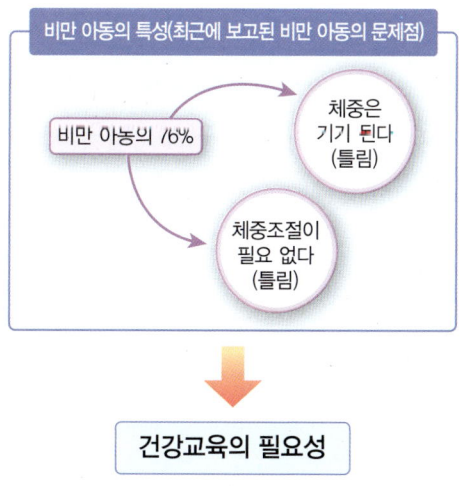

<그림 1-9> 비만 아동을 위한 건강교육의 필요성

력을 함양하여 질병을 예방하고 질병과정을 극복하는 데 필요한 건강행위를 스스로 수행할 수 있도록 돕는 것이다. 따라서 건강교육의 목적은 대상자에게 건강에 대한 지식을 습득하게 하고, 자신의 건강을 스스로 해결할 수 있는 능력을 향상시키며, 이를 통해서 개인 스스로 자신에 대한 자신감을 가지게 하여, 건강하기 위한 행위를 실천하도록 함으로써 개인의 삶의 질을 향상시키고 지역사회 활동에 동참하게 하여 의존적인 삶이 아니라 적극적인 삶을 유도하는 것이다.

건강증진을 위한 건강교육 내용으로는 위험요인(risk factor)에 대한 건강교육과, 건강한 생활양식에 대한 교육으로 분류된다. 질병의 위험요인은 개인의 유전적 요인, 나이, 생물학적 특징, 개인의 생활습관(방식), 환경 등이 있으며, 이들 위험요인을 파악하는 것은 건강증진의 중요 요소이다.

일단 위험요인이 무엇인지 알게 되면 1차 예방의 수준에서 건강증진 활동을 시작할 수 있다. 흔히 알려져 있는 위험요인은 고혈압, 약물오남용, 흡연, 비만, 영양결핍, 좌식(업)생활, 환경오염, 성병, 스트레스, 유전적 결함, 피로 수면부족 등이 있다(서문자 등, 2000). 건강교육 프로그램을 선정할 때는 개인, 집단, 지역에 따라 배경이 다르고 문제도 다를 수 있기 때문에 건강교육 프로그램은 다음과 같은 기준을 적용한다(문인옥, 1990).

이와 같은 기준에 적합하게 되면 우선순위를 따져서 선정한다. 인간의 태도나 행동을 변화시키게 하려면 상당한 동기가 작용해야 하므로 건강교육을 담당하게 될 사람들은 건강교육 대상자들이 갖고 있는 기본 욕구가 무엇이며, 또 문제점이 무엇인가를 파악해야 한다. 또한 사회적 변화와 그것의 문제점을 파악하여 바람직한 계획된 형태로 변화되도록 교육적 투입을 할 수 있는 기회를 찾아야 한다.

- 필요성
- 관심도
- 이해 능력
- 의존도
- 지역 사회 가치관

5 건강에 영향을 미치는 요인

건강에 영향을 미치는 주요 요인은 연령, 성과 유전적 요인을 제외하고 개인의 생활습관 요인, 사회적 네트워크와 같은 지역사회 요인, 생활 및 근로조건 요인, 일반적인 사회 경제적·문화적·환경적 요인으로 구분한다.

생활 및 근로조건 요인은 기본 편의시설 및 서비스에 대한 접근성과 같은 요인들로서, 여기에는 농업과 식량생산, 교육, 근로환경, 실업, 물과 위생, 보건의료 서비스, 주택 등이 포함된다. 이와 같이 다양한 건강 결정 요인들이 건강에 영향을 미치고 있지만 고정된 유전적 요인을 제외하고 인간의 건강에 가장 직접적인 영향을 미치는 요인은 개인의 생활습관(양식)이다. 특히, 질병원인을 살펴보면 병원체, 유해물질, 사고, 스트레스 등 외부 환경요인이 21%, 유전적 요인이 16%, 기타 10%, 생활습관이 53%로 가장 높다.

1) 생활습관

생활습관이란 인간의 행위 중 사람들이 살아가는 '매일의 습관 및 행위 양식'을 말한다. 따라서 생활습관은 건강행위와 밀접하게 연관되어 있으며, 건강증진의 실천은 생활습관의 변화를 통해 이루어진다고 볼 수 있다(김애경, 1994). 따라서 개인의 건강한 삶을 위해서 건강검진 결과 질환이 발견된 환자나 요주의자 더 나아가 건강한 사람들에게까지 건강한 생활습관을 유지하도록 동기를 부여하는 것이 매우 중요하다. 건강행위를 변화시키기 위한 동기유발 방법으로 건강교육을 들 수 있다. 건강교육은 개인의 생활습관을 바람직한 방향으로 변화시키고, 건강관리 능력을 기르는 효과적인 접근법 중의 하나인데, 개인과 집단을 대상으로 정확한 건강인식을 주고 개개인의 건강에 대한 인식, 태도, 가치관을 변화시켜 개인으로 하여금 긍정적인 건강행위를 택하도록 하여 자신의 건강과 관련된 장애를 효과적으로 극복하도록 도와주며 현재의 기능을 유지하고 보다 증진시키는 역할을 하기 때문이다(김경숙, 1985). 즉, 건강증진, 질병예방, 질병 조기 예방, 건강문제가 발생될 때 치료 및 간호, 재활 등 모든 것이 건강교육을 통해 효율적으로 이루어질 수 있는 것이다.

우리나라의 경우 사회적인 발달 의학의 발달, 그리고 경제수준의 향상 등으로 1970년을 기점으로 감염성 질환이 크게 줄었다. 반면에 평균수명의 증가, 산업화, 도시화 등의 사회구조의 변화, 식생활의 서구화 등으로 암, 심혈관계 질환 등의 만성 질환에 의한 사망은 크게 증가되었다. 이들 만성 질환은 감염성 질환과 달리 쉽게 완치되지 않으므로, 일단 발병하게 되면 오랜 동안 고생하게 되고 결국 삶의 질이 저하되어, 과다한 의료비 부담을 초래하게 된다. 이런 이유로 기존의 진단과 치료 중심의 보건의료에 대한 한계성을 인식하게 되었다. 이에 따라 건강증진과 질병의 조기발견에 초점을 두는 예방의학적 차원의 접근이 치료의학보다 의료의 비용과 효과적인 면에서 점차 중요한 부분을 차지하게 되었다. 그런데 일련의 생활습관들이 만성 질환의 발병에 역할을 한다는 것이 알려지면서 질병예방과 건강증진을 위해 생활습관의 중요성이 크게 대두되었다.

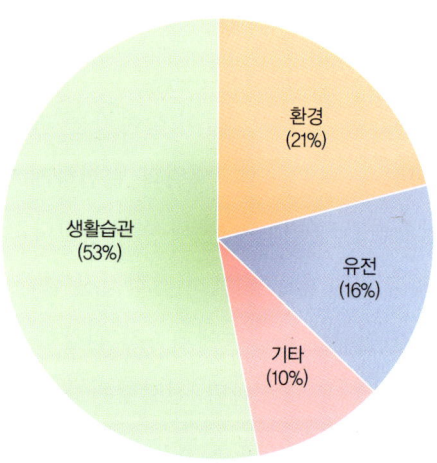

<그림 1-10> 건강에 영향을 미치는 요인

우리들의 생활습관 가운데 건강을 저해하는 요인을 건강 위험요인이라고 하는데, 건강 위험요인은 크게 나누어 통제 불가능한 요인(연령, 성, 유전)과 통제가 가능한 요인(흡연, 비만, 운동, 스트레스, 식사, 약물남용 등)으로 구분할 수 있다. 특히 건강한 생활습관으로는 다음과 같은 내용을 들 수 있으며, 좋은 건강

을 위한 최상의 생활습관은 운동, 영양, 스트레스 관리이다.

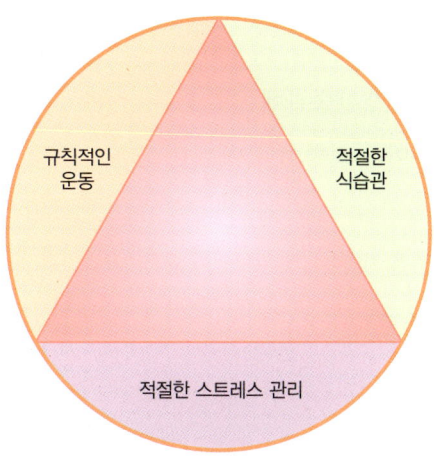

<그림 1-11> 건강과 체력을 위한 최상의 생활습관

1960년대 중반 미국 캘리포니아 주(州)의 앨러미다 지방의 6,928명의 주민들을 대상으로 5년 반 동안 추적 조사한 연구에 따르면 '앨러미다 7'로 불리는 7가지 건강행위가 수명의 연장과 관련이 있다고 한다. 이 연구 결과에서 건강과 관련된 중요한 생활습관 7가지는 금연, 규칙적인 운동, 적절한 음주 또는 절주, 적절한 체중 유지, 하루 7~8시간 수면, 아침 식사 매일하기, 간식 안하기라고 하였다. 그리고 45세 남자의 경우 7가지 건강행위 중 3가지 이하만을 실시하는 사람들에 비해서 4가지 이상을 실천하는 사람들의 수명이 11년 더 연장되었다고 보고하였다(Breslow & Belloc, 1972). 또한, Wingard 등(1982)은 위의 7가지 요인 중에 아침식사와 간식 안하기를 제외한 5가지 요인이 낮은 사

- 규칙적인 운동
- 스트레스 관리
- 안전한 성생활
- 응급처치 방법 터득하기
- 의학적 조언을 구하고 따르기
- 친환경적 생활하기
- 적당히 잘 먹기(영양)
- 파괴적인 습관 피하기
- 안전한 생활습관 찾기
- 좋은 개인적 건강습관 찾기
- 정보력 있는 소비자 되기

망률과 관련이 있다고 하였다. 이러한 연구 결과는 생활습관이 수명과 매우 관련이 있음을 시사하고 있다. 따라서 올바른 생활습관은 건강관리에서 매우 중요한 부분이다.

    반면, 우리가 올바른 생활습관에 무관심한 이유로는
    - 나에게서는 죽음이나 질병이 절대로 일어나지 않을 것이라는 생각
    - 나의 문제를 과학기술과 의학이 해결해 주고 치료해 줄 것이라는 믿음
    - 순간적인 즐거움을 벗어나지 못하는 행동양식
    - 자신의 잘못된 생활습관에 대해 언제나 관대한 사고방식
    - 의기 소침한 심상

등이 있다. 좋지 않은 생활습관은 직접적인 질병의 위험요인이 되고 동시에 건강상태를 결정짓는 기준이 되기 때문에 생활습관의 조절은 여러 가지의 질병으로 인한 건강 악화와 조기 사망을 감소시킬 수 있는 효과적인 방법이라고 할 수 있다. '세살 버릇 여든 간다'는 말이 있듯이 생활습관은 바꾸기 어렵다. 누군가 담배를 끊고, 운동을 규칙적으로 시작하는 것처럼 생활습관을 쉽게 바꿀 수 있다면 모두 성공된 삶을 살아갈 것이다.

대학생 생활습관에 따른 질병(세계일보, 2006)

① 인스턴트 식품, 다이어트 - 빈혈, 위염, 대장암
② 컴퓨터 중독 - 시력 약화, 생식 불능
③ 흡연 - 폐렴, 폐기종
④ 음주 - 간염, 간경화증
⑤ 운동부족증 - 골다공증

2) 환경적 요인

사회가 산업화됨에 따라 자연환경이 수용할 수 있는 한계를 넘는 대량의 오염 물질이 방출되어 암을 비롯하여 건강을 위협하는 현상이 생겨나게 되었다. 환경오염의 구체적인 형태는 수질오염, 대기오염, 토양오염, 방사능 오염,

식품오염, 소음, 진동 등 점차로 다양화되고 있으며 축척 오염이나 복합오염 등으로 인해 그 효과가 증폭되어 생태계 파괴는 물론이고 인간의 건강을 침해하고 있다. 환경적 요인에 의해 건강에 영향을 미치는 요인들은 오염 물질에 의해 일어난다. 오염 물질의 양이 많거나 농도가 높을수록 피해가 커지며 질병으로 나타나게 된다. 지금까지 알려진 건강위험 요인과 물질들은 수천 가지가 되며, 아직은 건강에 해로운 영향이 있음이 밝혀지지 않았으나 앞으로 밝혀질 것과 새로 만들어질 것에 의한 건강 위협은 심각해질 것이 분명하다.

3) 유전적 요인

유전적 요인은 개인의 특유한 건강상태를 결정짓는 요소로서 작용하기 때문에 건강에 영향을 미치는 중요한 요인이다. 부모로부터 질병과 관련된 유전자를 물려받았다면 평생을 질병으로 고생할 수도 있다. 유전적 요인에 의한 질병은 건강한 삶에 절대적인 영향을 주게 되므로 이에 대한 적극적인 대비가 있어야 한다. 노력만으로 유전적 요인을 완전히 바꿀 수는 없지만, 노력에 따라 완화시킬 수 있는 방법은 충분히 있다. 따라서 부모와 직계 가족이 가지고 있는 질환에 대해 잘 알고 있어야 하며, 이러한 질환의 치료와 관리방법 등에 대한 적극적인 지식습득을 위해 노력하고 신체를 잘 관리해야 한다.

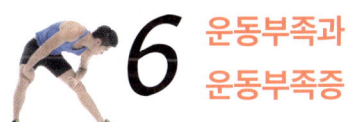

6 운동부족과 운동부족증

기계문명의 발달로 인한 사회구조의 자동화는 현대인의 신체활동 기회를 빼앗아 좌업생활(sedentary life) 추세를 심화시켰다. 즉, 자동차, 엘리베이터, 세탁기 등이 과거부터 인간이 해왔던 일상생활의 많은 일을 대신 처리해 줌으로써 운동부족이란 건강 저해요인을 나타나게 하였다. 운동부족이 여러 가지 질환의 원인이 되고 있다는 사실이 알려진 후부터 운동부족 현상이 주 원인이 되어 발생하는 질환에 대해 운동부족증(hypokinetic disease)이란 새로운 용어를 사용하기 시작하였으며, 운동부족증은 앞으로 점차 심각해질 전망이다. 또한 영양과잉으로 비만현상이 나타나고 대기오염, 수질오염, 불량식품 등으로 체내 또한 점차 오염되어 가고 있으며, 날로 복잡해지는 사회생활은 질병을 유발하기에 충분한 스트레스를 주게 되었다. 이로 인해 인체는 무기력해지고 각종 질환에 대한 저항력이 떨어지며 정서가 불안하고 매사에 의욕이 감소하는 등 건강이 나빠져 결과적으로 소위 성인병이라는 질환에 시달리게 되었다.

운동부족이 원인이 되어 나타나는 질환을 면밀하게 검토해보면 심근경색, 협심증, 고혈압 등과 같은 순환기계의 질환, 배근력과 복근력 등 근력의 저하가 주 원인이 되고 있는 요통, 그리고 대사 이상인 비만, 당뇨병, 골다공증, 그리고 정신 신경계 질환인 정서장애와 자율신경불안증 등으로 크게 나눌 수 있다. 특히 성인병(chronic disease)은 원래 노인병(geriatrics)에서 비롯된 것으로, 30대 후반이나 40대 초반에서 나타나기 시작하여 나이가 듦에 따라 점차 그 발생이 증가하여 노화와 더불어 난·불치병이 되어 더욱 문제가 심각해지는 만성 퇴행성 질환(chronic degenerative disease)이다. 심장병, 고혈압, 뇌졸중, 당뇨병, 암, 신경통, 골다공증 등이 여기에 해당된다.

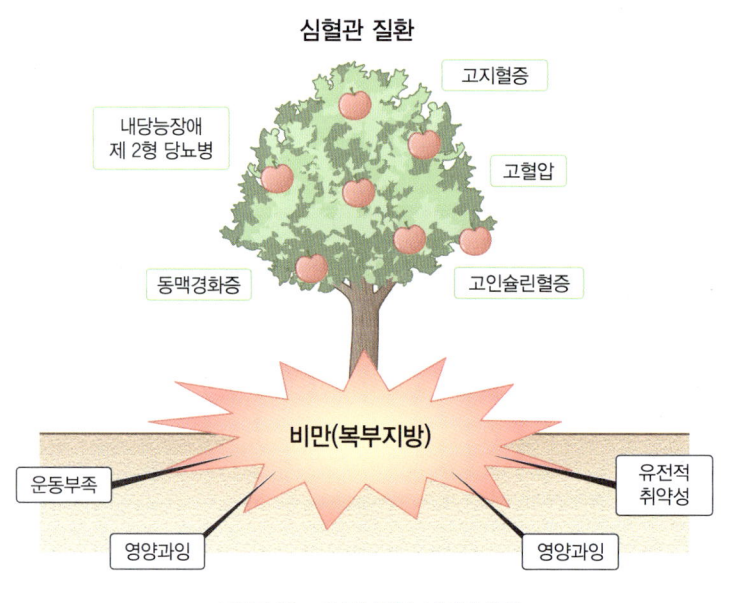

<그림 1-12> 운동부족과 심혈관 질환

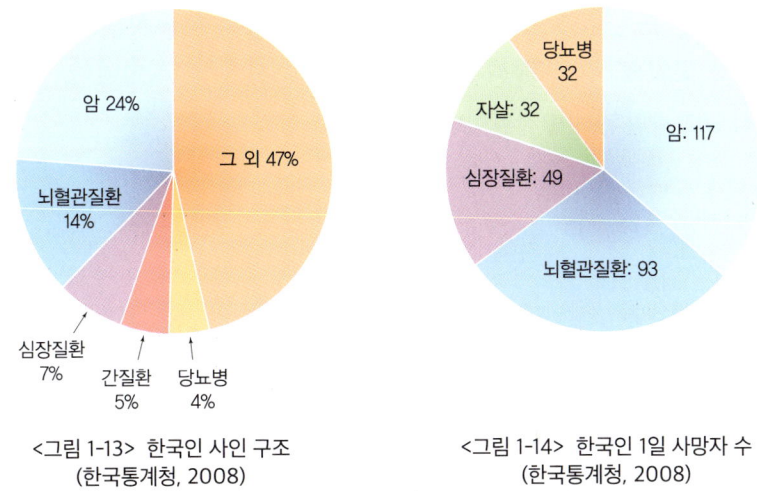

<그림 1-13> 한국인 사인 구조
(한국통계청, 2008)

<그림 1-14> 한국인 1일 사망자 수
(한국통계청, 2008)

2008년 총 사망자 중 성인병(순환기계 질환 21%, 암 24%)이 약 45%를 차지하고 있음도 간과할 수 없는 사실이다. 이와 같은 성인병의 주된 원인은 여러 요인이 있지만, 그 중에서도 운동부족은 성인병을 야기하는 중요한 원인으로 밝혀졌다. 다행히도 건전한 생활습관과 적절한 운동을 하면 성인병은 60세 이전에 90% 정도 예방이 가능한 것으로 알려져 있지만, 의사의 처방만으로 치유되기 어렵고 운동을 꼭 병행해야만 예방과 치료가 가능하다. 두 번째로 빈도가 높은 사인으로 밝혀진 순환기계(특히 심장) 질환은 물론 불치의 병인 암 역시 80% 이상은 적절한 운동으로 예방할 수 있다.

건강하고 신체가 단련된 사람은 세포가 정상기능을 수행하기 때문에 암세포가 자라지 못하나, 몸이 쇠약해지고 저항력이 떨어진 사람은 체내에 존재하는 암유전자에 의해 암이 발생하게 되는 것이다. 따라서 아침 일찍 일어나 산보, 걷기, 조깅을 하고 헬스클럽이나 수영장을 찾고 산을 오르는 등 운동을 하는 것은 더 없이 좋은 보약이 된다.

1) 동맥경화증

성인병에는 대체로 고혈압, 뇌졸중, 동맥경화증, 심장병, 당뇨병 등이 있는데 이 중에서도 가장 중요한 3대 핵심질환은 고혈압, 동맥경화증, 그리고 당뇨병이다. 이 3대 질환은 서로 매우 밀접하게 연관되어 있어 불가분의 관계에 있다. 이 중에서도 가장 심각한 것이 바로 동맥경화증이다. <그림 1-15>와 같이 고혈압은 원인질환이고 동맥경화는 그 원흉이 되는 핵심질병이며, 당뇨병은 결과적으로 병발된 속발질환이다.

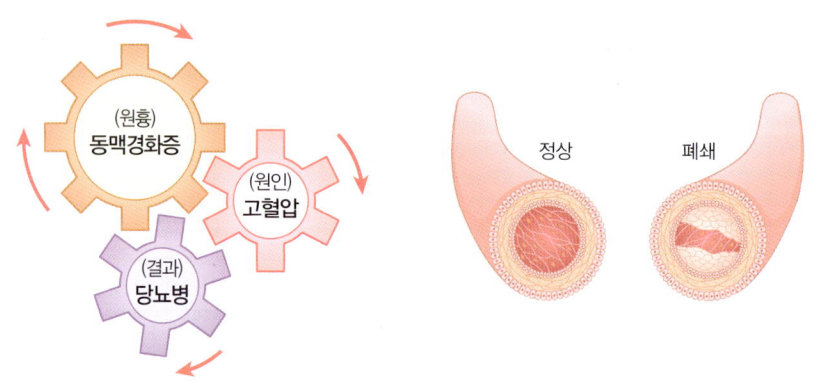

<그림 1-15> 동맥경화증 및 고혈압, 당뇨병과의 관계도

동맥경화증으로 인한 심장질환의 대표적인 것은 관상동맥질환(coronary heart disease; CHD)이다. 이는 동맥벽 안쪽에 지방질, 칼슘, 기타 물질이 쌓여 좁아지게 된 상태를 말하며, 매우 느린 속도로 진행되므로 자각하기 어렵다. 또한 좁아지는 효과 외에 동맥이 딱딱하게 굳어지는 현상이 수반되며, 이에 따라서 '경화'라는 용어가 붙게 되었다.

<그림 1-16>에서 보는 바와 같이 초기에는 기관의 기능저하, 마비(mumbness), 휴식 및 운동 중의 가슴통증, 간헐성 파행증(intermittent claudication), 머리가 맑지 못한 증상 등이 나타나고 점차 심해짐에 따라 관상

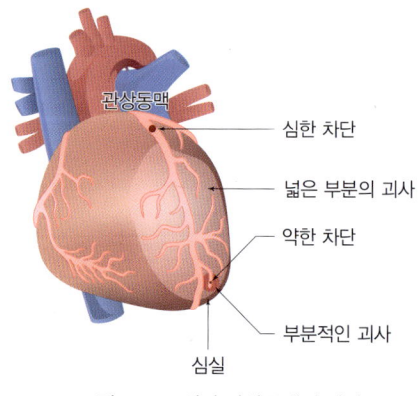

<그림 1-16> 심장 관상동맥의 차단

동맥이 차단되어 부분적으로 조직이 죽는 괴사현상(neucrosis), 심장발작, 심근경색, 사망 등이 나타난다. 심장에서 완전 차단이 일어났을 때는 차단된 동맥으로부터 혈액공급을 받는 심장근 역시 기능을 완전히 상실하게 되며, 이 현상은 심장마비로 대표된다.

심장마비의 심각성은 동맥차단의 위치에 의해 결정된다. 예를 들어 <그림 1-17>과 같이 차단 현상이 동맥의 마지막 부분에서 발생했다면 심장조직의 양이 적기 때문에 심장발작이 그리 심각하지 않으나 동맥의 시작 부분에 발생하게 된다면 조직의 양은 그 만큼 많아져 심장발작은 생명을 위협하는 수준까지도 이르게 된다. 이와 같은 차단현상은 심장 이외의 다른 혈관에서 일어나기도 한다.

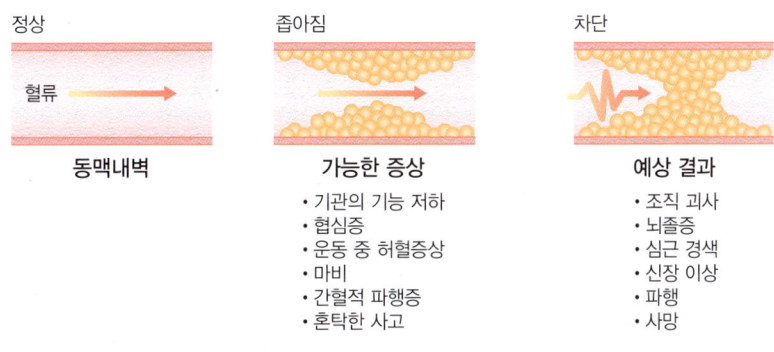

<그림 1-17> 동맥경화에 의하여 동맥이 좁아지는 과정

2) 혈중 지질

여러 가지 무서운 후속질환을 유발하는 동맥경화증의 발병인자는 콜레스테롤(cholesterol)이다. 콜레스테롤은 세포막의 구성성분으로서, 여러 가지 스테로이드 호르몬이나 담즙산의 전구체로서 중요한 물질이며, 단백질과 결합하여 지단백(lipoprotein) 형태로 혈중에 유입된다. 지단백은 중심부에 중성지방(triglyceride), 콜레스테롤 에스터(cholesterolester)가 있고 바깥쪽 친수성인 인지질, 유리 콜레스테롤 및 아포프로틴(aporotein) 혹은 아폴리포프로틴(apolipoprotein)이라고 불리는 단백질이 감싸고 있는 미셀(micelle) 상태로 혈중에 존재한다. 이 지단백을 초원심분리하면 단백질의 조성에 따라 아주 작은 지질입자, 초저밀도 콜레스테롤(very low-density lipoprotein; VLDL), 저밀도 콜레스테롤(low-density lipoprotein; LDL), 그리고 고밀도 콜레스테롤(high-density lipoprotein; HDL)로 분류되는데, <표 1-3>과 같이 정상인과 동맥경화증 환자 사이에는 차이가 있다.

고밀도 콜레스테롤은 혈장에 떠 있는 아주 작은 분자들로서, 간의 대사작용으로 변환된다. HDL은 동맥벽에 붙어 있는 과도한 콜레스테롤을 제거하는 보호기능을 한다. HDL값의 정상범위는 남자가 45~50mg/dℓ이며, 여자는 50~60mg/dℓ 정도이다.

구분	정상인	동맥경화증 환자
VLDL	10%	5%
LDL	70%	82%
HDL	20%	13%

<표 1-3> 정상인과 동맥경화증 환자의 지단백 성분 비율

구분	TC(mg/dℓ)	LDL-C(mg/dℓ)
정상	<200	<130
위험수준	200~239	130~159
특히 위험	≥240	≥160

<표 1-4> 성인의 총 콜레스테롤 및 저밀도 콜레스테롤의 기준치

HDL 수준이 낮은 사람은 총 콜레스테롤 수준이 200mg/dℓ 이하라고 하더라도 심장질환에 걸릴 수 있다. 그래서 관상심장 질환 위험의 지표로 HDL에 대한 총 콜레스테롤의 비율을 사용한다. 이 비율이 5.5:1을 초과하는 경우는 매우 위험하다고 판단되고, 3.5:1은 중간 정도의 위험 수위에 있다고 판단되며, 1.5:1 이하인 경우는 가벼운 범주에 들어간다. <표 1-4>는 미국 콜레스테롤 교육 프로그램이 개발한 총 콜레스테롤(TC) 평가표이며, <그림 1-18>은 미국 콜레스테롤 교육 프로그램이 제시한 지단백의 분석 및 콜레스테롤의 처치 과정을 도식화한 것이다.

혈중 콜레스테롤 수준은 연령과 성별에 따라 큰 차이를 나타내는데 신생

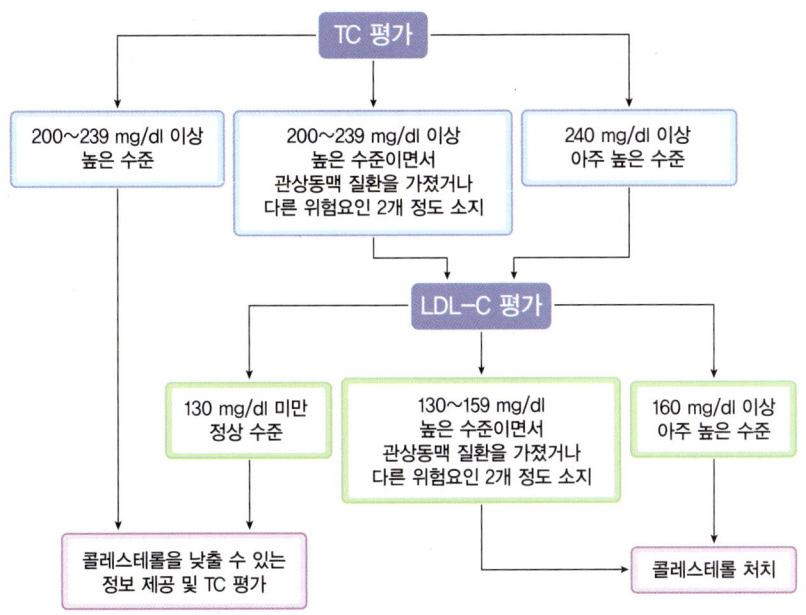

<그림 1-18> 미국 콜레스테롤 교육 프로그램 과정의 흐름도

아의 경우는 약 70mg/dℓ이며 사춘기까지 100~150mg/dℓ을 유지한다. <그림 1-18>과 같이 남성은 20~40대에 걸쳐 증가하는 경향이 있으나, 50대 이후에는 점차 감소하게 된다. 여성은 30대 이후에 증가율이 커지나 동일 연령의 남성보다는 20mg/dℓ 정도가 낮다. 그러나 50대를 전후해서는 남성보다 높은 농도를 60대까지 유지하다가 그 후 점차 감소한다. 또 월경 중에는 10~15% 정도 증가하여 임신이나 분만 후에는 계속 높은 농도를 유지하는 예가 많다고 한다.

최근에 우리가 먹는 음식물 가운데 동물성 지방과 콜레스테롤의 함량이 점차 증가하고 있음은 잘 알려진 사실이다. 이들 콜레스테롤 동물성 지방은 동맥내벽에 침착되어 동맥경화를 유발한다는 점에서 관심의 대상이 되며, 결국 혈중 고 콜레스테롤과 TG(포화지방) 수준은 관상심장 질환과 밀접한 관계를 갖는다. 혈중 총 콜레스테롤 수치가 250mg/dℓ 이상인 사람은 200mg/dℓ 수준의 사람보다 5배 정도 더 관상동맥 질환의 위험을 안고 있으며, 그 정상 수준은 180mg/dℓ 정도로 알려져 있다. 따라서 콜레스테롤이나 포화지방이 많이 들어 있는 음식물은 피하고 식물성 지방(불포화지방)을 권장하는 것이다. 고혈압은 또 다른 심장병의 위험인자로서, 수축혈압이 150mmHg 이상인 사람은 20mmHg인 사람보다 2배 정도의 위험 요인을 안고 있는 셈이 된다.

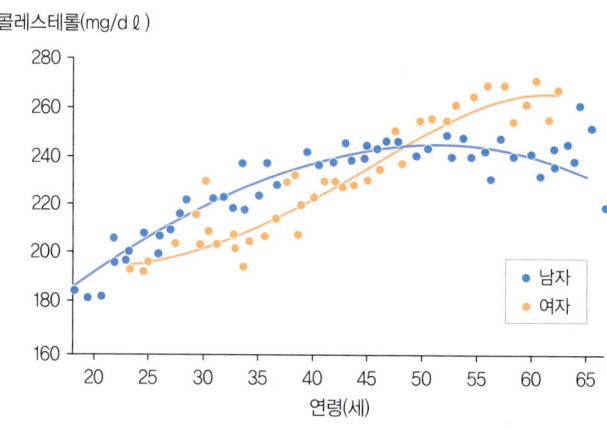

<그림 1-19> 성별·연령별 콜레스테롤 농도의 변화

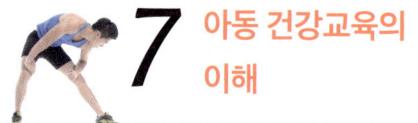

7 아동 건강교육의 이해

1) 아동 건강교육의 개념

아동의 건강에 대한 WHO의 정의에 의하면 '건강하다는 것은 아동의 성장·발육이 저해되지 않고 순조롭게 진행되는 상태로서, 단순히 질병에 감염되지 않았거나 허약하지 않다는 것만을 의미하는 것이 아니라 신체적·정신적·사회적으로 문제가 없는 상태'를 의미한다. 따라서 건강하다는 것은 신체적 측면만이 아니라 인간 성장·발달의 세 가지 요인인 신체적·정신적·사회적 모든 요인이 건강하다는 것을 의미하는 것으로 어느 한 요인이라도 문제가 있다면 건강하지 않다는 것을 의미한다.

오늘날 건강의 개념은 질병이 아닌 건강에 대한 교육을 강조하는 것이다. 아동의 건강교육은 학습된 경험들의 조합이 개인의 삶의 질을 발전·유지하며,

향상시키도록 돕고, 안내하는 과정이다. 이 과정은 건강에 대한 태도, 지식, 행위에 영향을 주는 계획되고 연계된 교육을 포함한다. 아동의 건강교육은 개인의 최상의 상태에서 자신의 행복을 유지하고 촉진시키는 수단을 제공함으로써 정보에 근거한 결정을 할 수 있게 한다. 또한 아동이 가족과 지역사회, 자신의 건강에 대한 책임감을 받아들일 수 있게 하는 과정이며, 아동 건강교육의 실제적 가치는 일생 동안 건강을 위한 선택의 기초를 제공하는 것이다. 특별히 아동기 건강교육은 성인보다 더 긴 일생 동안 건강을 위한 선택의 기초가 된다는 점에서 상대적으로 중대한 의미를 갖는다.

UN의 「아동권리에관한국제협약」에는 아동의 4대 권리를 인정하고 있다. 즉, ① 적절한 생활수준을 누릴 권리나 의료서비스를 받을 수 있는 권리 등 생존의 권리, ② 교육, 놀이, 여가, 정보를 누릴 권리나 문화활동, 사상, 양심, 종교의 자유를 누릴 권리 등 발달의 권리, ③ 각종 착취와 학대 가족과의 인위적인 분리, 형법 등의 폐습으로부터 보호 받을 권리 등 보호의 권리, 그리고 ④ 자신의 의사를 표현할 자유와 자기 생활에 영향을 주는 일에 대하여 말할 수 있는 권리와 책임감 있는 어른이 되기 위해 아동 자신의 능력에 부응하여 적절한 사회활동에 참여할 기회를 가질 권리이다. 이 중 생존의 권리와 발달의 권리가 아동의 건강교육과 밀접한 관련이 있다고 할 수 있다. 즉, 아동의 건강은 아동이 누려야 할 기본권리라고 할 수 있다.

2) 아동 건강의 중요성

인간의 성장과 발달에 있어 기본적인 틀은 태아기에서부터 12세까시 거의 완전하게 결정되므로 아동기의 건강은 매우 중요하다. 아동의 건강을 보살피기 위해, 먼저 아동은 의존적인 상태에서 독립적인 존재로 성장·발달하는 개체라는 올바른 인식이 필요하다. 아동이 분명 성인에게 의존적인 존재이긴 하나 성인의 축소판이 아니며, 각자 아동 나름대로 생리적 및 사회문화적·정신적·영적 특성을 가지고 있는 존재이다. 각 아동은 유사한 환경에서 동일한 반응을 나타내지 않는다.

아동은 성인과 같이 신체적으로 안정기나 쇠퇴기에 있는 것이 아니라 발달의 최고 수준을 향해 성장하고 있다. 신체 성장은 18~20세까지 이루어지며 드물게는 20세 이후에도 약간 이루어진다. 아동은 성장잠재력이 크지만, 성인에 비해 가지고 있는 저력(reserve force)이 부족하다. 아동의 생리적인 복구 능력은 어른에 비해 뛰어나지만 분명히 생리적인 취약성을 가지고 있어 감염성 질환에 대한 감수성이 높고, 쉽게 탈수나 고열이 발생하며, 영양부족에 취약하고 신체조정 능력과 판단력 부족으로 인한 높은 사고의 위험성을 가지고 있다. 따라서 건강한 생활을 위해 성인의 보살핌이 필요하며, 스스로 건강한 생활을 해나갈 수 있도록 발달수준에 알맞은 건강교육이 필요하다. 특별히 아동기는 일생 중 가장 빠른 성장과 변화가 일어나고 발달에 있어 많은 결정적 시기를 포함하기 때문에 아동기의 건강은 일생을 통해 누릴 건강의 토대가 된다. 따라서 아동의 건강을 돌볼 때, 아동의 생리적·발달적 특성은 물론 바람직한 환경 구성에 대한 필요성의 인식과 더불어 폭넓은 지식이 요구된다.

아동의 건강은 미래의 건강한 시민으로 성장하기 위한 국가적 차원의 건강과 관련이 있다. 건강한 아동은 정신적으로 보다 안정되고 행복하게 놀 수 있고, 보다 능률적인 학습을 통하여 생산적이고 사회에 이바지할 수 있는 사회 구성원이 될 수 있다. 그러나 건강하지 못한 아동은 부정적인 정서를 가질 수 있고 학습에 지장을 받게 되며, 결국 이후의 발달에 부정적으로 작용할 수 있다는 점에서 아동기의 건강이 중요하다.

3) 아동 건강에 영향을 미치는 요인

아동의 건강에 영향을 미치는 요인은 다양하나, 크게 유전적 요인과 환경적 요인으로 분류할 수 있다. 그러나 이 두 요인은 서로 역동적이며 복합적으로 작용하므로 어느 한 요인이 어떻게 또는 얼마만큼 영향을 미친다고 정확히 설명할 수 없다. 따라서 아동의 건강을 관리하는 부모나 교사는 아동의 건강 상태가 시기나 조건에 따라 달라질 수 있는 역동적 상황이라는 것을 인식하고 이에 영향을 미치는 요인들을 알아둠으로써 아동의 건강을 유지하고 향상시키는 자료로 활용해야 한다.

① 유전적 요인

수정 시 부모에게서 받게 되는 여러 가지 유전인자들은 아동의 신체적·정신적 기초를 형성하는 특성을 결정짓는 역할을 한다. 건강도 그 중의 하나로, 이때 부모로부터 어떤 체질을 물려받게 된다. 특히 심장질환, 암, 당뇨병 또는 특정 정신질환 등도 유전적 요인과 상당히 깊은 관계가 있다. 따라서 심층 면담을 통한 가족력 조사 등의 방법을 통해 유전적 조건을 찾아냄으로써 건강에 영향을 미칠 수 있는 요인들을 예견하여 사전에 예방하거나 조기치료를 받도록 하는 것이 매우 중요하다. 특별히 선천성 대사이상 질환이나 염색체 이상은 유전적인 영향이 크다.

② 환경적 요인

유전인자에 의해 건강의 기초가 형성된다면 환경적 요인들에 의해서는 주어진 기초 위에서 얼마나 지속적으로 심신을 발달시킬 수 있는지의 여부가 결정된다. 또한 경우에 따라서는 이들 환경적 요인에 의해서 유전적으로 이미 형성된 심신의 기초가 변화할 수도 있다. 아동의 건강에 영향을 주는 환경적인 요인들 중에는 운동, 영양, 수면과 휴식, 위생적인 환경과 생활습관, 정서적 안정 등이 있다.

가. 운동

규칙적인 운동은 누구에게나 건강을 유지하기 위해 중요한 요인이 된다. 많은 연구 결과들에 의하면 규칙적으로 운동하는 사람은 그렇지 않은 사람에 비해 더 오래 살 뿐만 아니라 사는 동안 더 건강한 생활을 한다고 한다. 이는 운동을 통해서 생명을 유지하는 중요한 기관인 심장과 폐를 튼튼하게 할 수 있으며, 운동이 신체 각 부분의 고른 발달과 적응을 도와주기 때문이다.

아동기의 신체활동은 모든 학습의 기초를 이루며 평생의 건강에도 중요한 영향을 미친다. 즉, 아동기의 신체활동은 기본적인 감각·운동 기능과 신체조절 능력을 길러 주고 건강한 생활습관을 가지게 하며, 안전생활에 필요한 기초지식과 방법을 익히게 한다. 또한 아동기 원활한 신체활동을 통하여 얻은 자신감은 사회적 적응과정으로 발전하며, 그 밖에 자아실현, 정서발달, 지적 발달 등에도 중요한 영향을 미치므로 신체활동이 활발하게 이루어질 수 있도록 도와주어야 한다.

우리 몸은 알맞게 사용하면 발달하고 사용하지 않으면 퇴화하며, 또 지나치게 사용하면 병에 걸리기 쉽다. 적당한 운동은 체력의 향상과 함께 신체기능을 활발하게 하고, 식욕도 왕성하게 하여 건강을 유지 및 증진시킨다. 그러나 운동부족은 신체기관의 발달과 신체 기능을 저하시키고 체력을 떨어뜨려 질병에 대한 저항력을 감소시킨다. 따라서 건강한 생활을 위해서는 반드시 자신에게 알맞은 운동을 매일 규칙적으로 해야 한다.

나. 영양

신체의 성장·발달이 왕성하게 일어나며 활동량이 가장 많은 아동기에는 단위 체중당 소비되는 영양소의 열량이 성인에 비해 훨씬 높다. 이는 성인의 경우 이미 성숙한 신체를 유지하고 근육운동과 정신활동에 소비되는 영양만 필요하지만 아동의 경우 신체가 자라고, 활발하게 움직이며, 인지발달과 정서발달에 소비되는 영양이 부가적으로 더 필요하기 때문이다.

아동에게 필요한 영양이 충분히 공급되지 않으면 영양장애 또는 영양결핍이 될 수 있으며, 여러 가지 질병을 유발하게 되고, 나아가서는 일생 동안 건강한 신체를 가질 수 없게 된다. 따라서 부모나 교사는 아동이 충분한 영양을 섭취하도록 하여 아동기 뿐만 아니라 일생 동안 건강을 유지하고 정상적으로 성장·발달하도록 도와주어야 한다.

다. 수면과 휴식

수면은 피로를 회복하고 에너지를 재충전하는 데 필요한 생리적 기제이다. 충분하고 편안한 숙면을 취하는 것은 성인에게 뿐만 아니라 아동에게 있어서도 건강을 유지하기 위한 기초 조건이라고 할 수 있다. 건강을 유지하기 위해서는 충분한 휴식을 취하는 것도 중요한 일이다. 어른들은 피곤하면 스스로 쉴 수 있지만, 아동은 재미있는 일에 몰두하게 되면 피곤함도 잊어버리고 노는 경우가 많다. 따라서 부모나 교사는 놀이 이후에는 적절히 휴식을 취해야 한다는 것을 아동이 이해하고 실천할 수 있도록 도와주어야 한다.

라. 위생적인 환경과 생활습관

"세 살 버릇 여든까지 간다."라는 말은 생활습관에도 적용된다. 아동기부터 자신의 몸을 청결하게 유지하고, 손을 잘 씻고, 식사습관이 바람직하고, 이를 잘 닦고, 적당한 휴식과 운동을 할 줄 아는 등의 건전한 생활습관을 몸에 익힌 아동은 성인이 되어서도 같은 습관을 계속 유지하고 향상시킬 수 있다.

좋은 상태의 심신으로 알맞은 환경에서 생활하더라도 개인의 생활습관에 잘못된 점이 있다면 건강한 생활을 할 수 없다. 규칙적인 일상생활, 적당한 운동, 알맞은 영양섭취, 밝고 건강한 심신을 유지하려는 태도 등은 건강을 유지하고 증진하려는 데 매우 중요하지만 이러한 생활습관은 어렸을 때 잘 들이지 않으면 어른이 되어서도 가지기 어렵다.

마. 정서적 안정

성인과 마찬가지로 아동도 신체적으로 뿐만 아니라 정신적으로 편안한 환경에서 살아야 건강하게 살 수 있다. 정서적으로 불안한 환경이거나 심한 스트레스 환경에 놓이게 되면 여러 가지 신체적·정신적 질환에 걸릴 수 있다. 따라서 부모와 교사는 아동들의 정서적 안정을 위협하는 조건들을 일상생활 환경에서 제거해 주어야 한다.

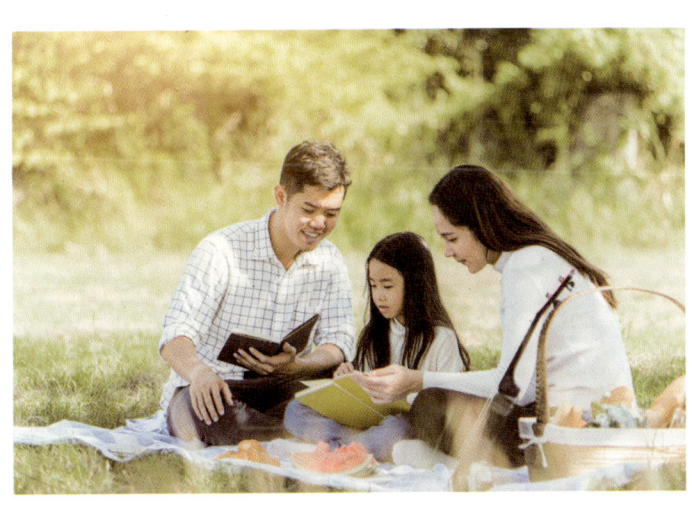

▲ 아동은 정서적으로 안정되어야 건강하게 살 수 있다.

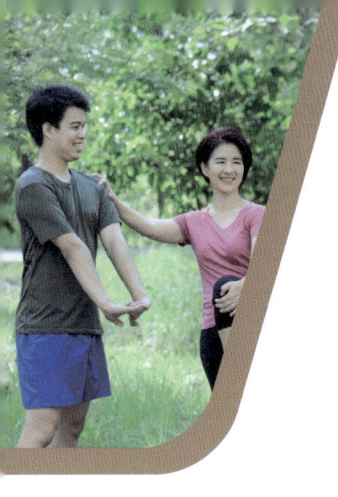

chapter **02** 운동 장려를 위한 행동수정

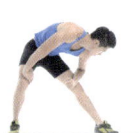

1 행동수정의 이해

1) 행동수정이란?

건강을 유지하고 웰니스를 성취하기 위해, 규칙적인 신체 활동과 건강한 라이프 스타일을 지니고 사는 것에 대한 중요성은 잘 알려져 있다. 그러나 잘 알고 있는 것과 실천하는 것은 전혀 다른 문제이다. 당신이 지니고 있는 부정적인 습관을 버리고 건강한 행동을 채택하고 유지할 수 있도록 영구적인 변화를 만들 수 있는 행동수정의 원리를 알아보자.

행동수정은 "모든 행동은 그 행동의 앞 또는 뒤에 일어나는 사상의 영향을 받아 동기유발 된다"는 것이다. 이것을 모형으로 표시하면 <그림 1-20>과 같다.

행동수정은 행동(B)을 직접 변화시키기 보다는, 그 행동을 선행하는 조건(A) 또는 후속하는 조건(B)을 변화시킴으로써 행동의 맥락을 변화시키고자 하는 것이다. 이런 원리를 이용하여 문제 행동을 줄여보자는 것이다.

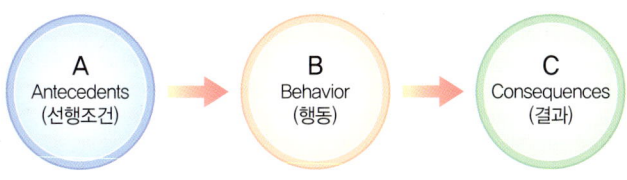

<그림 1-20> 행동수정의 모형

　인류의 역사를 돌이켜 보거나 현대인의 삶의 모습을 살펴보면 모든 사회는 예외 없이 행동의 문제를 지니고 있는 사람들이 있다. 이런 행동의 문제는 자신의 건강에 무너뜨리고 사회를 위협한다. 따라서 파괴적이고 비윤리적이며 자기 패배적 행동을 제지하고, 건강하고 바람직한 행동을 증가시키기 위해 많은 사람들이 가정, 학교, 직장, 사회 등에서 광범위하게 노력하고 있다.

　20세기에 인류가 이룩한 가장 뛰어난 지적 성취는 인간행동에 대한 과학적 접근이라고 할 수 있다. 행동수정 이론은 Pavlov의 고전적 조건형성과, Skinner의 조작적 조건형성, 그리고 Thorndike의 도구적 조건형성, 인간의 심리적 장애를 고전적 조건형성 원리에 적용한 Watson의 실험, Bandura의 사회학습으로부터 많은 영향을 받았으며, 특히 Skinner의 조작적 조건형성의 행동 원리를 그 기반으로 하고 있다.

　행동수정의 목적은 "개인이 사회에 능률적으로 적응해 나감에 있어서 필요한 행동을 개발시켜 의의 있는 변화를 일으키는 것"이다. 의의 있는 변화란 수정 이후의 적응행동과 수정 이전의 행동보다도 훨씬 더 적응적이어야 한다는 것을 뜻한다.

2) 행동수정 이론의 유래

① 행동수정의 기원

　행동수정은 Ivan Pavlov로부터 B. F. Skinner에 이르는 학자들의 연구결과를 기초한 학습 이론에 근거를 두고 있다. 행동수정의 이론이 시작된 현대 심리학에는 다섯 가지의 주요한 관점이 있는데, 이 관점들을 분석하는 데 있어서 약간씩 다른 접근법을 택하고 있다. 각 관점은 나름대로의 독특한 연구문제에 대해 가설을 설정하고 각각의 연구방법에 기초하여 연구한다. 행동수정 이론은 20세기 초에 발생한 행동주의적 관점에서 출발하였다.

② 행동수정의 원리

행동수정 기법은 "인간의 모든 행동이 학습된 것이고 후속자극의 체계적 조작을 통해 통제할 수 있다"는 데 그 기본 가정을 두고 있다. 이는 동물행동에 대한 선구자적 실험연구로 유명한 John B.Watson이 1913년 행동주의에 대한 최초의 논문을 출간하면서 인간행동 연구에서 학습과정을 고전적 조건화를 통해 인간행동을 설명하고자 하는 데서 출발했다.

Watson은 소화액분비에 대한 연구로 1904년에 노벨상을 받은 러시아의 생리학자 Ivan Pavlov의 연구로부터 많은 영향을 받았다. Pavlov는 개에게 메트로놈이나 벨소리를 듣고 침을 흘리도록 학습시키는 일련의 연구들을 수행했다. 그는 개에게 고깃덩어리를 줄 때마다 메트로놈이 울리도록 장치해 놓았다. 처음에 개는 음식을 보는 순간 침을 흘리게 된다. 이는 생물학적으로 결정되어있는 반응, 즉 반사이다. 음식을 줄 때 메트로놈 소리를 들려주는 절차를 수차례 반복하게 되면, 그 개는 음식이 제시되지 않고 메트로놈 소리만 들리더라도 침을 흘리게 된다. 행동연구에 있어서 이러한 시도는 행동학습의 기제(mechanism)를 암시해 주기 때문에 널리 이용될 수 있다. 이와 같은 학습과정을 고전적 조건화라고 부른다.

이러한 접근법은 학습된 반응 중 많은 것들을 설명할 수 있으나, 단순한 학습원리를 통해 여러 가지 자극의 영향으로 발생하는 것 또는 목적이나 계획의 결과로 형성되는 것 같은 행동을 설명할 수는 없었다. 의식이 관여된 것 같은 복잡한 행동을 설명하기 위해서 Watson을 추종하는 행동주의 심리학자들은 다양한 설명체계들을 고안했다.

그 가운데 B. F. Skinner는 복잡한 행동계열을 조작적 조건화라고 불리는 원리를 통해 의식과 관련짓지 않고도 설명할 수 있다고 주장했다. 이러한 형태의 학습은 두 가지 기본원리에 의해 이루어진다고 볼 수 있는데 첫째, 행동은 유기체에 의해 어느 정도 무선적으로 발생하게 된다는 것이다. 둘째, 이러한 무선적 행동은 그 결과로 유기체에게 보상을 주거나 혹은 처벌을 주게 된다는 것이다.

Skinner는 바로 그 순간 결과에 따른 행동의 선택이 발생한다고 했다. 이 두 가지 원리들을 통해 유기체의 생존에 도움을 주는 행동은 무엇이든 강화 받게 되며, 강화 받은 행동은 유지되고 발전한다는 것이다.

Watson의 접근법은 자극-반응법이라고 할 수 있고, Skinner의 설명체계는 반응-자극 학습원리, 즉 유기체에 의해 행동이 먼저 발생하고 그 결과로서 자극이 따르게 된다는 원리로 볼 수 있다.

③ 행동수정 이론의 변화

행동주의자들은 보다 복잡한 동물행동에 관심을 갖고 그에 대한 설명체계를 강구하기 시작했는데, 몇몇 행동주의자들은 S-, O-, R공식을 채택하면서 유기체 O(organism)를 자극과 반응 사이에 위치시키게 된다. 그리고 후속 연구자들은 유기체 O에 대한 기억, 기대, 그리고 사고 등의 개념을 관련시켜 연구하게 된다.

행동주의자들은 인간의 언어, 기억, 선택 등의 존재를 무시할 수 없게 되었으며, 행동주의에 영향을 받은 심리학자들에 의해 이루어진 많은 실험적 연구들은 현대의 인지적 접근으로 발전하였다.

행동주의 심리학의 최근 경향 또한 인지의 중요성을 강조하고 있다.

Bowers는 전통적인 행동주의적 접근의 상황주의에 반대하고 주체와 환경 간의 상호작용 모델을 강조하였다. 인지적 재구성이나 인지수정에 대한 강조가 점차 증가하는 경향은 그의 여러 저서에도 잘 반영되어 있는데, 그는 심리치료의 큰 축을 잘못된 생각의 수정에 중심을 두고 있다고 언급했다. Lazarus의 주장에 따르면, 이러한 잘못된 생각의 수정은 행동변화에 선행할 수도 있고 행동변화에 뒤따라 나타날 수도 있다.

이와 같이 행동주의 이론은 인지의 중요성을 수용하고 인지심리학에서는 방법론에서 행동주의적인 요소를 충분히 수용하는 방향으로 발전해 왔다.

④ Albert Ellis의 이론

현재 가장 많이 알려지고, 널리 쓰이고 있는 인지상담 이론 중 하나로서 1950년대에 Albert Ellis에 의해서 개발된 이론은 연구 참가자의 신념체계를 바꿈으로써 행동의 변화를 유도하는 것으로, 이때 심리적 문제를 야기시키는 비합리적 신념을 합리적 신념으로 변화시키는 가르침의 과정을 '상담'이라고 보고 있다. 원래 그의 이론은 인지적 치료(Rational Therapy; RT)에서 시작하여 인지·정서치료(Rational Emotive Therapy; RET)로 개명한 후 1993년 행동주의 원리가 그의 이론에 주요한 부분을 차지하므로 공식명칭을 인지·정서·행동수정(Rational Emotive Behavioral Therapy; REBT)으로 바꾸게 되었다. 인간의 부적응 행동 또는 이상심리가 환경이나 무의식에 의해 생기는 것이 아니고, 그 사람이 지니고 있는 사고 내지는 신념이 비합리적, 비현실적, 비논리적, 비용통적이기 때문에 발생한다고 보고 있다. 상담이나 심리치료는 개인이 지니고 있는 사고, 아이디어, 신념, 가치 등을 변화시킴으로써 이상심리와 부적응 행동의 문제를 합리적이고 현실적으로 다루어 나갈 수 있게 하는 것이다.

2 운동행동 이해를 위한 이론적 토대

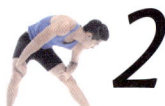

이론과 모형은 운동 참여와 신체활동을 촉진하거나 방해할 수 있는 인자들을 이해하기 위한 체제를 제공한다. 개인이 규칙적인 신체활동을 채택하고 유지하도록 지원하기 위해 적절한 전략을 결정할 때 적절한 이론의 사용은 운동 및 건강 전문가들에게 길잡이가 될 수 있다. 신체활동 문헌에서 가장 널리 사용되는 이론과 모형은 다음과 같이 설명된다. 이 절의 목적은 이론 및 모형에 대한 기본적인 이해를 제공하는 것이다. 이후의 절에서는 이런 이론과 모형에서 비롯된 전략들을 적용 및 설명하고 있다.

1) 사회인지이론

사회인지이론(social cognitive theory; SCT)은 운동 행동의 이해, 기술 및 변화에 광범위하게 적용되어 온 포괄적인 이론적 체제이다. SCT에서 파생된 이론과 전략은 다양한 모집단에 걸쳐 운동 개입에 성공적으로 적용되었다. SCT는 상호 결정론의 원칙에 기반하고 있다. 즉, 개인(예: 정서, 성격, 인지, 생태), 행동(예: 과거 및 현재의 성취), 환경(즉, 물리적, 사회적, 문화적)은 모두 상호작용하여 행동에 영향을 미친다. 이런 것들이 시간의 흐름에 따라 서로 다르게 영향을 주는 역동적 인자임을 인식하는 것이 중요하다. 예를 들어, 운동 프로그램을 시작하는 개인은 성취감을 느낄 수 있으며, 더 많은 운동을 장려함으로써 후속 운동에 더 이바지하는 환경(예: 가정 운동 장비 구매)을 만들 수 있다. 반대로, 어떤 개인은 운동 프로그램을 시작하고, 너무 열심히 하여 피로감을 느끼며, 동기를 잃고 운동 장비를 지하실로 옮겨버려 운동에 도움이 덜 되는 환경을 만들 수 있다. SCT는 개인이 외부 강화 및 처벌로부터 타인을 관찰함으로써 인지 과정을 통해 학습한다고 가정한다.

SCT에 중심이 되는 것은 자기효능감 개념으로, 이는 운동 같은 행동 과정을 성공적으로 완수하는 자신의 역량에 대한 신념을 의미한다. 운동 행동을 고려할 때 두드러진 자기효능감에는 두 가지 유형이 있다. 과업 자기효능감은 주어진 행동을 실제로 할 수 있다는 개인의 신념을 의미하는 반면에, 장벽 자기효능감은 시간 부족과 나쁜 날씨 같이 일상적인 장벽에 직면하여 운동을 규칙적으로 할 수 있다고 개인이 믿는지의 여부에 대한 것이다. 특히 장벽 또는 도전에 직면하였을 때 효능감이 높을수록 개인이 보여줄 노력, 지속성, 회복력이 더 커진다. 자기 효능감은 성인과 청소년에서 가장 지속적으로 발견되는 신체활동과의 상관현상 중 하나이다. 예를 들어, 자신이 "무거운 것을 들 수 있다"고 믿지 않는 노인은 저항성 훈련이 포함된 프로그램에 등록하는 것을 고려조차 하지 않을 것이다.

이런 개인은 저항성 훈련을 수행하는 자신의 역량에 대한 자신감을 증가시키는 데 공을 들여야 할 것이다. 자기효능감을 증진시키기 위한 전략은 이 장의 뒷부분에서 설명한다.

SCT의 핵심 개념인 결과 기대 및 기대치는 예상되는 행동 결과와 이런 결과들에 부가된 가치이다. 특정한 결과가 발생할 가능성이 높고 가치가 있다면 행동 변화는 발생할 가능성이 더 크다. 예를 들어, 체중 감량을 원하고 걷기가 도움이 될 것이라고 믿는 과체중 성인은 이런 프로그램을 시작하고 유지할 가능성이 더 크다. 반대로, 저항운동이 '근육질' 또는 '남성적'으로 보이게 할 것이라고 믿는 여성은 이런 특성이 바람직하지 않은 것으로 인식하면 저항운동을 시작하지 않을 것이다.

SCT의 또 다른 중요한 개념은 자기조절 또는 자기통제이다. 자기조절/자기통제는 목표를 설정하고, 이 목표를 향한 진행상황을 점검하며(또는 자기 점검), 장벽에 직면할 때 문제를 해결하고 자기보상에 관여하는 개인의 능력이다. 메타분석 결과, 운동 개입은 자기점검이 자기조절/자기통제 구조 내에서 적어도 하나의 다른 기법과 결합되었을 때 가장 효과적이라는 것이 밝혀졌다.

2) 범이론적 모형

범이론적 모형(transtheoretical model; TTM)은 행동 변화를 이해하기 위한 체제로 개발되었으며 운동 행동을 촉진시키는 가장 대중적인 접근법 중 하나이다. TTM의 대중성은 개인이 행동 변화를 일으키기 위한 서로 다른 준비의 단계에 있으며 맞춤형 개입이 필요하다는 직관적 호소에서 비롯된다. TTM에는 심사숙고 이전(즉, 다음 6개월 동안 규칙적으로 활동할 의향 없음), 심사숙고(즉, 다음 6개월 내에 규칙적으로 활동할 의향 있음), 준비(즉, 다음 30일 내에 규칙적으로 활동할 의향 있음), 행동(즉, 6개월 동안 규칙적으로 활동 중), 유지(즉, 6개월 이상 규칙적으로 활동 중)의 다섯 단계의 변화가 포함된다. 개인이 자신의 행동을 변화시키려고 시도하면서 이런 단계들을 거쳐 선형적으로 움직일 수 있지만, 몇 번의 성공적이지 못한 시도 이후에 반복적인 퇴보와 성공적인 변화가 발생할 수 있다.

변화의 다섯 단계에는 변화, 의사결정 균형, 자기효능감 등의 과정에 대한 구성개념이 존재한다. 또한 변화의 19가지 과정은 변화의 다섯 단계를 거쳐 진행하려고 시도하는 개인에 의해 사용되는 전략을 보여준다. 변화의 경험적 또는 인지적 과정을 강조하는 것(예: 비활동성의 위험을 이해하는 것)은 변화의 초

심사숙고 이전 단계에서 심사숙고 단계까지

과정 초점:
- 의식 향상(지식 증가)
- 환경 재평가(타인에게 미치는 영향에 관한 배려)
- 극적 구제(신체적 비활동성의 위험 인식)

의사결정 균형: 찬성<반대

자기효능감: 낮음

↓

심사숙고 단계에서 준비 단계까지

과정 초점:
- 의식 향상(지식 증가)
- 자기 재평가(활동적인 것이 자신이 원하는 모습의 일부임을 인식)
- 환경 재평가(타인에게 미치는 영향에 관한 배려)
- 극적 구제(신체적 비활동성의 위험 인식)

의사결정 균형: 찬성>반대

자기효능감: 증가

↓

준비 단계에서 행동 단계까지

과정 초점:
- 자기 해방(변화에 전념함)
- 사회적 해방(사회가 변화를 지지함을 인식)

의사결정 균형: 찬성>>반대

자기효능감: 높음

↓

행동 단계에서 유지 단계까지

과정 초점:
- 자극 조절(신체활동을 격려하기 위해 알림 메모와 단서 사용)
- 강화 관리(보상 사용)
- 역조건 형성(유해한 행동을 건강한 대안으로 대체)
- 관계 돕기(사회적 지지 요청)

의사결정 균형: 찬성>>반대

자기효능감: 높음

<그림 1-21> 변화의 단계를 거치기 위한 주요 과정과 관계

기인 행동 이전 단계에서 권장되는 반면, 변화의 행동적 과정을 촉진하는 것 (예: 스스로 보상하는 것)은 변화의 후기 단계에서 가장 유용하다. 의사결정 균형은 운동 행동 변화에 대한 찬반을 가늠하는 것과 관련된다. 변화의 행동 이전 단계 동안에는 전형적으로 반대가 찬성을 능가하는 반면 행동 및 유지 동안에는 전형적으로 찬성이 반대를 능가한다. 자기효능감은 변화의 최초 단계에서 가장 낮고 변화의 최종 단계에서 가장 높다. 운동을 위한 변화의 각 단계를 거치는 진행을 촉진하는 데 가장 유용한 것으로 밝혀진 의사결정 균형과 자기효능감에는 특유한 변화의 과정과 양상이 존재한다(그림 1-21).

또한 TTM은 변화의 단계 또는 행동 변화를 위한 준비도에 근거하여 다양한 개인을 대상으로 취해질 필요가 있는 운동 채택 및 유지에 대한 다양한 접근법을 강조한다.

다양한 집단과 모집단을 가로지르는 단계기반 개입은 개인이 규칙적으로 활동하게 하도록 도움을 줄 때 효과적이다. 변화의 단계를 통한 이행을 촉진하는 전략들은 이 장의 뒷부분에 제시되어 있다.

3) 건강신념 모형

건강신념 모형(health belief model; HBM)은 자신이 질병에 민감한지의 여부에 관한 개인의 신념과, 그것을 피하려고 노력하는 것의 유익에 대한 지각이 행동하려는 준비도에 영향을 준다고 하는 이론으로 개인이 다음과 같다면 행동할 준비가 되어 있다는 관념에 근거하고 있다.

- 자신이 상태에 민감하다고 믿는다(즉, 지각된 감수성).
- 상태가 심각한 결과를 가진다고 믿는다(즉, 지각된 심각도).
- 행동을 취하는 것이 상태 또는 그 심각도에 대한 감수성을 감소시킨다고 믿는다(즉, 지각된 유익).
- 행동을 성공적으로 수행하는 자신의 능력에 자신감이 있다(즉, 자기효능감).
- 행동을 촉구하는 인자들(예: 저울에서 자신의 체중을 보는 것, 운동하라는 의사의 알림 메모)에 노출되어 있다(즉, 행동에 대한 신호).

구성개념	운동-특정 정의	변화 전략
지각된 감수성	운동하지 않으면 질병/건강 문제에 빠질 가능성에 관한 신념	• 현재 활동, 가족력, 여타 행동 등에 근거하여 위험 정보를 설명한다.
지각된 심각도	비활동성으로 인한 질병/건강 문제에 심각도/결과에 관한 신념	• 질병에 관한 의학적으로 타당한 정보를 개인에게 소개한다. • 다양한 치료 선택사항, 결과, 비용에 대해 논의한다.
지각된 유익	감수성 및 심각도를 줄이기 위한 운동의 효과에 관한 신념	• 건강 문제 또는 질병을 예방/치료하는 운동의 유익에 대한 정보를 제공한다. • 운동의 여타 모든 잠재적 유익(예: 삶의 질, 정신건강)에 관한 정보를 제공한다.
지각된 장벽	운동과 연관된 직접 및 간접 비용에 관한 신념	• 부담을 최소화하기 위해 Ex Rx 선택 사항을 논의한다. • 다양한 저비용 활동 선택에 대한 정보를 제공한다.
행동에 대한 신호	변화 과정을 활성화하고 운동을 시작하게 만드는 인자들	• 잠재적인 신호를 찾는 개인을 돕는다. • 시작하는 데 무엇이 필요한지 개인에게 물어본다.
자기 효능감	운동하는 능력에 대한 자신감	• 다양한 유형의 활동에 대한 신뢰 수준을 평가한다. • 자기효능감 구축 기법을 사용하여 운동 자신감을 증진시킨다.

<표 1-5> 건강신념 모형 구성 개념과 전략

HBM의 여섯 가지 구성 개념은 건강 문제로 인해 운동 행동을 바꾸도록 개인에게 동기를 부여하는 전략들을 제안하고 있다(표 1-5). 예를 들어, 개인은 자신에게 심장마비 위험이 있다고 느끼고(지각된 감수성), 심장마비가 자신의 삶에 부정적인 영향을 준다고 느끼며(지각된 심각도), 운동 프로그램을 시작하면 위험이 감소될 것이라고 믿고(지각된 유익), 위험 감소의 양이 운동에 시간과 에너지를 들일 만한 가치가 있다고 느끼며(지각된 유익이 지각된 장벽을 능가

함), 자신이 규칙적으로 운동할 수 있다고 믿는다(자기효능감). 하지만, 이런 인자들만으로는 개인이 운동을 시작하는 데 충분하지 않다. 실제로 운동을 시작하기 위해 일종의 유발요인(예: 심장마비가 온 친구·친척)이 필요하다(행동에 대한 신호). 따라서 변화할 준비를 하도록 개인을 자극할 필요가 있고 또한 행동을 취할 방법을 고안하도록 도와줄 필요가 있다.

동기부여를 이해하기 위해 건강 문제에 분명이 초점을 둔다는 점을 감안한다면, 주로 건강을 위해 신체적으로 활동할 동기가 부여된 모집단을 이해하고 개입하는 데에는 HBM이 가장 적합할 것이다. 따라서 HBM은 심장재활 및 당뇨병(diabetes mellitus; DM) 예방과 관리에 적용되었다.

4) 자기결정이론

운동과 관련하여 최근에 점점 주목받고 있는 이론은 자기결정이론(self-determination theory; SDT)이다. SDT의 기본 가정은 개인이 다음과 같은 것을 만족시키고자 하는 세 가지 즉, (a) 자기결정 또는 자율성, (b) 적격 또는 숙달의 시연, (c) 타인과 의미 있는 사회적 상호작용을 경험하는 관련성 또는 능력의 주요 심리사회적 요구를 지니고 있다는 것이다. 이 이론은 동기부여가 무동기부터 내재적 동기부여까지의 연속성 상에 존재한다고 제안한다. 무동기한 개인은 가장 낮은 수준의 자기결정을 지니고 운동에 관여하려는 욕구가 없다. 내재적 동기부여를 가진 개인은 가장 높은 정도의 자기결정을 지니며 단순히 그것이 가져오는 만족, 도전, 또는 즐거움을 위해 운동에 관여하는 데 관심을 보인다. 무동기와 내재적 동기부여 간에는 외재적 동기부여가 놓여 있다. 즉, 개인이 스스로 타인에게 더 매력적으로 보이기 위해 신체적으로 활동하는 것과 같은 외적인 이유로 인해 운동에 관여할 때이다.

SDT는 개인이 운동을 시작하게 만드는 보상의 사용은 외재적 동기부여를 조장하기 때문에 효과가 제한될 수 있다고 제안한다. 즉, 프로그램의 선택을 장려함으로써 그리고 적격성과 즐거움을 높이기 위해 처음에는 단순하고 쉬운 운동을 통합함으로써 자율성을 증진하도록 설계되어야 한다고 주장한다.

자율성을 높이기 위한 전략을 목표로 한 개입은 신체활동 수준을 증진시키는 데 효과적이었던 것으로 보고되었다.

5) 계획된행동이론

계획된행동이론(theory of palnned behavior; TPB)에 따르면, 행동을 수행하려는 의도는 실제 행동의 주요 결정 인자이다. 의도는 자신이 운동할 것이라는 개인의 지각된 확률 또는 가능성을 반영하지만 행동 통제와 관련된 문제 때문에 항상 행동으로 직접 바뀌는 것은 아니다. 이러한 의도는 개인의 태도, 주관적 규범, 지각된 행동 통제에 의해 결정된다. 그리고 태도는 운동이 결과에 대한 평가와 결합되어(긍정적인 또는 부정적인) 특정 결과로 이어질 것이라는 행동적 신념에 의해 영향을 받는다.

주관적 규범은 사회적 구성요소이며 유의미한 타인의 소망을 따르려는 자신의 동기와 결합되어 타인이 자신에게 신체적으로 활동할 것을 원한다는 개인의 신념(규범적 신념)에 의해 영향을 받는다. 마지막으로, 지각된 행동 통제는 장벽 또는 촉진인자에 대한 지각력과 결합되어 얼마나 쉽게 또는 어렵게 그 행동의 수행이 가능할 것인가에 관한 개인의 신념(통제 신념)에 의해 영향을 받는다. 따라서 운동이 바라는 결과로 이어지고, 자신이 소중히 여기는 사람에 의해 존중되며, 자신의 통제하에 있다면, 개인은 신체적으로 활동하려고 한다(그림 1-22).

비록 의도가 행동의 주요 예측 인자이지만, 지각된 행동 통제와 행동 간에 가정된 직접적 연결(그림 1-22에서 점선)도 존재한다. 개인의 주관적 규범은 그 개인을 더 건강한 행동으로 이끌 수 있으며, 또한 그 개인이 긍정적 태도를 지닐 수 있지만, 개인의 통제를 벗어난 강력한 장벽이 운동 참여를 직접적으로 제한할 수 있다. 예를 들어, 날씨가 나쁠 때 운동에 관여하는 자신의 능력에 대해 개인이 낮은 통제감을 지각한다면, 비가 올 때 운동 세션을 건너뛸 가능성이 있다.

횡단면 및 전향적 연구에서 TPB는 운동 의도와 행동을 지속적으로 수렴한다. 하지만, TPB에 기반한 개입이 신체활동 수준을 증가시키는 데 효과적이라는 증거는 별로 없다. 이런 모형은 암환자, 심장재활 참여자, 임산부 등을 포함한 임상적 모집단에 가장 많이 적용되었다.

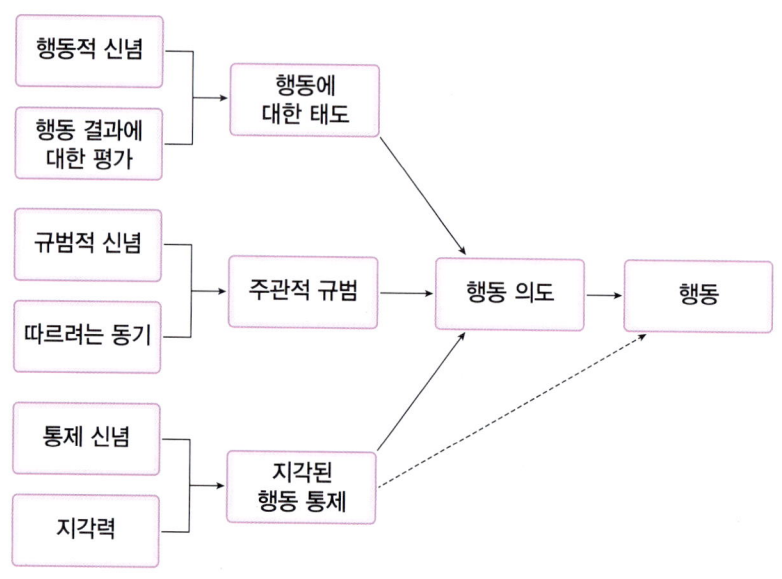

<그림 1-22> 계획된행동이론

6) 사회생태이론

사회생태이론(social ecological theory; SET)은 개인과 환경 간의 영향과 연결을 고려하기 때문에 중요하다. 개인과 물리적 환경 간 관계에 대한 명백한 인식은 사회생태이론의 정의적 특징이다. 사회생태이론은 행동이 개인 내 인자(예: 생물적, 심리적), 대인 간 문화적 인자(예: 가족, 친구, 문화), 조직적 인자(예: 학교, 직장, 교회), 물리적 환경(예: 건물, 자연), 정책(예: 법률, 규정, 규칙) 등을 포함한 다양한 수준에서 영향을 받아 발생한다고 가정한다(표 1-6). 중요한 것은 환경 인자가 행동에 직접적으로 뿐만 아니라 개인의 지각을 통해 간접적으로도 영향을 미친다는 것이다. 핵심 신념은 개입이 다양한 수준을 목표로 할 때 가장 효과적일 수 있다는 점이다. 예를 들어, 공원에 산책로를 추가하는 것은 걷기에 관한 개인의 신념과 동기부여를 목표로 하는 개입과 결합되어, 산책로에 대한 인식을 증진시키는 캠페인이 있을 때 신체활동 증가에 가장 효과적이다. 따라서 사회생태이론에 기반한 개입의 효과를 검토한 연구가 제한적이기는 하지만, 결과는 유망해 보인다.

사회생태 수준	구성요소	잠재적인 변화 전략
개인 내 인자	• 지식, 태도, 행동, 신념, 지각된 장벽, 동기부여, 즐거움 • 기술과 자기효능감 • 인구통계(연령, 성별, 교육, 사회경제적 지위, 고용상태)	• 개인의 지식, 기술 및 태도 변화에 초점을 맞춘다. • 사회인지이론, 범이론적 모형, 계획된행동이론, 자기결정이론 같은 이론과 접근법을 사용한다.
대인 간 인자/사회적 환경	• 가족, 배우자 또는 동료 • 또래 • 동료 • 사회적 지지에 대한 접근성 • 보건전문가의 영향 • 지역사회 규범 • 문화적 배경	• 지역사회 교육, 지지 집단, 동료 프로그램을 사용한다. • 사회적 마케팅 캠페인은 신체활동 참여에 대한 긍정적 지역사회의 태도와 인식을 촉진시킬 수 있다. • 신체활동을 촉진시키기 위해 일관되고 정확하며 고무적인 메시지를 사용한다.
조직적 인자	• 학교, 직장, 신앙기반 환경 및 지역사회 단체	• 신체활동을 채택하거나 증가시키기 위해 개인 및 집단 수준 모두에서 조직을 위한 기회를 창출한다.
물리적 환경	• 날씨 또는 지형 같은 자연적 인자 • 운동 시설 이용도 및 접근성 • 환경촉진물 • 지역사회 설계 • 대중 교통 선택사항	• 산책로 또는 공원을 만든다. • 기존의 환경을 개선한다(예: 공원/인근 대청소). • 개인이 자신의 지역사회에서 신체활동 기회(예: 공원, 산책로, 지역사회 센터)를 더 잘 알게 되도록 돕는다.
정책	• 도시 계획 정책 • 체육 수업 같은 교육 정책 • 건강 정책 • 환경 정책 • 직장 및 여타 조직 정책	• 화석연료에 대한 의존도 감소 및 온실 가스 배출 감소 같은 우선순위로 신체활동 참여를 조정한다. • 규칙적인 체육 교육의 중요성을 강조한다. • 신체활동을 위한 지원을 제공하도록 직장에 요구한다.

<표 1-6> 사회생태이론의 수준과 신체활동 개입 전략

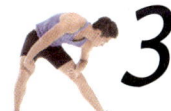

3 신체활동에 대한 장벽 감소시키기

개인은 신체활동의 채택 및 유지에 있어서 다수의 개인적·사회적·환경적 장벽에 직면한다(예: 시간 부족; 불편함; 자기동기 부족; 신체활동이 지루하거나 즐겁지 않음을 알게 됨; 자기관리 기술, 자기효능감, 사회적지지 또는 활동 장소 등의 부족). <표 1-7>에서는 다양한 행동이론의 적용을 통해 더 잘 이해되고 다루어질 수 있는 운동의 채택 및 유지에서 개인이 직면하는 공통 도전 과제를 개괄하고 있다.

일반적인 문제	장벽 확인 비율	적용가능한 이론	전략 예
"시간이 부족해요."	69%	SCT, TPB, SET	• FITT 원칙에 대한 수정을 논의한다. • 우선순위와 목표를 검토한다. • 간략한 상담/동기부여 면담
"기력이 부족해요."	59%	SCT, HBM, SET, TPB	• FITT 원칙에 대한 수정을 논의한다. • 간략한 상담/동기부여 면담 • 운동강도 설정을 위한 정서 조절 기법을 논의한다.
"동기가 없어요."	52%	SCT, HBM, TPB, TTM, SET, SDT	• 태도와 기대 결과를 논의한다. • 변화의 단계를 결정하고 단계별-맞춤 상담을 제공한다. • 지각된 감수성 및 심각도를 검토한다. • 잠재적으로 효과적인 강화에 대해 논의한다.
"너무 비싸요."	37%	HBM, TTM, SET	• 목표를 달성하기 위한 운동 대안을 검토한다. • 환경에서 운동 기회를 평가한다.
"아프거나 다쳤어요."	36%	TTM	• 유지/퇴보 방지에 대해 논의한다. • 목표를 향한 과정을 유지하기 위한 대안 운동을 논의한다.
"운동할 장소가 없어요."	30%	SET	• 환경에서의 운동 기회를 평가한다. • 자원이 있는 여러 유형의 활동에 대해 논의한다.
"운동할 때 어색해요."	29%	SCT, TPB	• 자기효능감을 검토한다. • 대안적 상황을 검토한다.
"어떻게 해야 할지 모르겠어요."	29%	SCT, HBM, TTM, TPB	• 적절한 전략을 사용하여 과제 자기효능감을 구축한다.
"다칠 것 같아요."	26%	SCT, HBM, TPB	• 운동처방을 평가한다. • 과제-특정 자기효능감을 결정한다.
"안전하지 않아요."	24%	SCT, SET	• 환경에서 운동 기회를 평가한다.
"운동할 때 애를 돌봐줄 사람이 없어요."	23%	SCT, SET	• 사회적 지지 구조를 개발한다. • 보육이 제공될 수 있는 운동 기회를 검토한다.
"같이 운동할 사람이 없어요."	21%	SCT, TPB, TTM	• 사회적 지지 및 운동 친구 체계를 개발한다. • 자신이 할 수 있는 다양한 유형의 활동을 확인한다.

FITT: 운동의 빈도, 강도, 시간 및 유형 HBM: 건강신념모형 SCT: 사회인지이론
SDT: 자기결정이론 SET: 사회생태이론 TPB: 계획된 행동이론 TTM: 범이론적 모형

<표 1-7> 가장 일반적인 운동장벽관련 이론 및 잠재적 전략

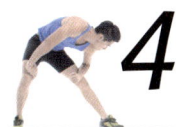

4. 신체활동 행동을 증가시키기 위한 인지적 및 행동적 전략

인지적 전략은 운동 행동 변화에 초점을 맞춘 개입의 필수 구성요소이며, 신체활동 수준을 증가시키는 데 특히 효과적이다. 이런 전략들은 운동 행동과 관련하여 개인이 자기자신에 관해 생각하고 추론하며 상상하는 방식을 변화시키는 데 초점을 맞춘다. 또한 행동적 전략은 운동 개입의 중요한 구성요소이며 다양한 환경 자극에 대한 개인의 행동과 반응에 주목한다. 행동과 반응은 학습된 것으로 생각되기 때문에 변화에 대한 행동적 접근은 이런 행동과 반응 역시 탈학습 또는 변경될 수 있다고 가정하고 있다. 신체활동 행동을 증가시키기 위해 사용될 수 있는 근거기반의 인지 및 행동 전략은 <표 1-8>에 제시되어 있으며 다음 절에서 논의하기로 한다.

인지 행동 전략	설명
자기효능감 증진	자신의 목표가 현실적임을 확실하게 하고, 자신과 유사한 타인이 긍정적 경험을 하는 것을 지켜보며, 격려를 제공하고, 긍정적인 기분 상태를 경험하도록 도와줌으로써 신체활동 증가에 대한 자신감을 증진시킨다.
목표 설정	협력하여 구체적이고(specific), 측정가능하며(measurable), 행동지향적이고(action-oriented), 현실적이며(realistic), 시기적절한(timely) (SMART 원칙) 단기간 및 장기간 목표를 확립한다.
강화	행동 목표를 충족시킨 것에 대해 스스로를 보상하도록 격려한다. 강화는 외적 또는 내적일 수 있다.
사회적 지지	가족, 친구, 동료로부터 신체활동을 위한 사회적 지지를 얻도록 격려한다.
자기 점검	신체활동 일지, 만보계, 스마트 워치, 또는 여타 기술장치를 통해 신체활동을 추적하도록 격려한다.
문제 해결	신체활동에 대한 장벽을 극복할 수 있는 방법을 찾도록 격려한다.
퇴보 방지	신체활동의 쇠퇴에 대해 대비하고 쇠퇴가 퇴보가 되지 않도록 극복 계획을 수립한다.

<표 1-8> 신체활동을 증가시키기 위한 인지적·행동적 전략

1) 자기효능감 증진

자기효능감, 즉 특정 행동을 수행하는 데 필요한 행동을 이행하는 능력에 대한 자신감은 앞서 논의된 대부분의 이론들(즉, SCT, TTM, BHM 및 TPB)에서 중요한 구성요소이다. 증가된 자기효능감은 신체활동 행동 변화와 관련된다. 개인은 가장 강력한 원천인 숙달 경험(예: 성공 경험), 대리 경험(예: 자신과 유사한 타인이 긍정적 경험을 하는 것을 관찰), 구두 설득(예: 타인의 격려), 생리적 피드백(예: 즐거움, 긍정적인 기분 상태) 등을 포함하는 다양한 원천의 효능감 정보를 이용하여 운동 행동을 증가시킨다.

<표 1-9>는 효능감 원천을 설명하고 운동에 대한 자기효능감을 증진시키는 데 사용할 수 있는 전략들을 요약한 것이다.

자기효능감 정보의 원천	설명	전략
숙달 경험	사람이 행동을 성공적으로 수행하게 한다.	• 성취할 수 있는 현실적인 목표를 설정한다. • 시간에 따라 점진적으로 진행한다. • 적절한 지시와 시범을 제공한다. • 신체활동 일지를 사용하여 진행상황을 추적한다.
대리 경험	유사한 배경을 가진 타인들이 과제를 수행하는 것을 보게 한다.	• 개인이 확인할 수 있는 적절한 집단 운동지도자를 확보한다. • 비디오를 사용하여 행동을 모방한다. • 유사한 배경과 특성을 가진 사람들의 '성공' 이야기를 논의한다.
구두 설득	타인에게 그 사람이 성공할 수 있다고 말하게 한다.	• 피드백(예: 격려, 칭찬)을 자주 제공하고 개인의 능력에 자신감을 표한다.
생리적 피드백	행동 변화와 연관된 증상의 의미를 전달한다.	• 적절한 지침과 확신을 제공한다. • 신체활동으로 개인이 어떤 느낌을 갖게 되는지 논의한다. • 신체활동과 연관된 가능한 불편함에 관해 교육한다. • 신체활동을 즐겁게 만들기 위해 음악, 풍경 등을 사용하도록 장려한다.

<표 1-9> 자기효능감 증진을 위한 전략

2) 목표 설정

목표 설정은 운동 행동에 긍정적 변화를 유도하는 행동 변화를 위한 강력한 도구이다. 수강생 스스로 또는 운동 전문가는 환자·고객과 협력하여 일관된 기반에 따라 목표를 개발하고 이행한다. 또한 목표를 측정하고 개정하도록 도와 그들의 노력에 방침을 제공하고, 지속성을 증진하며, 새로운 전략을 학습한다. 효과적인 목표 설정을 안내하기 위해 SMART 원칙이 사용될 수 있다.

- 구체적인(Specific): 목표는 정확해야 한다.
- 측정 가능한(Measureable): 목표는 정량화할 수 있어야 한다.
- 행동지향적(Acceptable): 목표는 해야 할 일을 나타내어야 한다.
- 현실적(Realistic): 목표는 성취될 수 있어야 한다.
- 시기적절한(Time-specific): 목표는 구체적이고 현실적인 시간체제를 가져야 한다.

규칙적으로 측정 및 평가를 허용하는 단기간 및 장기간 목표를 모두 설정하는 것이 중요하며, 개인은 종종 장기간 목표에 초점을 맞춘다.

하지만 새로운 행동을 시작하려고 시도할 때, 성취가능한 단기간(즉, 일일 또는 주간) 목표를 설정하는 것이 자기효능감을 높이는 데 중요하다. 운동 전문가는 진행상황을 정기적으로 점검하고, 피드백을 제공하며, 성공과 투쟁에 대해 개인과 논의해야 한다. 적절한 목표 설정은 수많은 신체활동 연구에서 중요한 부분이다. 그러나 목표 설정은 많은 이론 및 개입과 통합되어 있기 때문에 운동 행동 변화에 대한 단독 기여에 관한 증거는 제한적이다.

3) 강화

SCT, SDT 및 TTM에서는 긍정적인 강화(즉, 보상)의 사용이 강조된다. 개인은 행동 목표를 충족시키기 위해 스스로 보상하도록 격려해야 한다. 외재적 보상에는 돈, 새 신발 한 켤레, 또는 새책 같은 유형의 물질적 보상이 포함되며 종종 행동 변화를 시작하는 데 사용된다. 운동 전문가 또는 가족 구성원의 칭찬 같은 사회적 강화도 외재적 강화 인자이다. 내재적 보상은 성취감, 자신감, 또는 즐거움 같이 내면에서 오는 무형의 보상이다. 개인은 내재적 이유로 활동을 하고 있다면 장기간 규칙적인 운동을 고수할 가능성이 더 크다.

참여자들에게 내재적 강화 인자를 제공하는 것이 어려울 수 있지만, 내재적 동기부여를 촉진할 수 있는 환경을 개발하는 것은 가능할 수 있다. 이런 환경은 참여자의 자율성에 초점을 맞추고 더 높은 수준의 신체활동으로 이어진다는 것이 입증되었다. 내재적 동기부여를 촉진하는 환경은 (a) 참여자가 적격성을 높이도록 도와주는 긍정적 피드백을 제공하고, (b) 참여자가 프로그램 내에서 어려움을 인식하며, (c) 자율감을 확립하기 위해 활동의 선택 및 자기-착수의 느낌을 증진하는 데 초점을 맞춘다.

4) 사회적 지지

사회적 지지는 SCT, TTM, TPB 및 사회생태 모형에서 많은 개인들이 운동하게 하는 강력한 동기요인이며, 운동전문가 및 건강관리 전문가뿐 아니라 강사, 가족 구성원, 연습 상대, 동료, 이웃으로부터 비롯될 수 있다. 사회적 지지는 다음과 같은 다양한 방식으로 고객/환자에게 제공될 수 있다. (a) 안내(즉, 조언과 정보), (b) 신뢰할 수 있는 동맹(즉, 스트레스 상황에서 타인을 믿을 수 있다는 확신), (c) 가치의 재확신(즉, 운동 집단에 속한 개인 또는 개인 트레이너가 자신의 능력을 믿는다는 적격성의 재인식), (d) 애착(즉, 개인 트레이너 또는 최소한 운동 집단의 한 개인과의 정서적 친밀성), (e) 사회적 통합(즉, 집단 운동 상황에서의 소속감과 편안함), (f) 육성 기회(즉, 운동 집단에서 타인에게 조력 제공) 등이다.

안내의 형태로 사회적 지지를 제공하는 것은 고객·환자와 함께 일할 때 가장 흔하다. 운동 프로그램을 시작하는 개인은 스트레스 상황에서 또는 운동을 계속하는 것이 어려울 때 지지 받을 필요가 있다. 더구나 운동 프로그램을 시작하는 개인은 무능함을 느낄 수 있다. 숙달 경험, 사회적 모방, 칭찬 제공을 통해 개인의 자신감을 높이는 것이 적격성에 대한 인정을 높이는 실질적인 방법이다. 또한 개인의 애착과 집단의 일원이라는 느낌을 증가시키는 방법을 이행하는 것이 중요하다. 이때 운동자는 편안함을 느껴야 한다. 그 방법은 친구 집단을 형성하는 것이다. 집단 상황에서 운동자는 타인이 운동 순서를 완료하는 것을 보면서 적절한 기법과 실행에 대한 정보를 제공하는 강사와 동료 운동자로부터 이득을 얻을 수 있다. 지역사회 내에서 지지적 운동 집단을 만드는 것은 더 높은 수준의 운동행동과 관련된다.

5) 자기 점검

SCT와 TMM의 중요한 구성요소인 자기 점검은 행동을 관찰하고 기록하는 것을 포함하여 운동행동 변화에서 중요하다는 것이 입증되었다. 운동의 자기 점검은 종이 연습 일지, 심박수 측정기, 만보계, 또는 스마트 워치 같은 '착용형' 기술의 형태일 수 있다.

기술 장치는 운동시간, 운동강도, 이동한 거리, 또는 발걸음 수를 포함하는 상세한 피드백을 개인에게 제공할 수 있다. 시각적 문서(예: 연습 일지)는 목표를 향한 진행 상황을 추적하고 행동 변화에 대한 장벽을 확인하는 데, 또는 운동 알림 메모로 유용할 수 있다.

6) 문제 해결

개인은 신체적으로 활동하려는 노력을 방해할 수 있는 여러 장벽과 마주치게 된다(표 1-7 참조). 문제 해결은 장벽을 줄이거나 제거하는 전략을 확인하는 데 있어서 개인을 도울 수 있으며, 네 가지 주요 단계를 포함한다. (a) 장벽을 확인, (b) 장벽을 극복할 방안을 모색, (c) 브레인스토밍에서 생성된 전략들 중 성공 가능성이 가장 높은 것을 선택, (d) 계획이 잘 작용하는지 분석하고 필요에 따라 개정한다. 장벽에 대한 해법은 이상적으로 운동 전문가에 의해서가 아니라 개인에 의해서 생성되어야 한다. 예를 들어, 시간 부족이 운동 관여에 대한 장벽이라면 개인은 운동 전문가와 협력하여 이런 장벽을 극복하기 위해 가능한 해법을 확인할 수 있다(예: 운동 '약속'을 정한다. 신체활동을 기존의 활동에 통합한다.)

7) 퇴보 방지

규칙적으로 활동하는 개인들은 때때로 지속적으로 운동 프로그램을 어렵거나 또는 거의 불가능하게 만드는 상황에 직면하게 될 것이다. 따라서, 많은 이론과 접근법의 중요한 부분은 개인들이 방해를 극복하고 신체활동 수준을 유지하도록 돕는 전략의 개발이다. 운동 프로그램에서 퇴보하는 것(즉, 몇 차례 운동 세션에 빠지는 것)은 생소하지는 않지만, 앉아 지내는 생활양식으로 되돌아가는, 즉 퇴보하는 결과를 초래할 수 있는 상황에 대비하는 것이 가장 중요하다. 퇴보 방지 전략에는 고위험 상황(예: 여행, 방학, 휴가, 질병, 경쟁하는 과업 의무, 악천후)을 인식하고 예견하는 것, 실수가 퇴보가 되지 않도록 보장하는 계획을 가지는 것이 포함된다.

때로는 계획된 운동을 못하는 것이 불가피하지만, 좋은 실수 및 퇴보 전략은 궤도를 유지하거나 일단 상황이 지나간 후 궤도로 되돌아오는 데 도움이 될 수 있다. 마지막으로, 개인은 '실무율' 사고를 피하고 계획된 운동 세션을 놓칠 때 낙담하지 않아야 한다.

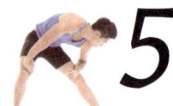

5 행동의 변화

행동의 변화에 관한 것으로 첫 번째 단계는 실제로 문제가 존재하는 것을 인식하는 것이다. 부정적인 행동 중지, 부정적인 행동의 반복 예방, 긍정적인 행동 개발, 긍정적인 행동 강화, 긍정적인 행동 유지 등의 행동변화의 일반적인 다섯 가지 범주는 계획적인 변화의 과정에서 찾아볼 수 있다.

만성적으로 건강하지 못한 행동을 건강한 행동으로 바꾸는 것은 종종 이루어진다. 변화는 갑자기 이루어지지 않으며, 긴 시간 동안 여러 차례의 단계를 거치면서 이루어진다. 생리학자인 James Prochaska, John Norcross와 Carlo Diclemente는 행동수정 모델을 발전시켰는데, 모델의 다섯 단계는 계획적인 변화의 과정을 이해하는 데 중요하다. 변화의 단계는 가장 큰 문제의 행동을 변화시키고 건강한 행동을 받아들이는 기초가 되는 과정을 나타내고 있다. 신체 비활동, 흡연, 영양, 체중조절, 스트레스, 알코올 남용과 같은 건강과 관련되는 행동을 변화시키기 위해서 이 모델을 가장 많이 사용하고 있다.

변화의 다섯 단계는 고려 전 단계, 심사숙고 단계, 준비 단계, 행동 단계, 유지 단계이다.

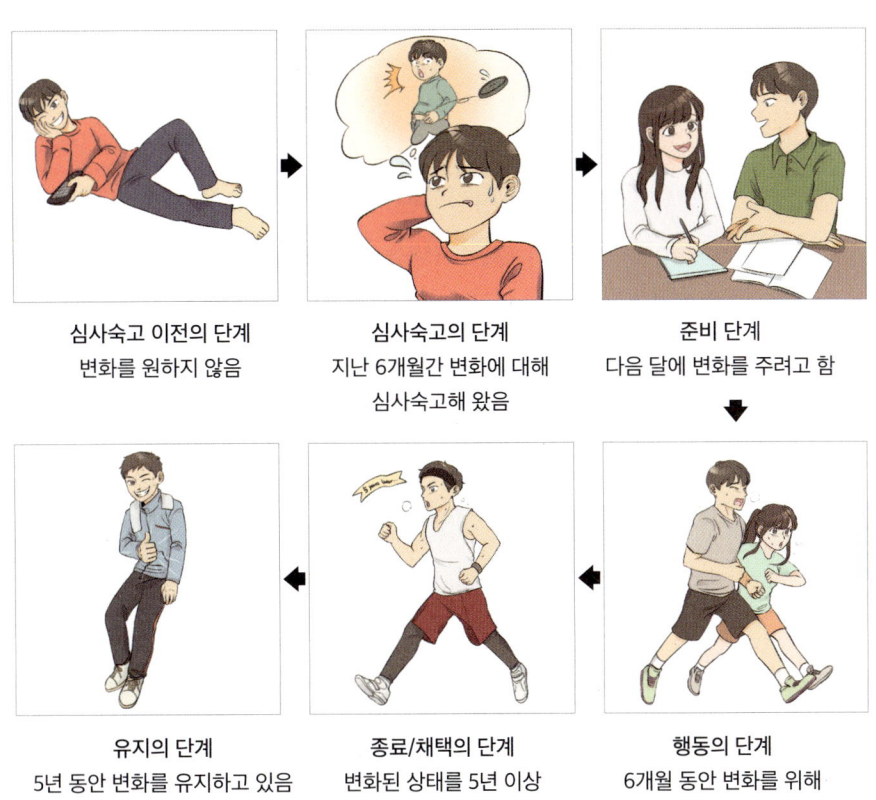

<그림 1-23> 행동변화의 단계(1~6단계)

① 고려 전 단계

고려 전 단계에 있는 사람들은 변화를 고려하지 않거나 주어진 행동에 대한 변화를 원치 않는다. 그들은 전형적으로 문제가 있다는 것을 부인하며, 가까운 미래에 변화를 시도하겠다는 의지를 갖고 있지 않다. 이 사람들은 일반적으로 문제를 인식하지 못하거나 인식하기 이전의 상태에 있다. 하지만 가족, 친구, 건강관리 담당자 및 동료를 포함해 그들 주변에 있는 다른 사람들은 분명하게 문제를 인식하고 있다. 이 단계에 있는 사람들은 문제의 행동에 대해 신경을 쓰지 않으며, 심지어 그러한 문제를 제기하는 정보와 도구들을 피하기도 한다.

그들은 참석을 할 수 있도록 재정적인 보상을 제공받을 수 있음에도 불구하고 사전 검사를 피하려는 경향을 보이며, 그 문제를 확인하고 변화시키는

데 도움을 줄 수 있는 연수회의 참석을 피한다. 그들은 종종 적극적으로 변화에 저항하며 건강하지 못한 행동을 그들의 '운명(fate)'으로 받아들이는 것으로 단념한다.

심사숙고 이전의 단계에 있는 사람들은 행동 변화를 일으키게 하는 데 가장 어려운 사람들이다. 심지어 많은 사람들은 변화를 일으키는 것이 가능하지 않다고 생각한다. 이러한 단계에서 지식이 힘이 된다. 그 문제의 행동에 대해 그들을 교육시키는 것은 심사숙고하여 변화의 과정을 시작할 수 있도록 돕는 데 중요하다. 도전은 그들이 궁극적으로 그들의 행동에 대한 결과의 책임을 져야함을 깨닫도록 도울 수 있는 방법을 찾을 수 있게 한다. 전형적으로 그들이 존경하거나 그들이 해야 하는 직업의 일부 요건으로 되었을 때만 변화를 시작한다.

② 심사숙고 단계

심사숙고의 단계에 있는 사람들은 그들이 문제를 지니고 있다는 것과 그것을 극복하는 것에 대해 지각하게 되었을 때 변화를 시작한다. 비록 그들이 변화를 위한 준비가 매우 잘 되어 있지는 않지만, 변화에 대한 득과 실을 견주고는 있다. 이러한 단계에 수년 동안 계속 머물러 있을 수도 있지만, 그들의 생각에는 6개월 이내에 어떠한 형태로든 행동으로 옮길 것이라는 계획을 갖고 있다. 교육과 주변 사람의 지지는 이러한 단계에 있는 동안 가치 있게 작용할 것이다.

③ 준비 단계

준비 단계에 있는 사람들은 변화에 대해 심각하게 고려하고 있으며, 다음 달이 되기 전에 행동의 변화를 위한 계획을 수립한다. 그들은 변화를 위한 최초의 스텝을 밟으며 심지어는 하루동안 금연을 한다거나, 한 달 중 수차례 운동을 한다거나와 같이 심지어는 새로운 행동을 짧은 기간이나마 시도할 수도 있다. 이 단계 중, 사람들은 행동의 변화를 위한 일반적인 목표를 설정하며(예를 들어 '다음 달 오늘까지 담배를 끊겠다'와 같이) 이러한 목표를 성취하기 위한 특정한 목표들(혹은 전략들)을 적기도 한다. 본 장의 후반부에 '목표설정'에 대한 논의가 SMART 목표를 적고, 도달하고자 하는 특별한 목표에 대해 도움을 제공할 것이다. 계속적인 주변 사람들의 지지와 환경적인 지원은 이러한 준비 단계의 사람에게 도움이 될 것이다.

준비 단계에서 기억해야 할 주요 개념은 행동적인 변화 혹은 당신이 도달하고자 하는 목표를 시도하기 위해 준비하는 것에 덧붙여 그 목표를 이루고자 할 때 필요한 전문화된 목표(지지적인 행동들)를 함께 준비해야만 한다는 것이다(그림 1-23, 24 참조). 예를 들어, 당신이 체중감량을 시도할 수는 있으나, 당신이 실제로 먹는 것을 줄이는 것, 외식의 횟수를 적게 하는 것, 열량 함량이 적은 음식을 먹는 것, 현명하게 쇼핑을 하고 요리를 하는 것, 운동을 더 많이 하는 것, 텔레비전을 덜 보는 것 및 좀 더 활동적인 생활습관을 갖는 것 등에 대해 시작할 준비가 되어 있는가? 이와 같이 일반적으로 목표를 성취하는 것은 지지적인 행동들의 변화를 요구하며, 당신은 그러한 것들에 반드시 준비되어야만 한다.

④ 행동 단계

행동의 단계에서는 가장 많은 시간과 에너지의 실행이 필요하다. 여기에서의 개인은 문제의 행동을 변화시키거나 바꾸기 위해, 또는 새로운 건강한 행동에 익숙해지기 위해 활력적으로 행동에 옮겨야 한다. 행동 단계는 사람이 그 행동을 따를 수 있도록 하는 특별한 지침을 필요로 한다. 예를 들어, 완전하게 담배를 끊고자 하는 사람은 '운동 처방의 지침에 따라 주당 3회씩 유산소 운동을 수행하거나 건강한 식이 음식 섭취를 유지해야 한다'는 것 등이다.

⑤ 유지 단계

유지 단계에 있는 사람들은 새로운 행동을 5년 동안 지속해야 한다. 이러한 단계는 사람이 행동을 통제하는(완전한 금연, 주당 3회의 유산소 운동을 하는 것 혹은 적절한 스트레스 관리 기술을 실행하는 것과 같은) 특별한 지침을 계속적으로 고수할 것이 요구된다. 이 시기에 있는 사람들은 변화의 다양한 단계를 통해 강화를 얻을 수 있도록 하고, 오류를 범하거나 재발을 예방할 수 있도록 노력해야 한다.

⑥ 종료/채택

일단 어떤 사람이 행동의 변화를 5년 이상 유지한다면 그 사람은 종료 혹은 채택의 단계에 있다고 얘기할 수 있으며, 재발의 두려움 없이 변화의 사이클로부터 빠져나올 수 있다. 종료된 것이 부정적 행동의 경우에는 변화의 단계가 종료(termination)된 것으로 언급한다. 만일 긍정적인 행동이 5년 이상 성공적으로 채택된 경우, 이러한 단계를 '채택(adoption)'이라고 말한다. 어떠한 연구자들은 문자 그대로 '변화되어진(to have changed)'이란 의미에서 이러한 단계를 변화에 대한 '전환된(transformed)' 단계라고 이름 붙인다.

많은 전문가들은 일단 어떠한 개인이 종료/채택의 단계에 들어가면 건강한 행동과 함께 이전에 있었던 중독, 문제점들 혹은 순응의 부족이 더 이상 웰니스를 위한 대열에서 장애가 되지 않는다고 한다. 변화된 것이 사람의 생활양식의 일부가 된다. 이러한 국면은 더욱더 건강한 생활양식을 찾는 모든 사람들을 위한 궁극적인 목표이다. 그러나 알코올이나 약물사용과 같은 중독성이 있는 행동에 대해서 일부 건강관리 전문가들은 평생을 통해 결코 종료의 단계에 들어가지 못한다고 믿는다. 알코올 및 약물에 중독되어 있던 대부분의 사람들은 화학제의 의존이 매우 강해서 재발을 방지하기 위해 평생 노력하며 지내야만 한다. 이와 유사하게 어떠한 행동 과학자들은 채택의 단계를 운동과 체중조절과 같은 건강 행동에 적용될 수 없다고 한다. 왜냐하면 재발이 될 가능성이 항시 높기 때문이다.

당신이 변하길 원하는 행동을 위해, 또는 당신이 채택하길 바라는 새로운 것들에 대한 행동과 관련해 당신이 현재 어느 곳에 위치해 있는지를 결정하기 위해, <그림1-23>의 행동 변화 단계를 사용해야 한다. 여러분이 이 행동 변화 단계를 따라감에 따라 다른 행동들에 대해 다른 단계에 있음을 알게 될것이다. 예를 들어, 당신이 유산소 운동과 금연에 대해 준비 단계에 있고, 근력 트레이닝에 대해서는 행동의 단계에 있으며, 건강 식이섭취와 관련에서는 이제 막 심사숙고의 단계에 있을 뿐이라는 자각이다. 이와 같이 당신이 어느 곳에 있는지를 깨닫는 것은 건강한 생활양식을 위한 더 나은 활동 계획을 설계하는 데 큰 도움이 된다.

⑦ 재발(relapse)

심사숙고 이전의 단계를 거친 후 재발의 발생은 모델의 어떠한 수준에서도 일어날 수 있다. 심지어는 유지와 종료/채택 단계에 있는 사람들도 모델의 최초 3단계의 어느 단계로 후퇴할 수 있다(그림 1-23 참조). 그러나 재발이 실패를 의미하는 것은 아니다. 실패는 포기하는 사람과 미래의 성공을 위한 블록으로서 이전의 경험을 사용하지 않는 사람들에게만 나타나는 것이다. 더 높은 단계로 올라가기 위해 약간 뒤로 움직이는 것은 그러한 단계를 이전에 경험한 사람들을 위해서 훨씬 더 좋은 것이라 하겠다.

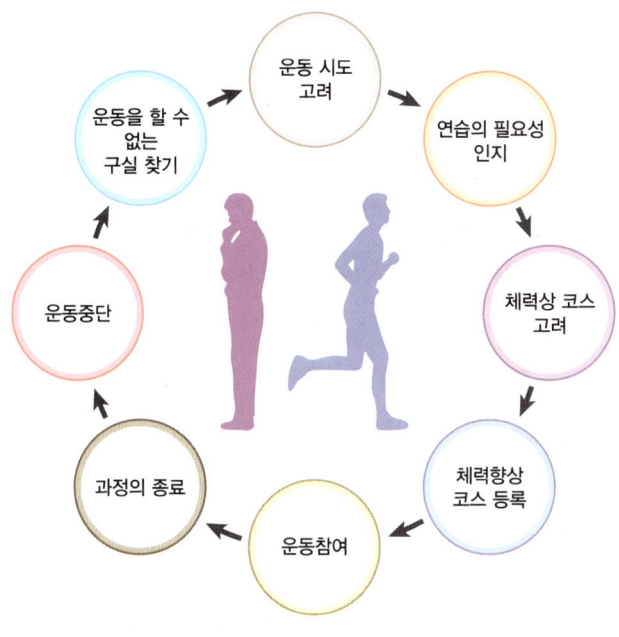

<그림 1-24> 운동 중단의 순환 과정

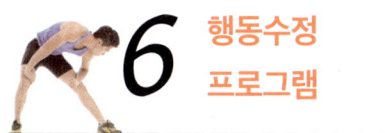

6 행동수정 프로그램

행동수정 원리와 이론들을 건강한 삶을 위해 적용해 보자. 건강한 삶을 위한 행동수정 프로그램이 가장 많이 적용되는 분야는 체중조절 분야이다. 행동수정 프로그램은 체중조절에 가장 광범위하게 사용되는 접근 방법 중의 하나이며 효과적인 기법으로 인정되고 있다. 행동수정은 비만의 원인이 과식과 활동부족이라는 가정 하에 이러한 비만유발 요인을 분석하여 체중감소를 위한 식습관과 운동습관을 점진적으로 수정해 나감으로써 추후 요인의 발생 가능성을 예방하는 것으로, 몇 가지 특징이 있다. 첫째, 목표 중심이다(goal oriented). 연구 참가자는 매주 과제로 치료목표를 분명하게 정하고 다음주에 상담자와 토론한다. 연구 참가자는 식사행동을 제한 받고, 매주 세 번의 저녁식사 후 걷기, 과식에 따른 자기평가 기록 등을 실행해야 한다. 둘째, 행동을 변화시키고 새로운 기술을 습득하도록 계획된다. 셋째, 과정중심(process oriented)이다. 연구 참가자는 자신의 식습관과 운동습관을 분석할 수 있다.

행동수정은 매주 과제 및 그와 관련된 문제에 대해 서로 토론할 수 있는 인원이 10~12명의 소집단일 때 가장 효과적이다. 가장 이상적인 결과는 구조화된 치료 매뉴얼을 사용하는 것이다. 집단 행동수정에 의해 치료된 연구 참가자는 평균 15~20주 이내에 8kg 즉, 매주 약 0.5kg의 체중감소가 있고, 체중감소량과 관련이 있는 것은 치료기간의 길이이다. 그러나 치료길이는 어떤 치료에서든지 40~52주 지나면 평균 15kg 정도의 체중감소가 있다.

또한 비만에 대한 행동적 접근은 성인보다 아동기에 더 중요하다. 아동의 습관은 성인보다 빨리 수정할 수 있고, 삶의 초기단계에서 이루어진 이러한 수정은 성인기에는 달성하기 어려운 지속적인 이점이 있다.

비만의 행동수정은 바람직한 목표를 성취하기 위하여 매일의 습관이나 행동을 변화시키는 것을 기본 전제로 하고 있다. 식사행동(eating behaviors), 태도, 사회적 지지, 운동, 영양 및 식이와 관련된 다른 요인들에 초점을 둔다. 일반적 믿음과는 달리 행동적 중재는 단지 기술들을 적용하는 것뿐만 아니라 행동변화를 위한 계속적인 과정이다. 이 모델에서 중심이 되는 것은 행동에 영향을 미치는 선행요소(antecedents)와 결과요소(consequences)의 평가이다. 치료는 식사행동 자체, 식이를 촉진시키는 상황, 그리고 식사행동에 수반되는 결과와 사건을 증진시키는 상황을 수정하기 위해 조정된다. 물론 초기 프로그램은 먹는 것 자체에 초점을 두었지만 최근의 포괄적인 프로그램은 체중조절과 관련이 있는 영양, 신체활동, 사회적 지지, 인지 심리학(예: thoughts and feeling) 등과 같은 영역에 일반적인 행동원리를 사용하면서 매우 확대되었다.

행동수정 계획

성공적인 행동수정을 위한 단계
1. 당신이 문제를 갖고 있다는 것을 안다.
2. 하는(신체활동 증가, 과식중단 등) 행동들을 기술한다.
3. 특별한 행동 변화에 대한 이점과 불이익을 목록화한다.
4. 당신이 변화할 것이라는 것에 대해 긍정적으로 결정한다.
5. 당신의 변화의 단계를 확인/인지한다.
6. 현실적인 목표와 완수일을 설정하며 행동계약에 서명한다.
7. 행동 변화 계획을 정의한다.
8. 행동 변화 계획을 이행한다.
9. 희망하는 목표를 향한 당신의 진전을 점검/관리한다.
10. 당신의 목표를 주기적으로 평가하고 재평가한다.
11. 당신의 목표를 달성할 때 당신 자신에게 보상을 부여하라.
12. 좋은 것에 대한 성공적인 변화를 유지하라.

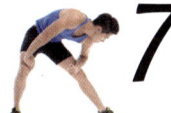

7 행동수정 프로그램의 구성 및 적용

전형적으로 비만의 행동수정은 8~12명을 한 집단으로 1주일에 1~2시간씩 10~20주 동안 진행된다. 어떤 프로그램들은 프로그램에서 참여를 증진시키기 위해 금전적 착수금을 필요로 하기도 한다.

초기의 행동수정 연구에서는 자기관찰, 자극통제, 천천히 먹기 등과 같은 식사행동을 지도하는 기술에만 초점을 두었다. 이러한 방법들은 오늘날 비만에 대한 행동수정을 구성하는 단지 한 부분일 뿐이다. 행동수정은 체중감소, 증가, 유지에 영향을 미치는 모든 행동을 다룬다. 먹는 행위(음식 만들기, 목표설정, 자기관찰, 강화, 자극통제 등)에 적용될 수 있는 똑같은 원리가 운동양상, 음식 선택, 자기 패배적 사고, 사회적 지지 획득 등에도 사용될 수 있다.

초기의 행동적 연구와 최근의 보다 포괄적인 접근에서의 공통점은 자기측정(self-monitoring)과 자극통제법(stimulus-control method)으로서 흔히 강화기법(reinforcement techniques)의 핵심이다. 이 핵심은 행동 치료사들이 그들의 방법의 범위를 넓히기 시작한 1970년대 후반까지 대부분의 프로그램의 기본이었다. 최근의 프로그램은 재발 방지를 포함하여 인지적 재구축 접근(cognitive restructuring approaches)을 통합하였다. 또한 장기간의 체중감소를 위해 운동과 사회적 지지의 역할을 강조하고 있으며, 더욱이 최근에는 영양 역시 많이 고려되고 있다.

Brownell & Kramer(1989)가 제시한 구성요소에는 자기측정(self-monitoring), 자극통제(stimulus control), 강화(reinforcement), 영양(nutrition), 운동(exercise), 사회적 지지(social support), 인식변화(cognitive change) 등이 있다.

1) 자기 관찰(Self-monitoring)

자기 관찰은 모든 행동프로그램의 핵심이며 자기관찰과 관찰한 것을 기록하는 것으로 구성된다. 이것은 치료 시작 시기에 시행하며 식습관과 운동습관을 평가하는 데 있어서 필수적인 것이다.

자기관찰의 방법으로는 아동이나 부모에게 음식섭취와 신체활동을 기록하게 한다. 이것은 실제 섭취한 음식의 양, 하루 동안의 문제 기간 및 과식 양상을 알게 해 준다. 간호사는 영양에 관한 교육을 시키기 위해 이것을 사용한다. 다음 주의 목표가 설정될 수 있고, 목표에 도달하기 위해 보상이 정해질 수 있다. 가능한 행동 직후에 기록하는 것이 좋으며, 매일의 체중과 체중그래프도 기록하게 한다. 참여자들은 음식의 형태와 양뿐만 아니라 배고픔의 정도, 음식과 관련된 활동, 기분, 장소 및 기간에 대한 기록법을 배운다.

식사행동에 대한 자기 관찰을 하는 이유는 첫째, 흔히 스낵류는 비만인이 일상적·자동적으로 섭취한다. 많은 연구 참가자들이 그날 소비한 음식량에 대해 놀란다. 이러한 인식의 증가가 음식의 섭취를 통제하기 위한 첫 번째 필수적인 단계이다. 둘째, 자기관찰은 연구 참가자로 하여금 그들의 행위를 스스로 평가하도록 도와주는 구체적인 정보를 제공한다. 셋째, 식사행동에 대한 기록은 치료자에게 비적응 행동을 수정하도록 돕는 유용한 정보를 제공한다. 넷째, 식사행동에 대한 간단한 기록은 행위의 수정을 유리하게 할 수 있다.

자기관찰의 효과를 증가시키기 위한 방법으로는 연구 참가자에게 편리한 기록 형태를 제공하고, 행위 직후에 기록해야 하며, 음식 소비가 발생하는 주변상황에 대해서도 기록하도록 한다(예: 몇 시에, 누구와, 느낌, 배고픈 정도, 그때 어떤 문제가 있는지 등).

관찰 항목	월/일								
1. 식사일기와 운동일기를 작성한다.									
2. 체중을 매일 측정한다.									
3. 비만도표를 작성한다.									
4. 씹는 동안에는 수저를 내려 놓는다.									
5. 식사 시간 중간에 잠시 쉰다.									
6. 식사 후에는 식탁을 떠난다.									
7. 저녁 식사 후에는 음식을 먹지 않는다.									
8. 배가 부를 때까지 먹지 않는다.									
9. TV나 책을 보면서 과자나 다른 음식을 먹지 않는다.									
10. 정해진 시간 외에는 먹지 않는다.									
11. 식사 후에는 곧바로 이를 닦는다.									
12. 콜라, 사이다, 주스류 보다는 생수나 보리차를 하루 6잔 이상 마신다.									
13. 군것질을 하지 않는다.									
14. 천천히 꼭꼭 씹어서 먹는다(30회 이상 씹고 삼킨다).									
15. 식사할 때는 먹을 만큼의 양만 담아서 먹는다.									
16. 음식이 아깝다고 계속 먹지 않는다.									
17. 음식은 눈에 보이지 않는 곳에 둔다.									
18. 많이 걷는다: 가까운 거리는 걸어서 다닌다.									

<표 1-10> 생활양식 기법

2) 자극 통제(Stimulus control)

자극통제는 부적절한 식사나 운동을 초래하는 단서를 수정하는 것이다. 이는 식사시간, 분위기, 음식이 비만증이 있는 사람의 눈에 띄는가의 여부가 그의 섭식행동에 중요한 외적 자극으로 작용한다는 사실에 그 바탕을 두고 있다. 행동 수정가는 음식에 대한 노출을 줄이고 식이와 관련된 자극을 줄이기 위한 다양한 방법을 연구 참가자에게 가르친다.

첫째, 가정에서 바람직하지 않은 음식을 제거하는 것이다. 아주 적은 양이라도 가정에서 고칼로리 식품의 양을 제한하는 것과 그러한 식품을 눈에 보이지 않도록 하는 것을 포함한다. 또한 저칼로리 식품을 제외한 준비가 필요 없는 음식 즉, 빵종류, 치즈 및 통조림 식품 등을 포함한다. 또한 남은 음식은 얼려서 보관함으로써 그것들을 충동적으로 먹을 수 없도록 하는 것도 좋은 방법이다. 둘째, 식사행동을 수정하는 것이다. 비만아동과 청소년들은 비만성인과 마찬가지로 빨리 먹는다. 식사행동 수정은 좀더 작게 한 입 먹고, 한 입마다 수저를 내리고 오랜 동안 맛을 음미하고 씹거나 삼킬 때 숫자를 세도록 하며 식사 끝에 접시 위의 음식을 그대로 두는 것을 포함한다. 또한 편안하고 이완된 시간에 식사를 하도록 하고, 식사 테이블에서 논쟁은 피하도록 한다. 대부분 행동 프로그램에서 중심 요소는 식사행동을 느리게 하는 것이다. 이것은 처음에 음식이 포크에서 입으로 자동적으로 옮겨지는 식사행동에 관련된 행동의 연쇄화(chaining)를 방해하기 위한 수단으로 고안되었다. 느리게 먹는 것은 먹는 것을 멈출 때 사용하는 인지적 행동에 대한 신호 효과와 더불어 영양분 흡수가 포만감의 생리적 신호가 시작될 때까지 음식의 양을 연기하는 또다른 장점이 있다. 셋째, 자극감소를 유도하는 식사행동을 감소시키는 것이다. 자극을 유도하는 식사행동을 감소시키기 위해서 연구 참가자는 식탁에서만 먹도록 해야 한다. 즉, 집안의 다른 방에는 음식을 두지 않도록 한다. 또한 과식을 유발하는 상황(예: 외식)을 피하도록 하며, 가족단위로 음식을 제공하지 말아야 한다.

식사시간과 계획된 간식 시간에는 모든 음식을 먹을 수 있지만, TV를 보거나 숙제하거나 음악을 듣거나 다른 활동을 하는 동안에는 먹어서는 안 된다.

왜냐하면 무의식적으로 먹기 때문이다. 만약 간식 시간과 겹치면 먹을 만큼만 그릇에 담아서 먹고, 음식을 먹고 나면 일단 그릇은 치운다.

신체활동을 수정하기 위해서는 좌식사행동과 관련된 단서를 줄이는 것이 중요하다. TV를 적당하지 않은 위치로 이동시켜 집에서 두드러진 곳에 TV를 두지 말고, 컴퓨터 게임은 삼간다. 쉽게 이용할 수 있는 운동기구를 사용하고, 먹거나 앉아 있는 행동보다는 신체활동을 위한 사회화에 참여하도록 해야 한다.

3) 강화 기법

강화 기법은 식사행동과 운동행동의 변화에 대한 칭찬과 격려로, 더 나은 체중감소 효과를 제공하기 위해 사용한다. 강화의 가장 간단한 종류는 자신의 바람직한 행동변화와 체중감소에 대한 만족감이며, 더욱 강력한 강화는 가족이나 친구 등에 의한 칭찬이 포함된다.

보상은 모든 행동 프로그램에서 필수적인 요소이다. 또한 행동변화와 체중감소를 위한 보상체계는 가장 효과적인 것으로 알려져 있다. 이 둘 중 행동변화를 위한 보상이 칭찬과 격려보다 큰 영향을 미치는 것 같다.

보상의 효능은 수정되어야 할 행동에 수반되는 속도와 관련이 있다. 따라서 즉시적인 강화가 중요하다. 그들이 기록한 것을 실체적인 보상으로 바꾸어 준다. 아동을 위한 강화 프로그램은 칭찬, 아동이 좋아하거나 원하는 물건, TV 시청 시간, 특별한 사건에 참여하게 하는 것 등이다.

4) 사회적 지지

사회적 지지는 몇몇 연구들이 가족이나 친구에 의한 지원이 긍정적인 효과를 가진다고 하였다. 연구 참가자는 사회적 지원을 배우고, 찾고, 그들의 노력을 위협하는 사회적 상호작용을 조정할 필요가 있다. 특히 아동에게 있어서는 가족이나 친구가 매우 중요한 역할을 하기 때문에 그들의 참여 및 지지가 필수적이다.

5) 인식 변화

인식 변화 또는 인지행동전략은 최근의 포괄적 프로그램에 포함된 요소로, 치료의 성공에 영향을 주는 태도와 믿음을 변화시키기 위한 요소들을 포함한다. 비만이나 비만을 치료하려는 노력에 대해 긍정적인 인식을 가진 사람이 치료에 효과를 거둘 가능성이 많다고 한다.

8 아동 행동수정

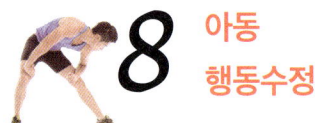

1) 비만아동 행동수정 프로그램 구성 주안점

비만아동에게 행동의 변화를 통해 체중을 조절하게 하기 위해서 가장 중요한 방법은 식이요법, 운동요법 및 이와 관련된 행동수정이 기본이 된다. 약물요법이나 수술적 요법이 동원되기는 하나 아동의 비만에서는 원칙적으로 사용하지 않는다.

행동수정 프로그램을 구성하기 위해서 먼저 목표를 세워야 하는데, 성인비만은 체중을 줄여서 표준체중 전후로 유지하는 것이 치료의 주안이 되나, 아동의 경우는 체중을 줄이는 것보다 비만도를 줄이는 것을 목표로 한다. 또한 한 번에 표준체중 가까이까지 체중을 떨어뜨리는 것이 아니라, 경도비만 정도의 체중을 유지하는 것을 목표로 한다. 아동의 경도비만은 동맥경화나 고혈압 등의 합병증을 일으키지 않으며 합병증을 일으키더라도 아직 경미하여 서둘러서 너무 엄격한 식사제한 등을 하면 성장에 지장을 주거나 신경성 무식욕증 등의 심인성 질병을 유발하는 원인이 되기도 한다.

따라서 아동을 대상으로 하는 행동수정기법을 이용한 체중조절 프로그램은 성장과 발달에 지장을 주어서는 안 되며, 식이상담, 운동 및 행동수정을 포함하는 다양한 접근 방법을 이용해야 한다.

행동수정을 이용한 체중조절 프로그램을 검토해 보면 체중감소의 성공에 영향을 미치는 요인으로는 자기동기화, 가족의 참여, 치료 기간의 길이 등이 있다.

자기동기화가 강하면 배고픔에 대한 통제력도 크다. Goodrick에 의하면 자가행동수정이 체중조절에 가장 중요하다고 하였으며, 감소 후 다시 체중이 증가하는 것은 먹고 싶은 충동을 억제하지 못하고 음식에 의존하는 경향때문이라고 하였다.

Valoski에 의하면 비만 환자에서 6개월 간의 가족차원의 행동수정 요법을 한 결과 열량섭취가 줄어들어 과체중의 18.2%에서 체중감소를 보였다고 하였다. 특히 아동을 대상으로 하는 체중조절 프로그램에서는 부모의 참여가 무엇보다도 많은 영향을 미친다고 하며, 비만인 부모가 자녀와 함께 참여할 때 체중감소 효과가 가장 크다고 하였다.

Perri는 체중감소에 대한 치료 기간의 길이의 효과에 대한 연구에서 20주, 40주 동안의 치료에서 각각 8.89kg, 10.09kg의 체중감소가 있어, 치료기간이 길수록 연구 참가자는 습관을 변화시킬 수 있는 기회가 계속되기 때문에 체중감소가 증가된다고 하였다.

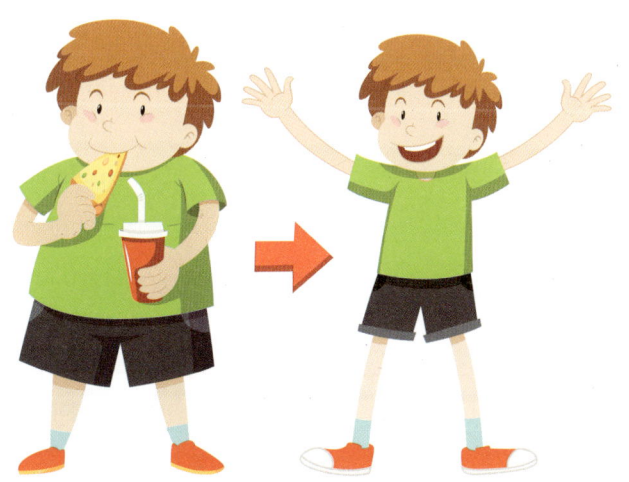

2) 초등학교 비만아동 행동수정 프로그램 적용

① 행동수정 중심 비만 치료 프로그램

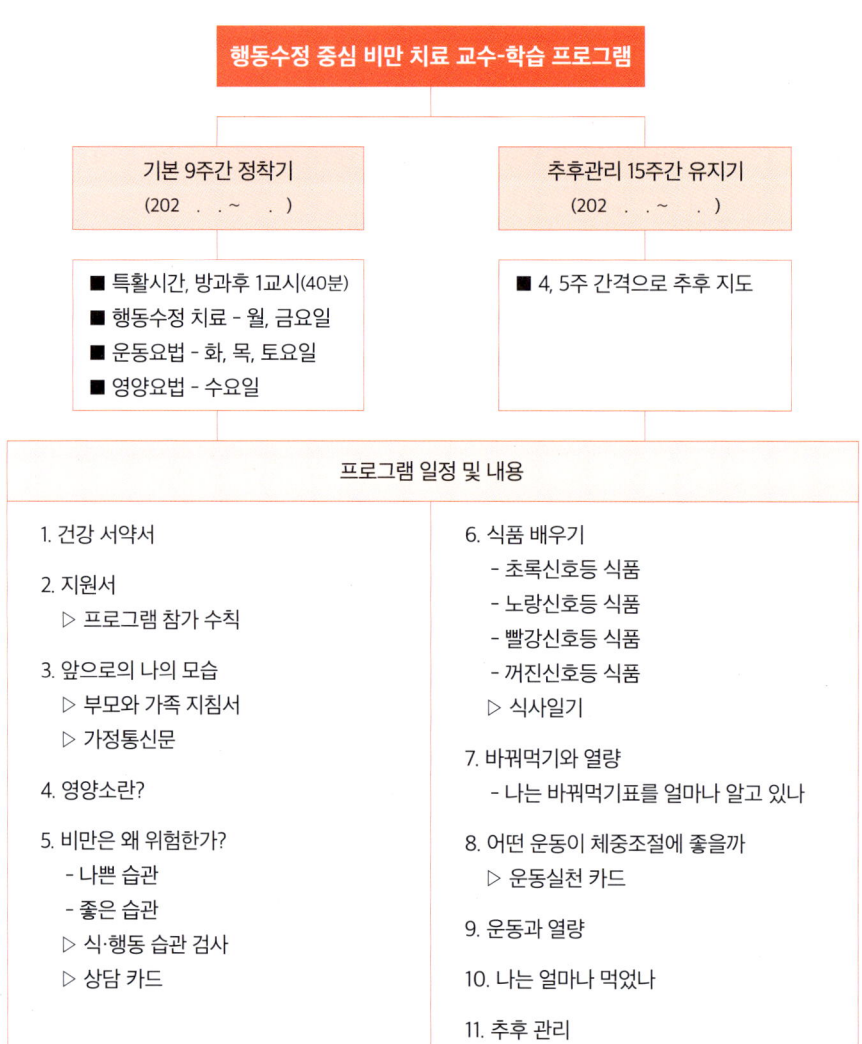

② 행동수정 치료 교수-학습 프로그램(부모용)

내용	기간	세부내용	주요 내용 및 활동
가정통신문	매주 월요일	교육 효과를 가정으로 일반화함	프로그램이 진행되는 중이나 지난주 숙제 점검 중에 도출된 이동의 식·행동습관에 대해 기재하고 부모의 도움을 요청

③ 행동수정 치료 교수-학습 프로그램(아동용)

구분	제재	주요 내용 및 활동
참여동기 고취	○친밀감 형성	- 교육 일정 소개 - 서약서 작성 - 목표체중 기록(보상 약속) - 식·행동 습관 조사하기
나쁜 습관 알기	○문제행동의 탐색	- 행동수정이란? - 비디오 시청<아동비만 이렇게 예방하자> - 스트레스 경험 및 대처방법 토의 - 식사일기, 운동실천 카드 쓰는 법 배우기 - 내게 맞는 운동
	○식사, 운동 습관 탐색	- 문제행동 탐색<24시간 회상(식사, 운동)> - 나쁜 식습관과 운동 습관 - 스트레스 경험 및 대처방법 토의 - 아동의 강화(칭찬, 스티커)
생활 습관 바꾸기	○운동 습관 바꾸기	- 운동량이 많은 활동과 적은 활동 알아보기 - 한 가지 운동 정하고 일주일간 실천하기 - 못하는 것에 대해 종이에 쓴 후 불 태움 - 아동의 강화(칭찬, 스티커)
	○식사 습관 바꾸기	- 식사일기 발표(나의 식단표 만들기) - 명절이나 생일날을 앞두고 나쁜 습관을 발생시키는 여러 상황들에 대해 생각해 보고, 대처 연습하기 - 식·행동 습관 조사 - 아동의 강화(칭찬, 스티커)
좋은 습관 익히기	○바람직한 습관 유도	- 식생활 습관 바꾸기에 대해 토의 (프로그램을 통해 바뀐 습관과 아직 바뀌지 않는 습관 토의 ▷ 앞으로 잘 지키기 위해서 어떻게 해야할지 함께 토의) - 아동의 강화(칭찬, 스티커)
	○바람직한 습관 유도 - 실생활에서	- 상황 연기하기(집, 학교 등에서의 생기는 여러 상황) - 아동의 강화(칭찬, 스티커)
	○바람직한 습관 정착 - 자신감 회복	- 식사, 운동실천 일기 발표하기 - 미식가의 습관을 알아보기 - 음식 거절하기 - 실패에 대비한 나만의 비책 만들기
	○바람직한 습관 완성 - 활기찬 나의 미래	- '날씬이로 가는 길' 주제로 토론하기 - 돌림 편지(서로의 감정을 나눔) - '미래의 나의 모습' 그리기, 글쓰기(발표) - 식·행동 습관 조사

Ⅰ. 운동과 건강

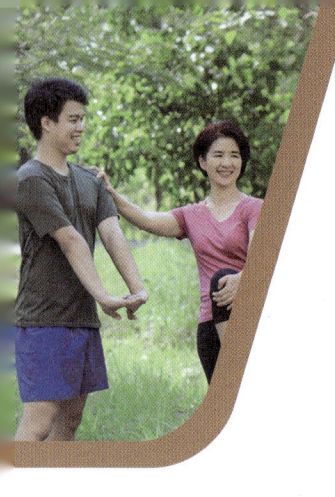

chapter 03 체력평가 및 관리

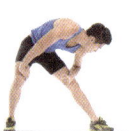

1 체력검사의 목적과 가치

　체력 측정은 체력 증진 및 유지 운동 프로그램에 있어 일반적이고 적절한 준비과정이다.

　체력 증진 및 유지 운동 프로그램에서 체력검사의 목적은 다음과 같다.

- 점진적인 운동처방을 위한 자료 제공
- 운동 프로그램 참가자의 향상을 평가하기 위한 기준과 훈련 후의 결과 수집
- 합리적이고 도달 가능한 체력 목적을 확립하기 위한 참가자의 동기 유발
- 체력과 개인 건강기준의 개념에 관한 교육
- 위험 분류

　체력 증진 및 유지 운동 프로그램의 근본적인 목적은 건강 증진이다. 그러므로 프로그램은 건강과 관련된 체력 요소들을 향상시키는 데 초점이 맞추어

져야 한다. 이 장은 건강한 대학생들에 있어 건강과 관련된 체력의 측정과 평가에 관한 지침을 제공한다. 즉, 체력 측정과 평가의 목적은 나의 부족한 건강 및 운동기능 관련 체력요소를 종합적으로 파악하여 맞춤운동을 통한 체력 증진 프로그램의 설계 시 현실적이고도 도달 가능한 목표와 출발점을 제공하는 데 있다. 즉, 건강 혹은 개선할 점을 제시하고, 운동프로그램을 계획할 때 초기 운동 강도 수준을 알 수 있으며, 기술 혹은 운동능력에 대한 개인의 지식을 확대할 수 있다. 또한 개인이 운동 프로그램에 참여하도록 동기를 유발시키고, 운동 프로그램과 운동처방에 따른 조절을 통해서 개선된 체력수준을 평가하며, 1년 동안의 체력변화를 관찰하는 데 필요하다.

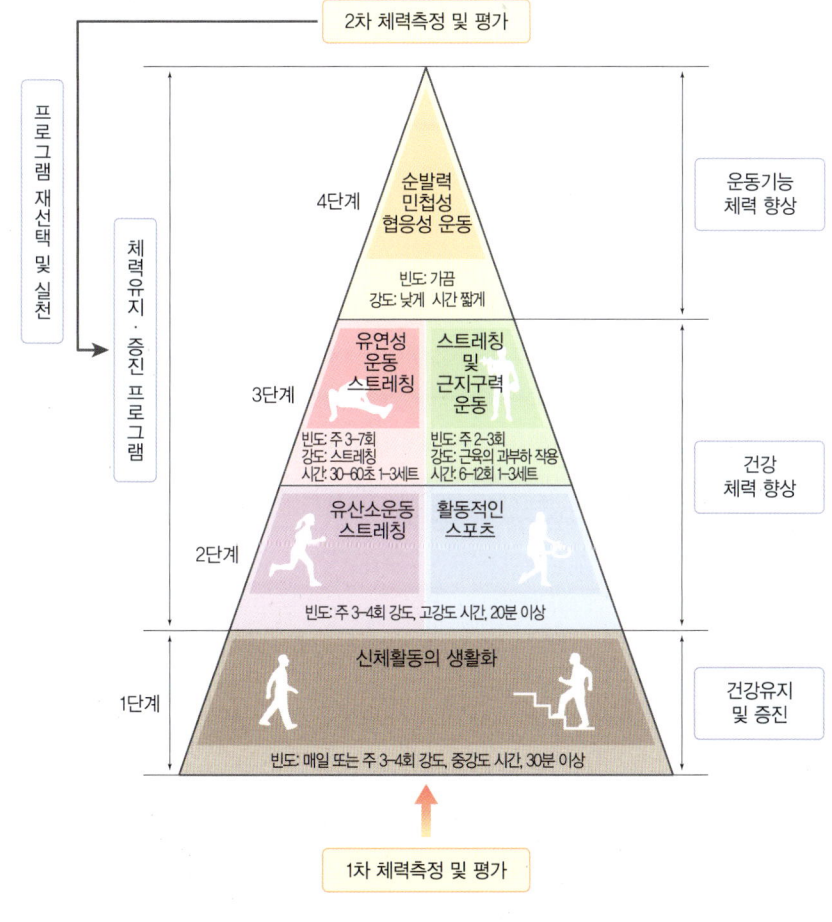

<그림 1-25> 맞춤 운동처방 절차

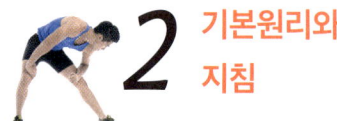
2 기본원리와 지침

개인에 대한 건강, 의학정보와 더불어 체력검사로부터 얻은 정보는 개인의 특정한 체력 요구에 부합하기 위해 전문적인 건강/체력이 사용될 수 있다. 측정의 목적에 맞게 잘 설계된 체력검사는 믿을 만하고 비용이 적게 들며, 관리하기 쉽다. 게다가 검사는 표준 데이터와 직접적이고 적절하게 비교할 수 있도록 결과를 산출해야 한다.

1) 사전 교육

체력검사를 관리하기에 앞서, 몇몇 측정들은 임상적으로 안정성에 대한 확신을 주어야 한다. 개인들이 검사 시설까지 오기 전에 PAR-Q와 같은 질문지로부터 개개인에 대한 완전한 정보를 가져야 한다. 개인들은 또한 그들이 검사 장소에 오기 전에 정밀한 지시를 받아야 한다. 일반적으로 개인들은 다음과 같은 지시를 받게 한다.

- 편안하고, 헐렁한 복장과 신발을 착용한다.
- 검사에 앞서, 24시간 전에는 유동액이 충분해야 한다.
- 검사에 임하기 전 3시간 동안 음식, 담배, 알코올, 카페인을 피한다.
- 검사 일에 운동이나 강한 신체활동은 피한다.
- 검사 전날 적당한 수면(6~8시간)을 취한다.

2) 검사 순서

체력검사는 표준치와 직접 비교하여 신체활동이나 운동에 변화를 줄 수 있는 현재 체력상태에 대한 결과여야 하기 때문에 절차와 해석이 중요하다. 검사 순서에 있어서는 여러 가지 검사를 수행할 때 어떤 체력요소를 평가하느냐에 따라 검사를 조정하는 것이 매우 중요하다. 혈액 분석, 심박수, 혈압, 신장, 체중, 신체구성은 반드시 안정 시에 우선적으로 측정해야 한다. 전체 체력

요소를 단일적으로 평가할 때는 심폐지구력, 근력, 유연성 순서대로 검사해야 한다. 근력을 평가한 후에 심박수가 상승한 상태에서 특히, 유산소 능력을 위한 예측된 심박수를 검사에 이용하면 심폐지구력은 정확하지 않은 결과를 초래할 수 있다. 또한 심폐지구력 검사 후 수분이 손실되면 생체전기저항분석법(BIA)을 이용해 측정한 신체구성에 영향을 미칠 수 있다.

3) 검사 환경

검사환경은 검사 타당성과 신빙성을 위해 중요하다. 검사 불안, 정서적 문제, 위(stomach) 안에 있는 음식, 방광 팽창, 기후 변화, 그리고 통증은 가능한 조절되어야 한다. 불안을 최소화하기 위해 검사 환경은 조용해야 하고 외부와 차단되어야 하며, 검사실의 온도는 70~74°F(21~23℃) 정도를 유지해야 한다. 검사실에는 편안한 의자와 안정 시 혈압과 ECG(심전도) 기록에 사용되는 실험 탁자가 구비되어야 하며, 표준검사 장비가 요구된다. 검사자의 태도는 자신감을 가지고 즉시 피험자를 편안하게 해 줄 수 있어야 한다. 검사과정은 서두르지 않아야 하고, 모든 과정을 시작하기에 앞서 절차상의 명확한 설명이 따라야 한다. 이러한 외관상 최소 임무는 쉽게 이룰 수 있고 타당한 검사 결과를 얻기 위해 도움이 된다.

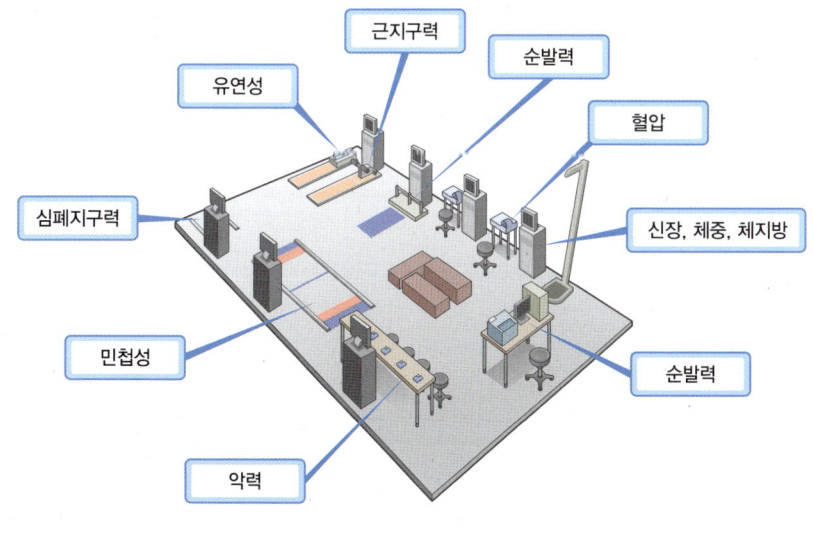

<그림 1-26> 체력검사 측정 장비 및 순서

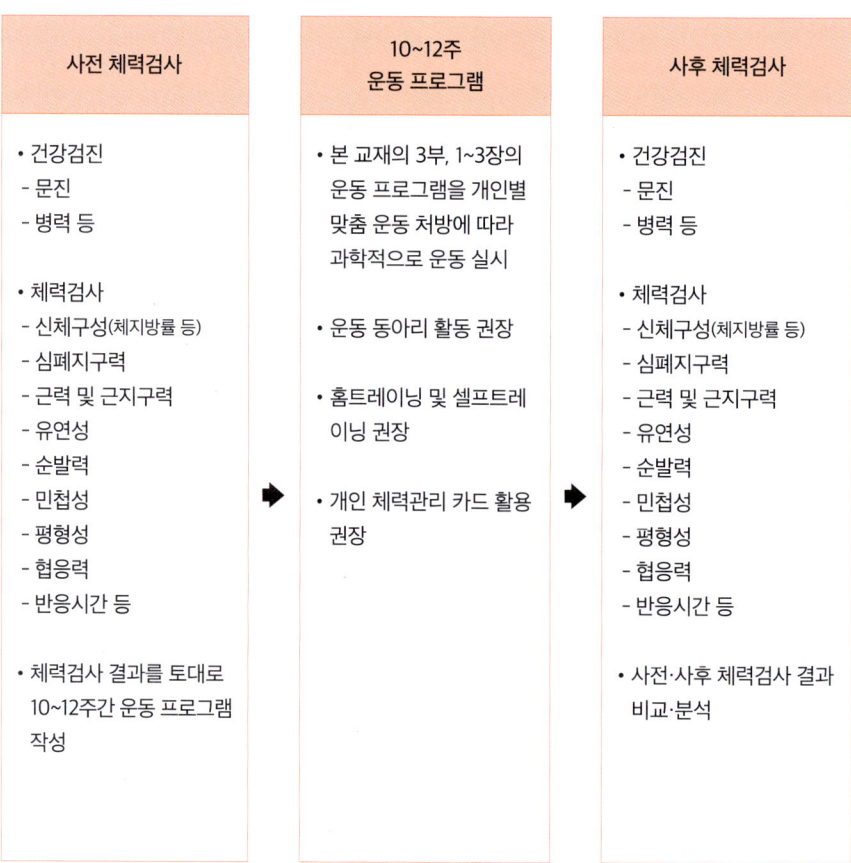

<그림 1-27> 체력검사 및 운동프로그램(예)

4) 측정시기 및 장소

운동 프로그램의 효과성을 검증하기 위해 운동 프로그램 실시 전과 10~12주간 운동 프로그램 실시 후 동일한 장소에서 사전 측정방법과 동일한 방법으로 측정하여 사전 및 사후 결과를 비교·분석하여 체력향상 정도를 알아보는 것이 바람직하다.

초·중·고 학생들의 체력검사는 PAPS(Physical Activity Promotion System)를 통해서 공식적으로 이루어지지만, 성인인 대학생들의 체력검사는 관련 강좌 내용의 일환으로 소속대학의 체력 측정실, 국민체력100 방문 체력측정 또는 국민체력100 자가 체력측정 등을 이용하여 이루어질 수 있다.

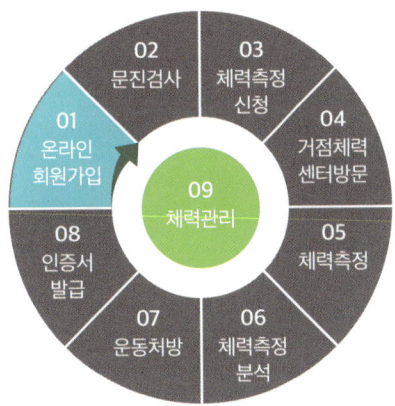

<그림 1-28> 국민체력 100 이용 방법

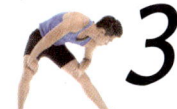 3 신체구성

　신체구성이란 우리 몸을 구성하는 성분들을 의미하는데, 더 정확하게는 인체를 구성하는 성분들의 비율을 의미한다. 신체구성은 건강과 관련된 측면에서 지방과 그 지방을 제외한 성분, 즉 제지방 성분으로 크게 나눌 수 있다.

　지방성분은 저장지방과 필수지방으로 구분된다. 저장지방은 지방조직의 지방세포에 지방이 축적되어 피부 아래와 내장기관의 주위에 있다. 필수지방은 골수, 세포막, 중추신경계 및 기관조직 등을 이루는 구성 성분이 된다. 특히 여성들에게만 있는 여성의 성적 특이 지방(sex-specific fat)도 필수지방에 포함된다. 이 지방은 출산 및 여성 호르몬과 관련된 역할을 한다. 제지방 성분(lean body mass; LBM)은 단백질, 수분, 무기질 등을 포함한다. 전체 체중에서 저장지방의 무게를 뺀 값을 말한다.

　따라서 신체구성의 비율, 즉 전체 체중에서 지방 성분이 차지하는 비율을 평가함으로써 비만을 판정할 수 있다.

　체력 측정의 목적은 현재 자신의 체력수준을 종합적으로 평가하여 체력운동 프로그램 설계 시 현실적이고도 도달 가능한 목표를 설정하는 데 있다. 체력요소별로 측정 방법에는 여러 가지가 있으며, 측정하고자 하는 체력요소,

측정 목적, 측정의 순서와 측정 환경 등에 따라 측정 종목을 선택할 수 있다.

화학적 모델 (Chemical model)	해부학적 모델 (Anatomical model)	Behnke의 두 요소 모델 (Behnke 2-component Model)	두 요소 모델 (2-component Model)
지방(Fat) / 단백질(Protein) / 탄수화물(CHO) / 물(Water) / 미네랄(Mineral)	지방조직(Adipose tissue) / 근육(Muscle) / 기관(Organs) / 뼈(Bone) / 기타(Other)	지방(Fat), 필수지방(Essential fat) / 체지방 체중 (Lean body mass)	지방체중(Fat mass) / 체지방 체중 (Fat-free mass)

<그림 1-29> 신체구성의 다양한 모델

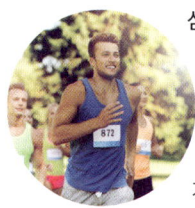

심폐지구력
장시간 근육에 산소와 영양소를 지속적으로 공급해줄 수 있는 심장, 폐, 혈관계의 능력
측정방법: 왕복오래달리기, 오래달리기, 걷기, 스텝검사

순발력
단 시간 내에 폭발적인 힘을 낼 수 있는 능력
측정방법: 제자리 멀리뛰기, 던지기

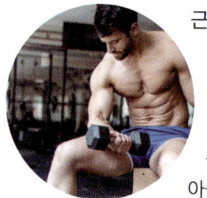

근력 및 근지구력
근육이 한 번 수축할 때 내는 최대의 힘으로 힘을 발휘하거나 무거운 것을 들어올리는 근육의 능력
측정방법: 악력, 팔굽혀펴기, 윗몸말아올리기

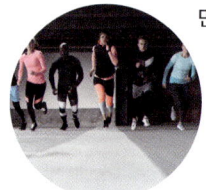

민첩성
공간에서 전신의 움직임의 방향을 신속하고 정확하게 바꿀 수 있는 능력
측정방법: 왕복달리기

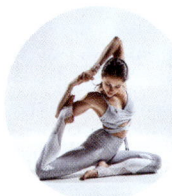

유연성
관절의 가동범위로 근육의 탄력성과 관절의 인대나 건의 신전능력 (늘어나는 성질)
측정방법: 앉아윗몸앞으로굽히기, 종합유연성

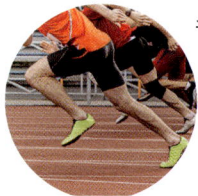

스피드
짧은 시간에 움직임을 수행할 수 있는 능력
측정방법: 50m 달리기, 100m 달리기

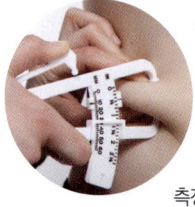

신체구성
신체구성 성분 중 지방이 차지하는 비율로 상대적인 비만 정도를 나타내며, 체력이 좋은 사람은 체지방률(체지방량)이 상대적으로 낮음
측정방법: 체지방율(전기저항법), BMI, WHR

평형성
정지해 있거나 움직이는 동안 균형을 유지하는 능력
측정방법: 눈감고 외발서기

<그림 1-30> 성인기(만 19세~64세) 체력요소별 측정 종목

1) 신체구성의 측정과 평가

일반적으로 현장에서 가장 많이 사용하는 방법은 체질량지수(body mass index; BMI), 피부두겹법, 생체전기저항법이며, 그 외 수중체중법, 컴퓨터단층촬영법(CT), 핵자기공명법(MRI), 이중방사선촬영법(DEXA) 등이 있다.

① 체질량지수(BMI)

많은 인구를 대상으로 인체 크기에 대한 일반화된 기준을 남녀에게 적용시켜 체지방량을 결정하는 것은 쉬운 일이 아니다. 체질량지수(BMI)는 체중 신장비〔체중을 신장(m)의 제곱으로 나눔〕로 나타낸 간단한 지표이다. BMI는 편리하지만 체지방율을 정확하게 표현하지 못한다. BMI 값은 신장이 작은 근육이 많은 대상자들에게 잘못 적용될 가능성이 있다. 이러한 약점에도 불구하고 BMI는 국민의 신장과 체중으로부터 방대한 자료를 수집하여 신체계측학적 자료로 활용하는 역학적인 연구에서 널리 이용되고 있다.

지금까지 체질량지수(BMI)를 기준으로 23 이상이면 과체중, 25 이상은 경

구분	요인		측정항목
체격	신장		신장(cm)
	체중		체중(kg)
	체질량지수		신체 질량 지수(BMI)
	신체구성		체지방율(%)
체력	건강관련 체력	근력	상대악력
		근지구력	교차윗몸일으키기
		심폐지구력	20m 왕복달리기
			스텝검사
			트레드밀 검사
		유연성	앉아서 윗몸 앞으로 굽히기(cm)
	민첩성		10m 왕복달리기
			반응시간 검사
	순발력		제자리멀리뛰기
			체공시간 검사

<표 1-11> 성인기(만19세~64세) 체력측정 항목

도비만, 30 이상은 중등도 비만으로 분류해 왔다. 즉, BMI가 23만 돼도 주의해야 하며, 25를 넘으면 각종질환 및 사망위험이 1.5~2배 높다고 경고하고 있다. 그러나 <표 1-12>에서 보듯이 최근 연구에 의하면 지금껏 사용된 BMI에 따른 비만도 구분이 한국인에게 잘 맞지 않는다는 연구결과가 발표되었다. 연구결과 한국인을 포함한 동아시아 인들은 BMI가 22.5 이상 27.5 미만일 때 사망위험이 가장 낮았다. BMI 22.5~25.0의 사망위험을 1로 봤을 때 25.1~27.5의 사망위험은 0.98이었다. 현재 적정 체중으로 분류되는 BMI 17.6~20.0에 속하는 사람들의 사망위험은 1.35로, BMI 30.1~32.5인 뚱뚱한 사람들(1.20)보다 오히려 높았다. 또 BMI 15 이하의 깡마른 사람들의 사망위험은 2.76으로 BMI가 35를 넘는 비만 집단(1.49)을 크게 상회하고 있다(동아일보, 2011).

BMI(체질량지수)	사망위험도	과거의 분류
15.0 이하	2.76	
15.1~17.5	1.84	
17.6~20.0	1.35	
20.1~22.5	1.09	• 18.5 미만: 저체중
22.6~25.0	1.00	• 18.5~22.9: 적정체중
25.1~27.5	0.98	• 23 이상: 과체중
27.6~30.0	1.07	• 25 이상: 경도비만
30.1~32.5	1.20	• 30 이상: 중등도 비만
32.6~35.0	1.50	
35.1~50.0	1.49	

<표 1-12> BMI에 따른 사망위험도(서울대 예방의학교실, 2011)

② 피부두겹법

피부두께측정법 또는 피부두겹법은 몸 전체적인 지방의 분포는 내장기관 사이와 피부 아래에 광범위하게 분포되어 있다는 해부학적 분석에 근거한다. 따라서 현장에서 보다 쉽게 체지방을 측정하기 위해서 피부아래의 지방 조직을 특수 피부두겹 측정장비(skinfold callifer)로 측정하여 회귀식에 대입하거나 노모그램을 통해 체지방율을 평가하는 방식이다.

전문가(측정자)는 측정하는 데 빠르게 숙달될 수 있지만 동일한 피험자를 대상으로 일정한 측정치를 얻기 위해서는 많은 연습이 필요하다. 초보자들은 숙달된 전문가의 연습과 훈련방법을 익혀 신뢰도를 개선시킬 수 있을 것이다. 피부두겹 검사는 현장에서 수행할 수 있고, 각 검사는 수 분 정도 소요된다. 피부두겹법으로 신체구성을 측정하는 가장 일반적인 현장은 학교와 체력 센터이다. 비용이 상대적으로 저렴하며, 작고, 쉽게 관리할 수 있기 때문이다.

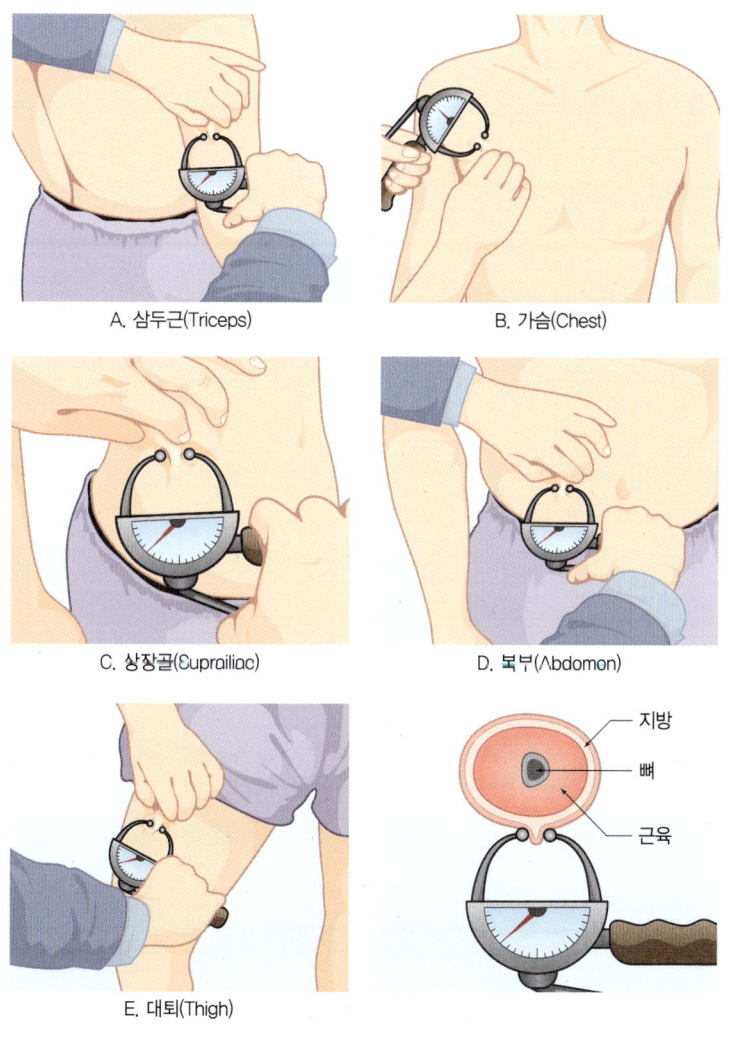

<그림 1-31> 신체부위별 피부두겹법 측정

가슴(chest)	유두와 겨드랑이 주름 사이의 중간 지점을 잡는다.
복부(abdomen)	배꼽의 오른쪽 2cm 지점을 수직으로 잡는다.
삼두(triceps)	팔꿈치를 펴고, 이완된 상태에서 견봉과 주도돌기 사이의 중앙지점을 수직으로 잡는다.
상장골(suprailiac)	겨드랑이선과 일직선 상의 장골능의 위를 대각으로 잡는다.
대퇴(thigh)	고관절과 슬관절 사이에서 대퇴 중앙의 전면 부위를 수직으로 잡는다.

<표 1-13> 피부두겹의 부위별 측정 방법

피하지방 측정 절차

- 각 부위의 측정은 신체의 우측에서 한다.
- 캘리퍼는 엄지와 다른 손가락에서 1cm 떨어져 위치시킨다.
- 캘리퍼를 읽는 동안 바늘은 고정되어야 한다.
- 캘리퍼를 읽기 전에 1~2초간 유지해야 한다.
- 한 부위를 두 번 측정해야 하고 만약 1~2mm 이상 차이가 난다면 다시 측정해야 한다.

가. 회귀식을 통한 체지방 계산

신체밀도 계산(Pollock의 회귀식)

남: $1.10938 - 0.0008267(x) + 0.0000016(x)^2 - 0.0002574(y)$

여: $1.0994921 - 0.0009929(x) + 0.0000023(x)^2 - 0.0001392(y)$

x = 측정한 세 부위 피부두겹의 합, y = 연령
(남: 가슴, 복부, 대퇴) (여: 삼두근, 상장골, 대퇴)

체지방 계산(Siri의 회귀식)

%Fat = (4.95 / 신체밀도 - 4.5) × 100

나. 노모그램을 이용한 체지방 평가

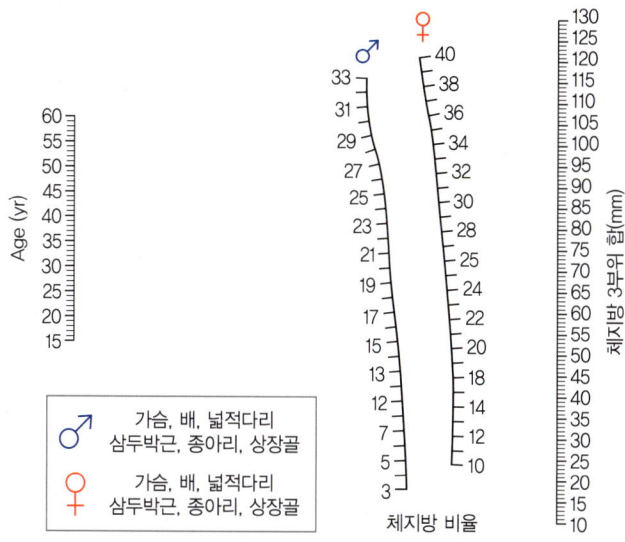

※ 노모그램을 이용하여 피검자의 연령과 측정된 3부위 합을 연결하면 성별에 따른 체지방율을 손쉽게 구할 수 있다.

<그림 1-32> 체지방산출 노모그램

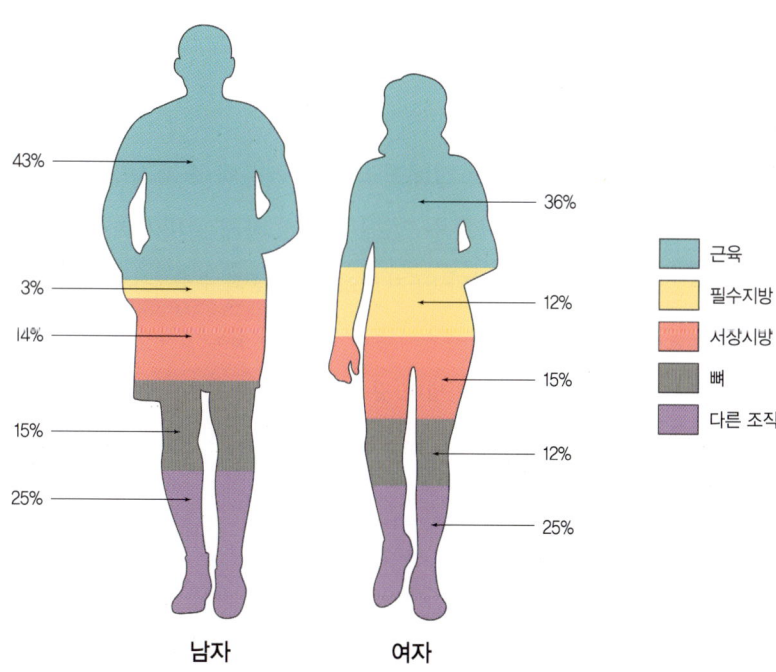

<그림 1-33> 성인 남녀의 대표적인 신체구성

③ 생체전기저항분석법

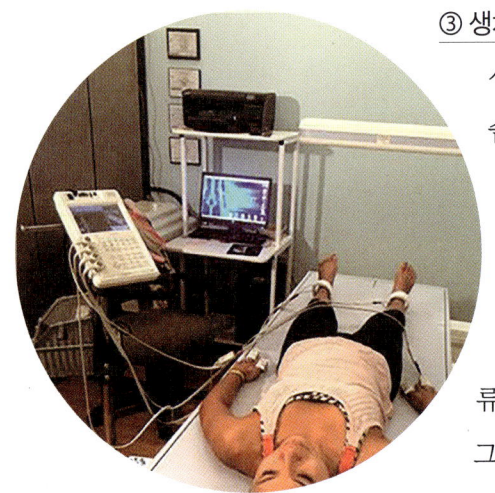
▲ 생체전기저항분석법

생체전기저항분석법(BIA)은 관리하기 쉽고, 비침습적이며, 어디에서든 신체구성을 측정할 수 있는 안전한 방법이다. 이 방법의 기본원리는 총 신체 전도성 방법과 비슷하다. 이동식 기기인 생체전기저항법은 손과 발에 미세 전류를 통과시켜 전류의 저항을 측정한다. 제지방 조직질량과 수분은 전류가 잘 전도되는데 비해 지방조직은 그렇지 않다. 그러므로 전류흐름에 대한 저항은 역으로 제지방 조직과 총수분량과 관련이 있다. 생체전기저항법에 의해 지방조직, 제지방조직 및 총수분량이 계산된다.

생체전기저항분석법은 관리하기에 매우 쉽고, 환자 자신들이 검사를 수행하여 결과를 얻을 수 있다. 측정자료는 지방량, 제지방량, 총수분량 및 추정된 근육량이다. 생체전기저항 기기는 보건소, 체력센터, 대학, 병원, 학교 및 연구기관 등 어디서든 볼 수 있다.

④ 수중 밀도법(수중체중 측정법)

수중에서의 체중 측정을 통한 신체의 비중을 계산하여 체지방량을 산출하는 방법이다. 가장 정확하게 구할 수 있으나, 여러 가지 설비가 마련되어야 하므로 대부분 실험용으로 사용된다.(공기 중에서의 체중과 수중에서의 체중으로 측정하여 신체밀도를 구함-지방은 근육이나 골격 등의 조직보다 밀도가 적기 때문에 지방이 많은 사람은 적은 사람보다 수중체중이 가볍다. 같은 이유로 뚱뚱한 사람은 여윈 사람보다 물에 잘 뜬다. 지방은 밀도가 물보다 적기 때문이다.)

⑤ 수초음파법

초음파를 이용하여 피하지방의 두께를 측정하는 것이다.

적외선분광분석기를 응용한 체지방 측정기는 체지방을 직접 측정하는 간편한 도구로서 정확한 결과를 얻을 수 있다.

⑥ 전산화 촬영법

신체 일부분에서 단층촬영을 하여 각 부분에서 지방조직의 정도를 비교적 정확히 정량 분석할 수 있다. 지방조직은 전산화 단층촬영 시 타 조직과 명확히 구별되는 특징을 나타내므로, 신체의 일부분에서 단층촬영을 하여 각 부

※ 참고자료: 신체구성 검사 결과지

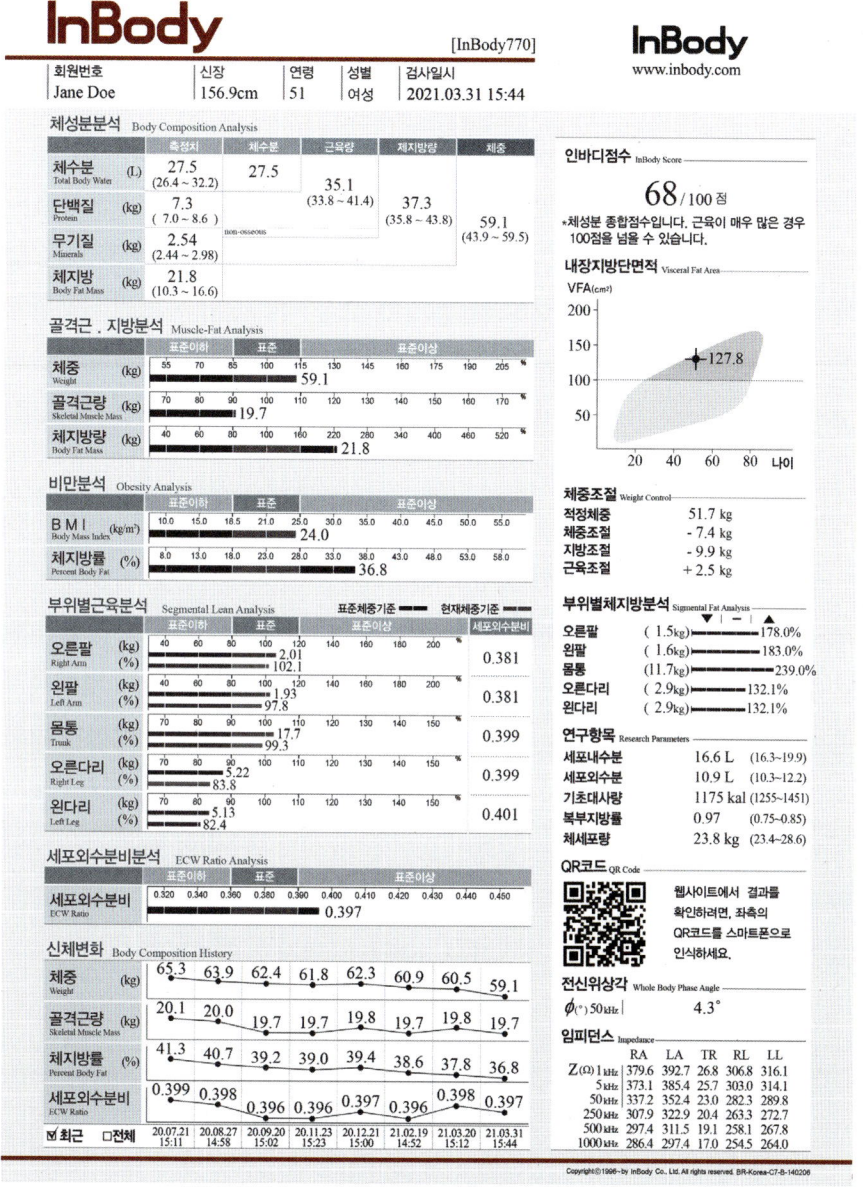

분에서 지방조직의 정도를 비교적 정확히 정량 분석할 수 있다. 내장형 비만인지, 사지형 비만인지를 감별하는 데 유용하게 이용되고 있다. 최근에는 전신 골밀도 측정기를 이용하여 전신과 신체 각 부위의 지방량을 정확하게 측정한다.

⑦ 허리/둔부의 둘레비

지방조직이 복부에 주로 분포된 내장형(허리/둔부의 둘레비: 성인여자에서 0.9 이상, 성인남자에서 1.0 이상인 경우)은 뇌졸중, 당뇨병, 허혈성심질환과 사망률이 엉덩이와 사지에 주로 분포된 사지형(허리/둔부의 둘레비가 여성 0.75 이하, 남성 0.85 이하)보다 훨씬 높다고 한다. 많은 복부내 지방은 간에서 유리지방산을 증가시켜 인슐린 분해를 감소시키고, 중성지방의 합성을 증가시키므로, 심근경색증은 나이, 체질량 지수, 혈청콜레스테롤, 중성지방, 혈압 등과는 비례관계가 있지만, 간 대사에 작용을 미치는 복부내 지방저장량과는 비례관계가 있다고 한다.

2) 심폐지구력

심폐지구력은 장시간 동안 중강도에서 고강도로 대근육군을 이용하여 동적 운동을 수행할 수 있는 능력을 말한다. 운동수행 능력은 호흡계, 심혈관계, 근골격계의 기능적인 상태와 통합된 생리적 상태에 따라 달라진다. 심폐체력은 건강체력요소로 간주되는데, 이는 심폐지구력이 낮으면 특히 심혈관 질환과 모든 원인으로 인한 조기 사망의 위험이 현저히 증가하고, 심폐지구력이 향상되면 모든 원인에 의한 사망률이 줄어들며, 심폐지구력이 높은 것은 다양한 건강상의 이점을 가져오는 습관적인 신체활동 수준이 높은 것을 의미한다. 보통, 20m 왕복오래달리기, 스텝검사, 트레드밀 검사로 측정한다.

① 측정

- 왕복오래달리기

① 출발선에서 준비하고 있다가 신호음이 울리면 도착선으로 뛰어간다.

② 다음 신호음이 울리기 전에 도착선으로 들어가야 한다.
③ 다음 신호음이 울리면 다시 출발선으로 돌아간다.
④ 자신의 능력 범위 안에서 반복한다.
⑤ 이동 중 신호음이 울리면 뒤돌아 출발했던 위치로 뛰어서 돌아간다(단 1회만 적용하며 2회 째는 측정 종료).

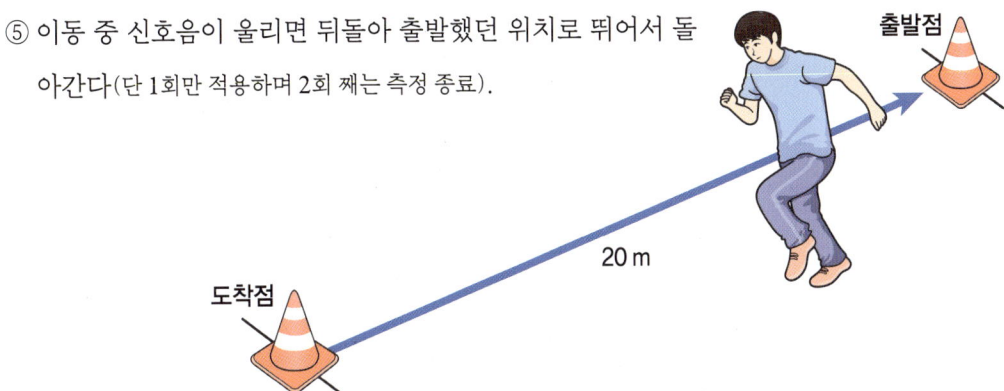

- 왕복 오래달리기 이외의 측정 방법
① 스텝 검사: 심폐지구력 평가 방법으로 시간 간격이 정해진 신호음에 맞춰 스텝 박스에 올라갔다 다시 내려오는 동작을 3분 동안 반복 실시한 다음 안정 시 심박수를 3회 측정한다.
① 오래달리기, 걷기: 정해진 트랙에서 벗어나지 않고 가능한 빠른 시간 내에 완주하는 것으로 달리는 도중에 걷는 것도 허용한다.

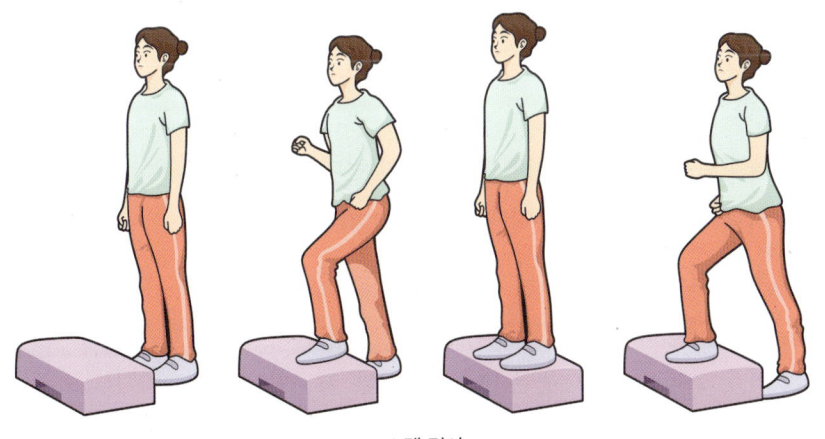

▲ 스텝 검사

3) 근력 및 근지구력

근력은 근육이 힘을 발휘할 수 있는 최대능력이다. 건강관련 체력요소로서 골다공증과 관련 있는 골량, 근감소증과 관련 있는 근육량, 당뇨병 전 단계 및 당뇨병 환자의 당 내성 향상, 요통을 포함한 손상요인의 감소와 관련된 근건의 보존, 삶의 질 및 정신건강의 지표들 중 자기효능감 등을 자각하는 일상생활의 수행능력, 체중조절과 관련 있는 제지방과 안정 시 대사율 등을 유지시키거나 향상시킬 수 있다.

근체력이란 용어는 근력, 근지구력 및 파워(순발력)를 포함하여 체력을 유지 및 향상시키기 위한 운동의 질과 양에 관한 부분을 전체 건강체력에 필수적인 요소로 포함시키고 있으며, 보통 상대 악력을 측정한다.

근지구력은 최대하 부하에 대한 지속적인 수축이나 반복을 수행하기 위한 근육의 능력을 의미한다. 즉, 오랫동안 지속된 운동 중 근피로가 발생할 때까지 반복적인 근육활동을 수행하거나 장시간 동안 1RM의 특정 강도(%)를 유지할 수 있는 근육군의 능력이다. 즉, 근육이 힘을 발휘할 수 있는 최대능력이다. 정해진 저항 값의 총 반복 횟수가 측정되면 그 결과 값은 절대 근지구력이라고 일컫는다. 사전, 사후에서 이용되는 1RM의 백분율(예: 70%)로 반복 수행되는 수치는 상대 근지구력이라고 일컫는다. 휴식없이 최대한 지속할 수 있는 팔굽혀펴기와 같은 간단한 현장 검사만으로 각각 상체 근지구력을 평가할 수도 있으나 보통 교차윗몸일으키기로 측정 및 평가한다.

① 측정

• 악력

① 똑바로 서서 양발을 어깨너비만큼 벌린다.
② 악력계 손잡이를 손가락 둘째 마디로 잡는다.
③ 팔을 곧게 펴고 몸통과 팔을 15°로 유지하며 손잡이를 잡아당긴다.
④ 좌우 2회 실시 후 높은 점수에 대한 평균을 기록한다.

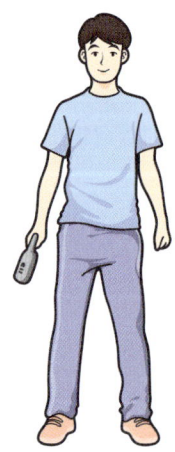

- 윗몸 말아 올리기
① 매트 위에 머리와 등을 대고 누워 무릎을 90°로 구부린다.
② 팔을 펴서 손바닥을 허벅지 위에 둔다.
③ 신호음에 맞춰 상체를 말아 올려 손바닥으로 무릎을 감싸고 준비 자세로 돌아간다.
④ 자신의 능력 범위 안에서 반복한다.

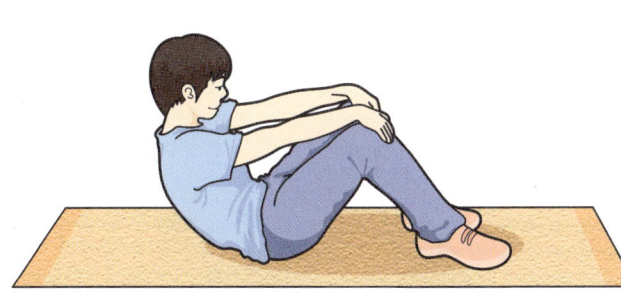

팔굽혀펴기 측정
팔굽혀펴기를 할 때는 높이 30cm, 넓이 110cm 이상의 봉을 잡고 한다. 남자는 팔굽혀펴기를 하고 여자는 무릎 대고 팔굽혀펴기를 실시한다.

- 악력과 윗몸 말아 올리기 이외의 측정 방법

팔굽혀펴기는 양발을 모으고 양손을 어깨너비만큼 벌린 다음 팔을 굽혀 팔꿈치 각도가 90°가 되도록 한다. 더 이상 반복하지 못할 때까지의 횟수를 측정한다.

4) 유연성

유연성은 완전한 가동범위를 통해 관절을 움직일 수 있는 능력을 말한다. 운동수행과 일상생활을 하는 데 있어서 중요한 체력 요소이다. 결과적으로 모든 관절의 유연성을 유지하는 것은 움직임을 원활하게 하는 반면에 관절의 최대 가동범위 이상으로 움직이면 조직손상이 초래될 수도 있다.

유연성은 관절낭의 팽창, 적절한 준비운동, 근육의 점도 등을 포함한 몇 가지 특수한 변인에 의해 좌우된다. 또한, 인대와 힘줄 같은 여러 다른 조직의 탄력 정도도 관절의 가동범위에 영향을 미친다. 근력 및 근지구력이 근육과 관련된 특성인 것처럼 유연성은 관절의 특성이므로 한 가지 유연성 검사로 전신의 유연성을 추정해낼 수는 없다. 보통 앉아윗몸앞으로굽히기로 검사하는데, 이는 주로 허리와 햄스트링의 유연성을 평가하기 때문에 이 검사로 요통의 발병율을 예측하는 것은 한계가 있다.

① 측정

• 앉아 윗몸 앞으로 굽히기

① 측정기 수직면에 양발을 대고 발 사이를 5cm 이하로 한다.
② 머리는 들고 몸을 곧게 유지한다.
③ 양손바닥은 곧게 펴서 겹치게 한다.
④ 측정대의 눈금이 아래로 손을 뻗어 기록을 측정한다.
⑤ 2회 실시 후 더 높은 수치를 0.1cm 단위로 기록한다.

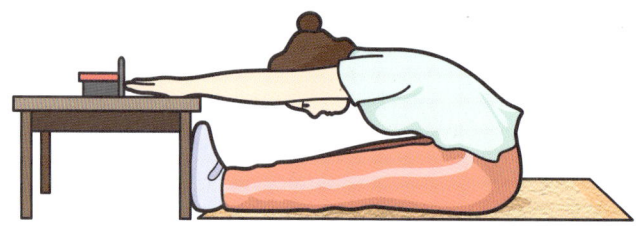

• 앉아 윗몸 앞으로 굽히기 이외의 측정 방법

종합유연성 테스트는 어깨, 몸통, 옆구리, 하체에 대한 네 가지 검사로 이루어진다. 오른쪽과 왼쪽 한 번씩 실시하며 양쪽 모두 성공하면 2점, 한쪽만 성공하면 1점, 모두 실패하면 0점으로 하여 8점 만점으로 합산한다.

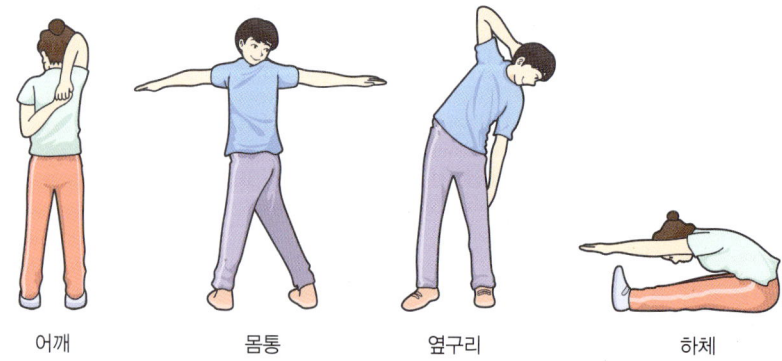

어깨　　몸통　　옆구리　　하체

5) 순발력

순발력은 최소한의 시간에 최대의 힘을 낼 수 있는 능력으로 제자리멀리뛰기는 전신 순발력을 알아보기 위한 종목이다. 순발력은 성장기인 학창시절이나 청소년기에 발달시키지 않으면 이후 발달될 시기가 없으며, 장년기나 노년기까지 영향을 미칠 수 있는 체력 요인으로 기본적인 운동장 시설과 간단한 도구만 있다면 측정이 가능하다.

① 측정
- 구름판이 설치된 모래터 위에 흰색으로 된 출발선을 밟지 않고 올라선다.
- 한 번만 굴러서 최대한 멀리 뛴다.
- 도약하는 순간 두 발 중 한쪽 발이라도 출발선을 넘어서지 않도록 하며 반드시 모둠발로 뛴다.
- 공중자세는 자유로이 한다.
- 2회 실시하여 높은 기록으로 하며, 0.1cm단위까지 기록한다.

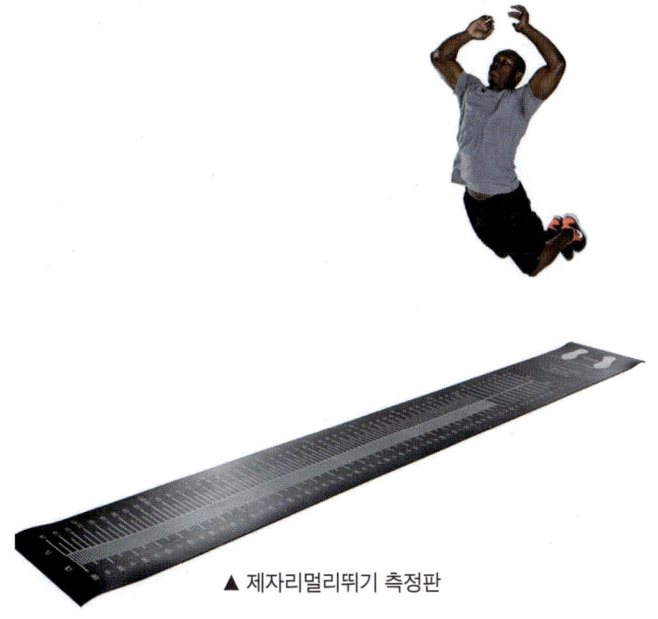

▲ 제자리멀리뛰기 측정판

Ⅰ. 운동과 건강

※ 참고자료: 국민체력100 운동처방 절차

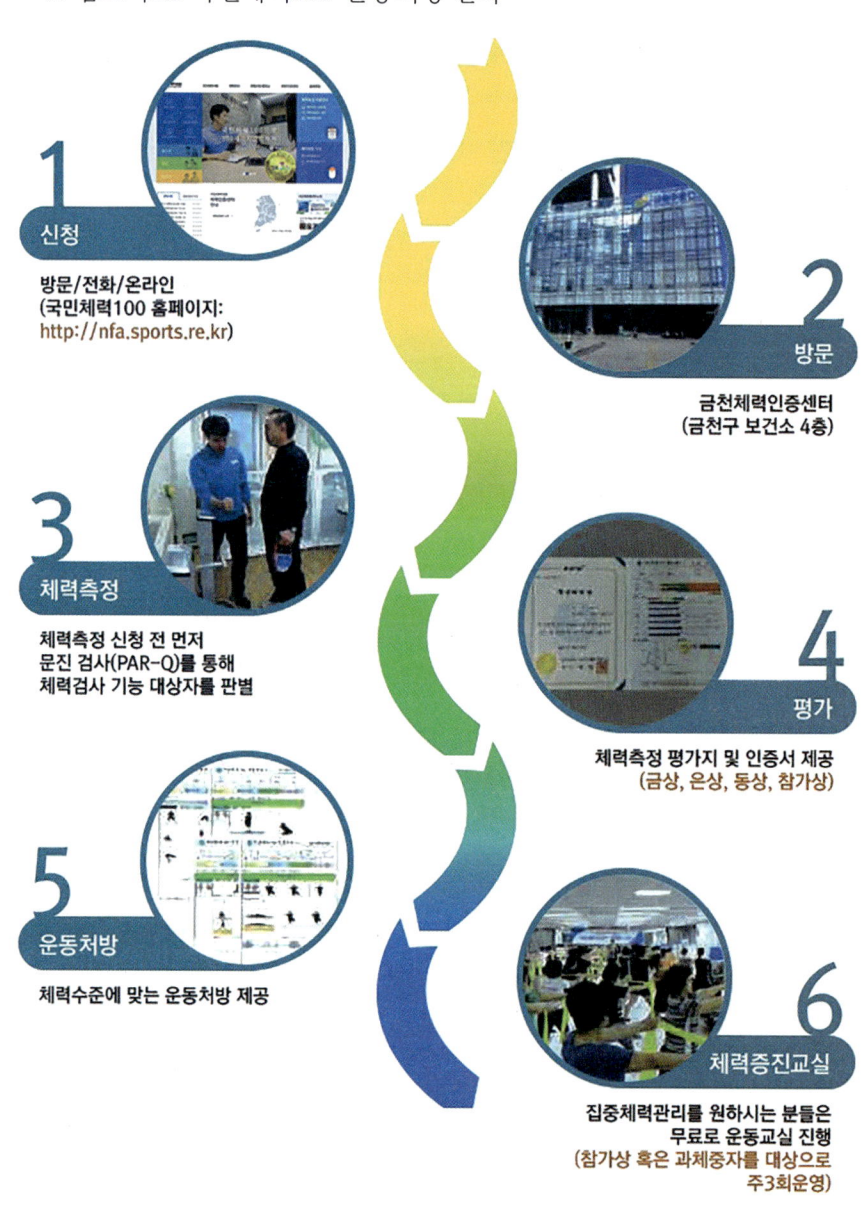

② 종합평가

앞의 건강(심폐지구력, 근력 및 근지구력, 유연성) 및 운동(순발력) 체력검사 결과를 다음의 성인기 1, 2, 3등급별, 성별, 연령대별, 체력요소별 기준표에 대입하여 자신의 현재 체력 등급을 파악한다.

성인기 1등급

성별	연령대	근력 상대악력 (%)	근지구력 교차윗몸 일으키기 (회)	심폐지구력 왕복오래달리기/ 트레드밀/ 스텝검사 (최대산소 섭취량, ml/kg/min)	유연성 앉아윗몸 앞으로굽히기 (cm)	순발력 제자리 멀리뛰기 (cm)
남	19~24	62.6	55	48.9	16.1	229
남	25~29	62.4	51	48.9	14.9	223
남	30~34	62.6	47	48.0	14.2	219
남	35~39	62.1	45	47.7	14.0	214
남	40~44	62.8	44	45.7	14.2	209
남	45~49	62.0	41	43.1	13.6	202
남	50~54	60.5	38	41.8	13.9	192
남	55~59	59.4	35	41.8	13.3	183
남	60~64	56.8	31	39.2	11.8	170
여	19~24	46.8	36	43.9	19.7	162
여	25~29	47.0	33	42.3	18.5	156
여	30~34	49.6	31	38.0	18.2	154
여	35~39	47.5	31	37.5	18.9	155
여	40~44	47.1	30	37.1	18.8	153
여	45~49	46.2	28	36.1	18.9	148
여	50~54	44.7	24	35.0	19.5	138
여	55~59	43.2	20	33.3	19.5	129
여	60~64	41.9	17	32.6	19.6	120

성인기 2등급

성별	연령대	근력 상대악력 (%)	근지구력 교차윗몸 일으키기 (회)	심폐지구력 왕복오래달리기/ 트레드밀/ 스텝검사 (최대산소 섭취량, ml/kg/min)	유연성 앉아윗몸 앞으로 굽히기 (cm)	순발력 제자리 멀리뛰기 (cm)
남	19~24	57.2	48	47.0	11.1	213
남	25~29	57.0	45	46.5	10.1	208
남	30~34	57.2	41	44.8	9.4	204
남	35~39	56.6	39	44.3	9.3	199
남	40~44	57.2	38	42.9	9.5	195
남	45~49	56.7	36	41.3	9.1	188
남	50~54	55.3	32	40.4	9.3	177
남	55~59	54.3	29	38.9	8.6	168
남	60~64	51.7	25	37.2	7.1	154
여	19~24	42.4	30	39.3	14.9	149
여	25~29	42.6	27	38.4	13.8	144
여	30~34	45.2	25	36.6	13.8	142
여	35~39	43.1	25	35.8	14.5	144
여	40~44	42.8	25	34.1	14.6	142
여	45~49	41.9	22	34.0	14.8	136
여	50~54	40.6	19	33.1	15.6	126
여	55~59	39.2	15	31.5	15.7	117
여	60~64	38.0	12	30.5	15.7	107

성인기 3등급

성별	연령대	근력 상대악력 (%)	근지구력 교차윗몸 일으키기 (회)	심폐지구력 왕복오래달리기/ 트레드밀/ 스텝검사 (최대산소 섭취량, ml/kg/min)	유연성 앉아윗몸 앞으로굽히기 (cm)	신체조성 체지방률 (%)	BMI (kg/m2)
남	19~24	51.8	42	44.2	6.1	7% 초과 25%미만	18kg/m² 초과 25kg/m² 미만
남	25~29	51.6	38	43.8	5.3		
남	30~34	51.8	35	43.2	4.6		
남	35~39	51.1	33	41.2	4.6		
남	40~44	51.6	32	40.7	4.8		
남	45~49	51.4	30	39.4	4.6		
남	50~54	50.1	26	38.6	4.7		
남	55~59	49.0	23	37.7	3.9		
남	60~64	46.6	19	35.2	2.3		
여	19~24	38.0	23	37.7	10.1	16%초과 32%미만	
여	25~29	38.2	21	37.2	9.1		
여	30~34	40.8	19	35.3	9.4		
여	35~39	38.7	19	33.7	10.1		
여	40~44	38.5	19	32.5	10.4		
여	45~49	37.6	16	32.1	10.7		
여	50~54	36.5	13	31.8	11.7		
여	55~59	35.2	9	29.6	11.9		
여	60~64	34.1	7	28.4	11.8		

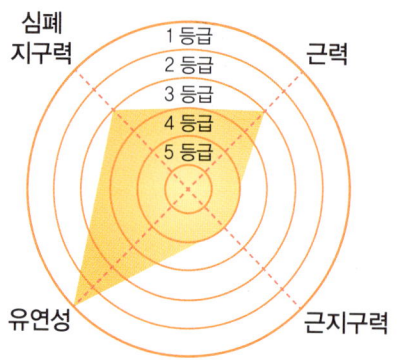

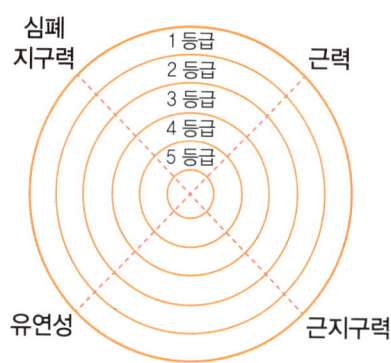

<그림 1-34> 자신의 측정 결과

위에서 파악한 체력요소별 등급을 4분원에 색칠해보면 현재 나의 체력 상태를 알아본 다음 체력 유지 및 증진 운동 프로그램을 선택 및 계획하는 데 이용한다. 한편, 소속 대학의 실험실 또는 국민체력 100 등을 이용하여 앞의 체력 진단 및 운동 처방표를 발급받은 경우는 그 자료를 이용하면 된다.

4 체력관리

지금까지 배운 체력의 정의부터 체력검사까지의 내용을 종합하여 운동 또는 운동 프로그램을 선택하는 등 다음에 제시한 체력관리 요령을 활용해서 체력을 좀 더 과학적·효율적으로 관리해 보자.

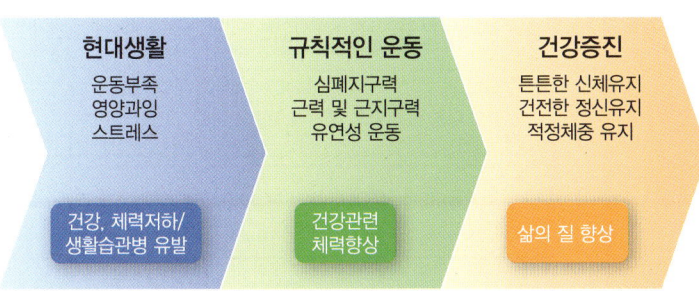

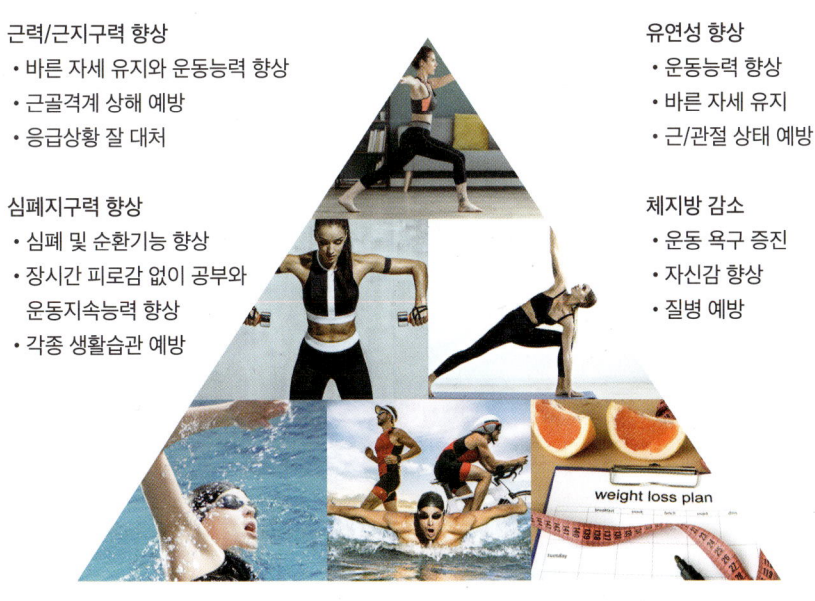

<그림 1-35> 체력증진에 기여하는 체력 요소별 역할

1) 나의 운동할 마음을 알아보고, □에 표시해 보자.

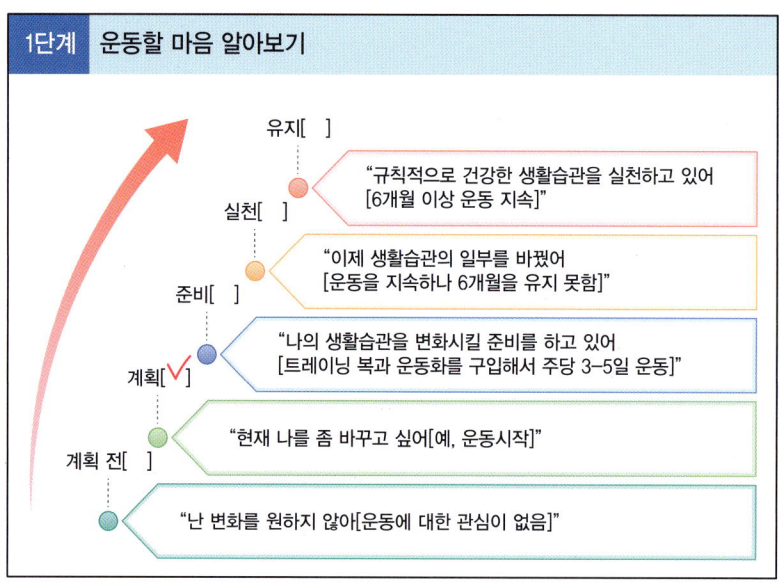

<그림 1-36>

2) 운동을 하려는 중요한 이유를 적어보자.

2단계	운동하려는 이유 적어보기
1	몸무게 2kg 줄이기
2	
3	
4	
5	

<그림 1-37>

3) 체력검사를 표시해보고, 자신의 전반적인 체력 상태를 진단해보자.

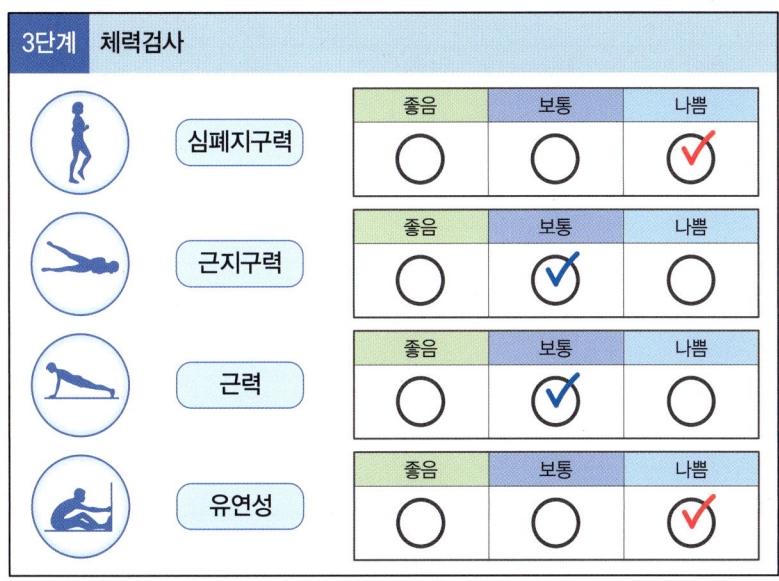

<그림 1-38>

4) 나의 신체 활동량을 알아보자. 신체활동 점수를 구해 평가하고, 나의 신체 활동량을 표시해 보자.

운동빈도	운동강도	운동시간
0회/주(0점)	심박수 변하지 않음 (0점)	5분 이내(0점)
1회/주(1점)	심박수 약간 오름 (천천히 걷기) (1점)	5분–14분(1점)
2회/주(2점)	심박수 조금 오르고 호흡도 약간 늘어남 (탁구, 배드민턴) (2점)	15분–29분(2점)
3회/주(3점)	심박수와 호흡수가 적당히 빨라짐(자전거타기, 빠르게 걷기) (3점)	30분–44분(3점)
4회/주(4점)	호흡수가 빨라지고 땀이 조금 흐름 (4점)	45분–59분(4점)
5회 이상/주(5점)	호흡수가 많아지고 땀이 줄줄 흐름 (5점)	60분 이상(5점)

신체활동 점수

Frequency 운동빈도
×
Intensity 운동강도
×
Time 운동시간
=
          점

<그림 1-39>

Ⅰ. 운동과 건강

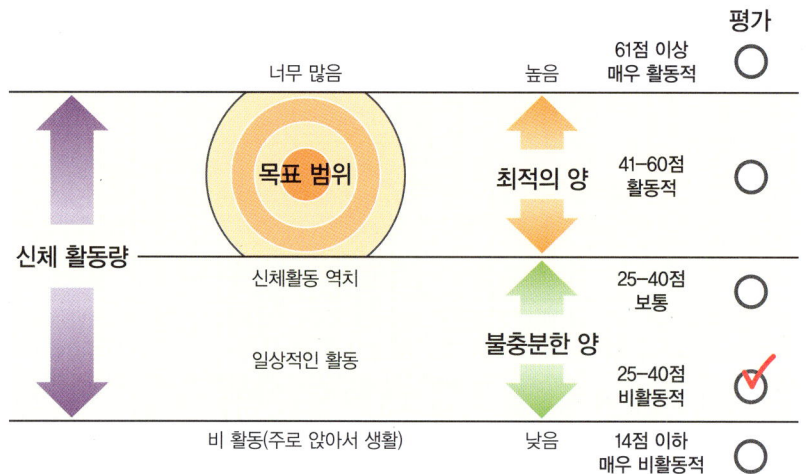

<그림 1-40>

5) 실천할 수 있는 목표를 계획해 보자.

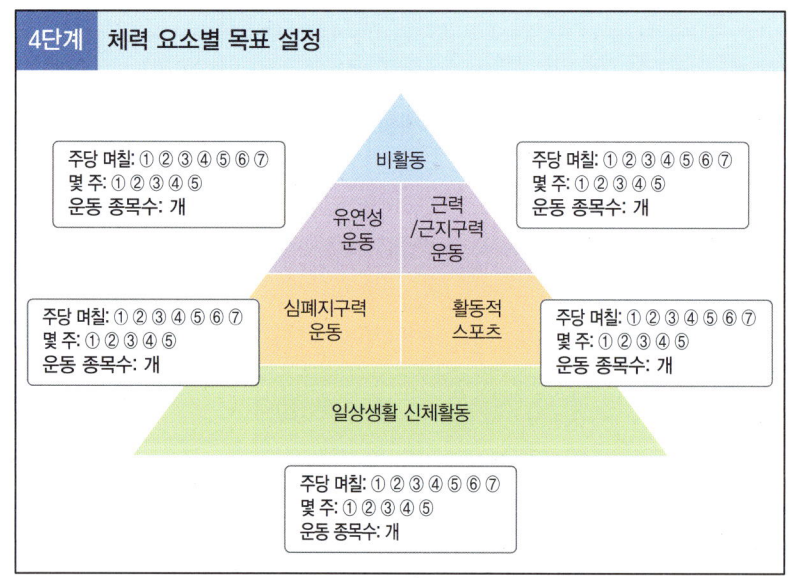

<그림 1-41>

각 요소별 운동 빈도를 체크한 다음 다양한 체력요소를 포함하고, 특성에 따라 운동량을 달리한다. 앞서 제시한 과학적 체력증진 원리를 이용한다.

6) 자신이 좋아하는 신체활동과 운동을 선택해 보자.

5단계	신체활동 및 운동 선택하기
1. 유연성 운동	스트레칭, 요가, 맨손체조, 필라테스 등
2. 근력 및 근지구력 운동	윗몸일으키기, 팔굽혀펴기, 아령, 웨이트트레이닝 등
3. 활동적 스포츠	축구, 농구, 야구, 배구, 테니스, 배드민턴 등
4. 심폐지구력 운동	오래 걷기, 달리기, 자전거타기, 수영, 인터벌트레이닝
5. 일상생활 신체활동	집안일, 가까운 곳 걷기, 계단 이용하기, 자전거 타고 등하교 하기 등

<그림 1-42>

7) 신체활동 또는 운동을 계획해 보자.

6단계	신체활동과 운동의 구체적인 계획														
	운동구성 요소	월		화		수		목		금		토		일	
	준비운동	수행	시간	수행	시간	수행	시간	수행	시간	수행	시간	수행	시간	수행	시간
본운동	유연성 운동														
	근력 및 근지구력 운동														
	활동적 스포츠														
	심폐지구력 운동														
	일상생활 신체활동														
	정리운동														

<그림 1-43>

8) 진행상황을 기록하고, 계획을 평가해 보자.

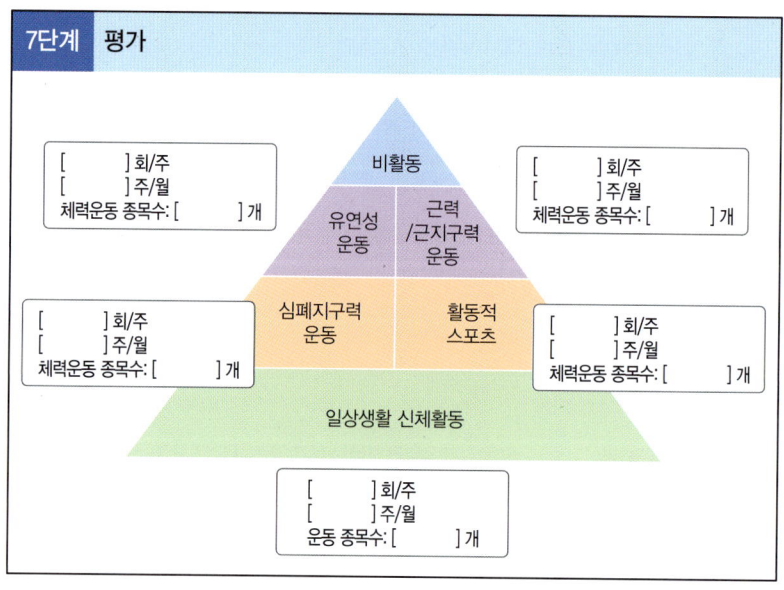

<그림 1-44>

- 평가
- 체력 운동별로 실제로 운동한 종목을 기록한다.
- 운동시간을 기록하고 평가한다.
- 준비운동 및 정리운동의 횟수를 기록하고 평가한다.
- 주당 운동 일수를 기록하고 평가한다.
- 2개월 간 몇 주 운동하였는지를 기록하고 평가한다.
- 운동기간을 기록하고 평가한다.
- 3단계의 체력검사를 재실시하여 체력향상 정도를 기록하고 평가한다.

7단계의 기록을 종합적으로 판단해 보고, 필요하면 목표를 재설정하여 다시 운동계획을 세워 실천한다.

Section I. 운동과 건강　　　　　워크시트

● 건강 및 체력 관리 계획 실천 카드 ●

1. 신체조성 및 기초체력 검사

□ 신체조성 검사 결과표

신체구성	성명		성별		나이	만　세
	신장	cm	체중	kg	골격근량	kg
	BMI		체지방률	%	WHR(waist-hip ratio)	

□ 체력검사 결과표

측정항목	테스트 종목	1차 테스트 결과	평가	2차 테스트 결과	평가	비고
심폐지구력	왕복달리기	회		회		
	스텝검사					
근력	악력	좌: 우:		좌: 우:		
	배근력	kg		kg		
근지구력	교차 윗몸일으키기	회		회		
	윗몸 말아올리기	회		회		
유연성	앉아서 윗몸 앞으로 굽히기	cm		cm		
순발력	제자리멀리뛰기	cm		cm		
	서전트점프	cm		cm		
민첩성	10m 왕복달리기	sec		sec		
	사이드스텝검사	회		회		

※ 국민체력100 체력인증센터(https://nfa.kspo.or.kr) 검사를 추천합니다.

* 국민체력100 체력 평가지

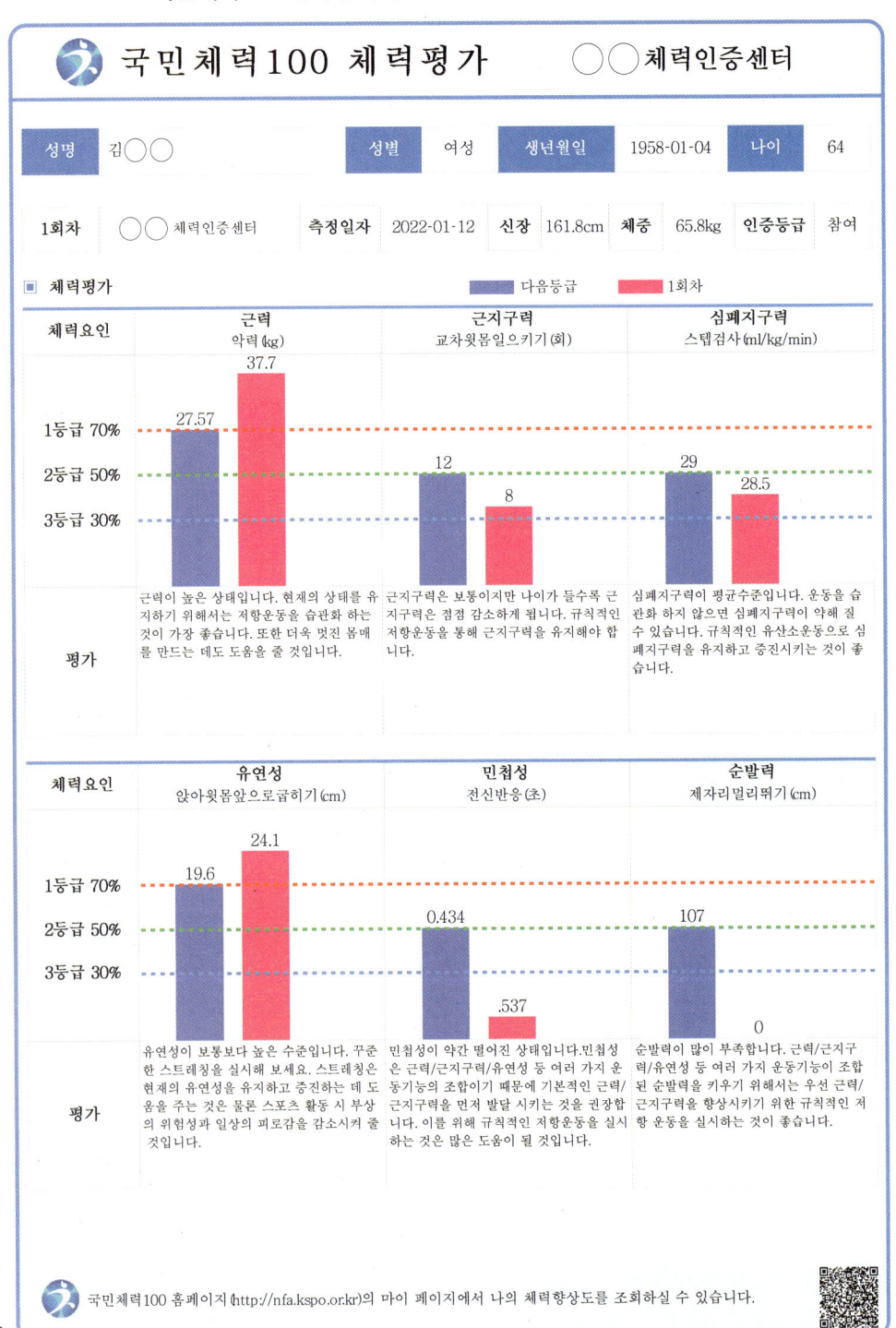

국민체력100 체력평가　　○○ 체력인증센터

■ 신체조성평가

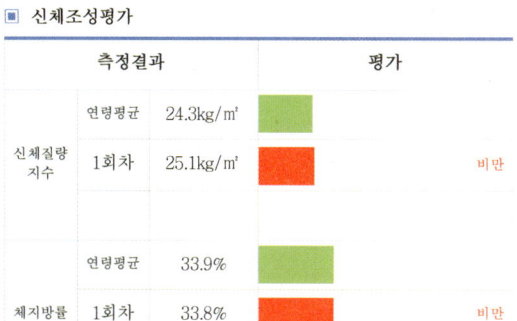

■ 체력프로파일

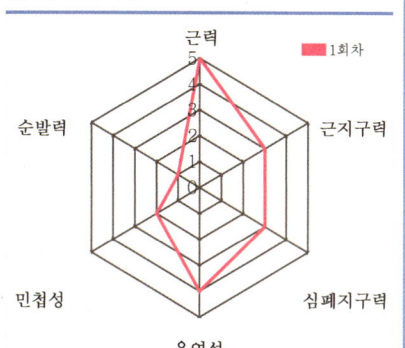

■ 건강체력평가

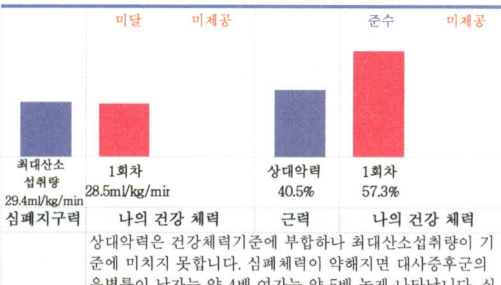

| 평가 | 상대악력은 건강체력기준에 부합하나 최대산소섭취량이 기준에 미치지 못합니다. 심폐체력이 약해지면 대사증후군의 유병률이 남자는 약 4배 여자는 약 5배 높게 나타납니다. 심폐체력이 건강체력기준에 미치도록 운동을 통해 최대산소섭취량을 높이시기 바랍니다. |

■ 성인기(만19세~64세) 건강체력평가란?
질병을 예방하고 질환의 위험을 낮추도록 권고하는 건강체력기준.
- ■ 건강체력 도달 : 심폐지구력(최대산소섭취량)과 근력(상대악력)모두 기준에 해당함.
- ■ 건강체력 준수 : 심폐지구력 또는 근력 둘 중 하나만 기준에 해당함.
- ■ 건강체력 미달 : 심폐지구력과 근력 모두 기준에 해당하지 않음.

■ 전문가 소견

■ 국민체력100 고객 혜택 안내

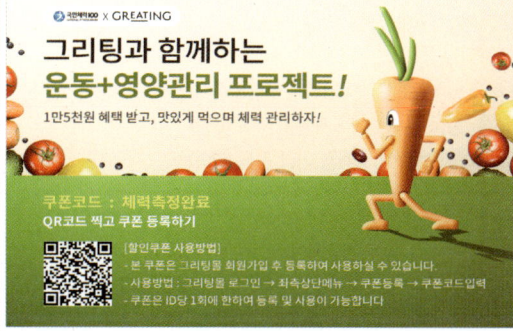

 국민체력100 홈페이지(http://nfa.kspo.or.kr)의 마이 페이지에서 나의 체력향상도를 조회하실 수 있습니다.

Ⅰ. 운동과 건강

2. 건강 관리

☐ 평가 항목

(1) 건강 관리 계획

항목	행동 수정 변화 단계*	실천 계획			실천 여부	기대 효과
운동	실천	운동 종류	축구		3회/주	심폐지구력 및 다리 근력 향상
		실시 횟수	4 회/주			
		강도	강			
		운동 시간	회당 30분			
영양 균형	계획	종류	주당빈도	하루섭취횟수	5회/주	과체중으로 인한 체중 감량, 탄수화물의 양을 줄여 체내지방의 양을 줄임
		곡류	14	2		
		고기·생선·달걀·콩류	21	3		
		채소류	21	3		
		과일류	7	1		
		우유·유제품류	0	0		
질병 예방	계획	장소	보건소		(O)	건강에 이상이 없는지 확인
		내용	건강 검진			
		일시	2018.5.6. 5시			

* 행동수정 변화단계란? (58페이지 참조)
계획 전(변화를 유지하지 않음/예; 운동에 대한 관심이 없음)
→ 계획(현재 나를 좀 바꾸고 싶어/예; 운동시작)
→ 준비(나의 생활습관을 변화시킬 준비를 하고 있어/예; 트레이닝복과 운동화를 구입해서 주당 3-5일 운동)
→ 실천(이제 생활습관의 일부를 바꿨어/예; 운동을 지속하나 6개월을 지속 못함)
→ 유지(규칙적으로 건강한 생활습관을 실천하고 있어/예; 6개월 이상 운동 지속)

(2) 목표 달성 방해 요인

목표달성 방해요인	배고픔
방해요인 제거방안	단백질 함량이 높은 식사를 통해 탄수화물 섭취를 줄이고, 배고픔을 줄일 수 있다.

3. 체력 관리

□ 평가 항목

(1) 체력 관리 계획

평가 항목	평가 항목	구성 요소	예시	비고
자신의 수준을 고려하여 실천 가능한 계획을 세웠는가?	심폐 지구력	빈도	주당 3회	심폐 지구력이 평균 미만의 경우
		강도	빠른 걸음 걷기	
		유지시간	30분	
		운동종류	걷기	
	근력 및 근지구력	빈도	주당 3회	근력 및 지구력이 평균의 경우
		강도	최대근력 70%	
		유지시간	30분	
		운동종류	웨이트트레이닝	
	유연성	빈도	주당 4회	유연성이 평균 미만의 경우
		강도	통점 전까지 신전	
		유지시간	10분(동작당 15초 이상)	
		운동종류	스트레칭	
	순발력	빈도	주당 3회(일)	순발력이 평균의 경우
		강도	순환 횟수 3회	
		유지시간	30분	
		운동종류	서킷 플라이오메트릭	

(2) 실천 전과 후 나의 체력상태 비교

실천 전	심폐 지구력이 좋지 않았으며 근력상태는 평균
실천 후	심폐 지구력이 늘어 지치지 않으며 다리 근력이 늘었음

4. 건강과 여가 활동

□ 평가항목

(1) 운동의 선택과 실천

내가 선택한 운동	사이클링
운동을 선택한 이유	사이클링에 관심이 있으며 집에 자전거가 있음

운 동 실 천 기 록

월요일	화요일	수요일	목요일	금요일	토요일	일요일
날짜: 실천여부: 활동내용:			6/1 ×	6/2 ×	6/3 ○ 공원 1km	6/4 ○ 공원 2km
6/5 ×	6/6 ○ 등하교	6/7 ○ 등하교	6/8 ×	6/9 ×	6/10 ○ 공원 2km	6/11 ○ 공원 2km
6/12 ×	6/13 ○ 등하교	6/14 ○ 등하교	6/15 ×	6/16 ×	6/17 ○ 공원 3km	6/18 ○ 공원 3km
6/19 ×	6/20 ○ 등하교	6/21 ○ 등하교	6/22 ×	6/23 ×	6/24 ○ 공원 3km	6/25 ○ 공원 3km
6/26 ×	6/27 ○ 등하교	6/28 ○ 등하교	6/29 ×	6/30 ×		

(2) 실천 전과 후 나의 체력상태 비교

실천 전	심폐 지구력이 좋지 않았으며 근력상태는 평균
실천 후	심폐 지구력이 늘어 지치지 않으며 다리 근력이 늘었음

참고문헌

- 강서정, 강현주, 고성경, 김명화, 김연수, 김완수, 박동호, 박세정, 석민화, 안근옥, 옥해안, 유재현, 윤신중, 이용수, 이중철, 이한, 이한준, 임백빈, 장석암, 정수련, 최현희(2018). ACSM's 운동검사, 운동처방 지침. 서울: 도서출판 한미의학.
- 강형숙, 김기진, 김훈, 노성규, 박상갑, 변재종, 서상훈, 서정훈, 이재문, 장재훈(2008). 운동과 웰니스. 서울: 한미의학.
- 국립재활원(2000). 행동수정의 최근 동향과 사례집 -재활세미나-.
- 김일욱, 김경애, 김영애, 김종석, 김호년, 손현숙(2012). 아동 건강교육. 경기: 양서원.
- 대한운동사회(2007). 운동생리학. 서울: 한미의학.
- 서울특별시학생보건진흥원(2007). 행동수정 중심 비만 치료 프로그램 적용. 비만예방 8주 치료 행동수정요법.
- 세계일보(2006년 2월 21일). 대학생 건강진단-겉으론 몸짱! 속은 몸꽝.
- 오상윤(2007). 비학습행동 아동의 행동수정 사례 연구. 광주교육대학교 교육대학원.
- 유효순, 이성진(1981). 행동수정의 기법Ⅱ. 서울: 교육과학사.
- 이동규, 엄우섭, 박성태, 안근옥, 한은상(2013). 건강교육의 이론과 실제(개정판). 서울: 도서출판 레인보우북스.
- 이동환(1999). 소아비만의 진단과 치료지침. 대한비만학회지별책
- 이성진(2001). 행동수정. 서울: 교육과학사.
- 임완기, 이병근, 신윤아, 임승길(2007). 건강 보건교육. 서울: 광림북하우스.
- 전태원 편저(1993). 운동검사와 처방. 서울: 태근문화사.
- 전태원, 현무성, 정영수(2000). 현대사회와 건강. 서울: 도서출판 무지개사.
- 정성태, 전태원(1998). 체력육성. 서울: ㈜교학사.
- 정연수, 고성경, 이여익, 이종삼, 장인현, 김기진, 고기준, 양저옥, 박상갑, 하성, 임강일, 신원태(2008). 웰빙 시대의 맞춤운동과 건강. 서울: 한미의학.
- 체육과학연구원(1999). 전문가를 위한 최신 운동처방론. 서울: 도서출판 21세기교육사.
- 최민수, 정영희(2010). 아동 건강교육. 서울: 학지사.
- 박일권, 엄우섭, 윤호섭, 이재하, 이홍구, 정진오, 채현구(2010). 중학교 체육1. 서울: 지학사.

- Ajzen. I. From intentions to actions: a theory of planned behavior. In: Kuhl J, Beckman J, editors. Actions Control: From Cognition to Behavior. Heidelberg(Germany): Springer; 1985. p. 11 – 39.
- Artinian NT, Fletcher GF, Mozaffarian D, et al. Intervetions to promote

physical activity and dietary lifestyle changes for cardiovascular risk factor reduction in adults: a scientific statement from the American Heart Association Jul 27. Circulation. 2010; 122(4): 406 - 41.
- Bandura A. Self-Efficacy: The Exercise of Control. New York(NY) : Freeman; 1997 . 604p.
- Bandural A. Social Foundations of Thought and Action: A Social-Cognitive Theory. Englewood Cliff s(NJ) : Prentice Hall; 1985. 544p.
- Bauman AE, Reis RS, Sallis JF, Wells JC, Loos RJ, Martin BW. Correlates of physical activity: why are some people physically active and others not? Lancet. 2012; 380(9838): 258 - 71.
- Blair SN, Dunn AL, Marcus BH, Carpenter RA, Jaret P. Active Living Every Day. 2nd ed. Champaign(IL) : Human Kinetics; 2011. 174p.
- Blanchard CM, Courneya KS, Rodgers WM, et al. Is the theory of planned behavior a useful framework for understanding exercise adherence during phase II cardiac rehabilitation? J Cardiopulm Rehabil. 2003; 23(1): 29 - 39.
- Blue CL. The predictive capacity of the theory of reasoned action and the theory of planned behavior in exercise research; an integrated literature review. Res Nurs Health. 1995; 18(2): 105 - 21.
- Canadian Fitness and Lifestyle Research Institute. Progress in Prevention [Internet]. Ottawa, Ontario(Canada): Canadian Fitness and Lifestyle Institute; [cited 2015 Aug28]. Available from: http://www.cfl
- Chatzisarantis NL, Hagger M. Eff ects of an intervention based on self-determination theory on self-reported leisure-time physical activity participation. Psychol Health. 2009; 24(1): 29 - 48.
- Cooke R, Sheeran P. Moderation of cognition-intention and cognition-behaviour relations: a meta-analysis of properties of variables from the theory of planned behaviour. Br J Soc Psychol. 2004; 43(Pt 2): 159 - 86.
- Deci EL, Ryan R. Intrinsic Motivation and Self-Determination in Human Behavior. New York(NY): Plenum Publishing; 1985. 371p.
- Dishman RK, Buckworth J. Increasing physical activity;: a quantitative synthesis. Med Sci Sports Exerc. 1996; 28(6): 706 - 19.
- Downs DS, Hausenblas H. The theories of reasoned action and planned behavior applied to exercise: a meta-analytic update. J Phys Act Health. 2005; 2(1): 76 - 97.

- Estabrooks PA. Sustaining exercise participation through group cohension. Exerc Sport Sci Rev. 2000; 28(2): 63 - 7.
- Estabrooks PA, Munroe KJ, Fox EH, et al. Leadership in physical activity groups for older adults: a qualitative analysis. J Aging Phys Act. 2004; 12(3): 232 - 45.
- Fitzpatric SE, Reddy S, Lommel TS, et al. Physical activity and physical function improved following a community-based intervention in older adults in Georgia senior centers. J Nutr Elder. 2008; 27(1-2): 135 - 54.
- Fortier MS, Duda JL, Guerin E, Teixeira PJ. Promoting physical activityL development and testing of self-determination theory-based interventions. Int J Behav Nutr Phys Act. 2012; 9 : 20
- Kahn EB, Ramsey LT, Brownson RC, et al. The effectiveness of interventions to increase physical activity. A systematic review. A mJ prev Med. 2002; 22(4 Suppl): 73 - 107.
- Kelley K, Abraham C. RCT of a theory-based intervention promoting healthy eating and physical activity amongst out-patients older than 65 years. Soc Sci Med. 2004; 59(4): 787 - 97.
- Lox CL, Martin Ginis KA, Petruzzello SJ. Th e Psychology of Exercise: Integrating Th eory and Practice. 2nd ed. Scottsdale(AZ): Holcomb Hathaway Publishers; 2006. 450 ㅁ.
- Marcus B, Forsyth L. M otivating People to Be Physically Active. Champaign(IL): Human Kinetics; 2003. 220 p.
- McAuley E, Blissmer B. Self-effi cacy determinants and consequences of physical activity. Exerc Sport Sci Rev. 2000; 28(2): 85 - 8.
- Michie S, Abraham C, Whittington C, McAteer J, Gupta S. Eff ective techniques in healthy eating and physical activity interventions: a meta-regression. Health Psychol. 2009; 28(6): 690 - 701.
- Mirotznik Feldman L, Stein R. Th e health belief model and adherence with community center-based, supervised coronary heart disease exercise program. Community Health. 1995; 20(3): 233 - 47.
- Netz Y, Zeev A, Arnon M, Tenenbaum G. Reasons attributed to omitting exercising: a population- based study. Int J Sport Exerc Psyc. 2008; 6: 9 - 23.
- Nigg CR, Geller KS, Motl RW, Horwath CC, Wertin KK, Dishman RK. A research agenda to examine the effi cacy and relevance of the

- transtheoretical model for physical activity behavior. Psychol Sport Exerc. 2011; 12(1): 7 - 12.
- Noland MP. Th e eff ects of self-monitoring and reinforcement on exercise adherence. Res Q Exerc Sport. 1989; 60(3): 216 - 24.
- Prochaska JO, DiClemente CC, Norcross JC. In search of how people change. Applications to addictive behaviors. Am Psychol. 1992; 47(9): 1102 - 14.
- Prochaska JO, Velicer W. The transtheoretical model of health behavior change. Am J Health Promot. 1997; 12(1): 38 - 48.
- Rosenstock IM, Strecher VJ, Becker MH. Social learning theory and the health belief model. Health Educ Q. 1988; 15(2): 175 - 83.
- Ryan RM, Frederick CM, Lepes D, Rubio N, Sheldon KM. Intrinsic motivation and exercise adherence. Int Sport Psychol. 1997; 28: 335 - 54.
- Sallis JF, Cervero RB, Ascher W, Henderson KA, Kraft MK, Kerr J. An ecological approach to creating active living communities. Annu Rev Public Health. 2006; 27 297-322.
- Sallis JE, Floyd MF, Rodríguez DA, Saelens BE. Role of built environments in physical activity, obesity, and cardiovascular disease. Circulation. 2012; 125(5): 729 -37.
- Shilts MK, Horowitz M, Townsend MS. Goal setting as strategy for dietary and physical activity behavior change: a review of the literature. Am Health Promot. 2004; 19(2): 81-93.
- Shilts MK, Horowitz M, Townsend MS. Guided goal setting: eff ectiveness in a dietary and physical activity intervention with low-income adolescents. Int J Adolesc Med Health. 2009; 21(1): 111 - 22.
- Silva MN, Markland D, Carraça EV, et al. Exercise autonomous motivation predicts 3-yr weight loss in women. Med Sci Sports Exerc. 2011; 43(4): 728 - 37.
- Silva MN, Vieira PN, Coutinho SR, et al. Using self-determination theory to promote physical activity and weight control: a randomized controlled trial in women. Behav Med. 2010; 33(2): 110 - 22.
- Speer EM, Reddy S, Lommel TS, et al. Diabetes self-management behaviors and A1c improved following a community-based intervention in older adults in Georgia senior centers. Nutr Elder. 2008; 27(1-2): 179 - 200.

- Spencer L. Adams TB, Malone S, Roy L. Yost E. Applying the transtheoretical model to exercise: systematic and comprehensive review of the literature. Health Promot Pract. 2006; 7(4): 428 - 43.
- Stetson BA, Beacham AO, Frommelt SJ, et al. Exercise slips in high-risk situations and activity patterns in long-term exercisers: an application of the relapse prevention model. Ann Behav Med. 2005; 30(1): 25 - 35.
- Teixeira PJ, Carraça EV, Markland D, Silva MN, Ryan RM. Exercise, physical activity, and self-determination theory: a systematic review. Int J Behav Nutr Phys Act. 2012; 9: 78.
- Th atcher Day M, Rahman R.S port and Exercise Psychology. Exeter(United Kingdom) :Sage Learning Matters Ltd; 2011. 240 p.
- Vallance JK, Courneya KS, Plotnikoff RC, Mackey JR. Analyzing theoretical mechanisms of physical activity behavior change in breast cancer survivors: results from the activity promotion(ACTION) trial. Ann Behav Med. 2008; 35(2): 150 - 8.
- Vallance JK, Lavallee C, Culos-Reed NS, Trudeau MG. Predictors of physical activity among rural and small town breast cancer survivors: an application of the theory of planned behavior. Psychol Health Med. 2012; 17(6): 685 - 97.
- Weiss RS. Th provisions of social relationships. In: Rubin Z. editor. Doing unto Others. Englewood Cliff s(NJ): Prentice Hall; 1974. p. 17 - 26.
- Williams DM, Anderson ES, Winett RA. A review of the outcome expectancy construct in physical activity research. Ann Behav Med. 2005; 29(1): 70 - 9.

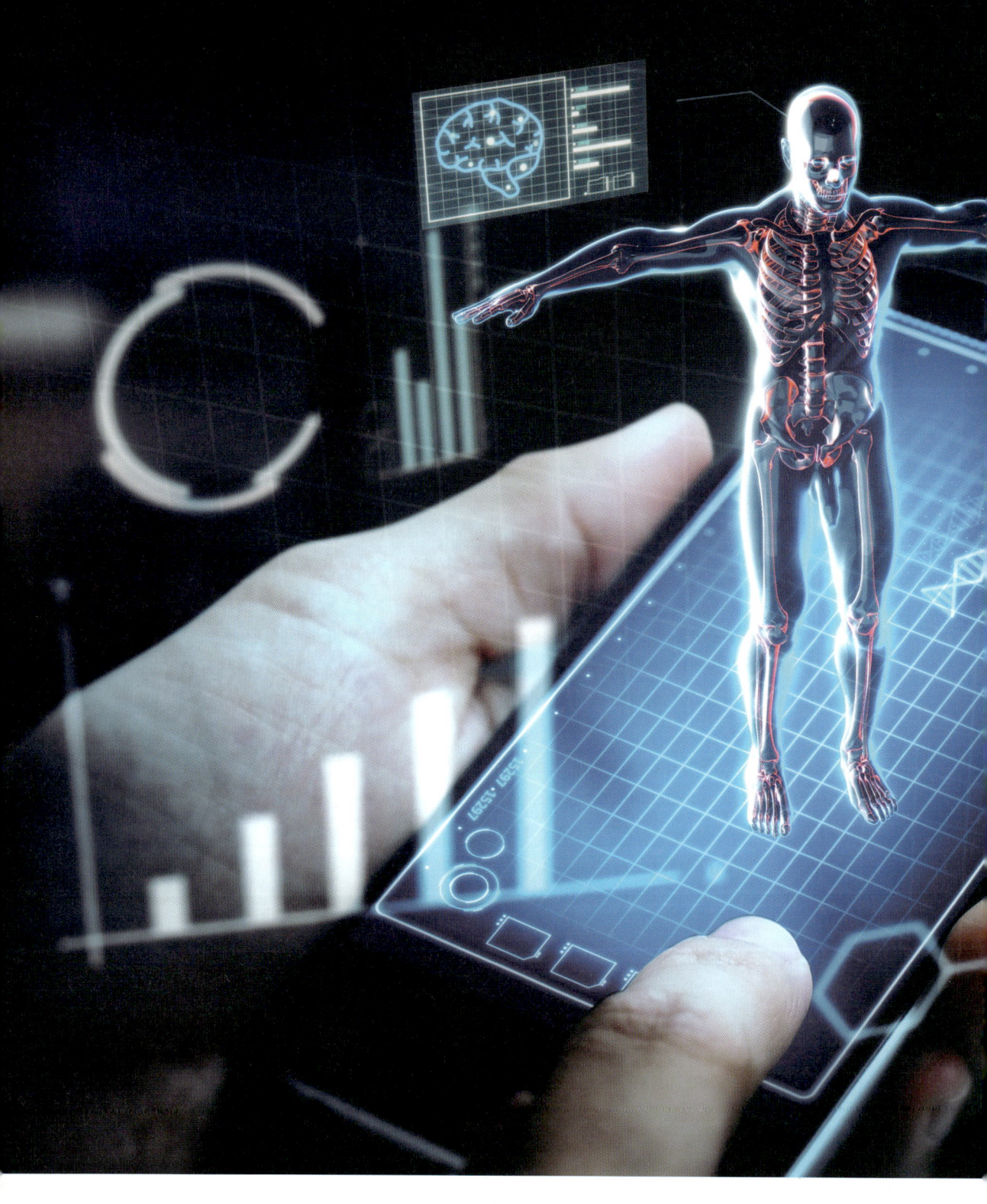

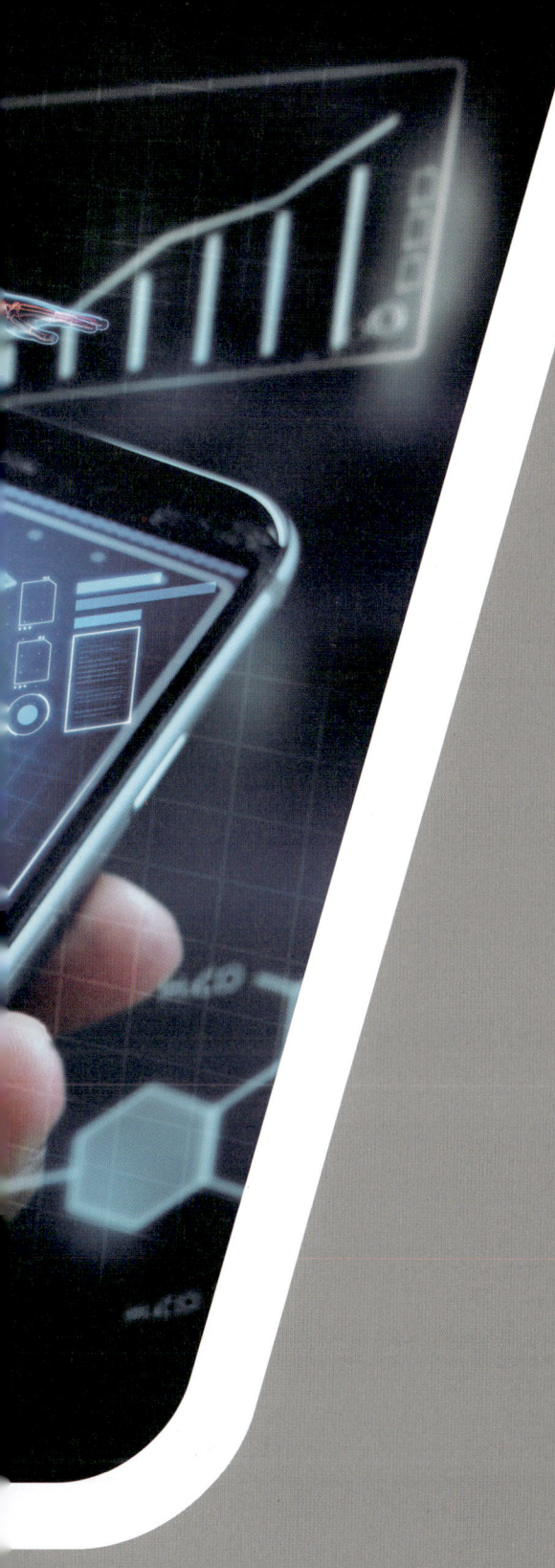

Section 2

운동의 생리학적 기초

chapter 01	인체의 구조와 기능
chapter 02	운동과 에너지
chapter 03	운동에 대한 생리적 반응
chapter 04	운동의 이점과 위험성

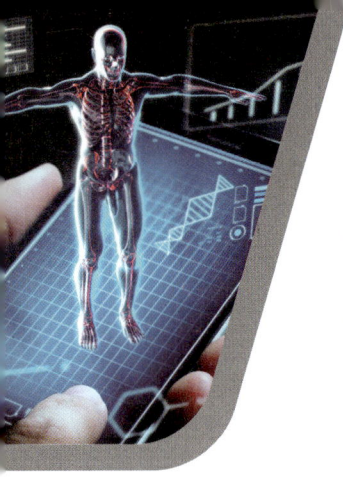

chapter 01 인체의 구조와 기능

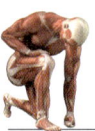

1 운동생리학의 이해

생리학이란 살아있는 유기체가 어떻게 움직이는가를 연구하는 학문이다. 해부학은 인체의 구조(structure)에 관한 내용이며, 생리학은 인체의 기능(function)에 중심을 두고 있다. 운동생리학이란 운동이 인체의 구조와 기능에 어떠한 영향을 미치고 어떻게 변화하는지를 연구하는, 즉 우리 몸에 운동이라는 자극(stress)을 주고 그에 대한 반응(response) 혹은 일정 기간 자극에 대한 몸의 적응(adaption) 과정을 관찰하는 학문이다. 인체의 구조와 기능에 대한 생리학적 이해를 돕기 위하여 인체의 움직임을 복합적 기계에 비유하기도 한다.

2 우리 몸의 구성과 항상성

우리 몸은 살아 있는 유기물의 구조적인 가장 기본 단위인 세포(cell)가 약 60조 개로 되어 있으며, 세포가 모여 조직(tissue: 상피조직, 근육조직, 신경조직 등)을 이룬다. 조직은 특별한 기능을 할 수 있도록 기능적으로 관련된 세포들이 모여 있는 집단이다. 다시 여러 조직이 모여 기반을 형성한 것이 기관(orgen: 심장, 간, 콩팥, 위, 식도 등)이며, 이러한 기관들이 서로 계통을 이루어 형성된 것이 계(system: 근신경계, 심혈관계, 호흡기계, 소화기계, 내분비계, 비뇨기계, 생식기계 등)이다.

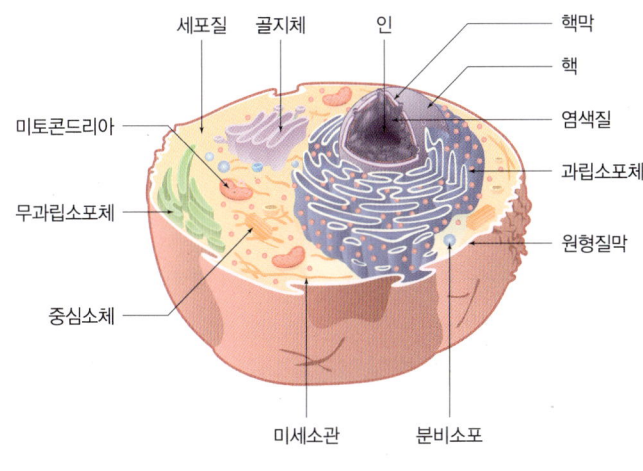

<그림 2-1> 세포의 구조

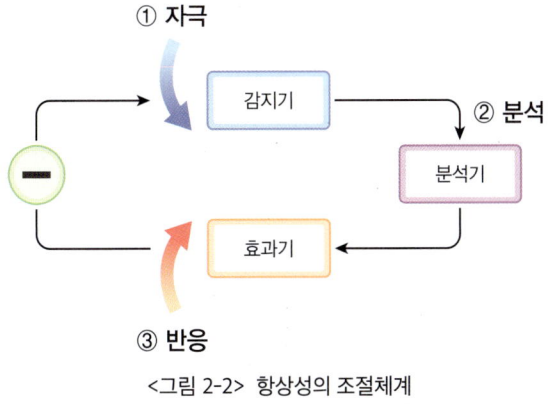

<그림 2-2> 항상성의 조절체계

이 계(system)들이 모여 비로소 우리 몸을 구성하며, 이들이 서로 상호작용하여 우리가 어디에 있든지 어떤 활동을 하든지 간에 우리 몸의 내부 환경을 일정하게 유지시켜 주는데, 이것이 바로 '항상성(homeotasis)'이다.

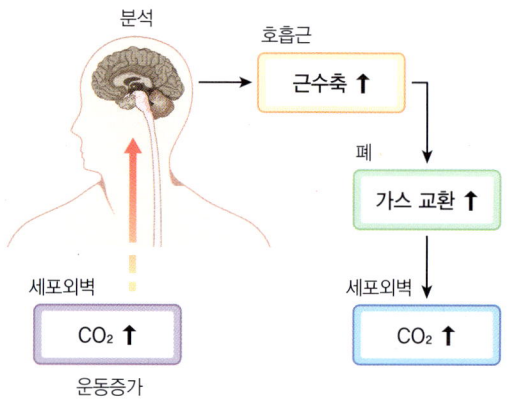

<그림 2-3> CO_2 증가에 대한 음성 피드백

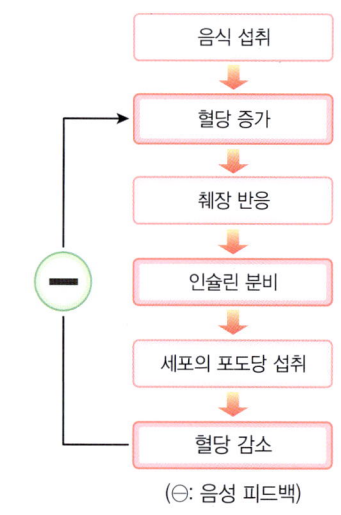

(⊖: 음성 피드백)

<그림 2-4> 혈당조절 작용의 음성피드백

운동과 같이 하나의 자극이 항상성을 불안정하게 할 때 전형적인 반응은 원래의 자극의 크기를 줄이도록 기능의 변화를 일으키는 신체조절의 변화를 음성피드백(negative feedback)이라고 하는데, 원래의 자극에 반대(음성)로 작동하는 조절체계의 반응을 수반한다. 우리 몸의 화학적인 구성성분은 단백질

(근육, 머리카락, 손톱, 효소, 호르몬 등), 탄수화물(간, 혈액, 근육에 저장), 지방(피하 및 근육 사이: 운동 시 연료), 수분, 미네랄(나트륨, 칼륨, 철, 구리, 아연 등) 등이다.

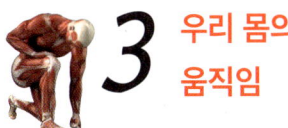

3 우리 몸의 움직임

우리 몸은 206개의 뼈와 뼈가 여러 가지 관절로 연결되어 있으며, 약 400~500개의 크고 작은 근육이 뼈와 뼈를 연결하여 뇌신경의 명령을 받아 화학 에너지인 ATP(아데노신삼인산, adenosine triphosphate)를 소비하면서 움직임을 일으킨다. 즉, 우리 몸의 움직임은 근육의 힘과 지레 작용에 의해서 움직이는데, 근육의 힘은 근육의 길이가 짧아질 때 생기며, 근력의 크기는 근육의 굵기에 비례한다. 근육의 길이가 짧아지면서 뼈, 관절 등과 함께 지레 작용을 하여 우리 몸을 움직이게 한다. 즉, 뼈는 지렛대, 관절은 받침점, 근육에서 발생하는 힘은 지렛대를 움직이는 힘의 구실을 한다.

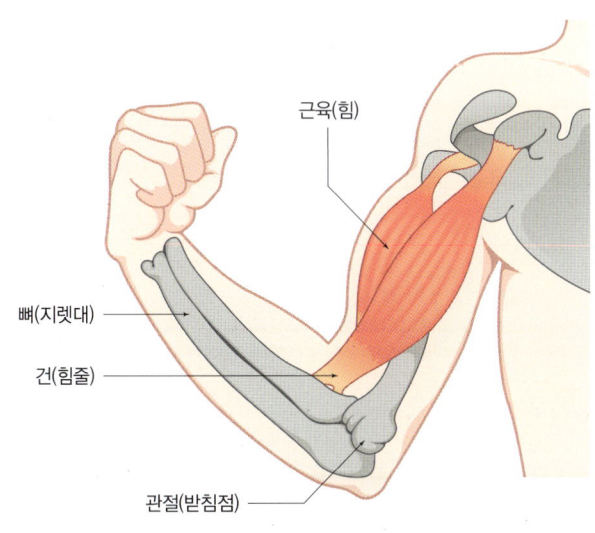

<그림 2-5> 팔이 움직일 때의 근육, 뼈, 관절의 작용

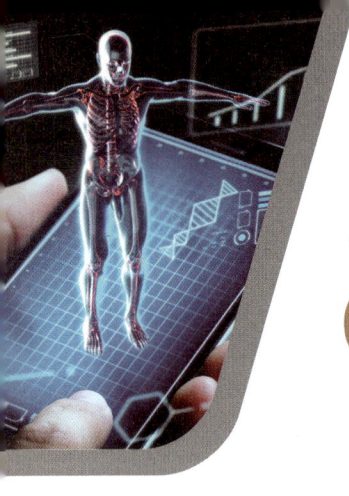

chapter 02 운동과 에너지

우리가 운동을 하면 생리적으로 우리 몸에 여러 가지 변화가 일어난다. 근육이 신경의 지배를 받으며 수축할 때 에너지(ATP)를 소비하는데, ATP(adenosine triphosphate)라고 하는 화학에너지는 우리가 섭취하여 저장한 영양소(지방, 탄수화물)와 산소가 세포내 미토콘드리아에서 만날 때(산화) 만들어진다. 호흡순환계는 이러한 화학 에너지(ATP)를 만드는 데 필요한 영양소와 산소를 운반해 주는 역할을 한다. 우리가 축구를 하면서 뛰거나 달릴 때 에너지를 소비하면서 우리 몸의 근육이나 신경, 호흡 기관, 순환 기관 등에 여러

에너지(ATP)

운동에 필요한 에너지원은 근육에 저장되어 있는 화학 에너지인 ATP이며, 우리는 에너지를 ATP에 저장하였다가 필요에 따라 적절히 이용한다. 즉, 근육에 저장되어 있던 화학 에너지(ATP)가 분해되어 기계 에너지로 바뀌면서 운동을 할 수 있다. 우리 몸의 '에너지의 화폐'라고 할 수 있는 ATP는 신체의 부위에 따라 소비량이 다르다.

기능적 변화가 일어나는데, 이와 같이 운동에 의해 우리 몸에 나타나는 여러 가지 현상을 다루는 학문을 운동생리학이라고 한다. 즉, 근육은 운동을 할 수 있는 힘을 발생시키고, 신경기관은 발생한 힘을 조절하며, 호흡·순환 기관은 운동을 지속할 수 있도록 에너지원을 공급하는데, 인체의 움직임은 이러한 생리적 기능의 상호작용에 의해 일어난다. 따라서 운동을 할 때 일어나는 이러한 생리적 상호작용을 충분히 이해한다면 보다 합리적이고 효과적으로 운동을 할 수 있다.

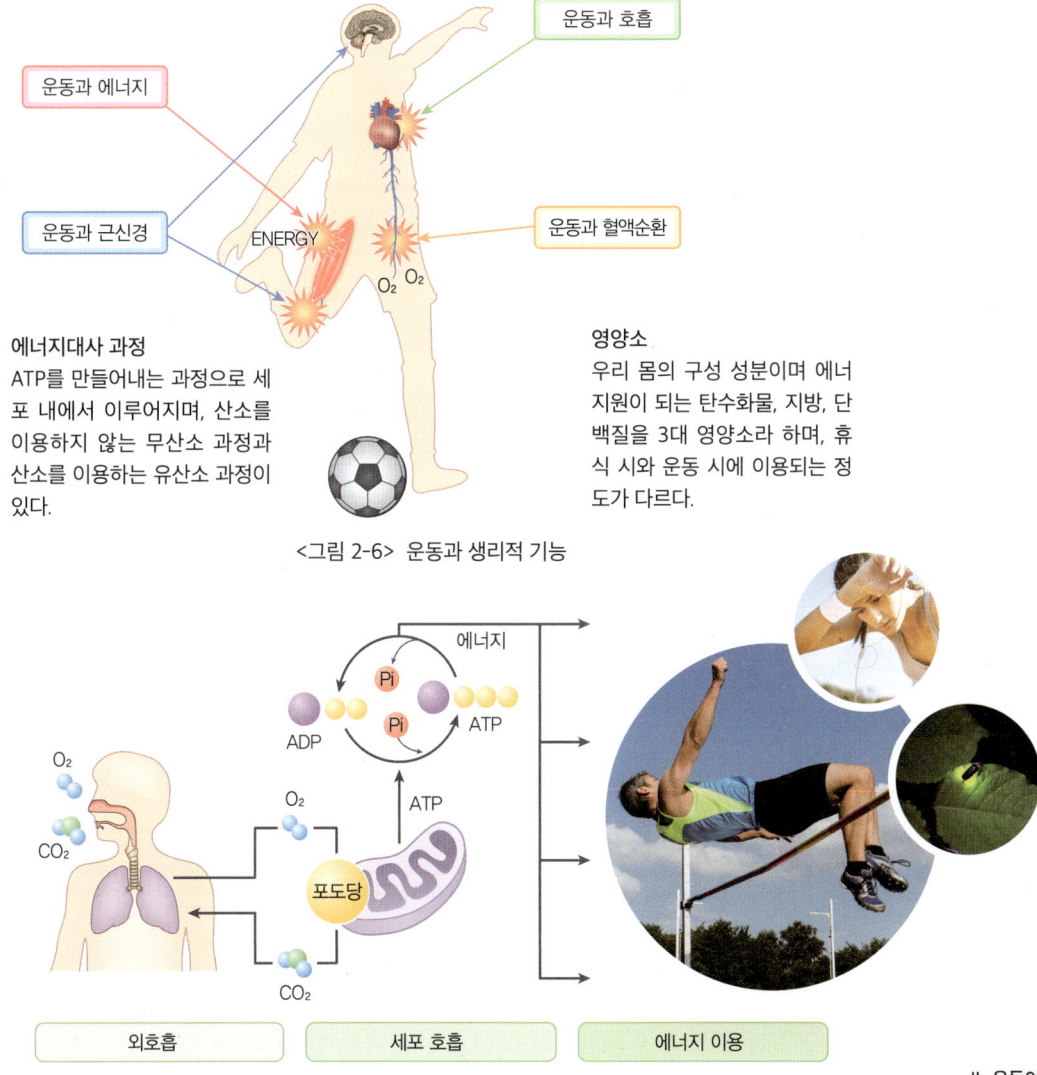

에너지대사 과정
ATP를 만들어내는 과정으로 세포 내에서 이루어지며, 산소를 이용하지 않는 무산소 과정과 산소를 이용하는 유산소 과정이 있다.

영양소
우리 몸의 구성 성분이며 에너지원이 되는 탄수화물, 지방, 단백질을 3대 영양소라 하며, 휴식 시와 운동 시에 이용되는 정도가 다르다.

<그림 2-6> 운동과 생리적 기능

<그림 2-7> 물질대사의 에너지 전환

우리가 100m를 전력으로 달리거나 1,000m를 달리는 동안 우리 몸에는 어떠한 변화가 일어나고 있을까? 우리는 100m를 달린 후나 1,000m를 달리면서 숨이 가빠지고, 심장이 더 빨리 뛰며, 팔다리 근육이 피로해지는 현상을 경험한 적이 있다. 달리기뿐만 아니라 모든 운동은 뼈에 붙어있는 근육이 고무줄처럼 수축하고 이완하여 지속적으로 힘을 발생시킴으로써 가능한데, 근육은 에너지(ATP)를 소비하면서 이러한 힘을 얻는다. 따라서 우리가 운동을 하게 되면 평상시에 비해 근육의 활동이 활발해져 그만큼 에너지(ATP) 소비량이 증가한다. 그러면 우리는 이러한 운동에 필요한 에너지(ATP)를 어떻게 얻는 것일까? 에너지(ATP)를 만들어 내는 과정을 '에너지 대사'라고 하는데, 100m, 던지기, 멀리뛰기와 같은 단시간의 최대 운동 중에는 에너지 대사 없이 근육에 저장되어있는 에너지(ATP)를 바로 이용하기 때문에 숨이 가쁘지 않지만, 100m를 달린 후에 호흡이 빠르고 심장이 빨리 뛰는 이유는 소비된 에너지를 재보충하기 위해서이다. 반면에, 1,000m나 마라톤과 같은 장시간의 운동 중에는 저장되어 있던 에너지(ATP)가 고갈된 이후에 폐와 혈액을 거쳐 세포에 도달한 산소가 우리가 음식을 섭취하여 소화 흡수한 영양소와 결합하여 지속으로 에너지(ATP) 공급이 이루어져야 한다.

이와 같이 운동 시간이나 강도에 따라 에너지(ATP)의 공급과정이 다르며, 특히 산소와 영양소는 에너지(ATP) 생산에 중요한 요소이다. <그림 2-8, 9, 10>에서 보듯이 운동 시간에 따라 대기 중의 산소가 호흡계(기관지, 폐)를 통하여 우리 몸에 들어와 심혈관계(순환계: 심장, 혈관, 혈액)에 의하여 근육세포의 미토콘드리아에 도달하기 전에 저장에너지(ATP)를 이용하여 이루지는 운동을 '무산소성 운동(anaerobic exercise)', 산소가 미토콘드리아에 도달하여 많은 에너지(ATP)를 생성하면서 이루어지는 운동을 '유산소성 운동(aerobic exercise)' 이라고 한다. 또한 운동 초반에 산소 공급이 원활하지 못할 때 갑자기 호흡량이 많아지고 심박수도 급격하게 증가하는 시점이 있는데, 이것을 무산소성 역치 또는 데드 포인트(dead point)라고 하며, 이 지점에서 피로물질인 젖산이 급격하게 쌓여 운동지속을 어렵게 만들기도 한다. 이 지점을 지나 산소 공급이 원활해지면 젖산이 산화되어 편안해지는 시점, 또는 세컨드 윈드(second wind)가 온다. 우리가 다양한 운동을 꾸준히 하면 근육 내에 에너지(ATP) 저장량이 늘어나고 젖산 축적 시점도 늦어져 운동을 더 오래 강하게 할 수 있다.

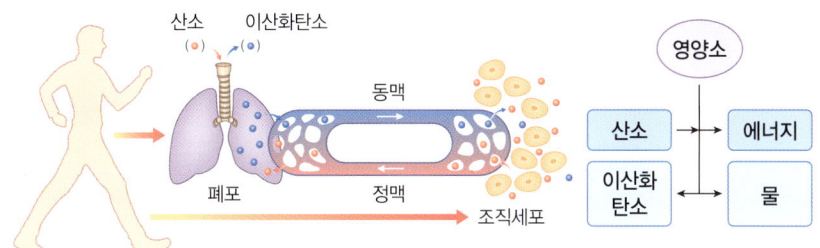

<그림 2-8> 운동 시 우리 몸의 에너지 생성과정

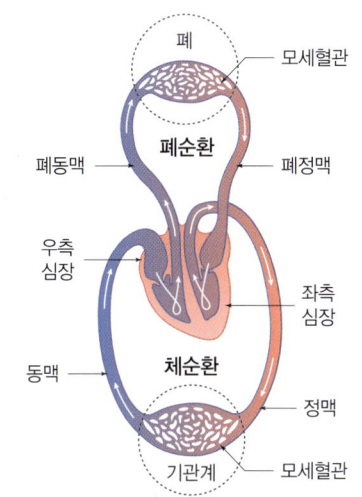

<그림 2-9> 혈액의 순환(체순환, 폐순환)

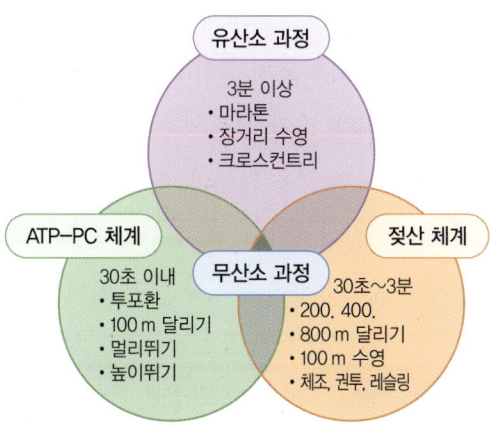

<그림 2-10> 운동 시간에 따른 에너지 동원체계

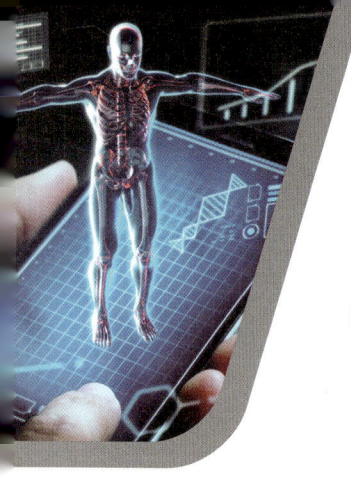

chapter 03 **운동에 대한 생리적 반응**

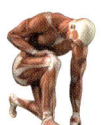 **1 운동과 근육**

우리는 앞에서 근육이 에너지를 소비하면서 수축과 이완이라는 힘을 발생시 킴으로써 운동이 가능하다는 사실을 알았다. 이러한 운동은 신경이 발생한 힘을 어떻게 조절하고, 근육과 신경이 어떻게 상호작용함으로써 가능한 것일까?

우리가 정지해 있는 축구공을 차려고 할 때, 먼저 공이 놓여 있는 상태를 감각 기관을 통하여 받아들인다. 감각 신경은 이 정보를 대뇌로 보내고, 대뇌는 이 정보를 판단해서 동작의 명령을 만든다. 이 명령은 운동신경을 따라 공을 차는 데 동원되는 근육에 전달되며, 근육이 수축해서 팔과 다리가 움직여서 공을 찬다. 이때 하나의 운동신경이 가지를 뻗어 여러 근섬유에 접합하여 신경 전달과 근수축을 일으키는 구조를 운동단위라고 하는데, 우리는 운동단위의 크기에 따라 힘을 조절하여 의식적으로 공을 가까이 또는 멀리 찰 수 있다. 이와 같이 대뇌의 판단에 따라 의식적으로 일어나는 운동을 수의운동이라고 하며, 뜨거운 물을 만졌을 때 재빨리 손을 떼는 것처럼 대뇌의 의식 작용과 무관하게 일어나는 운동이 반사운동이다. 운동을 반복하여 연습하면 동작을 보다 정확하게 할 수 있는데, 이는 반복되는 운동의 정보가 대뇌에 기억되어 신경이 숙달되기 때문이다. 따라서 잘못된 동작은 수정되고 동원되는 근육의 강도를 거의 반사적으로 조절할 수 있도록 연습을 반복하는 것이 중요하다.

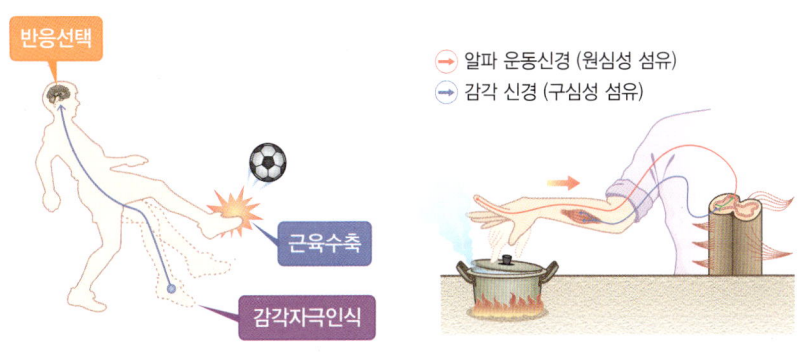

<그림 2-11> 운동에 대한 근신경계의 조절   <그림 2-12> 반사운동

근육은 신체에 부착된 부위에 따라 골격근·내장근·심장근으로 구분되는데, 보통 근육이라고 하면 신체 운동에 직접 관계하는 골격근을 의미한다. 골격근의 구조는 <그림 2-14>와 같다. 골격근은 많은 근원섬유들로 구성되어 있고, 신경 자극이 전달되고 에너지 대사가 이루어지면 근원섬유에서 수축이 이루어진다. 또한 근육은 수축 속도에 따라 속근과 지근으로 분류되기도 한다. 속근은 주로 단거리 달리기나 멀리뛰기 등과 같이 짧은 시간에 행하는 운동에 사용되고, 지근은 오래 달리기 등과 같이 지속적으로 실시하게 되는 운동에 주로 사용하게 된다.

또한 근수축의 종류에는 정적 수축과 동적 수축이 있으며, 정적 수축은 벽 밀기, 철봉에 매달리기, 팔씨름 버티기 등 근육의 길이에는 거의 변화가 없고 장력만 변하는 등척성 수축이다. 동적 수축은 웨이트트레이닝과 같이 관절의 움직임을 통한 수축으로 근육의 길이와 장력이 관절의 각도에 따라 변하는 수축이다.

특징	골격근	심장근	내장근
신체위치	뼈 또는 피부에 부착	심장벽	내장기관의 벽 (기도, 혈관 등)
세포 종류와 형상	원기둥 모양으로 되어 있는 단일구조의 다핵세포이며, 줄무늬가 뚜렷히 보임	가짜사슬 모양의 세포로서 단일 또는 두 개의 핵을 가지며, 줄무늬가 보임	단일의 방추형 구조로 하나의 핵을 가지며, 줄무늬가 없음
결합조직의 구성요소	근외막, 근초, 근내막	근내막은 심장의 섬유질 골격근에 부착되어 있음	없음, 그러나 엔틴과 미오신 필라멘트가 존재하며, 액틴 필라멘트는 치밀히 고정되었음

<그림 2-13> 골격근, 심장근, 내장근의 비교

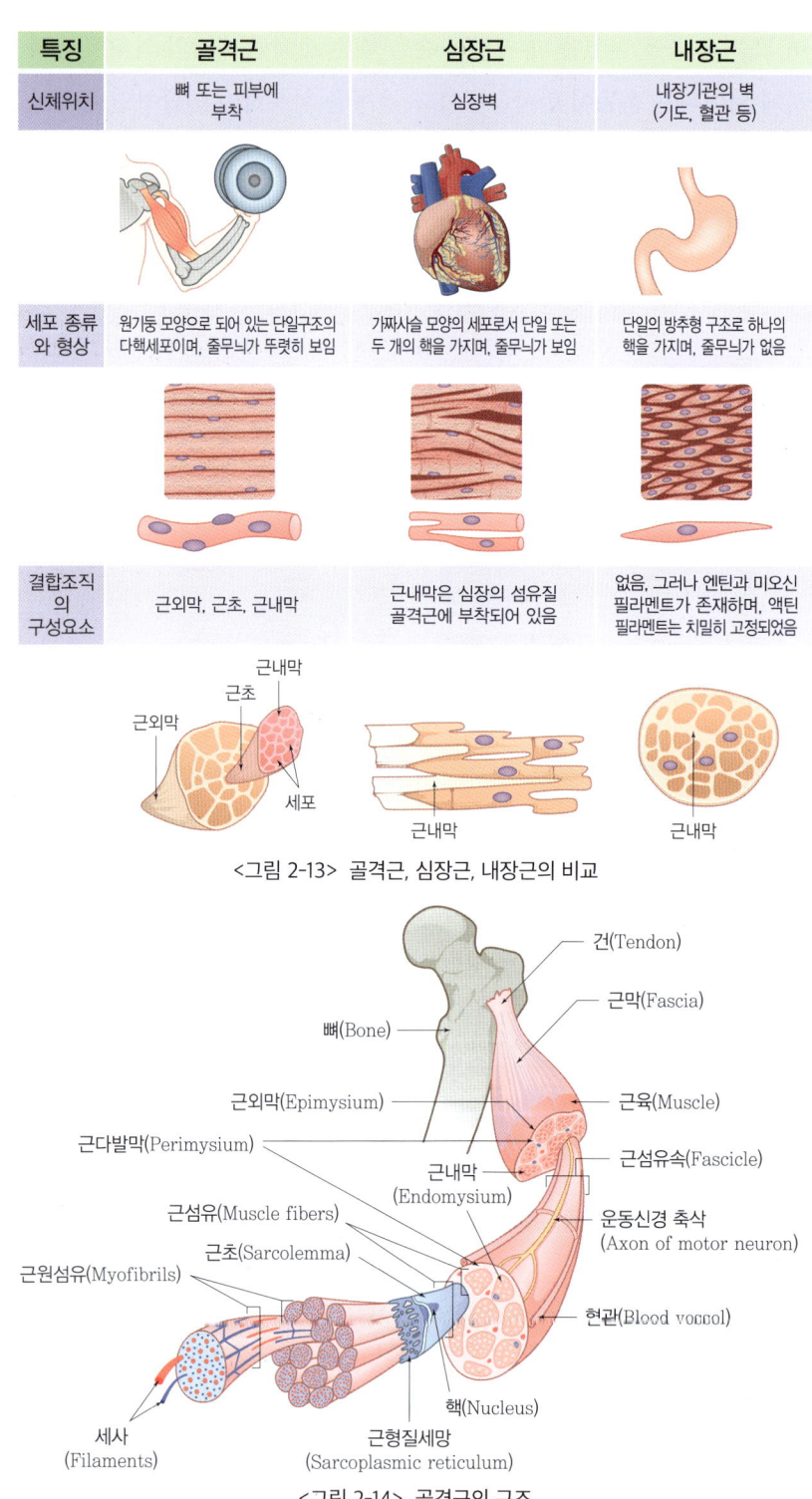

<그림 2-14> 골격근의 구조

우리가 웨이트트레이닝 같은 근력 및 근지구력 운동을 꾸준히 하면 근섬유의 수와 굵기가 증가하여 근육이 비대해지기도 한다.

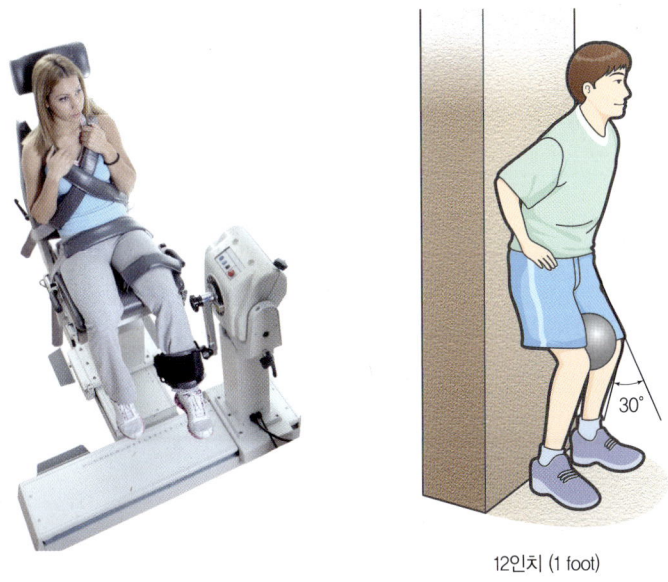

<그림 2-15> 등속성 장비와 등척성 운동

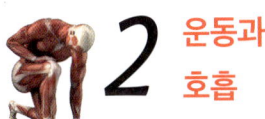 2 운동과 호흡

호흡 기관은 운동에 필요한 산소를 공급해 주는 역할을 하는데, 호흡을 통하여 들이마신 산소는 폐로 들어가 체내에서 발생한 이산화탄소와 교환된다.

오래 달리기를 하게 되면 안정 상태에 있을 때보다 더 많은 에너지가 필요하기 때문에 산소 필요량이 늘어나 호흡이 가빠지는 등 호흡기관의 활동이 빨라진다. 이에 따라 폐에 들어오고 나가는 공기의 양과 실제로 섭취하여 이용하는 산소량이 증가한다.

보통 대학생의 안정 시의 호흡수는 1분에 18~20회 정도이며, 운동 시에는 늘어난 산소량을 보충하기 위하여 호흡수가 30~50회까지 늘어난다. 그리고 1회 호흡량은 400~500㎖ 정도인데, 이를 1분 동안의 호흡수로 곱하면 1분간 폐에 들어왔다가 나간 공기의 양인 분당 환기량이 된다.

환기량은 안정 시에 6~9ℓ 정도가 되고, 운동 시에는 100~180ℓ까지 증가한다. 또한, 흡입한 공기 가운데 실제로 이용할 수 있는 산소량은 사람마다 다르다. 안정 시에는 1분 동안 250㎖ 정도를 섭취하고, 5~10분 정도의 오래달리기는 거의 3~4ℓ 정도를 섭취한다. 이때의 산소섭취 수준을 최대 산소 섭취량이라고 한다.

중학생의 최대 산소 섭취량은 약 1.5ℓ 정도이며, 이 수준은 심폐지구력이 우수한 사람일수록 높아서 심폐지구력을 판단하는 중요한 척도가 된다. 운동을 꾸준히 하면 최대 산소 섭취량이 늘어나 심폐지구력이 향상된다.

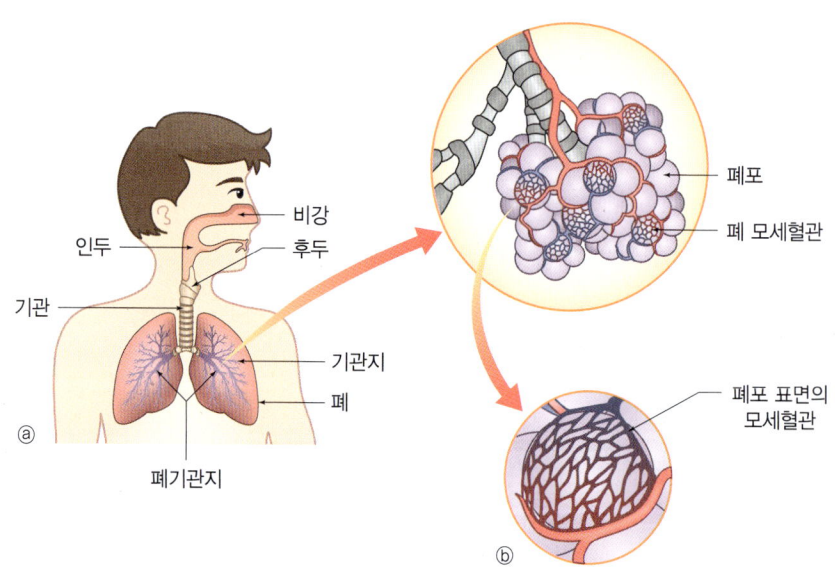

ⓐ 호흡시스템의 해부학적 구조, 호흡기 경로를 나타낸다(즉, 비강, 인두, 기관, 기관지).
ⓑ 폐포의 확대 그림은 모세혈관 내에서 폐포와 정맥혈 사이에서 가스 교환이 이루어지는 곳을 나타낸다.

<그림 2-16>

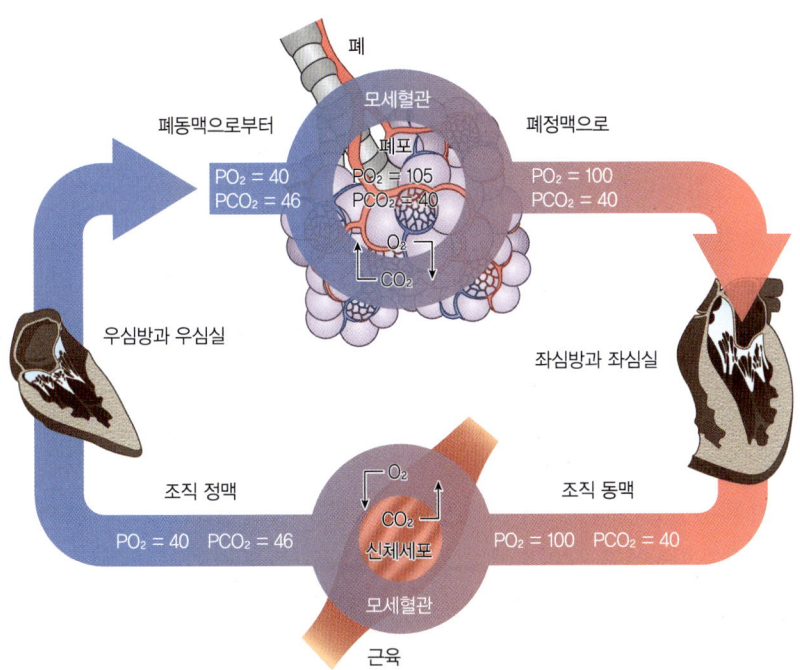

폐에서 가스교환 그리고 모세혈관 혈액과 조직 사이에서 가스교환이 이루어진 상태에서 산소(O_2)와 이산화탄소(CO_2)의 가스분압.
<그림 2-17>

■ 호흡

우리는 필요한 산소를 폐의 폐포에서 공급받아 혈액을 통하여 조직에 전달하고 조직 세포의 대사 과정에서 생성된 이산화탄소를 폐포로 운반하여 공기 중으로 배출한다. 이와 같이 공기 중의 산소를 몸 안으로 받아들이고, 활동을 통해 생성된 이산화탄소를 몸 밖으로 내보내는 신체의 기능을 호흡이라 한다.

■ 분당 환기량

1분 동안 들이쉬거나 내쉰 공기의 양으로 1회 호흡량과 분당 호흡수에 의해 결정된다.

$$분당\ 환기량 = 1회\ 호흡량 \times 분당\ 호흡$$

■ 최대 산소 섭취량

가장 힘든 운동을 할 때 1분 동안에 최대로 섭취할 수 있는 산소의 최대량으로 산소 운반 능력, 심박출량 및 폐환기량 등에 비례하므로 최대 산소 섭취량이 큰 사람은 지구력이 요구되는 운동에 유리하다.

3 운동과 혈액순환

우리가 멈추지 않고 자신의 한계를 극복하면서 1,000m를 달릴 수 있는 이유는 무엇일까?

그것은 우리 몸의 각 조직에 지속적으로 혈액을 통해 충분한 양의 산소를 공급하고 각 조직의 노폐물을 받아서 이를 제거해 주는 순환계의 기능이 있기 때문이다. 이때 심장과 혈관이 산소를 담은 혈액을 근육조직으로 보내는 역할을 한다. 심장은 각각 2개씩의 심방과 심실로 되어있는데, 심방은 혈액을 받아들이고 심실은 내보내는 역할을 한다. 이러한 펌프 적용은 안정 시에 60~80회/분 정도인데 이를 심박수라고 한다. 운동 시의 심박수는 연령과 체력에 따라 다르며, 180~200회/분까지 증가한다. 다시 말해서, 운동을 시작하게 되면 에너지 소비가 증가하면서 많은 산소를 공급하기 위해 혈액순환이 촉진되므로 심박출량이 증가하게 된다. 심박출량은 심박수와 1회 박출량의 곱으로 나타내는데, 안정 시에는 분당 5~6ℓ 정도이지만 운동을 하면 심박수와 1회 박출량이 늘어나면서 25~30ℓ까지 증가한다. 또한 심장의 수축으로 인하여 혈관벽에 생기는 압력을 혈압이라고 하는데, 안정 시의 최고 혈압은 100~120mmHg 정도이며, 최대 강도의 운동 중에는 200mmHg까지 증가한다.

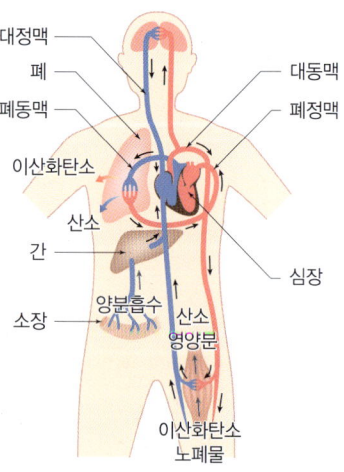

<그림 2-18> 혈액의 이동 경로

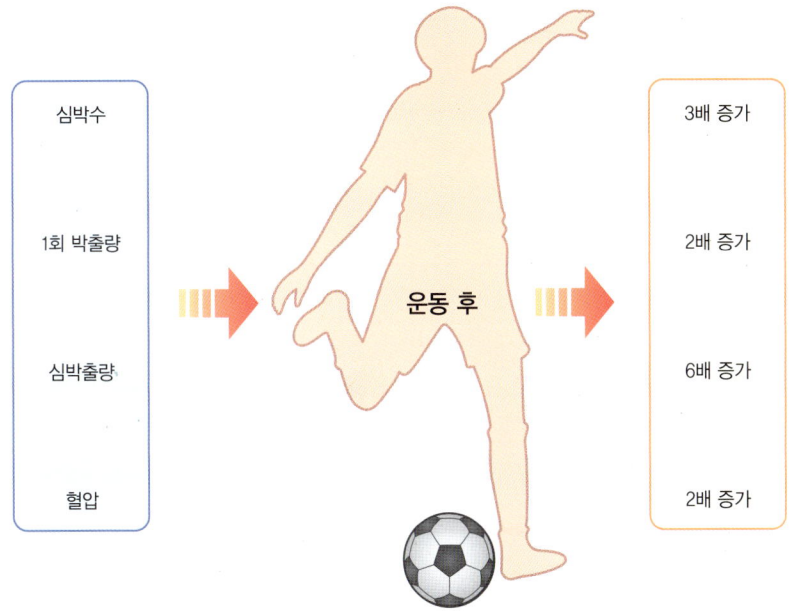

<그림 2-19> 운동 시 심혈관계의 변화

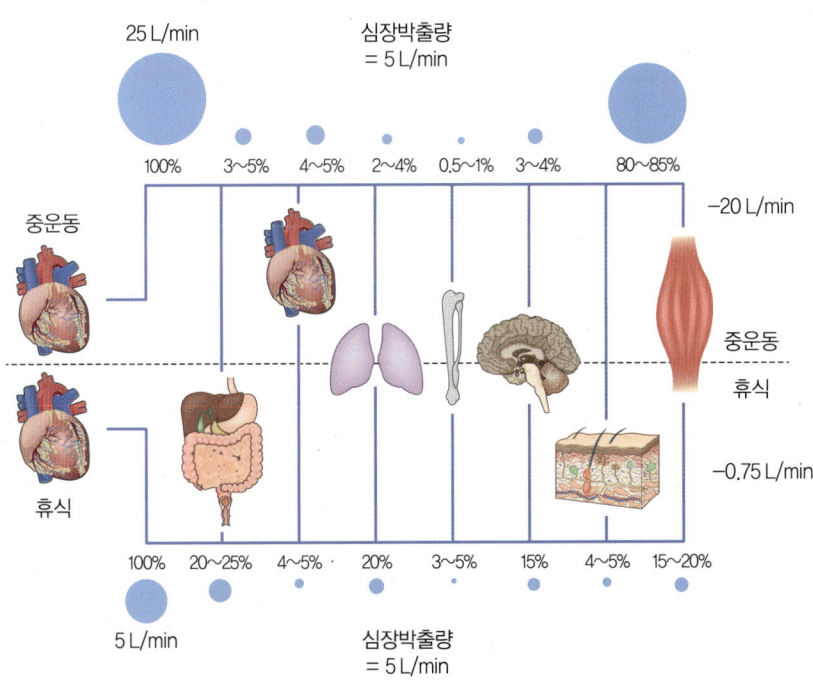

<그림 2-20> 안정 시와 운동 시 기관의 혈류변화

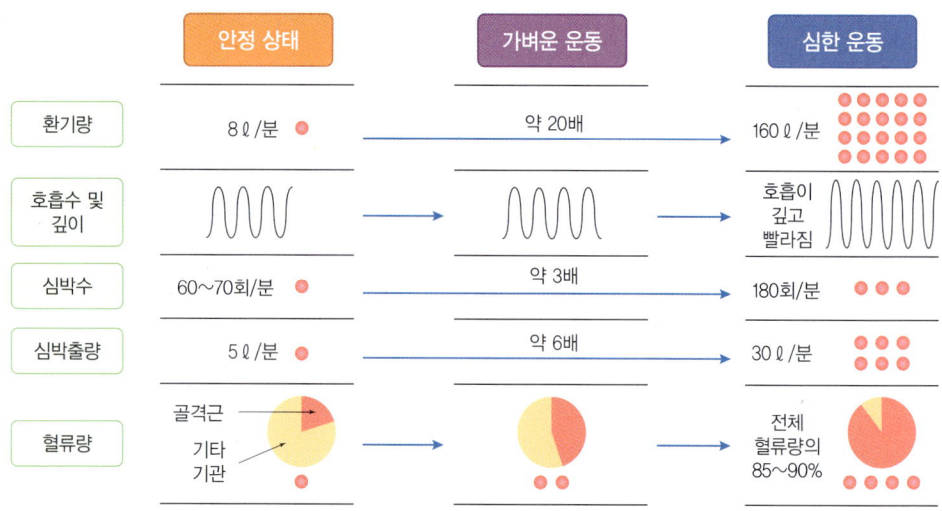

<그림 2-21> 운동에 의한 신체기능의 변화

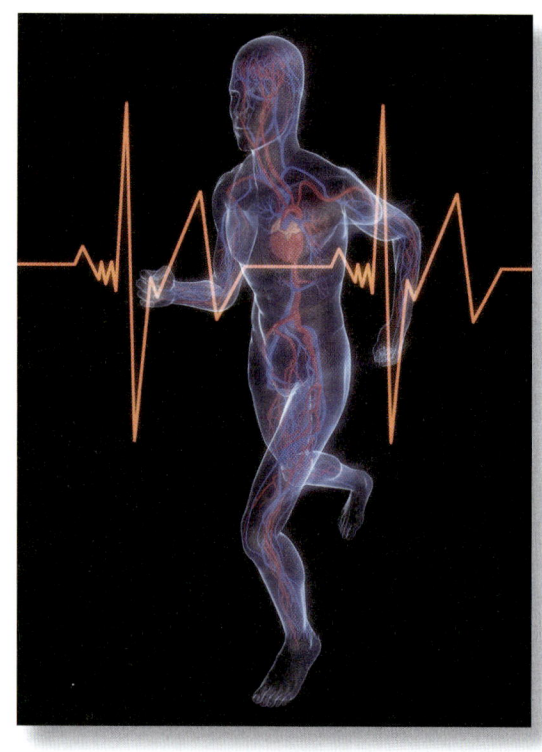

▲ 운동과 혈액순환

■ 혈액의 수송 기능과 구성요소
　① 영양소 운반
　② 산소 운반
　③ 노폐물 운반
　④ 호르몬 운반

■ 심박수 측정
손목과 목의 동맥을 찾아 손가락 끝으로 동맥이 가장 잘 뛰는 곳을 찾아 짚은 다음, 1분 동안 뛰는 수를 센다.

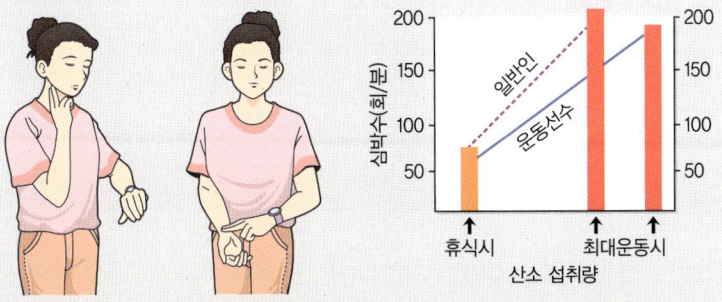

■ 심박출량
좌심실에서 한 번 분출되는 혈액의 양을 1회 박출량이라 하며, 1분 동안 심장에서 혈관으로 뿜어내는 혈액의 양을 심박출량이라 한다.

$$심박출량 = 1회 박출량 \times 심박수$$

■ 혈압
심실이 수축할 때의 압력을 수축기 혈압, 이완할 때의 압력을 이완기 혈압이라고 한다. 이와 같이 혈압이 증가하는 이유는 운동 중 근육으로 보내지는 혈류량이 늘어나기 때문이다. 즉, 신체 활동에 직접 관여하는 골격근에 보다 많은 혈액(전체 혈류량의 85~90%)이 흐르게 하고 신체 활동과 무관한 뇌, 피부, 내장 기관 등의 조직으로 가는 혈류를 줄이기 때문이다.

■ 혈관의 기능
　① 동맥: 혈액을 심장으로부터 모세혈관까지 운반
　② 정맥: 모세혈관에서 심장으로 혈액 운반
　③ 모세혈관: 근육 1㎤당 모세혈관의 수는 약 50만개이고, 모세혈관의 총 길이는 10만 km이고, 혈액과 조직 사이에서의 물질교환

Ⅱ. 운동의 생리학적 기초

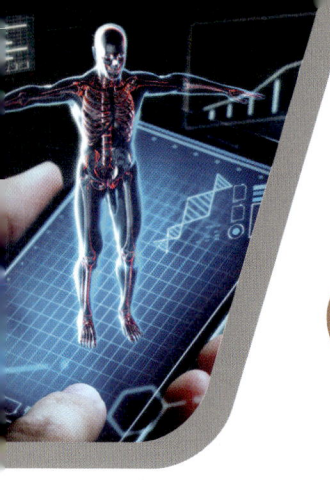

chapter 04 운동의 이점과 위험성

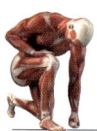

1 규칙적인 신체활동 및 운동의 이점

규칙적인 신체활동 및 운동의 이점은 <표 2-1>에 잘 나타나 있다. 최근의 연구결과들도 건강과 안녕을 유지하기 위해 규칙적인 운동의 중요성을 지속적으로 뒷받침해 주고 있다. 설득력이 있는 실험적 증거는 규칙적인 운동이 다양한 만성적인 병으로의 진행하는 것을 예방해 주는 것을 뒷받침해 주고 있다.

좌업생활자의 사망률의 감소를 가져올 수 있는 신체 활동에 대한 최근 연구는 규칙적인 활동이 수명을 연장시킨다는 가설을 지지한다. 신체활동을 규칙적으로 실천해 나갈 때 일반대중이 얻을 수 있는 건강상의 이점은 현대사회가 좌업성 생활형태의 만연과 또 질병에 미치는 신체활동의 영향을 생각할 때 실로 지대하다. 최근의 연구결과에 의하면 만성질병의 위험을 유의하게 저하시키는 것처럼, 건강에 필요한 운동역치가 이전의 생각보다는 더 낮아지고 있

심혈관계와 호흡계 개선	• 중추와 말초의 각각의 적응에 기인하여 최대 산소 섭취량이 증가한다. • 일정한 절대 최대하 강도에서 심근 산소요구량이 낮아진다. • 일정한 최대하 강도에서 심박수와 혈압이 낮아진다. • 혈액에서 젖산 축적에 대한 운동역치가 연장된다. • 질병증상 출현에 대한 운동역치(예: 협심증)가 연장된다.
관상동맥질환 위험요소 감소	• 고혈압 환자에서 휴식시 수축기와 이완기 혈압이 적절하게 감소한다. • 혈청 HDL콜레스테롤이 증가하고 혈장 내 중성지방이 감소한다. • 체지방이 감소한다. • 인슐린 요구량이 감소하고 글루코스 내성이 향상된다.
사망률과 유병률의 감소	• 1차 예방 낮은 활동 수준과 체력 수준은 관상동맥 질환으로 인해 높은 사망률을 초래한다. • 2차 예방 예방 및 치료 운동의 기능적인 효과를 보여주기 위해 운동과 관련하여 충분한 환자수와 실험기간을 설정한 무선표집 연구가 거의 부재한 실정이다.
다른 이점	• 불안과 우울의 감소 • 잘 지내고 있다는 안녕감 제고 • 작업, 레크리에이션, 스포츠 활동 등에 대한 적응력 증가(체력 증가)

<표 2-1> 규칙적인 신체활동과 운동의 이점

음을 알 수 있다. 활동범주 전반에 걸쳐 신체활동의 수준과 사망 위험 사이의 분명한 역관계가 있다. 그리고 위험측면에서 볼 때 어떤 운동은 전혀 운동을 하지 않는 것보다 좋으며 어느 시점까지는 많이 해주는 것이 좋은 경우가 있다. 그러므로 일반인의 건강을 유지시키고 증진시키는 노력은 모든 사람을 인위적으로 만든 일정수준의 체력 또는 활동수준을 올리기보다는 오히려 보다 많은 사람들로 하여금 운동에 많은 시간을 투자하여 운동할 수 있도록 하는 방향으로 모아져야 한다.

최근, 33개의 글로벌 신체활동, 건강관련 학회 단체 및 기관은 'Designed to Move/A Physical Activity Action Agenda' 프로그램을 발표하였다. 이 프로그램은 비만에 관한 국제 보고서의 자료를 근거로 범 세계적인 수준의 신체활동 옹호지지 실행계획을 제시하기 위해서 추진되었다. 이 프로그램에는 주요 국가별 비신체적 활동의 실태와 추이 전망, 비신체활동 위험성의 생애주기 악순환 구조와 경제적 부담 지출, 인적 자본 개념으로서의 신체활동 이점 모델, 그리고 핵심 실행과제로서 아동들에게 유익한 경험 기회 제공, 일상 생활에서의 통합적 신체 활동 증진 모형을 강조하고 있다. 'Designed to Move/A Physical Activity Action Agenda'에서는 신체활동 이점 연구 500여 편의 결과를 근거로 전문가 집단으로부터 신체활동 이점 모델을 개발하여 신체활동 이점을 인적 자산 모델 개념으로 제안하고 신체활동의 이점을 인지 지적·경제적·신체적·정서적·개인적·사회적 자산 개념으로 도식화하고, 각 영역별로 기대되는 이점의 내용을 아래와 같이 제시하였다.

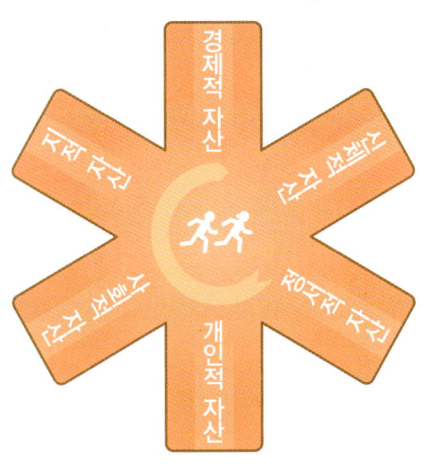

<그림 2-22> 신체활동 이점 모델(ACSM, ICSSPE, NIKE, 2012)

또한 신체활동은 예방적인 건강의 이점을 가져다 주는데, 중간 정도 수준의 신체활동으로 실질적인 건강의 이점을 기대할 수 있다. 중간 정도는 일주일에 500~1000 METs 혹은 MET min으로 정의할 수 있으며, 중강도 신체활동(예: 빠르게 걷기)을 적용하면 약 150~300분에 해당한다. 최근 신체활동 권장량인 주당 150분 중강도 신체활동과 비슷하다. 신체활동은 인종, 민족, 남녀노소, 비만 또는 흡연자들에게도 이점을 주며, 여러 유형의 신체활동 중 유산소성 운동은 이점의 근거가 그 동안 명확히 밝혀져 왔다. 근력 및 근지구력 신체활동도 이점의 효과가 인정되고 있으며, 신체활동량과 전반적인 건강의 이점은 운동량-반응모형으로 잘 설명되고 있다. 즉, 신체활동의 이점은 권장량의

지적 자산
- 교육적 성과↑
- 교육적 목표달성↑
- 문제해결 능력↑
- 자기수행, 통제, 정신적 유연성↑
- 기억력↑
- 학업 성취도↑
- 뇌 기능
- 집중력, 충동억제↑
- 학습능력↑
- 주의력 결핍 및 과잉행동장애(ADHD)↑
- 인지능력감소관리↑

정서적 자산
- 재미, 흥미, 만족↑
- 긍정적 생각↑
- 자존감↑
- 자기 효능감↑
- 신체상↑
- 내적 동기↑
- 정서↑
- 스트레스 →
- 우울증 →
- 불안 →

경제적 자산
- 수입↑
- 직업적 성공↑
- 생산성/직무수행 능력↑
- 사기, 헌신, 이직의사↑
- 의료비용↓
- 결근율↓
- 직무태만↓

개인적 자산
- 신체활동 지식 및 기술↑
- 사회적 기술, 생활 기술, 비인지적 기술↑
- 스포츠맨쉽↑
- 시간관리↑
- 목표 설정↑
- 자주성, 리더쉽↑
- 정직, 통합, 존중, 책임↑
- 열정, 내재적 동기↑
- 이행의지, 자기 훈련, 자기통제, 인내↑
- 자기주장(적극성), 용기↑

신체적 자산
- 일반적 운동기술↑
- 기능적 체력, 신체적 외모↑
- 심폐계 체력↑
- 근력↑
- 신체구성, 체지방률↑
- 지질 성분↑
- 골 건강, 골다공증↑
- 연골 건강↑
- 산모 및 영아건강↑
- 재활 및 회복↑
- 대사증후군, 2형 당뇨 →
- 전반적인 사망률 →
- 심폐질환 →
- 관상동맥, 심장질환 →
- 고혈압 →
- 심장마비 →
- 결장 및 유방암 →
- 폐, 자궁, 난소암 →
- 낙상↓
- 흡연↓
- 조기임신↓
- 마약복용↓
- 중독↓
- 자살↓

사회적 자산
- 사회적 규범↑
- 네트워크, 긍정적 관계↑
- 사회적 지위, 사회적 이행의지↑
- 사회 통합및 인정↑
- 시민참여↑
- 장애인에 대한 평등↑
- 범죄, 미성년 범죄, 폭력 조직 가담 감소
- 지역사회 단결↑
- 평화, 이해, 회복↑
- 차별 중재↑
- 안전, 지원↑

↑: 개선 및 향상효과 ↓: 감소효과 →: 예방 및 치료효과

<그림 2-23> 신체활동의 6가지 자산별 개선 및 향상효과

수준과 단계에 따라 다르게 나타난다는 것이다(표 2-2). 아울러 규칙적인 신체활동은 신체건강뿐 아니라 정서적·인지적 건강은 물론 혈중지질, 근긴장, 혈

II. 운동의 생리학적 기초

압, 불안감소 등에 즉각적 효과가 있는 것으로 나타났다. 그러나 대부분의 정서적 인지적 건강 이점은 장기간 규칙적인 신체활동을 통해 나타난다.

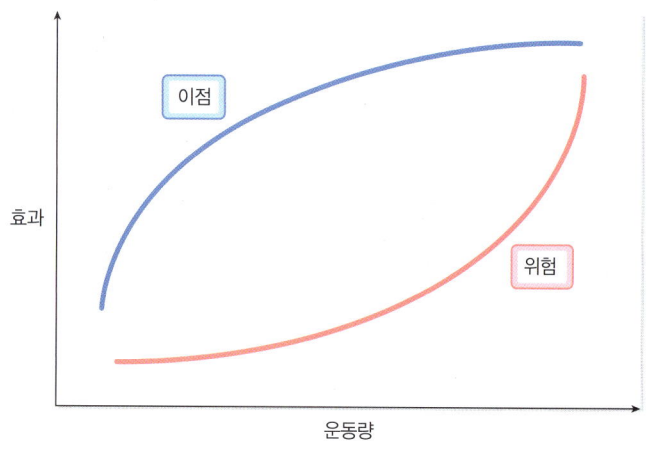

<그림 2-24> 신체활동량과 반응모형

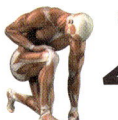

2 신체활동 및 운동의 위험성

　신체활동의 수행으로 얻어지는 건강상의 이점과 함께 위험성도 공존한다. 일반적으로 신체활동으로 인한 건강 이점이 위험성보다 크기 때문에 권장하는 것이다. 따라서 적절한 위험관리와 예방을 통해 신체활동의 순수한 건강 이점을 높이는 것이 중요하다. 신체활동의 위험성은 크게 근골격계 부상, 심장마비, 월경불순, 상기도 감염증 등이 있다. 근 골격계 부상은 가장 빈번하고 중요한 위험요인이지만, 대부분 정도가 경미하며 관리와 조절이 가능하다. 과다 사용에 의한 부상과 외상 등이 이에 해당한다.

　또한 규칙적인 신체활동은 심장마비 등 생활을 위협하는 심혈관계의 위험을 감소시키는 것으로 보고되고 있으나, 건강한 성인에 의한 운동 연구에 의하면 396,000명의 남자 중 조깅시간당 1명의 사망률과 187,500명 중 운동 시간당 1명의 급성 사망률이 보고되고 있다. 조깅하는 중에 심장마비가 일어나는 비율은 매 180,000명의 건강한 남자에게 있어서 연간 약 1건으로 보고되고 습관적인 신체활동의 수준이 높을수록 더 낮은 것으로 나타났다. 격렬한 운동 시 심장마비로 사망할 위험률은 꾸준한 신체활동을 통하여 낮아질 수 있다. 즉, 심장마비는 평소 심장질환이 있는 사람은 특히 고강도 신체활동 중 심장마비의 위험이 있지만, 그 발생빈도는 극히 낮다. 일반적으로 신체활동은 심장마비의 위험을 낮추는 효과가 있으며, 신체활동을 많이 하는 사람은 그렇지 않은 사람보다 심장마비 위험에 걸릴 위험이 낮다.

운동 중 심혈관 합병증의 중요한 원인은 관상동맥질환(coronary artery disease; CAD)이다. 격렬한 운동 중에 죽은 대다수 사람은 하나 혹은 하나 이상의 관상동맥 질환의 위험 요소를 가지고 있다고 보고되고 있다. 심장재활프로그램에 포함되어진 환자에 있어서 112,000명의 환자 중-시간당 1명 비율로 증상이 발생하고, 3,000,000명의 환자 중-시간당 1명의 비율로 심근경색이 나타나며, 운동 중 790,000명의 환자 중 시간당 1명의 비율로 사망한다고 보고되고 있다.

신체활동 수준이 높은 경우 월경불순이나 무월경을 경험할 수 있지만, 체중을 증가시키고 신체활동 수준을 낮춤으로써 회복할 수 있다. 상기도 감염증은 마라톤과 같은 매우 높은 수준의 신체활동 참여자에게 나타나며, 신체활동 중 일반적인 상해로서 공중보건학적 평가는 확실하지 않지만, 매우 높은 수준의 신체활동 참여자가 매우 드물고 또한 상기도 감염증으로 인한 영구적인 이환(permanent morbidity)도 흔하지 않다.

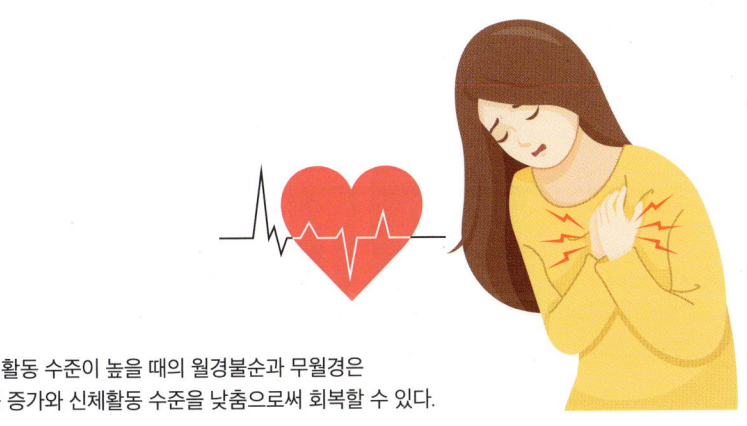

▶ 신체활동 수준이 높을 때의 월경불순과 무월경은 체중 증가와 신체활동 수준을 낮춤으로써 회복할 수 있다.

Section II. 운동의 생리학적 기초   워크시트

● 신체의 명칭 알아보기 ●

1. 다음의 실선으로 표시된 인체 근육의 명칭을 각각 알아봅시다.

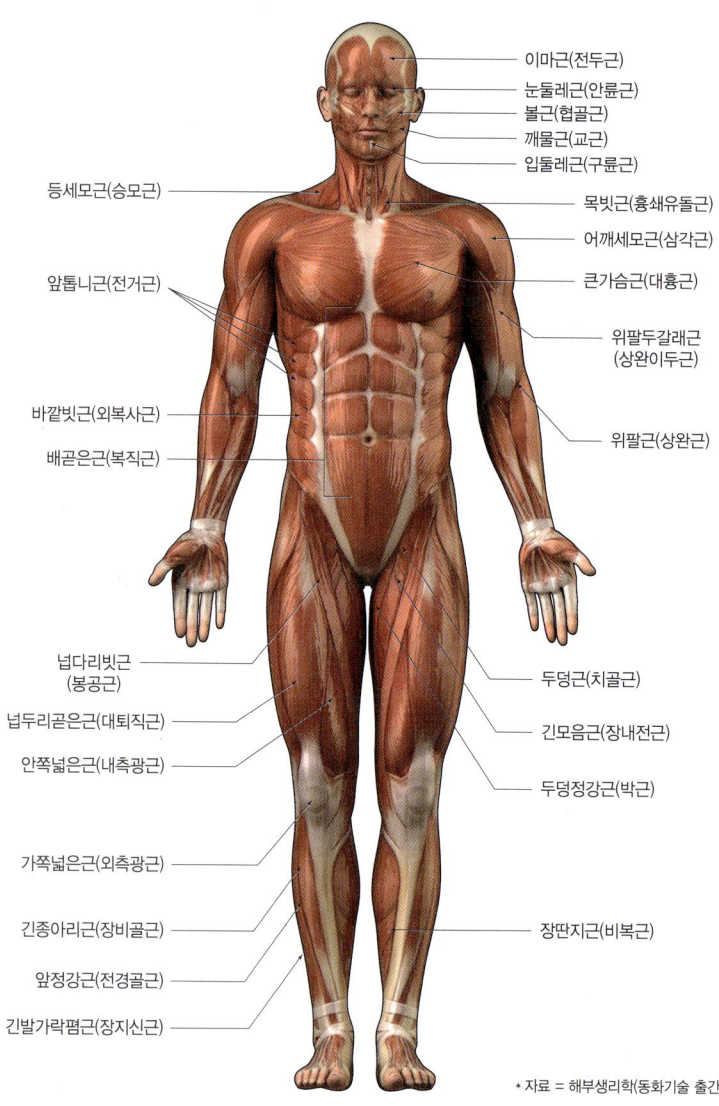

* 자료 = 해부생리학(동화기술 출간)

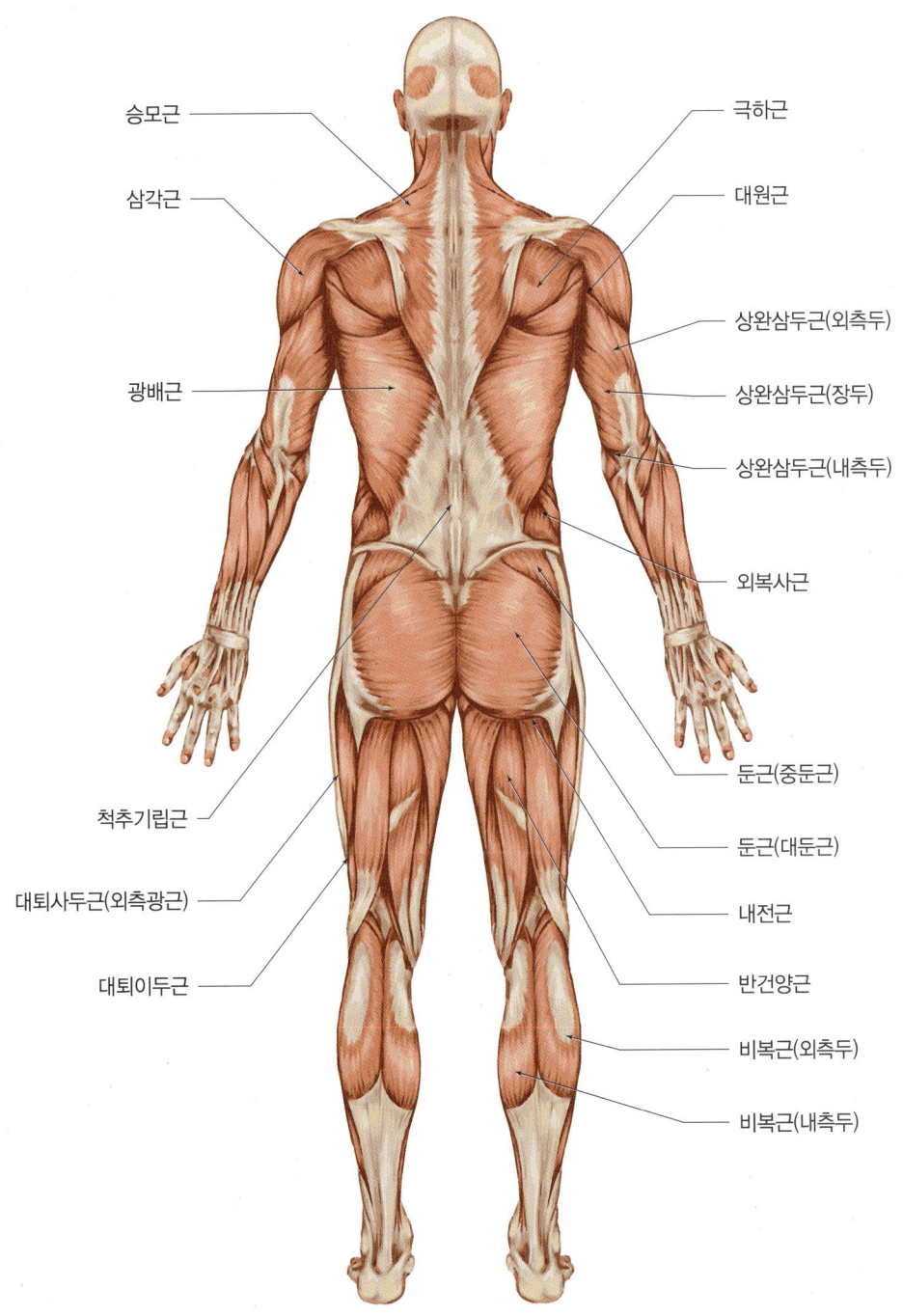

2. 다음의 실선으로 표시된 인체 골격의 명칭을 각각 알아봅시다.

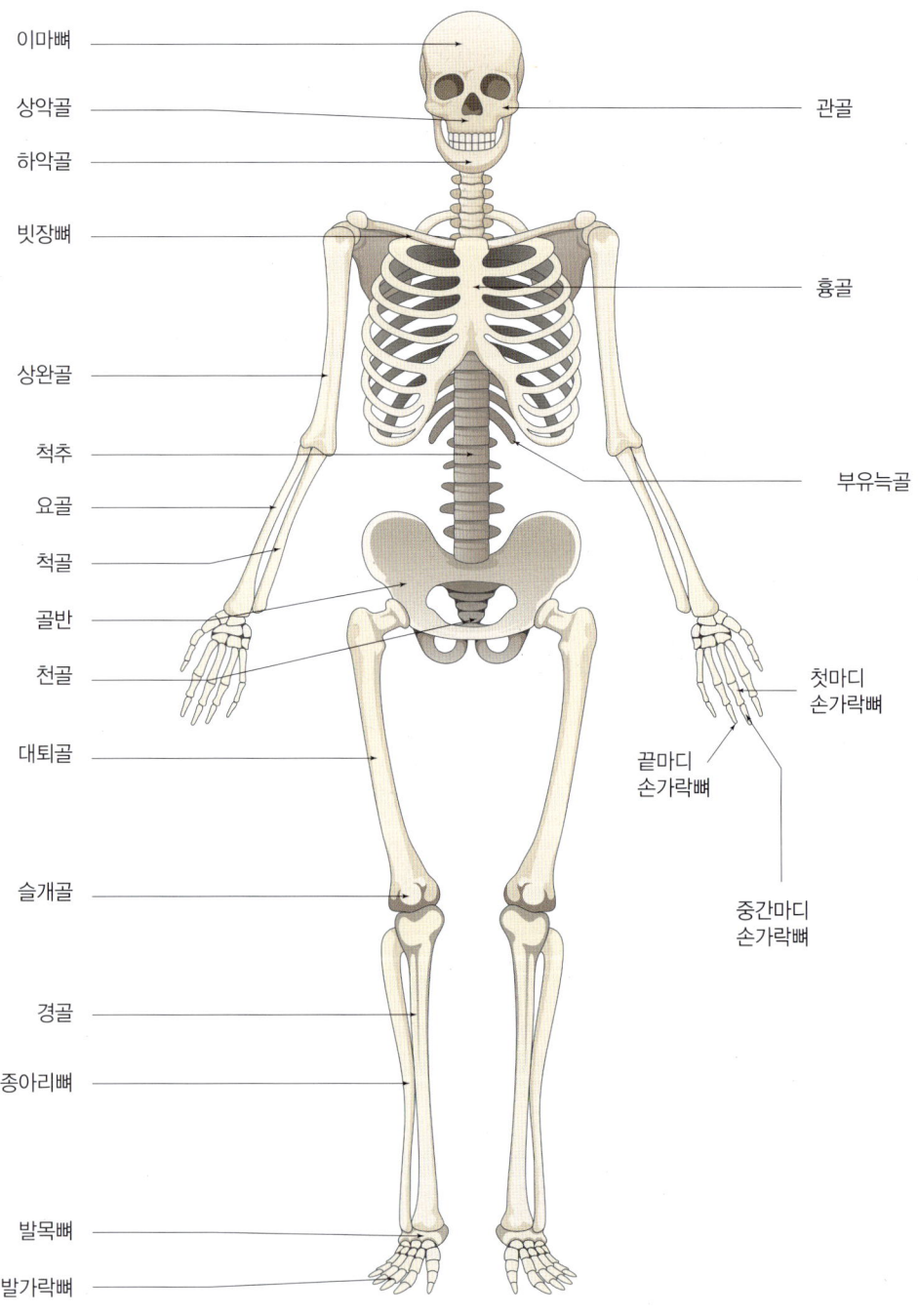

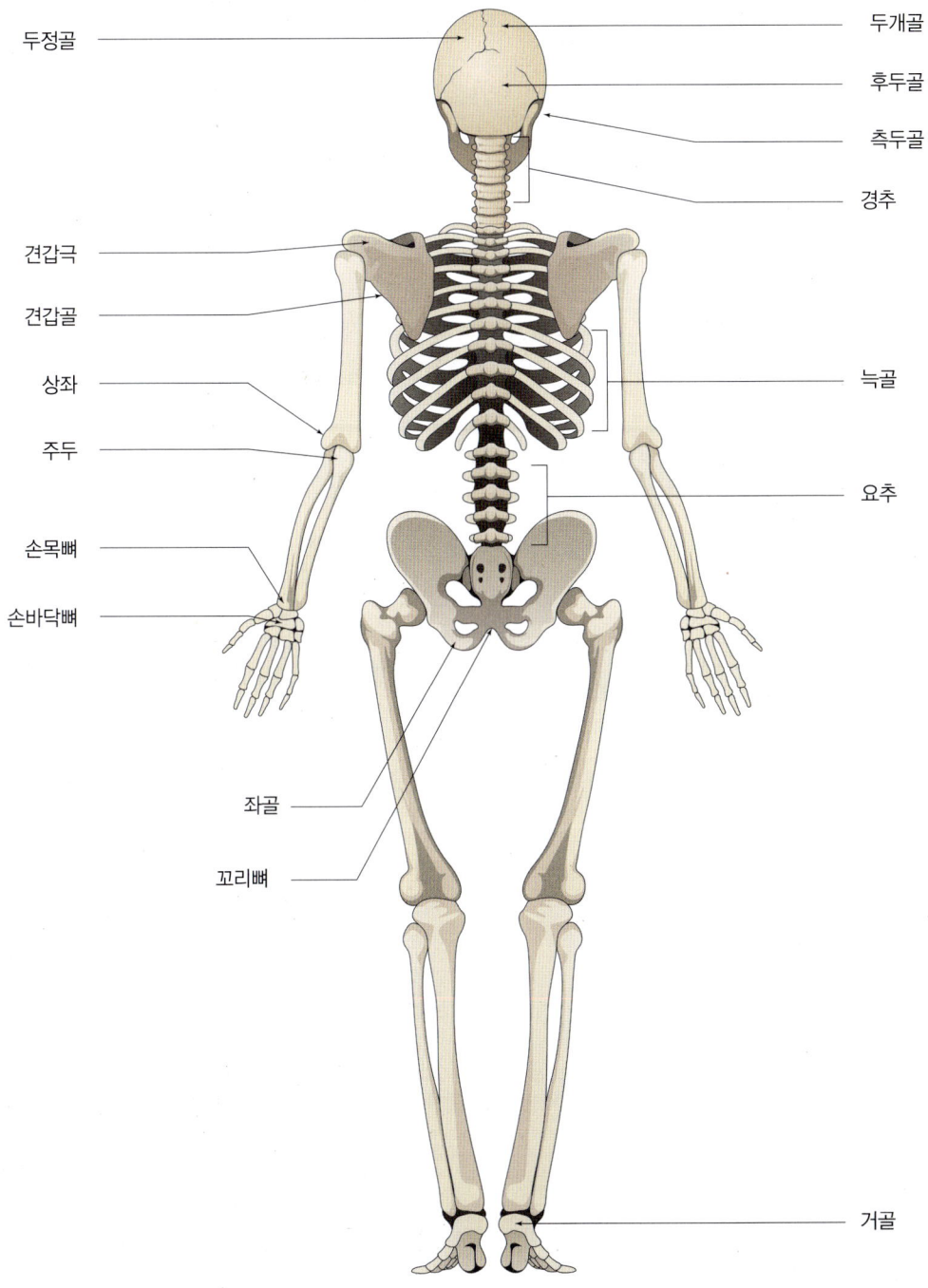

3. 다음의 실선으로 표시된 인체 심장의 명칭을 각각 알아봅시다.

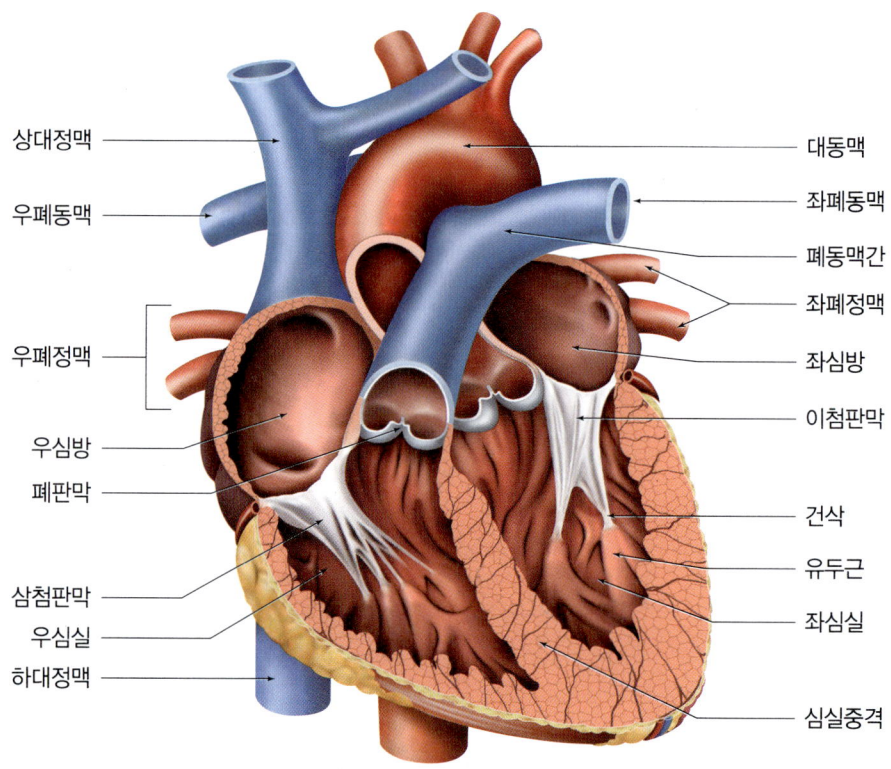

참고문헌

- 곽이섭, 곽효범, 김창선, 박정준, 백성수, 서동일, 송욱, 이원준, 장혁기, 조준용(2015). 캐치 운동생리학, 서울: 라이프사이언스
- 강형숙·김기진·김훈·노성규·박상갑·변재종·서상훈·서정훈·이재문·장재훈(2008). 운동과 웰니스. 서울: 한미의학.
- 강희성·김기진·김태운·김형묵·장경태·전종귀(2011). 운동과 스포츠생리학. 서울: (주)대한미디어.
- 대한운동사회(2007). 운동생리학. 서울: 한미의학.
- 위승두(2008). 핵심 운동생리학. 서울: 도서출판 대경북스.
- 이명천·김기진·김미혜·김영수·박현·이대택·조정호·차광석(2008). 건강, 체력, 스포츠를 위한 운동영양학. 서울: 라이프사이언스.
- 이영돈·이수완·백은주(2007). 해부생리학(우리몸의 이해). 서울: 라이프사이언스.
- 정성태·김광회·김현수·남상남·박계순·여남회·옥정석·이복환·전태원(2007). 운동생리학. 서울: 형설출판사.
- 정성태·최대혁·최희남·전태원(2008). 파워 운동생리학. 서울: 라이프사이언스.
- 한국운동생리학회(2014). 운동생리학 제2판, 서울: 한미의학

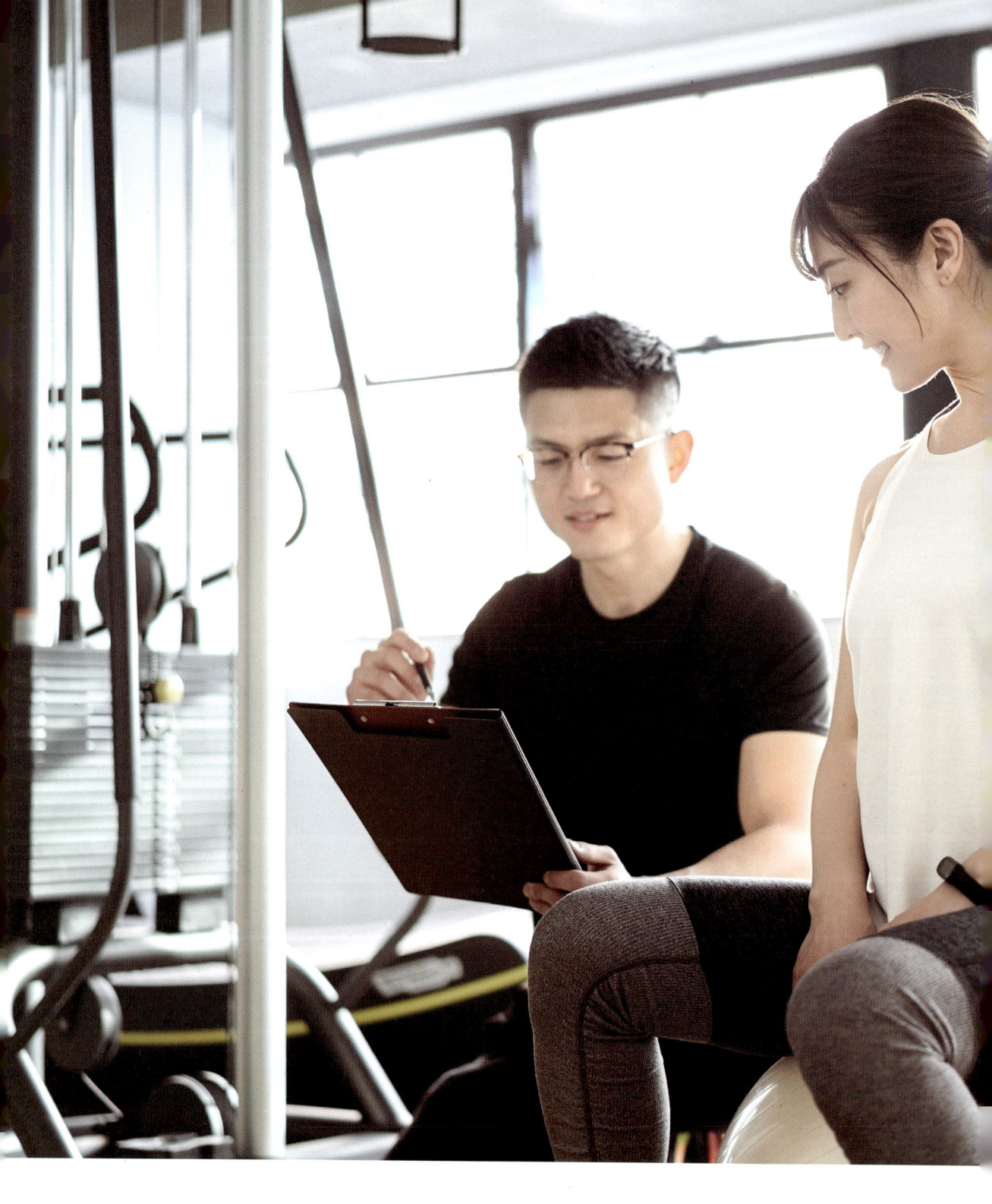

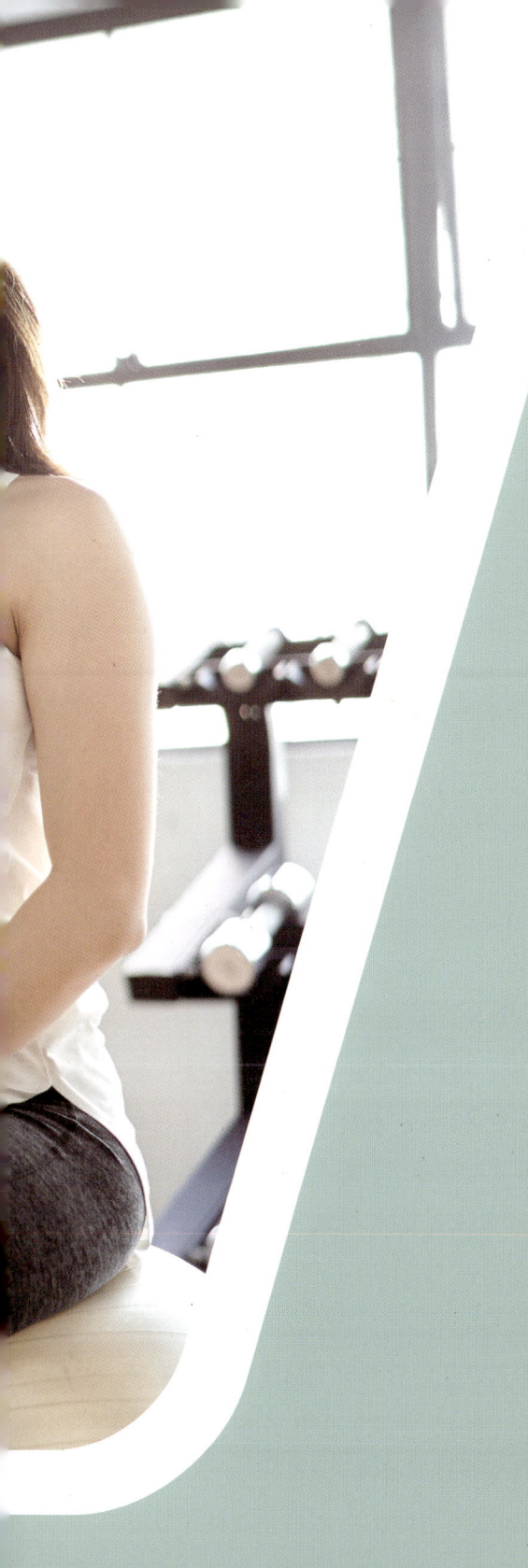

Section 3

운동처방을 통한 체력육성

chapter 01	건강인을 위한 운동처방
chapter 02	체력 요소별 운동 프로그램
chapter 03	ACSM Fitness Trends

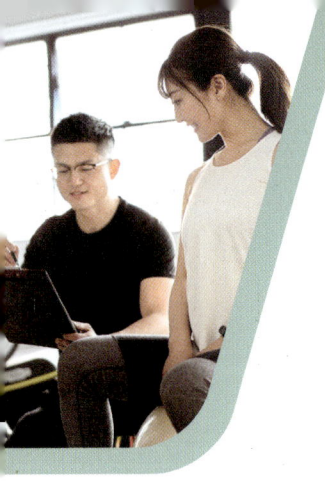

chapter
01
건강인을 위한 운동처방

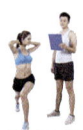

1 운동처방 필요성

1) 현대인의 건강

현대인은 향후 생존할 것으로 기대되는 평균 생존연수, 즉 기대수명이 늘어나 80세를 넘어선 지 오래다. 하지만 현대인들은 심각한 질병에 걸린 채로 단지 오래 사는 것보다 평생 질병 없이 건강하게 살기를 원한다. 역설적이지만 현대인들은 하루 대부분을 앉아서 생활하고 있다. 학교, 회사에서 앉아서 강의를 듣거나 업무를 보며 집에 돌아가서는 컴퓨터나 TV 앞에 앉거나 반쯤 누워 휴식을 취한다.

이렇게 현대인들은 건강한 삶을 원하지만 편안한 생활 습관에 길들여져 거북목 증후군이나, 허리 디스크와 같은 자세나 근골격계 질환, 심혈관계 질환이나 대사질환 등 건강에 심각한 문제가 발생될 것이다.

우리 몸은 자극에 의해 환경에 적응하도록 변화할 수 있는 가소성이 있으며, 이는 적절한 자극이 주어졌을 경우 건강한 몸 상태를 유지하고 발달시킬 수 있음을 의미한다.

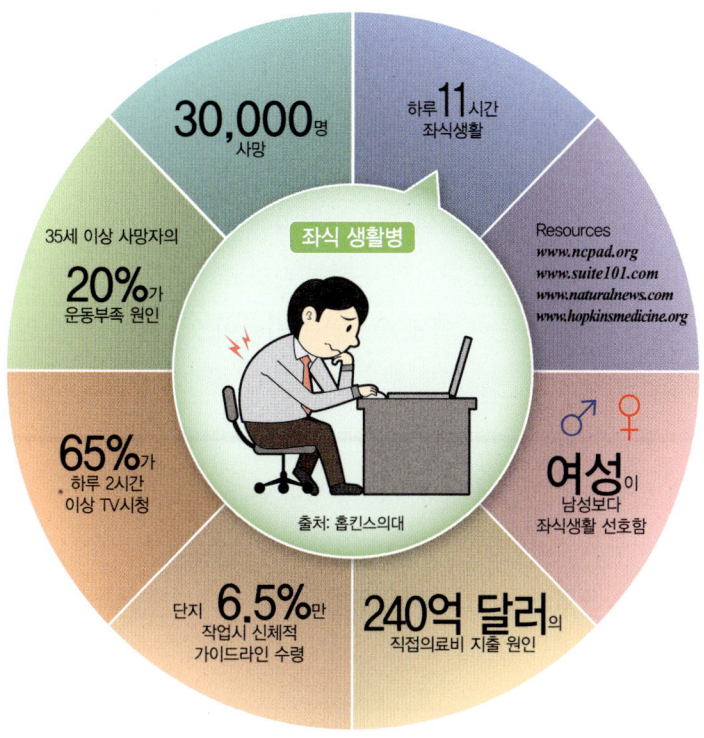

<그림 3-1> 좌식생활에 관한 통계 (미국)

본 장에서는 이러한 현대인의 건강에 관련한 수요를 충족시켜주기 위해 개인의 건강상태와 체력수준에 적합한 운동을 과학적 측정평가를 통해 운동처방을 받고, 올바르고 규칙적인 운동을 위한 트레이닝 방법론에 대하여 학습해보고자 한다.

2) 운동처방의 개념

운동처방이란 일반적으로 특정 목적을 위해 설계된 체력 관련 활동을 계획하는 것이다. 즉, 체력증진 및 건강 회복과 재활 등을 위해 개인에게 알맞은 운동 방법을 질적인, 그리고 양적인 면에서 제시하는 것을 말한다.

병원에서 환자의 질병을 진단하고 이에 따라 수술적, 비수술적 처치를 받게 되는데, 이때 의사가 치료를 위한 조치 내용이 처방된다. 운동처방은 비수술적 방법으로 수술적 치료나 약리적 처방 없이도 운동을 통하여 인체의 질환을 치료목적으로 행하는 행위라고 정의할 수 있다.

그러면 운동이 만병통치약일까? 아무리 좋은 약이라도 과다복용하면 오히려 몸에 해가 되듯이 운동은 여러 가지 조건을 고려하여 과학적으로 처방될 때 안전하며 효과를 극대화할 수 있다. 좋은 약도 모든 사람에게 다 똑같이 적용되는 것이 아니다. 우울증 약의 경우 환자의 40~50%에게만 효과가 있으며, 암 치료에 쓰이는 항암제도 환자의 특성에 따라 효과 여부가 결정된다. 같은 운동을 해도 그 효과가 눈에 띄게 향상되는 사람이 있지만 그렇지 않은 예도 있다.

이처럼 무슨 목적으로 어떤 사람에게 얼마만큼 어떤 종류의 운동을 하는가는 체력과 건강을 유의하게 향상하는 데 중요한 요인이 된다. 최근 유전자 검사 방법이 보편화되고 가격이 저렴해지면서 유전자 정보를 통해 운동 능력, 부상 가능성, 회복력 등을 기초로한 운동 처방의 필요성이 대두되고 있다.

근력 vs. 지구력

골격근에 관여하는 유전자 'ACTN3'의 단일염기다형성(SNP)의 경우 유럽과 아시아인이 XX형인 경우는 절반 이상이지만, 우사인 볼트를 보유한 자그마한 섬나라 자마이카의 경우 25% 정도만 XX형으로 나타났다. 나머지 75%는 RR형 혹은 RX형으로 단거리에 유리한 유전형을 갖고 있었다.

심폐능력 관련 지구력 유전자의 발견

핀란드 헬싱키대 연구진은 크로스컨트리 스키 종목에서 메달 7개를 획득한 선수 에로 멘티란타에서 특별한 유전자 변이를 발견해 1993년 미국국립과학원회보(PNAS)에 발표했다. 멘티란타는 '에포(EPOR)'라는 유전자에 생긴 변이 덕분에 적혈구 수가 일반인보다 많아 체내 산소 운반 능력이 25~50% 높은 것으로 드러났다.

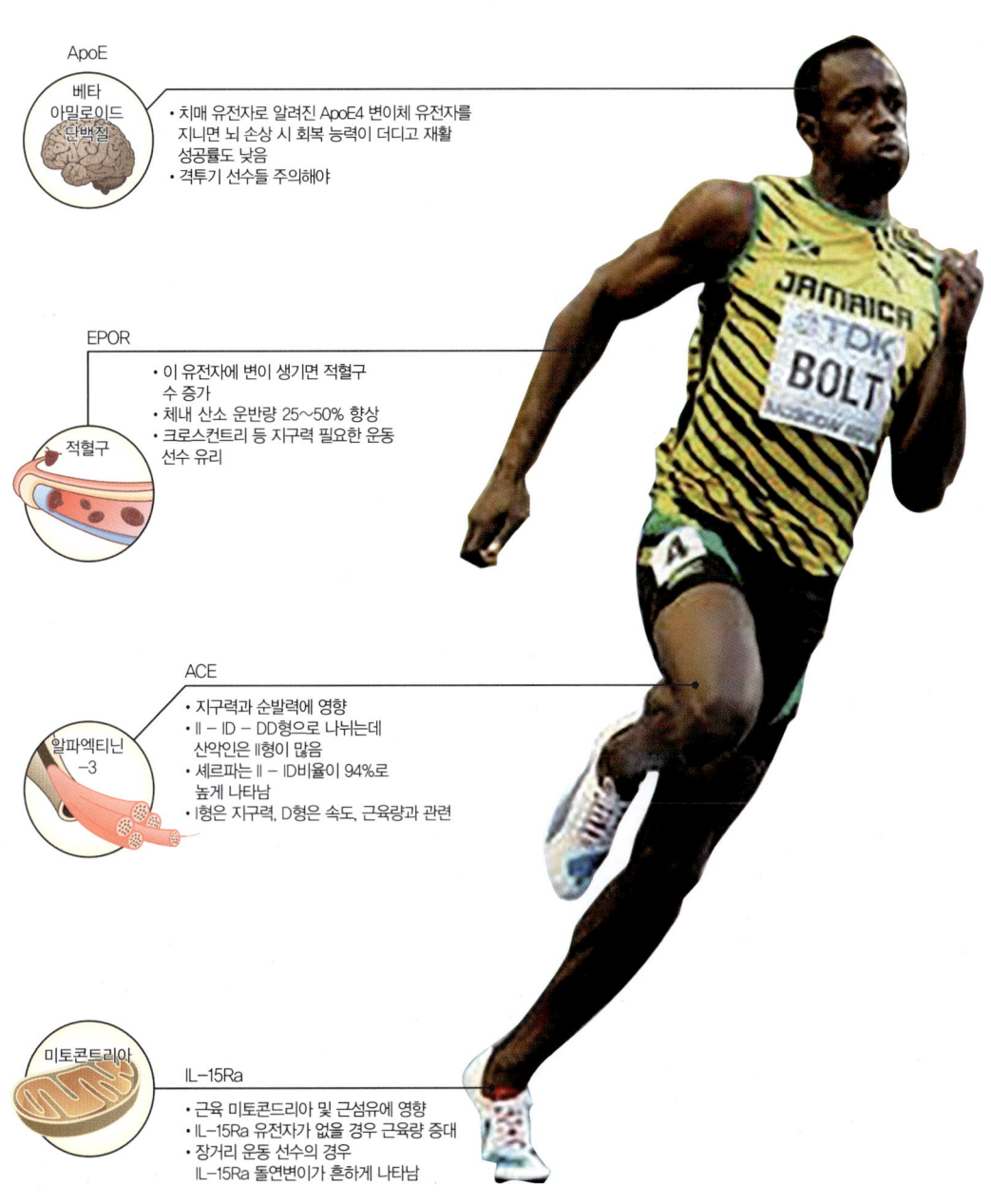

<그림 3-2> 우사인볼트 유전형 분석

Ⅲ. 운동처방을 통한 체력육성

2 일반인을 위한 운동처방 프로그램 설계

 알맞은 운동처방을 통해 우리는 앞서 배운 건강체력과 운동체력을 증진시킬 수 있다.

 운동처방에 참여하는 사람들은 원하는 효과를 얻는 것도 중요하지만, 안전을 함께 보장 받을 수 있도록 과학적 원리에 입각한 지침을 받아야 하므로 다음과 같은 운동처방의 원리를 따라야 한다.

 가장 기본적인 것은 몸은 자극에 반응하여 변화할 수 있다는 것이다. 내분비학 박사인 한스 셀리에*는 이러한 스트레스 현상을 발견한 과학자로 '일반적응증후군(General Adaptation Syndrome; GAS) 이론을 정립하였다.

1) 운동처방의 원리

① 과부하의 원리

 과부하(over-load)의 원리는 일상생활 중에 받는 부하 자극보다 강한 물리적 운동 자극을 주어야 운동의 효과를 얻을 수 있다는 것이다. 약한 자극은 다만 생리적 작용을 일으키게 할 뿐이며, 중간 정도의 자극은 생리적 작용을 촉진하고 강한 자극은 오히려 생리적 작용을 억제하며, 너무 강한 자극은 생리적 작용을 정지시키게 된다. 따라서 훈련에서 과부하란 생리적 작용을 촉진하는 중간 정도의 자극이나 이를 약간 초과하는 수준을 의미한다.

② 점진성의 원리

 점진성의 원리는 운동 기간에 운동 부하를 점증시켜감과 동시에 훈련의 양도 점진적으로 늘려가며 훈련의 과제 또는 운동방식을 점차 복잡한 것으로 변화시켜 나간다는 것이다. 이 원리는 신체의 모든 기관의 발달과 세통의 변화, 그리고 기능의 발달은 훈련으로 서서히 이루어지며, 급격한 운동의 양과 질의 향상은 오히려 역효과를 초래할 수 있다는 생리학적 이론에 근거를 둔 것이다. 운동 부하의 점증은 주기를 가지고 계단식으로 이루어져야 한다. 즉, 일

*한스 셀리에 박사와 일반적응증후군(GAS)

1934년 캐나다 맥길대에서 내분비학을 연구하던 한스 셀리에 박사는 동물의 난소에서 분리된 물질의 역할을 규명해보고자 했다. 그는 그 물질이 새로운 호르몬이라는 가설을 세우고 매일 이 물질을 쥐에게 주사하며 변화를 관찰했다. 그 결과 흥미로운 사실이 밝혀졌다. 쥐들의 부신(신장 바로 위에 붙어 있는 분비샘)이 커졌고 면역 조직은 위축된 데다 위에는 궤양이 생겼던 것이다. 자신이 새로운 여성 호르몬(난소 추출물이었으므로)을 발견했다고 생각한 셀리에 교수는 본격적인 실험에 들어갔다. 추출물 대신 식염수를 주사한 대조군 실험을 병행해 난소 추출물이 정말 이런 변화를 일으킨다는 걸 증명하는 과정이었다.

그러나 소금물(saline)을 맞은 대조군인 쥐들도 비슷한 증상을 보였다. 결국 두 집단이 공통으로 경험한 사실에 착안했고 그것이 쥐가 경험한 스트레스였다. 이를 증명하기 위해 한겨울에 쥐들을 연구소 건물 지붕 위에 올려놓기도 하고 못 견디게 더운 보일러실에 두기도 했다. 또 일부러 상처를 낸 뒤 치료하기도 했다. 그의 예상대로 이렇게 시달린 쥐들 역시 비슷한 신체 변화를 보였다. 1936년 셀리에 교수는 자신의 발견을 과학저널 '네이처'에 한 페이지짜리 짧막한 논문으로 정리해 발표했다. 논문의 제목은 '다양한 유해 자극으로 생긴 증후군'으로, 여기서 그는 "손상을 입히는 자극의 유형에 무관하게 전형적인 증상이 나타난다"며 이를 '일반적응증후군(General Adaptation Syndrome, 줄여서 GAS)'이라고 명명했다. 그 뒤 얼마 지나지 않아 셀리에 교수는 이 증상을 '스트레스 반응'이라고 불렀다. 이러한 과학적 사실은 운동이란 자극을 언제 얼마나 줘야지 몸에 긍정적 변화가 있는지 또한 자극을 준 이후에는 어느 정도의 적응시간을 부여해야 하는지에 대한 단서를 제공해 주었다.

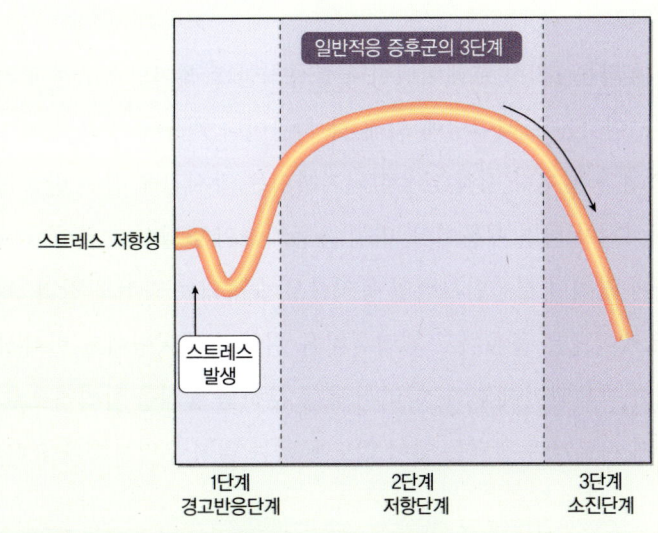

<그림 3-3> 한스 셀리에의 일반적응 증후군

정한 기간 동안은 운동 강도와 시간을 유사하게 유지하다가 다음 주기에 부하 강도와 시간을 높여주어야 하며, 때로는 조직이나 기관에 생겨난 변화를 정착시키고 피로를 충분히 회복시키기 위해서 1일 또는 적절한 기간 동안 정기적으로 부하를 줄이는 등 파상적 리듬을 지켜야 한다.

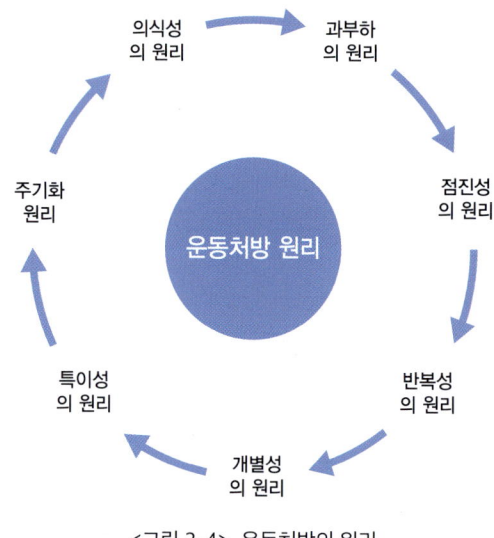

<그림 3-4> 운동처방의 원리

③ 반복성의 원리

트레이닝의 효과는 1회성 트레이닝이나 불규칙한 트레이닝으로는 도저히 기대할 수 없다. 이것은 트레이닝에 의해 각 기관이나 계통에 생리적 기능이나 생화학적 변화가 일어나 정착(안정화)되기까지는 장시간에 걸친 반복적인 운동 부하가 주어져야 하기 때문이다. 마치 운동기술의 발달이나 완성이 반복적인 기술연습에 의해서 조건반사적인 동작으로 습득되는 과정과 같다. 체력 증진을 위한 트레이닝은 물론이고 체력유지를 위한 트레이닝에도 반복성의 원리는 어김없이 적용되어야 한다. 따라서 운동 부하와 휴식을 합리적으로 배분하여 지나치게 피로가 누적되는 일이 없도록 하는 일이 무엇보다 중요하다.

④ 개별성의 원리

개별성의 원리는 개인의 특성에 맞는 트레이닝을 함으로써 보다 큰 효과를 얻을 수 있다는 것이다. 따라서 운동 종목, 운동 강도, 운동 시간, 운동 방법 등을 선택할 때 체력 수준, 성별, 연령, 발육 단계, 노화의 정도, 체형, 건강 상태, 운동 종목의 선호도 및 숙련도, 심리적 특성 등을 반드시 고려해야 한다. 이와 같은 개인의 특성은 건강검사, 체력진단, 운동습관 조사 등의 자료와 지도자의 지속적인 관찰을 통하여 얻을 수 있는데, 이를 바탕으로 트레이닝 계획의 수립과 조정이 이루어져야 한다.

⑤ 특이성의 원리

트레이닝의 효과는 과부하의 원리에 의해 운동 부하가 주어진 신체의 계통 또는 일부 기관이나 조직에 한정되어 나타난다. 즉, 특정 에너지시스템을 발달시키려면 동일한 에너지시스템에 의해 공급되는 에너지로 운동을 해야만 하며, 특정 근육군의 기능을 개선하려고 한다면 동일 근육군의 수축과 이완을 일으키는 운동을 선택하여야 하는데, 이를 특이성의 원리라고 한다. 예를 들어 호흡순환계의 기능을 개선하여 심폐지구력을 향상시키고자 한다면 조깅과 같은 유산소성 지속운동을, 근육계 또는 근신경계의 기능을 발달시키고자 한다면 웨이트트레이닝과 같은 운동을 선택해야 한다.

⑥ 의식성의 원리

어떤 일을 하든지 일의 목적과 목표, 그리고 전반적인 과정을 이해하고 있어야 성공적으로 일을 수행할 수 있게 된다. 운동에 있어서도 운동의 목적이나 자신이 도달하고자 하는 목표, 그리고 운동의 내용을 숙지하는 것이 중요하다. 운동의 효과에 관한 지식은 운동을 선택하거나 계속하게 하는 동기유발에 매우 필요하며, 합리적인 운동 방법을 이해하는 것은 운동의 효과를 극대화하는 데 필수적이다.

⑦ 주기화의 원리

주기화란 트레이닝의 기간과 내용을 포함하는 반복의 의미이며, 이는 과도한 훈련과 상해를 방지하면서 다양한 운동자극을 제시하는 것으로, 트레이닝의 원리에 입각하여 훈련계획을 세우는 것을 뜻한다. 이는 훈련의 실수를 줄이고 신체기능의 발달을 효율적으로 도우며 효과적인 적응과 근력 향상에 기여한다. 이러한 주기화를 위한 트레이닝 과정은 크게 네 가지로, 준비 단계-시합전 단계-시합 단계-전이 단계로 구분하여 실시한다. 주기화의 4가지 단계는, 첫단계는 높은 양과 낮은 강도, 나머지 세 단계는 양은 감소하며 강도는 증가하여야 한다. 이를 순서대로 나열하면 근육비대-근력-파워-최대근력의 의미로 나타낼 수 있다.

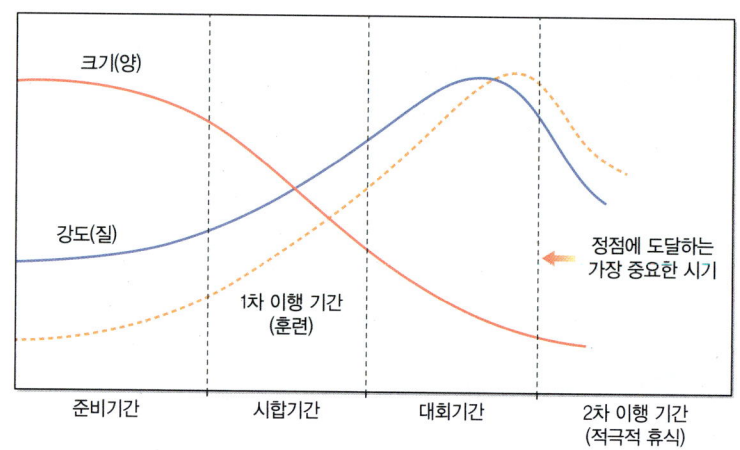

<그림 3-5> Matveyev의 트레이닝 4단계 주기화 모델

2) 운동처방의 범위

어느 정도 이상의 운동 강도에서는 위험성을 수반할 수 있는 경우 그 운동 강도 혹은 운동량의 한계를 '안전한계'라고 한다. 안전한계도 유효한계와 마찬가지로 신체 조건에 따라 다르며, <그림 3-6>과 같은 특징을 갖는다.

A점보다 왼쪽에 위치하는 경우에는 신체조건이 나쁘기 때문에 안전한계 쪽이 유효한계보다 낮으므로 운동은 모두가 위험성이 있는 것을 의미한다. 이와 같은 신체 조건의 사람은 '운동금기'이며, 운동처방의 대상이 되지 않는다. 여기에 해당되는 경우는 혈압이 200mmHg 이상의 사람이나, 운동을 하면 현저하게 부정맥이 일어나는 사람이다.

A점으로부터 오른쪽에 위치하는 경우는 안전한계가 유효한계보다 높으므

로 이 두 한계 사이의 음영 부분이 안전하고 유효한 범위이며, 운동처방의 대상이 된다. 이 범위의 수직 방향의 높이는 운동처방의 선택 폭으로서 운동처방의 범위라고 부른다.

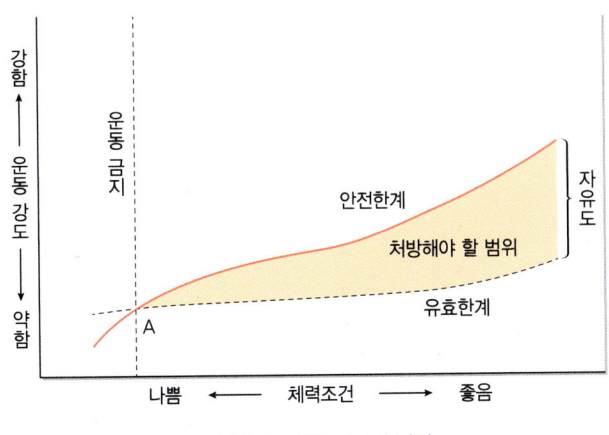

<그림 3-6> 운동처방의 범위

3) 운동처방 내용

운동처방의 내용에는 운동 빈도(exercise frequency), 운동 강도(exercise intensity), 운동 시간(exercise duration), 운동 종목(exercise type), 그리고 운동 기간(exercise period) 등이 포함되며 이를 구체적으로 제시하면 <표 3-1>과 같다.

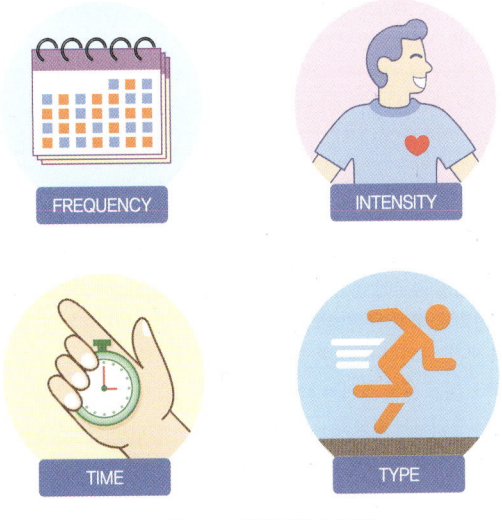

<그림 3-7> 운동처방의 구성

구분	내용
운동 종목(형태)	어떤 형태의 운동인가? (달리기, 수영, 자전거타기 등의 유산소 운동 또는 중량들기, 스텝, 점프 등의 무산소 운동)
운동 강도	어느 정도의 부하로 운동할 것인가? (유산소 운동: HRmax, VO$_2$max, MET 등, 무산소 운동: RM, 스텝 높이 조절 등)
운동 시간	얼마만큼의 시간 동안 운동할 것인가? (1일 몇 시간/분 등)
운동 빈도	얼마나 자주 운동할 것인가? (주당 3~7일)
운동 기간	얼마나 오랫동안 운동할 것인가?(12주 이상)
기타 조건	무슨 목적으로 운동할 것인가?(체력 증진, 유지) 운동 환경은 어떠한가?(실내/실외 체육관)

<표 3-1> 운동처방의 내용

구분	내용
운동 형태	대근군을 사용하고, 장시간 동안 행하는 율동적인 유산소 운동, 예를 들어 달리기-조깅, 걷기-하이킹, 수영, 스케이트, 자전거타기, 노젓기, 크로스컨트리 스키, 줄넘기 및 각종 유산소성 지구력 운동
운동 강도	최대심박수의 55~90% 또는 최대산소섭취량의 40~85%, 좌업생활자나 체력 수준이 낮은 사람은 보다 낮은 강도의 운동으로 건강상의 이점을 얻고 체력 향상을 도모할 수 있을 것이다.
운동 시간	20~60분의 지속적 또는 간헐적 유산소운동
운동 빈도	주당 3~5회
운동 기간	주간(단주기), 월간(중주기), 연간(장주기)
운동 단계	대부분의 경우에 총운동량은 운동 효과가 나타남에 따라 증가되어야 한다. 지구성 운동의 경우에 운동 효과는 운동 강도, 운동 시간, 또는 두 가지 모두를 고려했을 때 생긴다. 가장 뚜렷한 운동 효과는 운동프로그램을 시작한 지 6~8주 후에 나타난다. 이들 운동 효과는 참가자의 특성, 새로운 운동검사 결과, 운동능력을 고려한 조정에 의해서 발생하기 때문에 전문의, 처방관련 관리자는 수시로 운동 프로그램을 수정해야 한다.

<표 3-2> 심폐지구력 운동처방의 내용(예)

대부분의 운동처방의 주요 목적은 기능적 능력(functional capacity)을 향상시키거나 유지하기 위한 것이다. 이러한 목적을 달성하기 위해서는 실행하는 운동의 상당 부분을 유산소성 지구력 운동에 할애해야 한다. 지구력 운동은 운동 종목 내의 산소 소비율이나 효율성과 같은 칼로리 소비의 변화와 에너지 소비율을 일정하게 유지하는 잠재성에 따라 몇 가지 형태로 분류할 수 있다.

4) 운동처방의 과정

<표 3-1>의 내용을 개인의 신체조건과 그 밖의 조건과 관련시켜 안전성, 유효성 및 즐거움을 만족시키도록 결정하는 것이 운동처방의 과정이다(그림 3-8).

특히 맞춤운동이란 과학적인 운동정밀검사를 통해서 개인의 건강상태와 체력수준을 검사하여 그 사람의 몸 상태에 알맞게 운동의 형태와 강도, 운동시간, 운동방법 등을 결정하고, 운동 시 발생할 수 있는 위험은 줄이면서 효과는 최대로 얻을 수 있도록 설계된 건강증진 운동을 말한다. 그러므로 맞춤운동의 생활화는 약화된 신체 기능의 회복과 건강증진, 청소년의 성장, 비만 문제와 노후 건강을 위협하고 있는 당뇨병, 고혈압, 심장병 등의 성인병을 예방

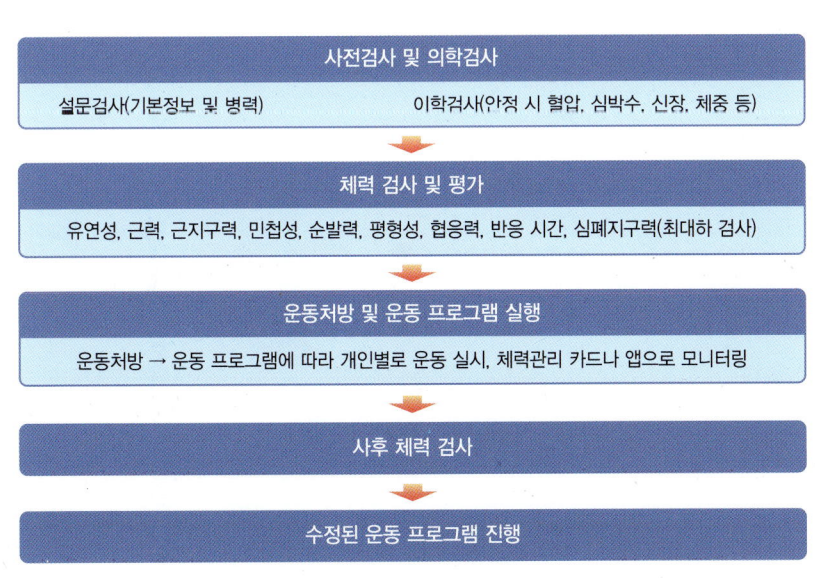

<그림 3-8> 체력 검사 및 운동 프로그램 순서

하고 개선하는 데 매우 중요한 역할을 한다. 운동처방의 기본 원리는 운동처방의 구성요소에서 높은 강도 대 낮은 강도, 장시간 대 짧은 시간, 매일 운동 대 주당 3일 운동 등을 고려하여 프로그램을 계획하는 것을 말한다.

건강 및 운동기능 관련 체력을 증진하기 위해서는 체력을 진단 및 평가하고, 다양한 요소를 고려하여 운동을 처방하며, 운동 프로그램 작성 및 지속하는 것이 중요하다. 아무리 좋은 약이라도 과다복용하면 몸에 해가 되듯이 운동은 여러 가지 조건을 고려하여 과학적으로 처방될 때 안전하며 효과를 극대화할 수 있다. 최적의 운동처방을 하기 위해서는 우선 자신의 현재 운동습관을 알아보고, 무엇보다도 체력진단 및 평가가 잘 이루어져야 한다.

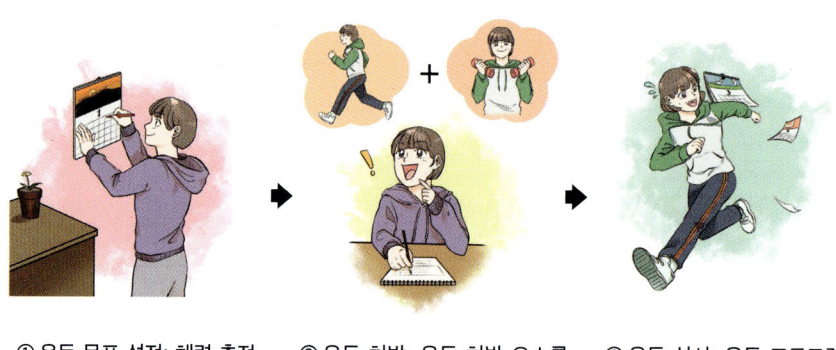

① 운동 목표 설정: 체력 측정 결과에 따른 체력 향상 목표를 설정한다.
② 운동 처방: 운동 처방 요소를 고려하여 자신에게 맞는 프로그램을 작성한다.
③ 운동 실시: 운동 프로그램에 따라 꾸준히 실시한다.

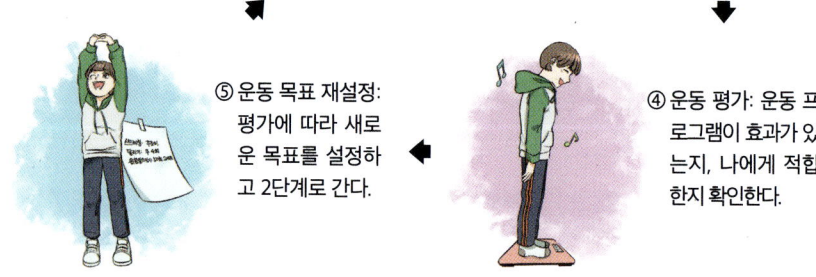

⑤ 운동 목표 재설정: 평가에 따라 새로운 목표를 설정하고 2단계로 간다.
④ 운동 평가: 운동 프로그램이 효과가 있는지, 나에게 적합한지 확인한다.

<그림 3-9> 운동처방의 절차

5) 운동처방의 방법

운동처방이란 개인에 따라 가능한 신체활동을 체계적이고, 개인의 특성에 적합한 방법으로 계획하여 이루어지는 과정으로서, 이는 운동 형태, 운동 강도, 운동 시간, 운동 빈도 및 운동 기간으로 구성된다. 이들 다섯 가지 구성요소는 연령, 최대운동 능력, 질병의 유무와 관계없이 모든 사람의 운동 프로그램에 적용된다. 운동처방이 얼마나 효과적으로 이루어지느냐 하는 것은 운동 검사의 정확성 여부에 달려 있다.

① 운동 형태

성인병의 실체는 동맥경화증과 관련되어 있고 여기에서 심장마비, 당뇨병, 고혈압, 등의 질환으로 발전되며 심혈관계 지구성 운동은 성인병의 예방 및 개선에 큰 효과를 나타낸다고 하였다. 이와 관련하여 미국스포츠의학회(ACSM)에서는 특별한 증상이 없는 성인에 대한 기존의 운동처방 관련 연구결과를 토대로, 심폐지구력의 향상 및 유지를 위한 운동의 양과 질에 대해서 <표 3-3>과 같이 권장한 바 있다.

운동처방의 방법은 참가자가 특별한 증상이 있든 없든 간에 큰 차이가 없다. 다른 점이 있다면, 높은 강도 대 낮은 강도, 장시간 대 짧은 시간, 매일 운동 대 주당 3일 운동, 운동 중단을 결정하는 증후학(symptomology)의 활용 등과 같은 원리를 적용하는 방법이다. 운동과 관련된 위험도는 (1)일상생활과 운동 시의 운동 강도 격차, (2)연령, (3)최대운동 능력, (4)건강 상태, (5)관상동맥성 심장질환의 위험인자 및 증후 등에 달려 있다.

재활 운동 프로그램의 초기 단계에서처럼 운동 강도를 정확히 조절할 필요

구분	내용
형태 Ⅰ	걷기, 조깅, 싸이클링과 같이 운동 강도를 일정하게 유지하기 쉽고 운동 실행 중 에너지 소비의 변화가 상대적으로 적은 운동
형태 Ⅱ	수영이나 크로스컨트리 스키 등과 같이 기술을 발휘하는 데 에너지 소비율이 깊이 관련되어 있으나 운동 중 일정한 운동 강도를 유지할 수 있는 운동
형태 Ⅲ	무용, 농구, 테니스 등과 같이 운동 강도의 변화가 많은 운동

<표 3-3> 심폐지구력 운동의 형태

가 있을 때에는 첫 번째와 두 번째 운동형태를 실시하여야 한다. 개인의 체력 수준과 선호하는 운동 종목에 따라서 첫 번째와 두 번째 운동형태를 지속적으로 할 것인가 아니면 단속적(인터벌)으로 실시할 것인가를 결정한다. 이와 같은 운동은 에너지 소비율이 상대적으로 매우 높기 때문에 모든 컨디셔닝 프로그램 단계에서 유용하게 지속하여 이용할 수 있는 것들이다.

세 번째 형태는 신체활동 중에 즐거움을 느낄 수 있어 불안, 걱정, 지루함 등을 해소해 준다는 점에서 대단히 유용한 운동이다. 그러나 이와 같은 활동들은 참여자의 체력이 낮다는 점을 감안할 때 조심스럽게 적용하여야 한다. 즉, 경쟁을 유도하는 게임은 최소화되어야 한다는 것이다.

② 운동 강도

운동처방을 할 때 가장 어려운 문제는 적당한 운동 강도를 결정하는 일이다. 운동 프로그램을 통한 심폐지구력의 유지 및 향상을 위해서는 운동 강도가 인체에 적절한 자극을 가할 수 있는 정도가 되어야 한다. 운동 강도가 너무 약하거나, 강할 경우 운동의 효과를 기대하기 어렵다. 그러므로 적절한 운동 강도, 즉 운동의 효과를 얻기 위한 최소한의 안전한 운동 강도로 일정한 시간을 운동해야만 운동의 참된 효과를 얻을 수 있다.

일반적으로 운동 프로그램에 참여하는 모든 사람들이 짧은 시간에 너무 많

훈련목표	운동부하 (% 1RM)	반복횟수	세트수	휴식시간
근력	≥85%	≤6	2~6	2~5분
순발력 • 단일발현 • 반복발현	80~90% 75~85%	1~2 3~5	3~5 3~5	2~5분 2~5분
근비대	67~85%	6~12	3~6	30초~1분30초
근지구력	≥67%	≥12	2~3	30초 이하

<표 3-4> 훈련목표에 따른 운동부하, 반복횟수, 세트수, 그리고 휴식시간

은 것을 얻으려는 경향이 있다. 심폐지구력 향상을 위한 운동 강도는 개인의 최대운동 능력의 40~85%의 범위 내에서 처방한다. 건강한 성인의 운동 강도는 일반적으로 최대운동 능력의 60~80% 범위 내에서 결정한다. 최대운동 능력이 낮고 운동을 처음 시작하는 사람은 최대운동 능력의 40~60%에서 운동을 시작하는 것이 좋다. 운동 강도의 표현방법은 최대 산소 섭취량의 백분율(% of O₂max), METs, 심박수, 그리고 운동자각도(RPE) 등을 이용하는 방법이 있다.

근력강화 운동을 진행할 때 운동강도로 사용하는 것은 1RM(One Repetition Maximum)을 활용한다. 이것은 한 번에 들어 올릴 수 있는 최대의 무게를 의미하는데, 실제로 1RM 검사는 직접측정방법과 간접측정법을 이용하는 방법이 있다. 1RM은 그 기준을 이용하여 강도 설정 후 운동을 진행하면 그에 따른 트레이닝 효과를 기대할 수 있다.

③ 운동 시간

1회의 운동 시간을 얼마 동안으로 할 것인지는 전적으로 운동 강도와 관련이 있다. 운동 시간과 운동 강도는 역상관 관계(inverse relationship)로, 운동 강도가 높으면 높을수록 지속할 수 있는 운동 시간은 짧아지게 된다. 일반적으로 준비운동과 정리운동을 제외한 주 운동 시간은 15분에서 60분 정도가 1회의 운동 시간으로 적당하다.

미국스포츠의학회(ACSM)는 운동 시간과 운동 강도를 연관시켜 운동 강도를 선택함에 있어 운동 시간을 20분에서 30분 정도 지속할 수 있는 운동 강도를 추천하고 있다.

정상적인 성인의 경우 최대운동능력의 40~60% 정도의 운동 강도이면 이 정도의 시간 동안 운동을 지속할 수 있다. 최대운동 능력이 높은 사람은 보다 높은 운동 강도에서 장시간 동안 운동할 수 있다. 운동의 효과면에서 볼 때 최대운동 능력의 90% 이상의 높은 운동 강도에서 5~10분 동안 짧은 운동 시간에도 심폐순환 기능의 향상을 가져올 수 있다. 그러나 운동선수가 아닌 일반인은 높은 운동 강도에서 짧은 시간 동안 운동하는 것보다는 낮은 운동 강도에서 보다 긴 시간 동안 운동하는 것이 좋다. 즉, 10분 동안 90%의 최대운동 능력의 강도로 운동을 실시하는 것보다는 50분 동안 60%의 최대운동 능력의 강도로 운동을 하는 것이 바람직하다.

범주	범주 수준 척도	
6	0 전혀 힘들지 않다	전혀 느끼지 못한다
7 매우매우 편하다	0.3	
8	0.5 극도로 약하다	느껴지는 정도이다
9 매우 편하다	0.7	
10	1 매우 약하다	
11 적당히 편하다	1.5	
12	2 약하다	가볍다
13 다소 힘들다	2.5	
14	3 중간이다	
15 힘들다	4	
16	5 강하다	무겁다
17 매우 힘들다	6	
18	7 매우 강하다	
19 매우매우 힘들다	8	
20	9	
	10 극도로 강하다	가장 강하다
	11	
	절대적으로 최대이다	최대로 강하다

<표 3-5> 운동 자각도(RPE)의 범주와 척도

④ 운동 빈도

운동 빈도, 즉 주당 운동을 몇 번 정도 할 것인가는 개인의 건강과 체력 수준에 달려 있다. 최대운동 능력의 5~8METs인 정상 성인의 경우 최소한 일주일에 3회 정도는 운동을 실시해야 심폐지구력 향상을 꾀할 수 있다. 그러나 체력수준이 높아지면 높아질수록 주당 5회 정도의 운동을 실시해야만 지속적인 심폐지구력의 향상을 기대할 수 있다.

운동 빈도를 주당 5회 이상으로 할 경우에는 체중부담을 안고 하는 운동(걷기, 달리기 등)과 체중부담 없이 하는 운동(수영, 자전거 타기 등)을 번갈아 가며 실시하는 것이 바람직하다.

운동의 효과를 높이는 음악

1911년 미국의 레너드 아이어 박사는 사이클 선수들이 빠른 음악을 들을 때 페달을 더 빨리 밟는다는 사실을 밝혀냈다. 운동 시 듣는 음악은 교감 신경을 자극하여 우리 몸의 신진대사를 활발하게 하고, 에너지 생산을 촉진한다. 물론 차량 통행이 많은 곳을 지날 때는 안전을 위해 잠시 음악을 꺼야 한다.

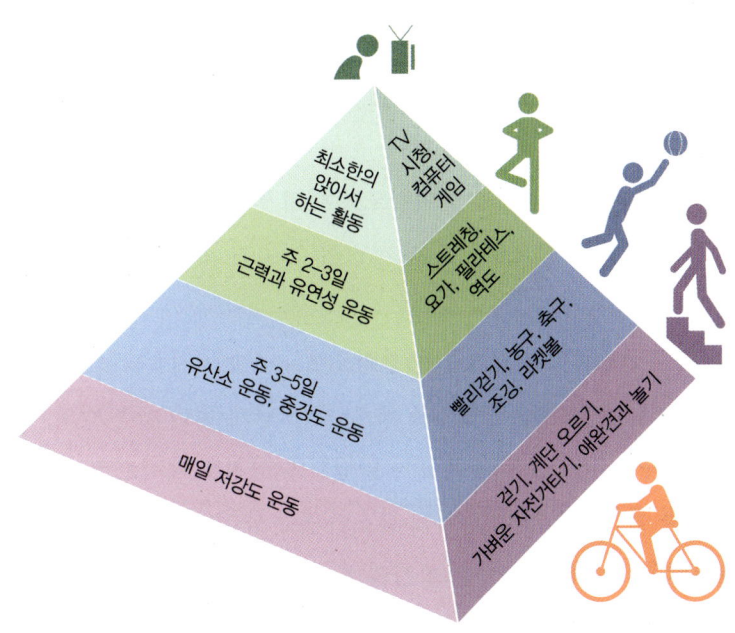

<그림 3-10> 신체활동 피라미드

⑤ 운동 기간

일반적으로 운동처방 계획을 구체적으로 편성하는 단위는 주간계획이다. 물론 운동을 매일 계속하는 것이 좋으나, 그렇다고 하여 하루에 여러 가지 운동을 계획한다는 일은 불가능하다. 또한 월간으로 계획할 때에는 생리적인 효과를 살펴보기에 너무 광범위하므로 주간 단위로 계획하는 것이 가장 이상적이다. 체력증진을 극대화하기 위한 주기 운동처방의 개념으로 주기화(periodization)를 이용하는데, 단위는 다음과 같다.

- 주간/일일주기 - 단주기(micro)
- 월간 주기 - 중주기(meso)
- 연간주기 - 장주기(macro)

이상의 주기화 개념에 의한 체력증진 과정은 규칙적이고 점진적인 방식으로 프로그램화 된다. 즉, 초기 체력 증진 단계는 통상적으로 4주간 지속되며, 운동에 친숙하도록 만드는 초보단계의 역할을 한다.

이 단계 동안 스트레칭 운동, 가벼운 체조형태의 운동, 그리고 저강도의 유산소 혹은 저항운동을 처방해야 한다. 운동 지속시간을 먼저 증가시킴으로써 운동 실시자가 서서히 단계를 높여가도록 하며 적은 양의 운동 강도가 뒤따르도록 한다. 일부 신체적으로 활발한 사람이나, 초기 체력이 우수한 사람은 초기단계를 생략할 수도 있다.

운동 프로그램의 향상 단계는 통상적으로 4~6개월 지속되며, 진전의 속도는 초기 체력단련 단계와 비교해서 빠르다. 이 단계 동안 운동 빈도, 강도, 지속시간은 운동실시자의 체력 목표가 달성될 때까지 체계적으로 그리고 서서히 단계를 높여가며 한 번에 하나의 요소만 증가시킨다.

운동 프로그램의 유지단계는 향상 단계의 끝에서 운동 실시자에 의해 달성되었던 체력수준을 유지하도록 설계된다. 이 단계는 일반적으로 운동 프로그램 시작 6개월 후에 시작되며 규칙적이고 장기적으로 지속되어야 한다.

⑥ 운동의 전개

매 운동은 5~10분의 준비운동, 15~60분의 지구력(유산소)운동, 5~10분의 정리운동으로 구성한다.

준비운동은 대사량이 1MET인 휴식 수준에서 운동에 필요한 수준까지 점차 증가시키도록 구성한다.

준비운동 시간은 보통 5~10분 동안이며, 스트레칭 운동, 유연체조, 각종 형태의 근력운동, 걷기 및 가벼운 조깅 등을 포함한다. 각종 운동에서의 운동 강도와 운동 시간은 환경조건, 최대운동 능력, 증후를 가진 참가자의 운동 선호도에 따라서 달라진다. 근력이나 근지구력이 필요하고, 이를 선호하는 참가자는 유연체조나 웨이트 운동을 추가할 수도 있다(10~20분). 그러나 고혈압 환자, 협심증 환자 및 심장질환자는 중간 정도에서 무거운 웨이트 운동을 해서는 안 된다.

근지구력 또는 유산소 운동은 지속적 또는 간헐적 운동으로 구성될 수 있다. 이것은 처방된 강도의 심박수에 도달하게 하는 대근군의 활동을 포함하는 유산소 운동이다.

정리운동은 가볍게 걷기 또는 조깅, 스트레칭, 경우에 따라서는 이완운동 등과 같이 강도를 감소시키는 운동을 포함한다. 또한 매 운동에 적당한 레크레이션 활동을 포함시킨다.

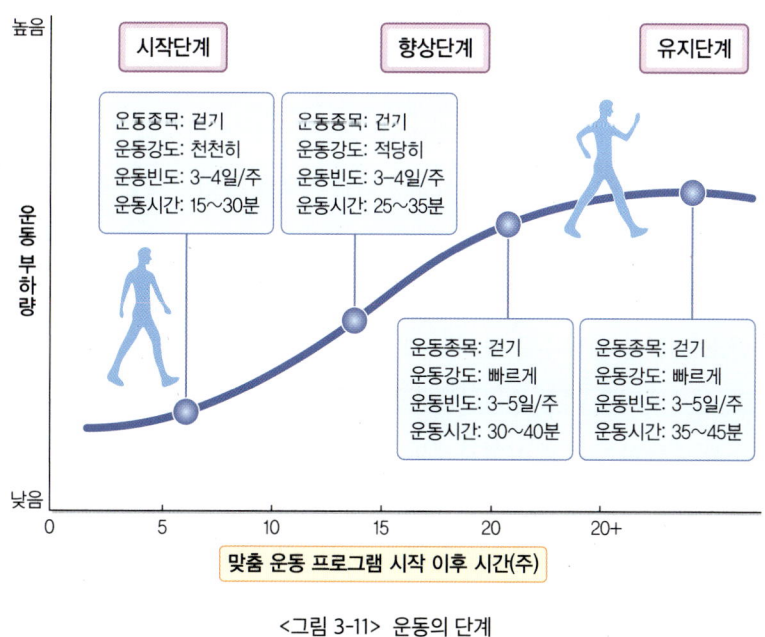

<그림 3-11> 운동의 단계

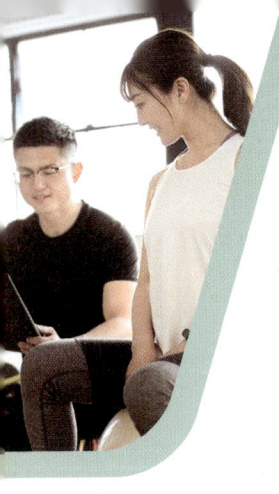

chapter 02 체력 요소별 운동 프로그램

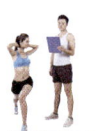 **1 특정 체력을 위한 운동**

어떤 형태의 신체활동이든 규칙적이며 지속적인 참여가 건강에 유익하다는 것은 많은 연구에서 밝혀졌다. 전반적인 체력 향상뿐만 아니라 본인이 약한 부위나 특정 스포츠 종목에서 더 많이 요구되는 체력을 길러야 하는 경우가 있다.

1) 유산소 운동

유산소 운동은 심박수를 높이고 대근군을 장시간 움직이는 지속적 신체활동으로, 심폐체력을 기를 수 있다. 유산소 운동을 하는 동안 근육에 충분한 양의 산소를 공급하기 위해 심혈관계와 호흡계가 적응한다.

이러한 유산소 운동은 달리기, 수영부터 구기나 무술 형태까지 매우 다양한 유형이 있으므로 자신의 체력상태와 이전에 논의한 운동처방의 원리를 고려하여 선정할 필요가 있다.

심혈관계와 호흡계는 운동의 강도와 일정부분 비례하기 때문에 운동의 강도는 심박수를 이용하여 측정하는 경우가 많다. 많은 시간을 유산소 운동에 할애하는 것도 중요하지만 전적으로 체력단련실이나 운동장에서 보낼 필요는 없다. 10분 정도의 짧은 시간이라도 신체활동에 참여하는 것이 자신의 삶 속에서 더 많은 운동을 하기 위한 효과적인 방법이 될 수 있다.

자동차나 버스로 회사나 학교에 가는 대신 자전거나 도보를 활용하는 것과 같은 것이 모여 의미 있는 유산소 운동의 효과를 얻을 수 있다. 엘리베이터 대신 계단을 사용하고 줌바 댄스, 에어로빅 강좌를 듣거나 영상매체를 사용하여 유산소 운동을 하면 흥미와 유산소 효과를 동시에 얻을 수 있다.

최근에는 유산소 능력이 뇌의 기억력이나 우울감에도 긍정적인 영향을 줄 수 있다는 연구 결과들도 나오고 있다.

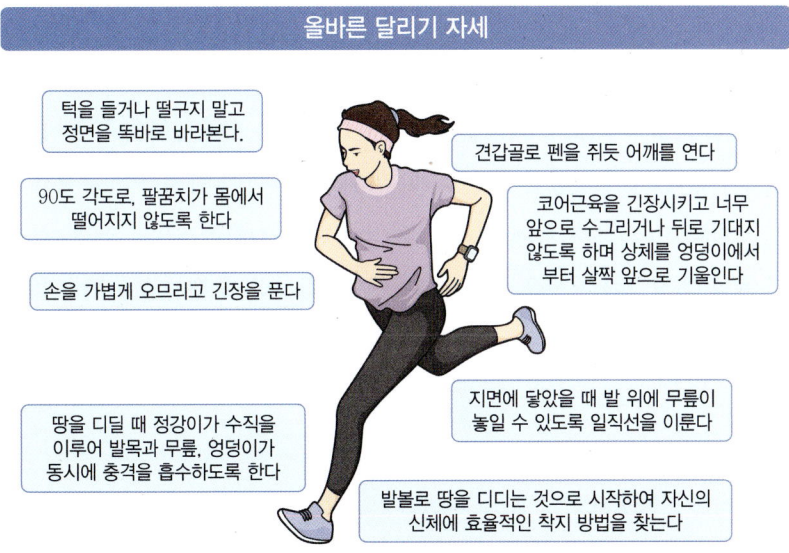

- 언덕에서: 엉덩이를 앞으로 내밀어 등을 구부리지 않도록 하여 발가락으로 디디면서 보폭을 좁히고 언덕의 꼭대기를 바라본다.
- 내리막 길에서: 무릎의 무리를 덜기 위하여 코끝이 발끝보다 앞서지 않도록 하여 상체를 구부릴 때 어깨가 구부러지지 않도록
  엉덩이 근육을 사용한다.
- 뛰다 지칠 때: 어깨를 한번 으쓱하고 발을 털며 긴장을 푼다. 발을 의식적으로 활기차게 움직이고 무릎을 살짝 더 높게 든다.

<그림 3-12> 올바른 달리기 자세

2) 저항 운동

기본적으로 근육은 수축하며 힘을 발휘한다. 하지만 항상 눈에 보이는 수축이 있는 것은 아니다. 저항성 운동은 근육의 움직임에 따라 다음과 같이 구분될 수 있다.

① 등척성 운동(Isometric Exercise)

등척성 운동은 근육의 길이나 관절의 각도가 변하지 않으며 힘을 내는 운동으로, 상해의 위험이 없어 노년층에 알맞다. 벽을 미는 것과 같이 고정된 물건에 최대한 힘을 가하는 정적 운동으로, 실생활에서 물건을 들고 있거나, 기마자세로 있을 때, 그냥 가만히 서있을 때와 같이 어떤 고정된 자세를 유지하기 위해 움직이지 않지만 힘을 주고 있으면 정적운동인 등척성 운동에 해당한다.

② 등장성 운동(Isotonic Exercise)

근섬유의 길이가 짧아지면서 관절각이 변화하는 수축형태의 운동이다. 무거운 물건을 움직여 운동할 때 근육에 부하되는 장력이 일정하여 등장성 운동이라고 한다. 무거운 저항에 대해 힘을 발휘한다고 하여 웨이트트레이닝, 또한 근육의 움직임에 저항을 만들어 운동을 한다하여 저항성 운동이라고도 한다. 이러한 운동은 폐보다는 근육이나 국소 부위의 에너지를 사용하기 때문에 무산소 운동이라고도 한다.

③ 등속성 운동(등저항성 운동, Isokinetics Exercise)

등척성 운동과 등장성 운동의 단점을 보완하기 위해 개발된 운동으로, 등저항성 운동은 운동속도를 일정하게 유지시켜 운동 전 과정에 걸쳐 발휘되는 힘에 저항이 정비례하도록 자동조절 되게 하여 운동을 하는 것이다. 즉, 가해지는 힘과 상관없이 미리 정해진 각속도로 움직이는 운동으로 안전하며 동작의 처음부터 끝까지 최대한의 저항을 가할 수 있는 장점이 있어 재활에 많이 사용된다. 반면 등속성 운동 장비가 고가여서 일반인들의 사용에 제한이 있다.

이러한 저항운동을 시작하는 단계에서는 부상 위험을 줄이고 효과를 극대화할 수 있도록 전문가의 도움을 받는 것이 좋다.

중량을 들기 전에는 항상 준비운동을 하고 마음에 여유를 갖고 조심스럽게 운동을 수행한다. 중량물을 들어올릴 때 숨을 내쉬고, 내려놓을 때 숨을 들이마시고 혈압이 급격하게 상승하지 않도록 일반적으로 숨은 참지 않도록 한다. 관절이 아닌 운동을 수행하는 데 필요한 정확한 근육에 초점을 맞출 수 있도록 하며, 반동을 사용하지 않도록 한다.

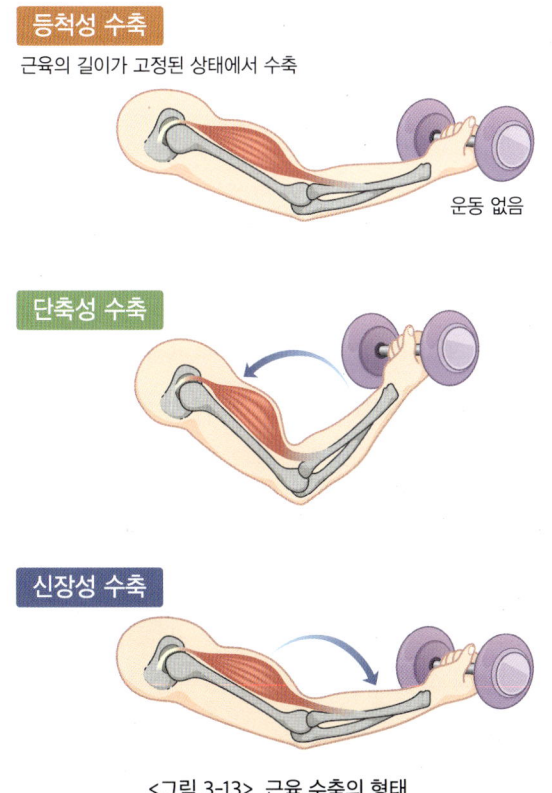

<그림 3-13> 근육 수축의 형태

저항성 운동을 시작한 후 다시 운동을 수행하기 전에 과부화된 근육이 회복하고 적응할 수 있는 시간이 필요하며 대개 48시간 정도가 소요된다. 만약 회복 시간이 길어져 96시간을 초과하는 경우에는 근육의 위축이 진행된다. 하

지만 예를 들어 하체 근육을 중심으로 저항운동을 하고 이후 상체 근육군을 사용한 운동을 진행한다면 휴식 시간은 더 짧아질 수 있다.

코어근육 강화

코어근육은 몸통 전체에 걸쳐 척추, 골반 및 어깨를 안정화시키는 데 기여한다. 팔과 다리의 움직임을 위한 기초를 제공하며 바른 자세, 균형, 역동적 동작의 기초가 된다. 코어 근육은 체중부하로부터 받는 스트레스를 분산시키고 보호해 줄 수 있다.

3) 체중 감량을 위한 트레이닝

규칙적으로 신체활동에 참여하면 신체에 다양한 긍정적인 변화를 유도한다. 운동을 통해 축적된 지방을 분해할 수 있다는 점에서 비만관리에 효과적이며, 비만 관련 질환의 유병률을 줄일 수 있고, 이를 치료하거나 개선하는 데에도 큰 도움이 된다.

① 고강도 인터벌 트레이닝(High-intensity interval training; HITT)

고강도 인터벌 트레이닝(HIIT)은 고전적인 방법이지만 최근 그 효과에 대한 연구 결과가 많이 나오면서 다시 주목을 받는 운동법이다. 먼저 전력을 다해 운동을 하여 체내 에너지원을 고갈시키면 신체의 산소요구량이 높아진다.

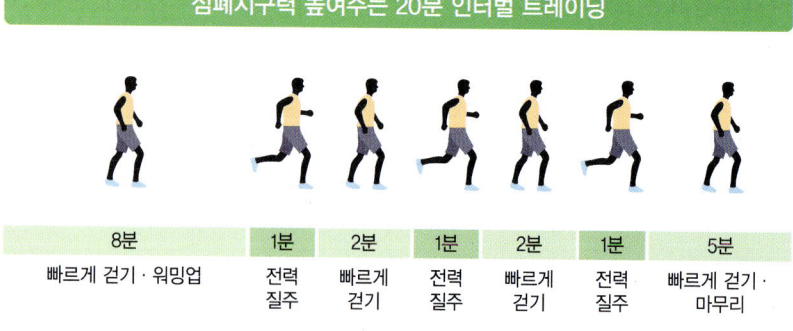

<그림 3-14> 고강도 인터벌 트레이닝 설명도

이후 과호흡과 더불어 속도를 급격히 줄여 천천히 달리면 혈중 산소량이 회복된다. 이 시점에서 다시 전력질주를 하는 패턴을 반복하는 패턴으로 구성되어 있다.

이러한 무산소 직후 유산소 반복 훈련은 호흡근과 심근에 큰 부하를 가하며 추가적인 회복기 초과산소 소모의 원리에 따라 운동 종료 후에도 지방 및 탄수화물 대사를 지속할 수 있어 지속적 열량소모 및 근육계, 심폐계를 단련할 수 있다.

② 타바타(Tabata) 운동법

타바타 트레이닝은 일본의 운동생리학자 타바타 이즈미(田畑泉)가 1990년대에 개발한 트레이닝 방법이다. 초기에는 스피드 스케이팅 선수들의 기록향상을 위해 개발한 운동법이다. 고강도 운동을 20초 정도 실시하고 10초간 휴식하는 것을 8번 반복해 4분 동안 운동하는 방식이다. 일반인들에게 바로 적용하기는 어렵지만, 인터벌운동의 변형된 형태로 짧은 시간에 큰 효과를 볼 수 있는 운동이며 '간헐적 운동'이라고 부르기도 한다.

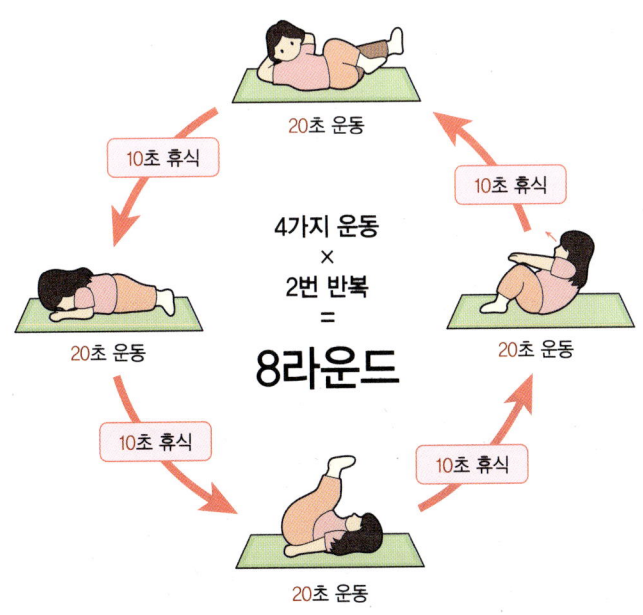

<그림 3-15> 타바타 운동 개요(출처: trainerkang.com)

짧은 운동으로 큰 효과를 얻을 수 있다는 기대감에 성급하게 타바타 운동에 뛰어들면 부상의 위험이 크며, 특히 집중적 동작을 반복하다보면 체중을 많이 받는 발목이나 무릎 연골에 무리가 갈 수 있다. 운동을 처음하는 사람이나 혈압이 높은 경우, 과체중인 경우 다른 가벼운 운동을 택하는 것이 나을 수도 있다. 충분한 스트레칭과 준비운동이 필요하다.

초기 제시된 타바타 운동 프로토콜

(최대산소 섭취량의 170% 강도로 20초 운동 + 10초 휴식) X 8 set

4) 운동 기술 체력 요소

① 협응력(Coordination)

광범위한 의미에서 협응은 신체의 신경기관, 운동기관, 근육 등이 서로 호응하며 조화롭게 움직일 수 있는 능력이다. 운동상황에서 협응력은 동작의 수

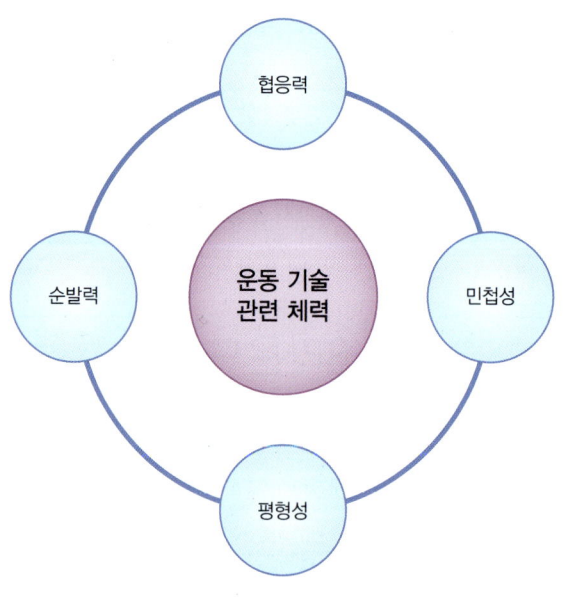

<그림 3-16> 운동 기술 관련 체력

월성을 위해 개별적인 움직임이 효과적으로 통합되어 나타나는 능력을 말한다. 즉, 운동 동작과 힘이라는 매개 변수를 사용하여 의도한 동작을 유발하기 위해 다른 근육과 관절들이 함께 움직이는 조합을 의미한다. 공던지기를 하며 어깨를 사용할 때 전거근, 승모근, 회전근개가 거의 같은 시기에 작동하는 것을 협응이라 할 수 있다.

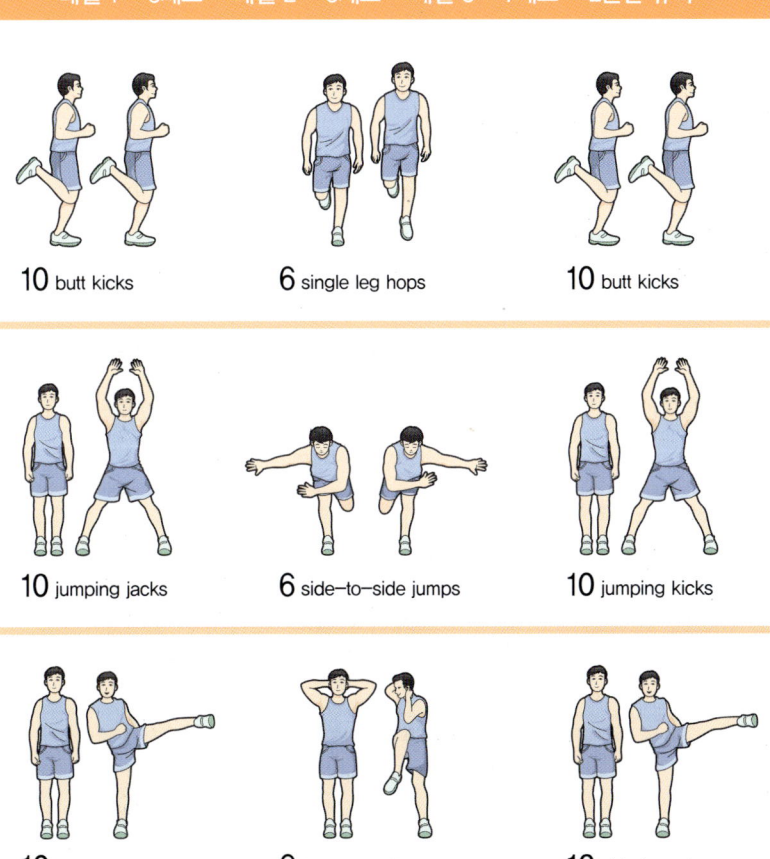

<그림 3-17> 심장 강화와 협응력 운동

효율적이고 안전한 움직임에 이러한 협응력은 필수적이며 단순한 움직임에도 필요하다. 비유하자면 오케스트라 연주가들이 각 움직임에 필요한 관절과 근육이라고 한다면 움직임은 이들의 조화를 바탕으로 만들어 내는 음악이라고 할 수 있겠다. 특히 눈과 사지를 동시에 사용하는 협응의 경우 하나의 인지능력으로 유전적 요소가 반영되며, 뇌 가소성에 영향을 주어 어린이들의 발달 과정에 매우 큰 영향을 줄 수 있다. 선생님의 판서나 강의를 보고 들으며 노트 필기를 하거나 열쇠 구멍에 열쇠를 정확하게 넣는 등 일상생활에도 필요하다. 야구, 테니스, 농구, 축구와 같은 구기 종목에 참여하는 경우 이러한 협응력이 개발된다고 알려져 있다.

② 순발력(Power, Quickness)

근육 섬유가 순간적인 수축에 의하여 발휘하는 최대근력(파워)을 의미한다. 파워는 힘에 속도를 곱한 값으로 계산되며, 일반적인 건강과는 직접적인 관련은 없지만, 순간적으로 강한 힘을 발휘하여 달리고, 뛰고, 던지는 능력을 포함한다. 높이뛰기·넓이뛰기·단거리달리기·공던지기 등의 거의 모든 스포츠 동작에 순발력이 기본적으로 사용된다. 역도경기를 생각해 보면 근력이 매우 중요한 경기 요소이지만 실제로 순발력에서 극적인 경기 결과의 차이를 만들어 낼 수 있다. 적으로부터 피하거나 빠르게 먹이를 포획하기 위해 필수적으로 사용되는 체력 요소로 속도가 빠른 동물에게 주로 발달되어 있기도 하다.

순발력에 사용되는 근육은 빠르게 큰 힘을 낼 수 있는 속근으로 산소가 없는 상태에서 당을 분해하여 에너지를 사용한다. 유전적인 요소가 큰 영향을 주고 있으며, 운동량과 비례해서 증가하는 것은 아니지만 훈련을 통해 일정부분 보완할 수 있는 부분들이 있다. 줄넘기, 빠른 속도의 버피, 수직 뛰기를 응용한 플라이오 매트릭스를 통해 순발력을 일부 향상할 수 있다.

③ 평형성(Balance)

평형성이란 신체가 공간에서 정적 또는 동적 자세를 취함에 있어 올바른 위치 지각과 그 곳에서의 올바른 실현 능력을 뜻한다. 각종 운동 기능의 습득

안정화를 포함한 스쿼트 점프(Squat Jump with Stabilization)

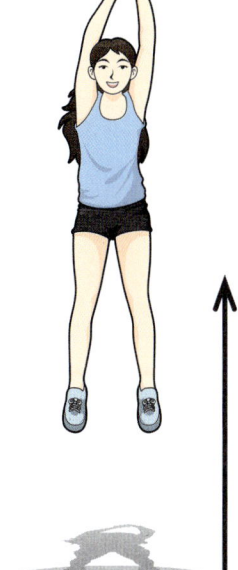

준비

1. 두 발을 어깨 너비로 벌리고 서서 발끝은 정면을 향한다. 엉덩관절(hip)은 중립위치이어야 하고, 양 무릎은 발과 일치하도록 정렬하고 양팔은 각각 몸 옆에 위치시킨다.

동작

2. 의자에 앉는 것처럼 살짝 스쿼트 동작을 취한다.

3. 양팔을 머리 위로 뻗으며 뛰어 오른다.

4. 최적의 자세를 유지하여 발목, 무릎, 엉덩관절을 살짝 굽힌 상태로 부드럽게 착지하고 양팔은 다시 몸 옆으로 위치시킨다. 안정된 자세로 3~5초간 버틴다.

5. 위 순서를 반복한다.

기술

도약과 착지동작 중 항상 무릎이 발가락과 같은 쪽을 향하도록 한다. 발이 과도하게 바깥쪽을 향하거나 무릎이 안쪽으로 모이지 않도록 한다. 또한 도약과 착지 동안 옆에서 바라볼 때 무릎이 엄지발가락 선을 넘어서지 않도록 한다.

<그림 3-18> 플라이오메트릭 안정화 운동 (NASM_CPT_11장)

안정화를 포함한 다면적 점프(Multiplanar Jump with Stabilization)

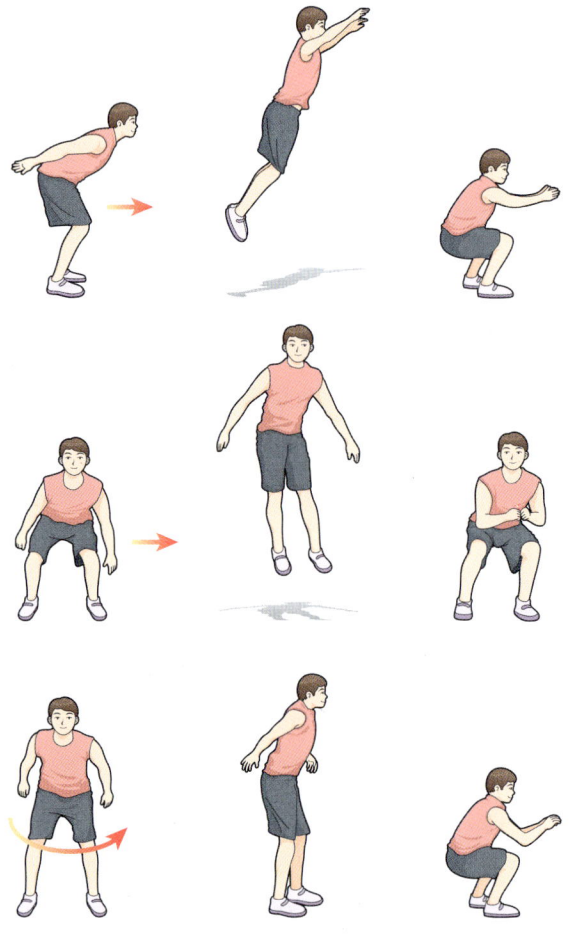

준비
1. 다리를 어깨 너비로 벌리고 정면을 향해 선다.

동작
2. 의자에 앉는 것처럼 살짝 스쿼트한다.

3. 제거할 수 있는 범위 내에서 앞으로 멀리 뛴다(멀리뛰기).

4. 자세가 무너진 채로 지면에 떨어지지 않도록 하며 무릎과 엉덩관절을 굽힌 채로 부드럽게 착지한다. 최적으로 정렬된 자세를 유지하며 3~5초간 멈춘다.

5. 처음으로 돌아가서 위 순서를 반복한다.

6. 숙달된 뒤 이마면 상에서 옆으로 한다.

7. 옆으로 뛰는 동작에서 공중에서 90도 몸을 회전하여 착지한다.

<그림 3-19> 플라이오메트릭 안정화 운동_계속 (NASM_CPT_11장)

에 중요한 역할을 하며, 거의 모든 신체 활동의 요소이다. 정적 평형성 무게중심이 공간 범위 내에서 유지하는 것이다. 반면 동적 평형성은 무게중심이 공간 범위를 이동하고 움직임에서 균형을 유지하는 것이다.

자세 및 평형의 조절은 시각, 평형 감각, 그리고 고유수용 감각 등이 중추신경계에 의해 처리되어 근골격계의 움직임과 조절을 일으키게 된다. 나이가 들면 고유수용체가 퇴화하고 자세가 나빠져 평형성이 문제가 된다. 실제 많은 어른신이 낙상에 의한 대퇴부 등의 골절을 경험하게 된다.

평형성은 청각, 시각, 근감각 등의 정보를 신경을 통하여 뇌에 전달하여 자세를 조절하여 유지 가능한 신체의 각 부분에 신호를 전달하는 능력과 관계된다. 막대, 볼, 발란스 패드 등을 이용한 정적 평형성 운동과 스케이트나 평균대 걷기 등의 평형성운동을 통해 근력저하를 억제하여 뇌에서 발신하는 신호를 근육에 효과적으로 전달할 수 있다. 이것은 근육이 수축하여 신체가 움직이기까지 반응을 빠르게 하고 움직임을 부드럽게 하여 낙상을 예방할 수 있게 한다.

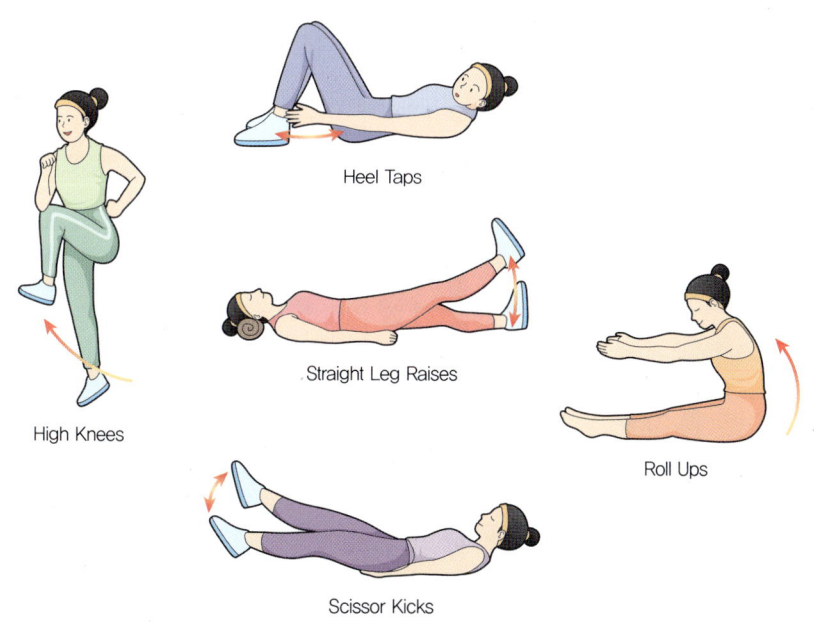

<그림 3-20> 밸런스 운동

④ 민첩성(Agility)

균형을 잃지 않으면서 정확하고 재빠르게 자세를 변화할 수 있는 능력으로 균형, 조정력, 송력, 반사, 힘, 그리고 지구력의 조합을 사용하는 종합적 능력이다. 일상생활에서 실수로 떨어지는 휴대폰을 잽싸게 집어 올릴 수 있는 능력이나 빙판길에 미끄러져 넘어지기 전에 균형을 잡을 수 있는 능력 등의 수

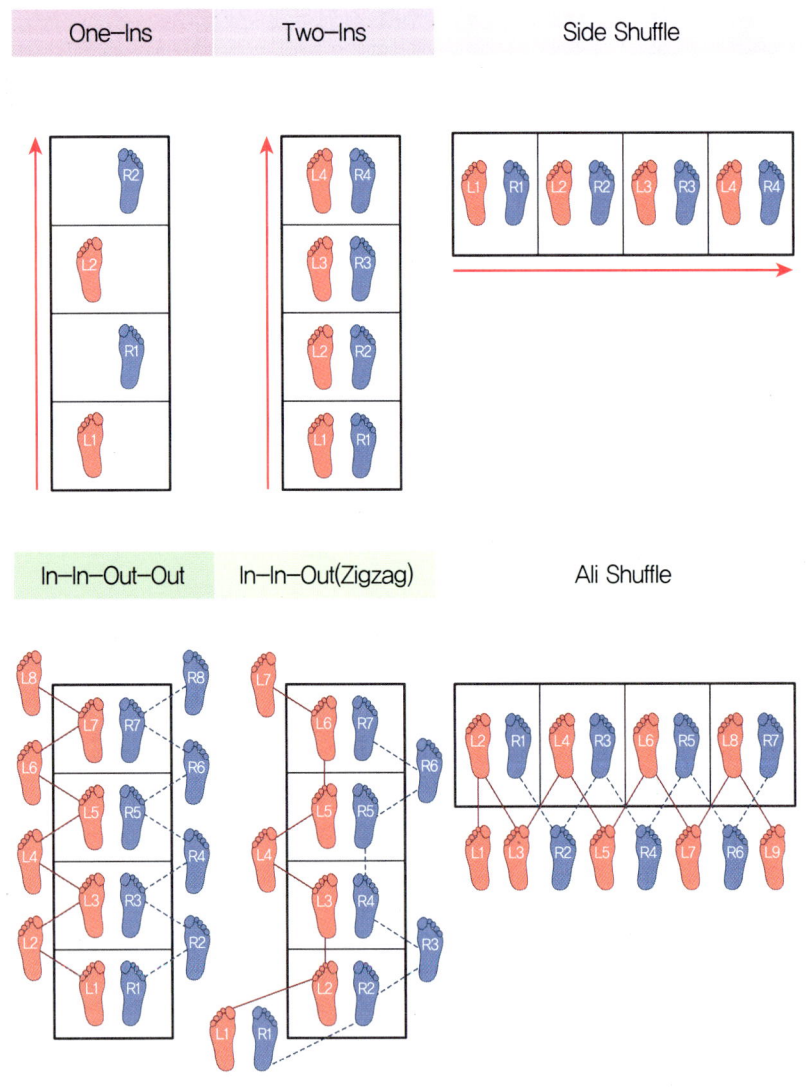

<그림 3-21> 스피드 사다리 훈련(NASM_CPT)

준 높은 일상생활을 수행하는 데 필요하다.

민첩성은 구기 종목에서 변화하는 공에 대해 빠르게 예측을 하고 반응하거나 공수의 전환이 빠른 종목에 요구된다. 농구선수의 경우 직선으로 달리는 것보다 속도와 방향을 전환하며 공간을 만들어 내는 동작이 필요한데, 민첩성이 이를 가능하게 한다. 배구에서도 서브나 스파이크를 받기 위해 방향을 전환하여 좁은 공간에서 이동해야 할 상황에 민첩성이 필요하다. 하지만 각각의 스포츠마다 사용하는 부위와 정도가 다르기 때문의 민첩성에 대한 정의가 다양해 질 수 있다.

민첩성이 좋아지면 동일한 시간 내에 더 많은 운동을 실시할 수 있으므로 체력 향상이 더욱 빨리 이루어질 수 있으며, 증가된 운동량은 더욱 많은 에너지를 소비할 수 있으므로 체중을 감소시키는 데 유리할 수 있다. 균형을 잃지 않고 재빠르고 정확하게 방향과 속도를 바꾸는 능력을 기르기 위해서는 왕복 달리기, 지그재그 달리기, 사이드 스텝 등의 민첩성 운동이 필요하다. 또한 사다리 운동과 콘 운동의 경우 특정 스포츠 기술로 연결될 수 있는 일반적인 기술 및 체력을 향상시키는 데 그 목적이 있는 운동으로 민첩성과 집중력 향상에 큰 도움이 된다.

이렇게 운동 기술 체력은 높은 수준의 신체활동 뿐 아니라 특정 스포츠 기술을 습득하고 경기력을 향상하는 데 필수적인 요소이다. 유전과 같은 선천적인 요인들이 크게 좌우할 수 있지만, 아동기·청소년기에 운동 기술 체력과 관련이 높은 동작들로 이루어진 다양한 훈련을 통해 각 요인들을 보완할 수 있다.

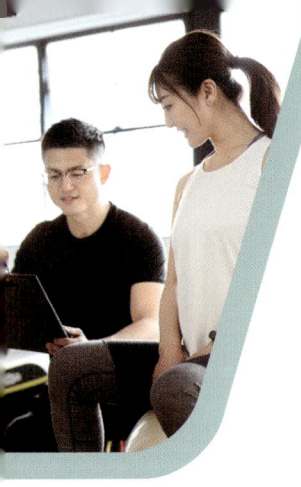

chapter 03 ACSM Fitness Trends

궁극적으로 인간의 삶에서 운동을 통해 얻으려고 하는 것은 '건강(health)'이라고 할 수 있으며, 보다 정확하고 효율적으로 건강과 관련된 목표를 달성하기 위해 무엇을 어떻게 해야 할 것인지에 대하여 방법을 제시하여 주는 것을 우리는 '운동 처방(exercise prescription)'이라고 부른다. 그리고 이러한 운동 처방 또는 운동에 대한 일반적인 접근 방법도 유행(trends)에 따라 매년 달라지는데, 특히 2020년부터 전 세계적으로 발생된 COVID-19 팬데믹(pandemic)은 이러한 피트니스 시장에서의 트렌드(trends)를 크게 바꾸어 놓았다.

ACSM(American College of Sports Medicine)은 2006년을 시작으로 지난 16년간 ACSM's Health & Fitness Journal(FIT)의 전자투표를 통해 건강과 fitness trends에 대한 조사(survey)를 실시하였으며, 이는 전 세계의 텔레비전, 소셜미디어, 그리고 유명 인사들의 최신의 fitness trends를 반영한 결과를 제공하였다.

1) Wearable technology

웨어러블 기술을 접목시킨 운동 방법이 처음으로 소개된 것은 2016년부

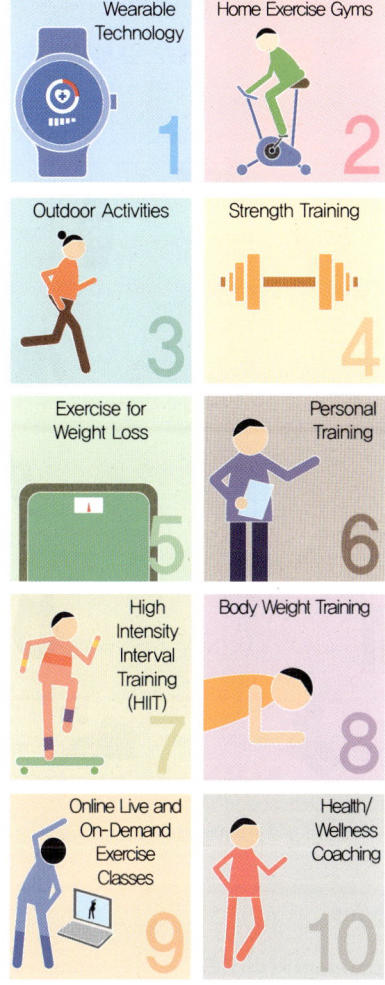

<그림 3-22> Fitness Trends 2022(ACSM, 2022)

터이다. 이러한 피트니스 트렌드는 활동 추적(activity trackers), 스마트 워치(smart watches), 심박수 모니터(heart rate monitors), GPS 추적(GPS trackers)의 기능을 탑재한 디바이스(devices)를 포함한다. 대표적으로는 Polar®, Fitbit®, Samsung®, Garmin®, Apple® 등이며, 이러한 디바이스는 걸음 수(step counter)와 심박수(heart rate), 체온(body temperature), 칼로리(calories), 앉아있

는 시간(sitting time), 수면 시간(sleep time) 등을 사용할 수 있으며, 이러한 웨어러블 기술의 상용화는 혈압(blood pressure), 산소 포화도(oxygen saturation), 호흡률(respiratory rate), 심전도(electrocardiogram)의 새로운 기술 또한 포함되어 건강 및 운동과 관련된 우리 일상에 매우 깊게 자리하고 있다.

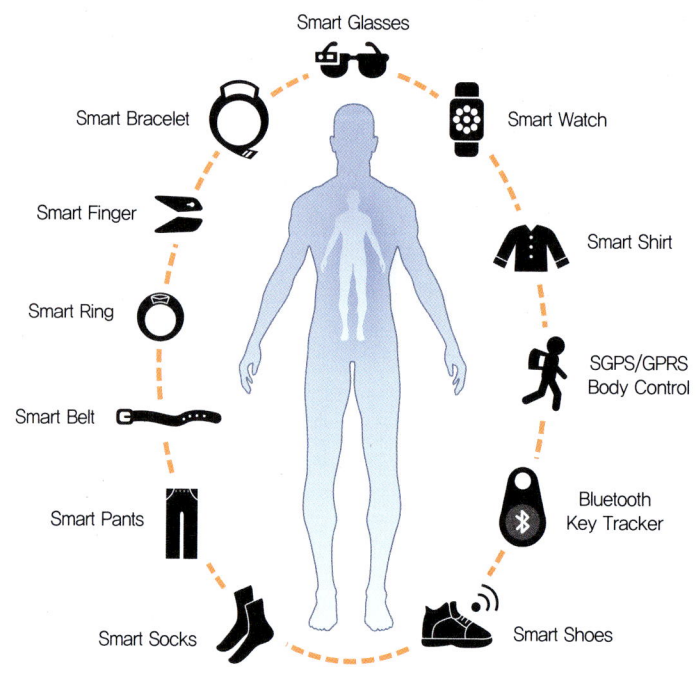

<그림 3-23> Wearable technology

2) Home exercise gyms

홈 트레이닝(home training)이라고도 불리는 home exercise gyms는 전 세계 COVID-19 팬데믹에 의한 결과로써 알려지게 된 트렌드라고 할 수 있다. 사람들은 이러한 여파로 인해 자택에 머물면서 건강에 대한 이점을 살리기 위해 현재 구입 가능한 장비의 활용과 더불어 집에서의 온라인 수업을 통해 관리하고 있다.

홈 트레이닝은 간단한 소도구나 고가의 트레드밀, 자전거 등을 사용하여 상황에 맞게 실시하는데, 이는 혼자서도 가능하고 가족 모두가 가능한 새로운 피트니스 트렌드로 자리잡고 있다. 특히, COVID-19 팬데믹이 지속되며 홈

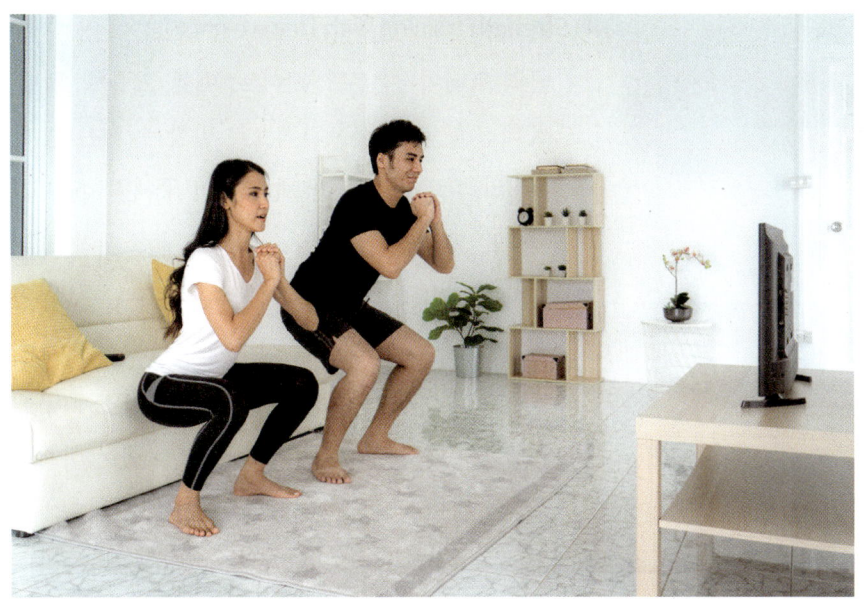
▲ Home exercise gyms

트레이닝을 위한 장비들은 점점 저가로 판매되고 있는 추세이며, 시대적인 부분을 고려한 독립적 장점을 많은 소비자들이 선호하고 있는 추세이다.

3) Outdoor activities

COVID-19 팬데믹의 여파로 인해 현재 많은 아웃도어 액티비티(outdoor activities)가 소규모 그룹의 걷기, 등산 등으로 활성화되었다. 아웃도어 액티비티의 시작은 2010년도부터였으며, 짧거나 또는 긴 시간 동안 걷기, 달리기, 자전거타기, 등산 등의 활동으로 현재까지도 오랜 기간동안 전 세계인의 건강과 삶의 일부분에서 피트니스 트렌드 중의 하나로 자리하고 있다.

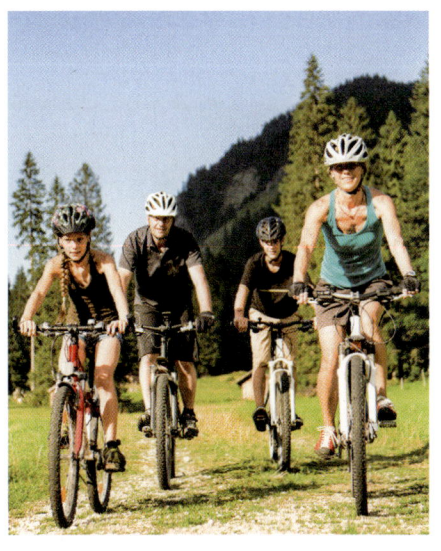
▲ Outdoor activities

4) Strength training with free weights

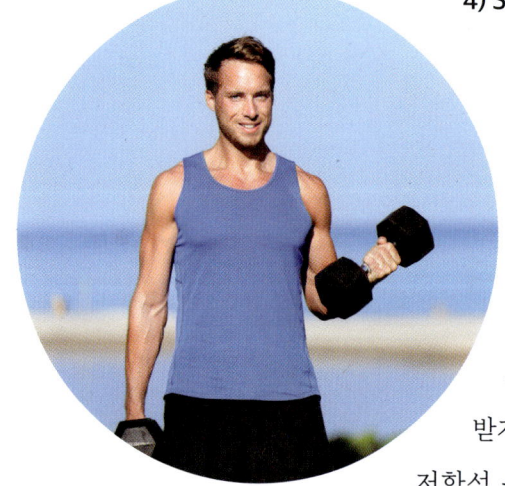

▲ 근력 트레이닝

근력 트레이닝은 프리웨이트, 바벨, 케틀벨, 덤벨, 메디신볼 등 매우 포괄적으로 말할 수 있는데, 현재의 피트니스 트렌드는 좀 더 구체적(specific)으로 프리 웨이트(free weights)를 소개하고 있다. COVID-19 팬데믹에 의한 외부 환경 및 인원과의 접촉이 제한된 상황에서 특별한 장소에서 고정된 기구를 통한 운동이 아닌 장소에 구애받지 않고 어디서든 자유롭게 실시할 수 있는 이러한 저항성 운동의 방법은 지금까지의 피트니스 트렌드에서 소개된 단순한 '근력 트레이닝(strength training)'과는 다소 특별한 소개라고 할 수 있다.

5) Exercise for weight loss

COVID-19 팬데믹의 장기화는 전 세계 사람들의 체중증가를 야기하였으며, 따라서 2022년은 운동을 통한 체중감량과 관련된 피트니스 트렌드가 소개되었다. 대부분의 다이어트 프로그램은 매일 식이에서의 칼로리 제한과 신체활동을 통한 칼로리 소모 시 목표체중을 달성하게 된다. 하지만 운동만을 통한 체중감량은 2009년에 처음 소개되었으며, COVID-19 팬데믹 이전까지 낮은 순위에서만 소개되고 있었으나, 이러한 시대적 변화를 통해 새로운 트렌드로 소개되고 있다.

▲ COVID-19 장기화는 사람들의 체중 증가를 야기했다.

6) Personal training

1:1 방식의 트레이닝 방법은 전문적이고, 트렌디(trendy)한 방법으로서, 헬스클럽, 직장, 가정, 그리고 온라인 방식으로 자리잡고 있다. 2006년부터 소개되었으며, 과거 헬스클럽이라는 특정한 장소에서 행해지던 방식과 달리 시대적 흐름에 따라 변화되어 가며, 현재도 피트니스 트렌드로 소개되고 있다.

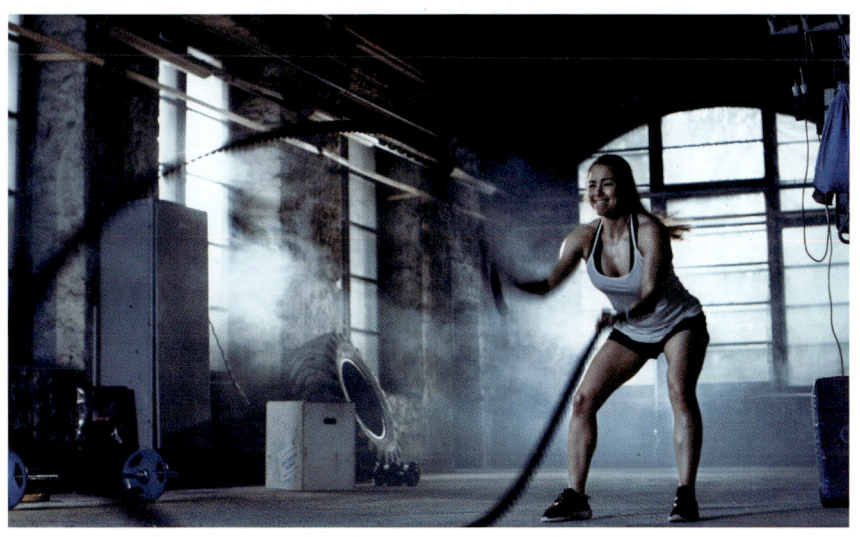

▲ 1:1 트레이닝은 전문적인 방법이다.

7) High Intensity Interval Training(HIIT)

비록 오랜 기간 동안 순위 밖에 있었지만, 2014, 2018년도 HIIT는 1위에 해당하였던 피트니스 트렌드이다. HIIT 프로그램은 고강도로 짧은시간의 운동, 휴식시간 또한 짧은 시간 반복되는 트레이닝 방법을 말하는데, 대개 90% 이상의 굉장히 높은 강도로 실시하게 된다. 이에 대한 효과는 굉장히 극적(dramatic)으로 나타나지만, 대부분의 전문가들은 부상에 대한 위험성 또한 잠재적으로 높기 때문에 대상자에 따라 잘 고려하여 실시해야 한다.

▲ HIIT 프로그램은 부상 위험이 있는 고강도 운동이다.

8) Body weight training

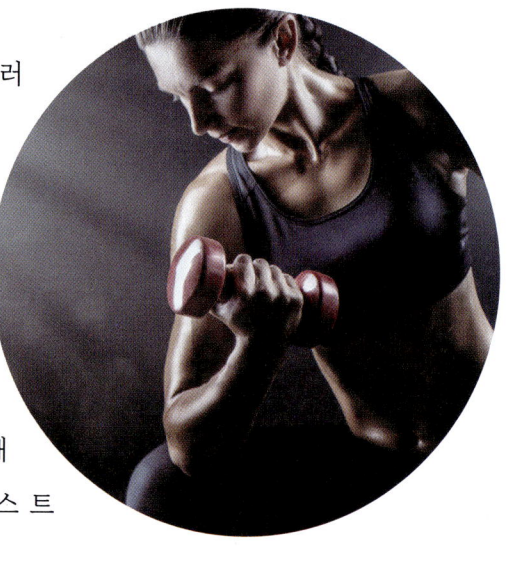

Body weight training은 신체 여러 부위를 적절하게 조합하여 유기적으로 실시하는 저항성 운동 방법을 말하며, 소도구의 사용으로도 충분히 운동에 대한 효과를 나타낼 수 있다. 2013년 소도구를 이용한 body weight training이 처음 소개되었고, 현재까지도 상위에 랭크되어 피트니스 트렌드로 소개되고 있다.

▲ 소도구를 사용한 Body weight training

9) Online live and on-demand exercise classes

가상 온라인 트레이닝은 2019년 처음 소개되었으며, 현재까지도 상위 랭크에서 소개되고 있는 피트니스 트렌드이다. COVID-19 팬데믹이 피트니스 시장에 가져온 가장 큰 변화이며, 직접 만나지 않고도 건강과 관련된 모든 이점

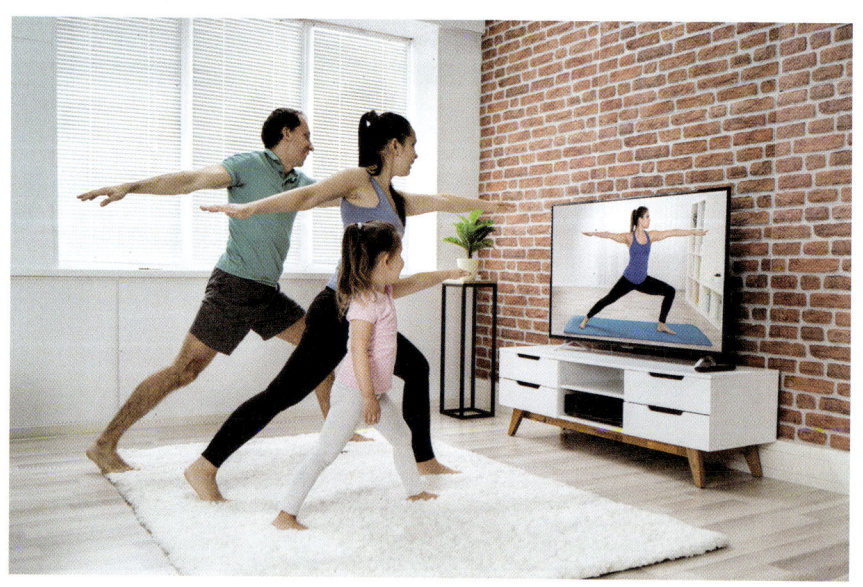

▲ 피트니스 시장에 가장 큰 변화를 가져온 온라인 트레이닝

을 가져다 줄 수 있는 혁신적인 접근 방법이다. 이 트렌드는 디지털 스트리밍 기술(digital streaming technology)를 이용하여 개인, 그룹, 그리고 기업에서도 사용가능하며, 가장 큰 장점은 장소와 시간에 대한 제약없이 언제든지 실시간으로 접근이 가능하다는 것이다.

10) Health/wellness coaching

2019년 wellness coaching으로 처음 소개되었으며, 현재는 'health'가 덧붙여진 "Health/wellness coaching"이라는 피트니스 트렌드로 소개되고 있다. 이는 사람들의 건강증진을 목표로 과학적이고 체계적인 가이드라인 제공 및 운동과 식이 그리고 생활습관 관리의 1:1 접근방식을 말한다. 고객의 건강과 관련된 가치와 필요성, 그리고 비전(vision) 등을 짧거나 긴 기간 동안의 목표를 설정하여 변화시키는 피트니스 트렌드이다.

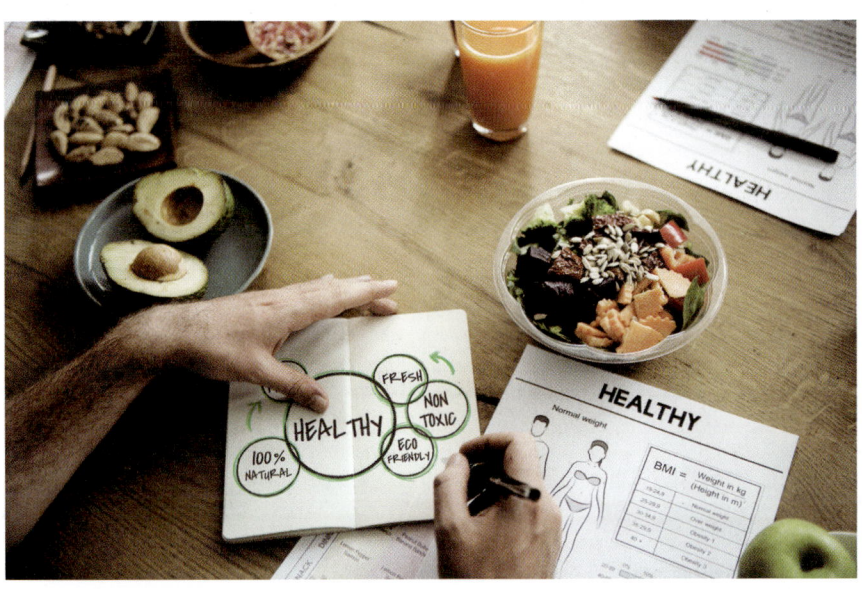

▲ 고객 맞춤형의 운동, 식이, 생활습관 관리를 과학적·체계적으로 하는 Healthy coaching

Section III. 운동처방을 통한 체력육성   워크시트

● 안전한 신체활동을 위한 질문지(PAR-Q) ●

규칙적인 신체활동은 재미있고 건강한 활동이며, 점점 더 많은 사람들이 매일 더 많은 신체활동에 참가하고 있습니다. 좀 더 활동적이 된다는 것은 대부분에게 매우 안전한 일이지만, 일부 사람들은 신체적으로 더 활발한 활동을 하기 전에 먼저 의사와 상담하는 것이 좋습니다.

▶ 질문을 잘 읽고 '예' 혹은 '아니오'에 표시해 주세요.

안전한 신체활동을 위한 질문지(PAR-Q)		
	예	아니오
1. 의사가 전에 당신에게 심장에 이상이 있다고 말한 적이 있는가?	☐	☐
2. 흉부 통증(가슴 통증)으로 자주 고통을 받는가?	☐	☐
3. 자주 기절을 하거나 현기증을 느끼는가?	☐	☐
4. 의사가 당신에게 운동에 의해 악화될 수도 있는 관절염이나 정형외과적인 질환이 있다고 말한 적이 있는가?	☐	☐
5. 의사가 혈압이 높거나 고혈압이 있다고 말한 적이 있는가?	☐	☐
6. 운동을 하고 싶지만 그럴 수 없는 특별한 사정이 있는가?	☐	☐
7. 65세 이상이며 운동을 거의 하지 않은 생활을 해왔는가?	☐	☐

하나 이상에서 '예'라면

- 신체활동을 증가시키기 전, 또는 체력평가를 받기 전에 먼저 의사와 상담을 하십시오.

- 의사에게 PAR-Q에 관해, 그리고 어떤 항목에 '예'라고 답을 했는지 말씀하십시오.
- 원하는 어떠한 활동도 가능할 수 있습니다. 혹은 천천히 시작해서 점차적으로 늘려가거나 신체활동을 안전한 몇 가지로 제한할 수 있습니다. 의사에게 원하는 운동을 말하고 의사의 조언에 따르십시오.
- 어떤 지역 사회의 프로그램이 안전하고 당신에게 도움이 되는지도 알아보십시오.

모든 항목에서 '아니오'라면

- 만일 당신의 대답이 PAR-Q에서 정직하게 '아니오'라면
- 신체적으로 더 활발해져도 됩니다. 천천히 점차적으로 늘려가십시오. 이것이 가장 안전하고 쉬운 방법입니다.
- 체력 평가에 참여해 보십시오. 혹은 당신의 기본 체력을 평가해 볼 수 있는 좋은 기회이며 활동적인 삶을 위해 최선의 방법을 계획할 수 있습니다. 또한 혈압 측정을 강력히 권장합니다. 만일 결과가 144/94 mm Hg 이상이라면 신체활동을 증가시키기 전에 의사와 먼저 상담하십시오.

더 많은 신체활동에 참여를 미뤄야 하는 경우

- 만일 감기나 열로 인해 몸 상태가 좋지 않으면 나아질 때까지 미루십시오.
- 임신한 상태라면 신체활동을 시작하기 전에 의사와 상의 하십시오.

주의사항

- 만일 건강상태가 변해서 위의 질문에 '예' 라는 답을 했다면 체력 또는 건강 전문가와 상의하십시오.
- 신체활동 계획을 바꾸어야 하는지도 상의하십시오

1. 전반적인 건강에 대한 질문입니다.

☐ 현재 의사로부터 진단받은 질환이 있습니까? (해당되는 곳에 모두 체크해 주십시오.)

○ 없음

질환명		의사 진단 여부	현재 치료여부	
			완치	치료 중(약물치료)
심혈관계 질환	고혈압			
	뇌졸중(중풍)			
	심근경색증			
	협심증			
	부정맥			
대사성 질환	당뇨병			
	고지혈증			
	갑상선 장애			
근골격계 질환	관절염			
	골다공증			
	요통			
	어깨통증			
호흡기계 질환	천식			
	만성기관지염			
	알레르기성 비염			
	폐결핵			
갑상선 질환				
간 질환				
소화기계 질환				
알코올성 질환				
정신과적 질환				
기타:				

2. 흡연에 대한 질문입니다.

☐ 현재 담배를 피웁니까?

    ① 예   ② 아니오

☞ ☐ "예" 라면, 귀하는 담배를 얼마나 피우고 계십니까?

    하루에 평균 (   )개피 (   )년 동안

☞ ☐ "아니오" 라면,

    ① 피운 적이 없음.

    ② 과거에는 피웠으나, 현재 피우지 않음

    ②-1 담배를 끊었다면 얼마나 되었습니까? (   )년 (   )개월

    ②-2 담배를 끊었다면 이전에는 담배를 얼마만큼 피웠습니까?

        하루에 평균 (   )개피 (   )년 동안

- 흡연 의존도에 따라 맞춤 금연 처방을 실시하며 금연을 유도한다.
(https://www.nosmokeguide.go.kr)

3. 음주[술]에 대한 질문입니다.

☐ 현재 술을 마십니까? 얼마나 자주 마십니까?

    ① 최근 1년간 전혀 마시지 않았다.   ② 한 달에 1회 정도

    ③ 한 달에 2~4회 정도   ④ 일주일에 2~3회 정도

    ⑤ 일주일에 4회 이상

☐ 한 번에 술을 얼마나 마십니까?

※ 소주 1병: 7잔, 맥주 1병(640ml) : 3.5컵(180ml/컵) 기준

    ① 소주 1/2병(맥주 3컵) 이하   ② 소주 1병(맥주 7컵) 이하

    ③ 소주 2병(맥주 5병) 미만   ④ 소주 2병(맥주 6병) 이상

이를 통해 과음과 폭음을 선별한다. 음주 문제와 평가와 개입은 5A's 접근법에 따른다(Ask about alcohol use, Assess for alcohol use disorders, Advice and Assist, At follow-up). 적절음주의 경우 성인 남성의 경우 국내 1회 최대 음주량 4잔 이하, 일주일 음주량 8잔(소주) 이하이며, 성인 여성, 65세 이상 남성의 경우 그 절반 수준이며 개인차가 있을 수 있다(Journal of the Korean Medical Association 2011; 54(10):1047). 문제가 있을 경우 상담과 의료진단을 받는다.

4. 수면에 대한 질문입니다.

□ 귀하는 지난 한 달 동안 하루 평균 몇 시간 주무셨습니까?(수면시간)

①	②	③	④	⑤	⑥	⑦
5시간 이하	약 6시간	약 7시간	약 8시간	약 9시간	약 10시간	약 10시간 이상

- 일반적 일상 생활을 위해 하루 7~9시간(18세-64세) 정도의 수면을 취하는 것이 권장된다(National Sleep Foundation).

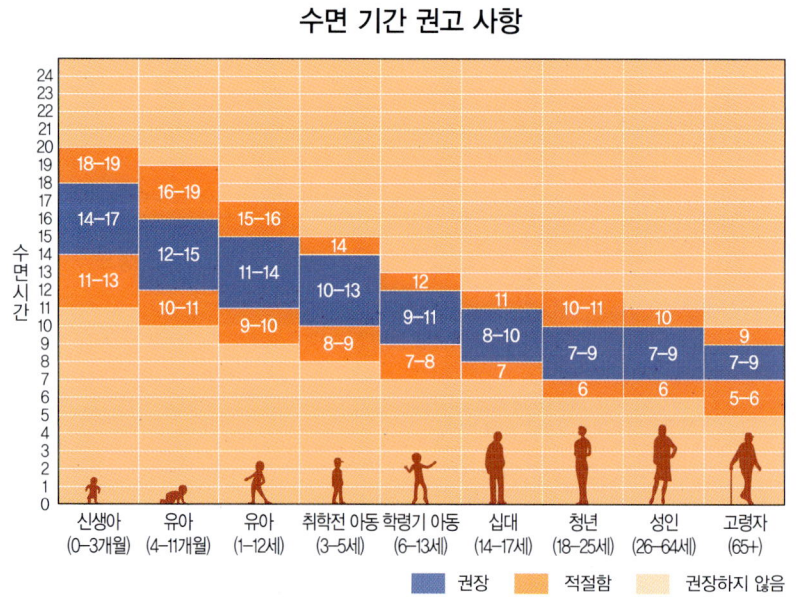

수면 기간 권고 사항

참고문헌

- 강형숙·김기진·김훈·노성규·박상갑·변재종·서상훈·서정훈·이재문·장재훈(2008). 운동과 웰니스. 서울: 한미의학.
- 대한운동사회(2007). 운동생리학. 서울: 한미의학.
- 전국임상건강운동학과교수협의회(2007). 운동검사·운동처방지침. 서울: 한미의학.
- 전태원 편저(1993). 운동검사와 처방. 서울: 태근문화사.
- 정성태·전태원(1998). 체력육성. 서울: ㈜교학사.
- 체육과학연구원(1999). 전문가를 위한 최신운동처방론. 서울: 도서출판 21세기교육사.
- 한국운동생리학회(2019). 운동과 건강 ㈜라이프 사이언스
- Micheal A. Clark, Scott C. Lucett(2014). 운동수행능력 향상 트레이닝: 한미의학
- 스포츠 안전재단 https://www.sportsafety.or.kr
- 국민체육진흥공단 www.kspo.or.kr
- 국민체력100 http://14.49.46.105/front/control/con0504_list.do

- Katch & McArdle, 1988 fat
- Nassis & Geladas, 2003 exercise

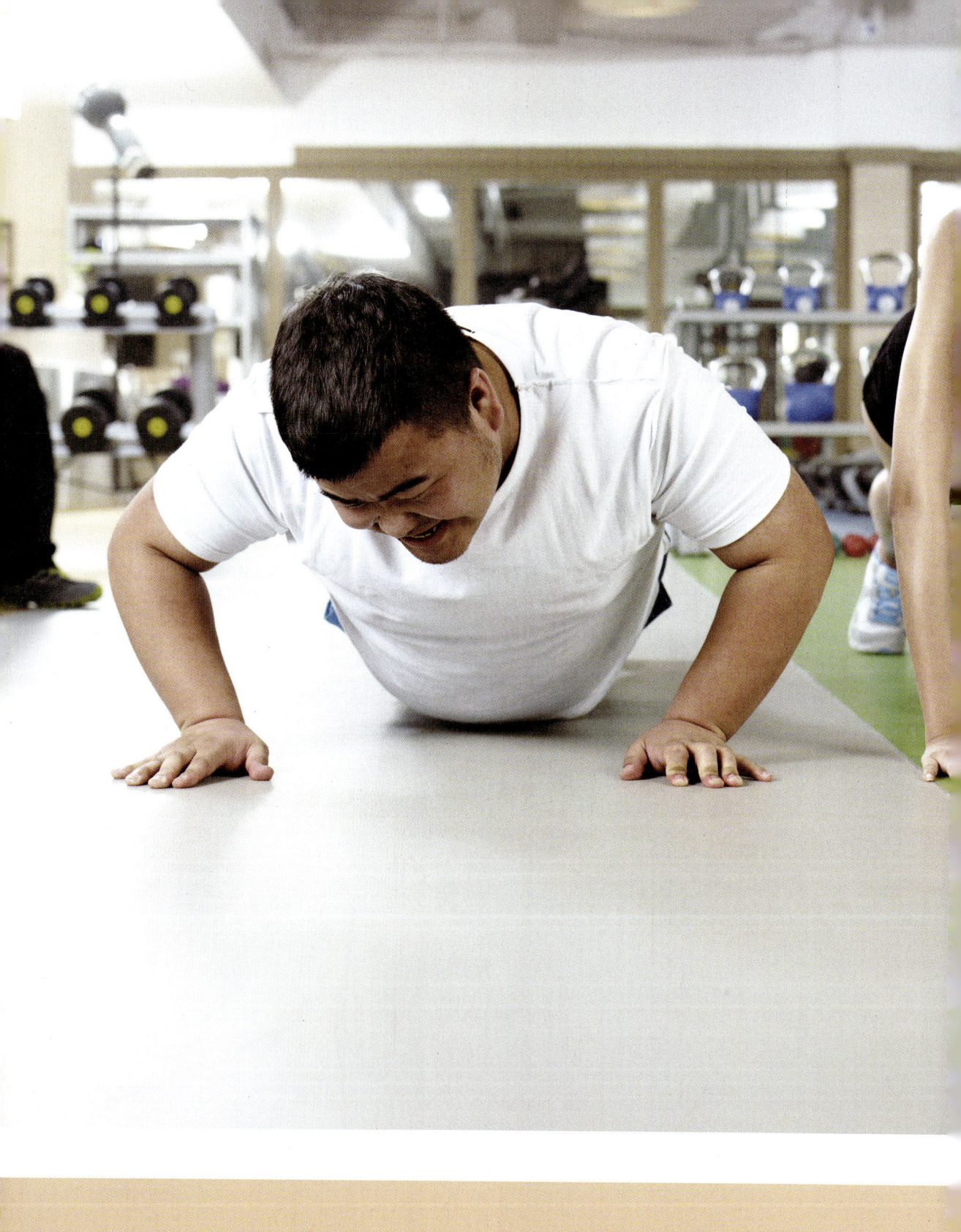

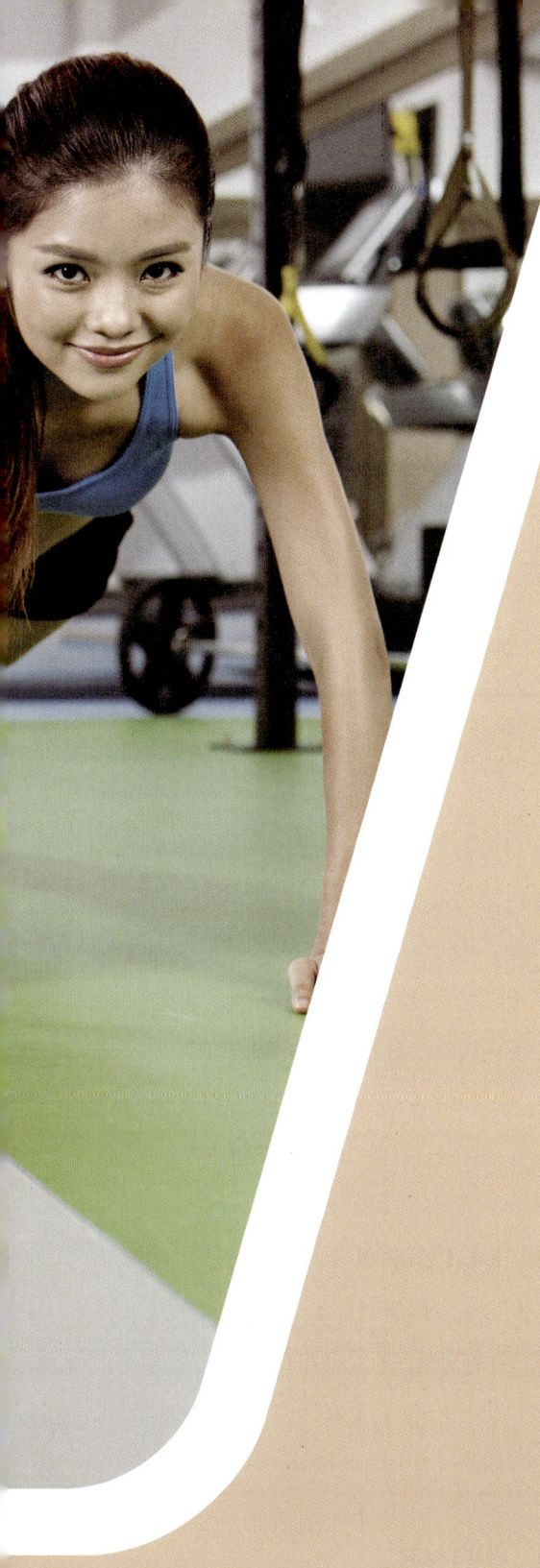

Section 4

질병과 운동

chapter 01	비만 예방을 위한 운동 프로그램
chapter 02	성인병 예방을 위한 운동 프로그램
chapter 03	근관절계 질환 예방을 위한 운동 프로그램

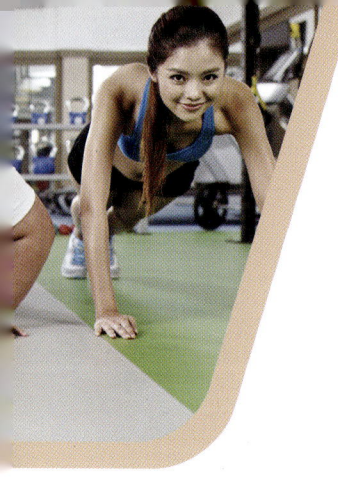

chapter 01 비만 예방을 위한 운동프로그램

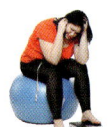

1 비만의 개념

비만이란 의학적 의미로 신체 내에 지방이 비정상적으로 많아진 상태를 말한다. 비만은 다양한 질병과 관련이 있으며, 특히 고혈압, 당뇨병, 고지혈증, 심장병(관상동맥질환), 뇌졸중, 관절염 등에 중요한 위험 요인일 뿐만 아니라 그 자체로도 피로감, 호흡곤란과 같은 증상을 나타내어 일상 생활에 악영향을 주게 되므로 적극적인 치료가 필요한 질병이라고 할 수 있다.

비만은 여러 가지 방법을 통해(피부두겹측정, 생체전기저항법, 수중체중법, 이중에너지엑스레이법) 체내의 지방량을 측정하여 판단할 수 있다. 그러나 쉽게 접근하기가 어렵고 비용이 발생하는 단점이 있어 가장 손쉽게 신장(m)과 체중(kg)을 이용한 BMI(body mass index)법을 이용하여 비만의 단계를 분류한다.

체질량지수 산출공식 → BMI = kg/m²

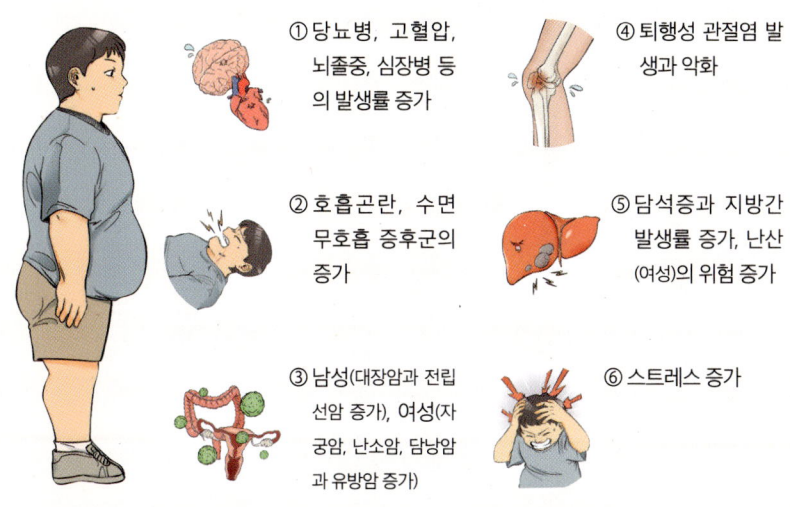

<그림 4-1> 비만으로 발생할 수 있는 위험 요인

<그림 4-2>는 1962년부터 2014년까지 BMI를 이용하여 미국 남·여 과체중과 비만 증가율에 대한 변화 추이를 조사한 것이다. 그림에서 알 수 있듯이 1980년대부터 2000년까지 급격하게 증가하였으며, 이후에도 지속적으로 증가하는 추세이다.

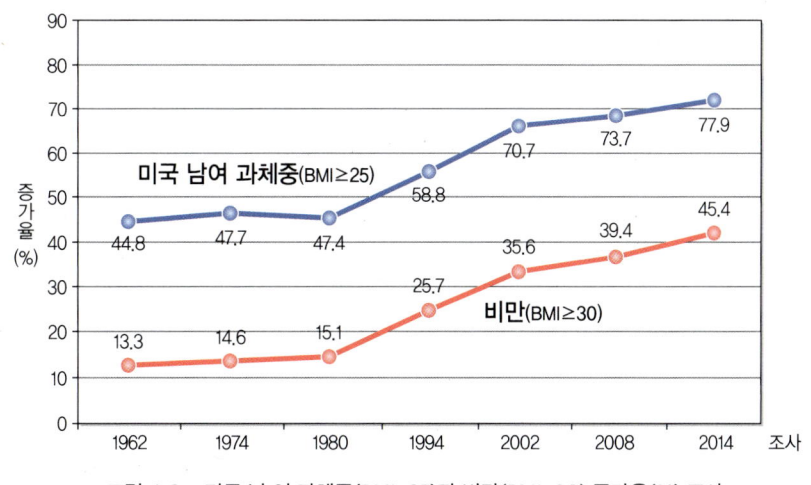

<그림 4-2> 미국 남 여 과체중(BMI≥25)과 비만(BMI≥30) 증가율(%) 조사

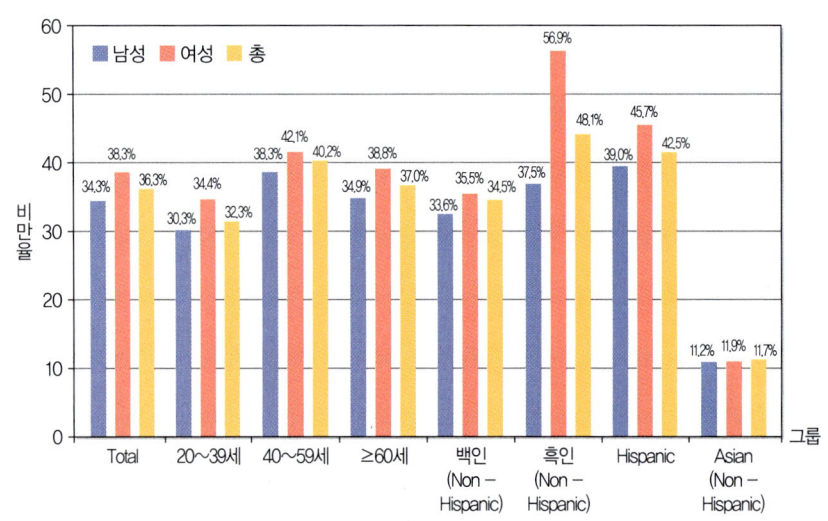

<그림 4-3> 미국 성별, 나이별, 종별 성인 비만율(BMI ≥ 30)

분류	BMI	M≤102cm W≤88cm	M>102cm W>88cm
국립심장폐혈액연구소(NHLBI) 분류			
저체중	< 18.5	-	-
정상체중	18.5~24.9	정상	정상
과체중	25.0~29.9	증가	높음
비만	≥ 30.0	높음	매우 높음
세계보건기구(WHO) 분류			
심각한 저체중	< 16.0	-	-
적절한 저체중	16.0~16.9	-	-
저체중	17.0~18.4		-
정상	18.5~24.9	정상	정상
비만 전단계	25.0~29.9	증가	높음
비만 1단계	30.0~34.9	높음	매우 높음
비만 2단계	35.0~39.9	매우 높음	매우 높음
비만 3단계	≥ 40.0	심각함	심각함

Source: Data from Ogden, Carroll, Fryar, & Flegal (2015)
National Heart, Lung, and Blood Institute

<표 4-1> BMI 분류와 허리둘레에 따른 질병 위험 정도

분류		>95%	75~95	25~74	5~24	<5	평균
20~29	M	<19.3	19.3~22.4	22.5~30.4	30.5~39.2	>39.2	27.2
	F	<18.6	18.6~21.8	21.9~31.7	31.8~42.0	>42.0	27.6
30~39	M	<21.1	21.1~24.7	24.8~31.8	31.9~39.3	>39.3	28.9
	F	<19.8	19.8~23.2	23.3~33.0	33.1~44.7	>44.7	29.4
40~49	M	<21.9	21.9~25.6	25.7~31.8	31.9~40.0	>40.0	29.4
	F	<20.0	20.0~23.6	23.7~33.3	33.4~44.5	>44.5	29.6
50~59	M	<21.6	21.6~25.3	25.4~31.9	32.0~40.3	>40.3	29.1
	F	<19.9	19.9~24.4	24.5~34.3	34.4~45.2	>45.2	30.2

Source: Fryar, Gu, Ogden & Flegal, 2016.

<표 4-2> 나이별 BMI에 대한 분류

2 비만의 원인

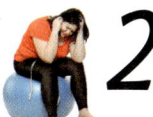

1) 비만의 원인

　비만은 섭취한 에너지 중 소비하고 남은 에너지가 지방질로 전환되어 인체의 여러 부분, 특히 피하조직이나 장간막에 축적되는 현상으로 일종의 질병이다. 비만의 주요 원인은 에너지 소비량보다 에너지 섭취량이 많기 때문이며, 이러한 현상은 불규칙한 식습관과 만성적인 과식 때문이다. 다시 말해 충분한 에너지 소비가 이루어지면 과식을 하더라도 비만이 되지 않는다. 반대로 섭취 에너지가 많지 않아도 에너지 소비가 올바르지 않다면 비만이 될 수 있다. 따라서 비만의 가장 큰 원인은 과다한 음식섭취, 잘못된 식습관 및 생활습관, 좌업생활에 의한 운동부족, 유전적인 요인과 심리적인 요인이다.

　현대사회 생활은 일명 포식의 시대라고 할 수 있을 만큼 영양가가 풍부한 식품들이 널려 있으며, 어디에서나 편리하고 손쉽게 음식을 구할 수 있다. 즉, 패스트푸드의 형태로 간편하면서도 빠르게 음식을 섭취할 수 있게 되었다. 뿐만 아니라 최근에는 요리에 필요한 손질된 식재료와 딱 맞는 양의 양념, 조리법을 세트로 구성해 제공하는 제품인 밀키트 시장이 확대되고 있다. 조리 전

냉장 상태의 신선 식재료를 배송하며, 소비자가 동봉된 조리법대로 직접 요리해야 하며, 외식보다 저렴하면서도 건강한 식사를 할 수 있고, 재료를 구입하고 손질하는 시간이 절약돼 1인 가구나 맞벌이 가구로부터 인기를 끌고 있다.

최근 우리나라는 과체중을 포함한 비만증 환자가 지속적으로 증가하고 있는 추세이며, 특히 청소년 비만의 증가가 두드러지게 나타나고 있다. 5~17세 소아청소년 비만은 약 70% 이상이 심혈관 질환 위험인자를 하나 이상 접하게 된다. 또한 당뇨 전단계 진단의 위험이 높아질 뿐만 아니라 뼈와 관절 부상에 노출되어 있으며, 건강관련 삶의 질과 자기평가 부족 같은 심리적인 장애가 발생할 수 있다.

2015년 기준 미국의 과체중과 비만은 66%이다. 세계적으로 청소년 비만율은 사우디아라비아가 71%로 가장 높으며, 그 다음은 미국이다. 하지만 최근 미국의 비만율이 줄어들고 있는데, 특히 청소년 비만율을 감소시키기 위한 노력의 결과로 볼 수 있다. 특히 정부 차원 정책으로 NPAO 프로그램(신체활동 증대, 과일 및 채소의 소비 증대, 가당 음료의 소비 감소, 고에너지밀도 식품 섭취 감소, 모유수유 개시와 기간 증가, TV시청 감소), 식생활 가이드 라인, 공립학교 급식개선 법

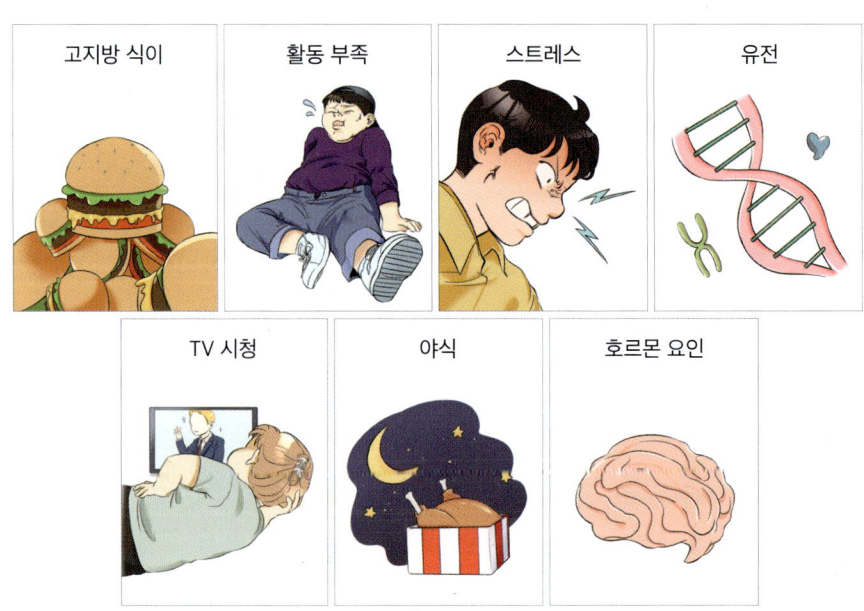

<그림 4-4> 일상생활에서 발생하는 비만의 원인

안 등과 같은 아동 청소년들에게 사회·환경·심리적인 모든 측면을 고려하여 소아청소년들의 비만을 개선하고자 하였다. 캐나다의 경우 성인의 62%와 소아청소년 중 32%는 과체중 또는 비만이며, 모든 연령에서 꾸준히 높은 수준을 유지하고 있다. 캐나다에서 과체중이나 비만에 해당되는 아동의 비율은 1978년에서 2004년 사이에 23%에서 35%로 크게 증가하였으며, 발표 당시 많은 관계자들이 각성하여 아동비만 문제를 해결하기 위해 각종 방안들을 마련하였다. 즉, 가당음료에 세금부과, 건강하지 않은 식품에 대한 세금공제 제외, 학교 급식 외에 학교에서 판매되는 식품과 음료에 대한 영양 기준 제시 정책은 비용효과가 컸으며, 2025년까지 129,000~576,000명의 소아청소년의 비만을 예방할 것으로 예상하고 있다. 즉, 2015년부터 캐나다의 비만 정책은 치료보다 예방 중심으로 전환하였다. 건강한 생활전략으로 청소년들의 체육활동 세금공제, 신체활동 놀이 프로그램 등을 통해 실제적이고 실용적인 예방 및 치료에 중점을 두고 노력하고 있다.

멕시코는 전 세계적으로 탄산음료를 가장 많이 소비하는 국가 중 하나이다. 2010년 멕시코인 사망의 약 75% 정도는 비감염성 질병에 의한 것이며, 비만과 건강하지 못한 식생활이 사망의 주요한 요인 6가지 중 하나라고 보고되었다. 비만으로 인한 의료지출 비용은 2013년 기준 약 미화 8억 8천만 달러였으며, 비만의 증가를 막지 못한다면 7년 이내에 의료지출 비용은 미화 10억 달러를 넘을 것으로 보고하였다. 따라서 정부정책으로 소다세(설탕음료 세금), 학교 음식 및 음료에 대한 가이드 라인, 식료품 표지 앞부분에 영양성분을 나타내는 라벨링 시스템, 지하철 스쿼트 운동(10회 실시 무료이용) 등을 실시하여 비만 예방에 기여하고 있다.

그 이외에도 영국은 Change 4 life 캠페인(more kids, eat less, move more, live longer), 체중감량 가이드, 영국 왕립의학협회학술원의 비만퇴치 행동계획, 학교음식 기준, 책임고양운동, 다양한 학교체육활동 지원, IT를 활용한 비만 예방 프로그램, 그리고 독일의 Fit instead of Fat 프로그램, 국가적 자전거 타기 계획, 스포츠 배치 운영 등을 통해 비만 퇴치에 대한 정부 정책을 실시하고 있다.

① 유전적 요인과 성장기 환경

비만의 유전 가능성은 약 25~40%로 추정할 수 있다. 기본적으로 비만유전자는 에너지 소비를 감소시키는 대사에 영향을 주거나 에너지 섭취를 증가시키는 식욕에 영향을 미침으로써 비만을 유발시킨다. 최근에는 정상적인 체중 조절과정을 설명하는 피드백 이론으로서 시상하부의 식욕중추 조절기전과 관련하여 '세트포인트' 이론이 제시되고 있는데, 핵심은 국부 호르몬인 렙틴(leptin)이 체지방량에 비례하여 생성되고, 체지방량이 증가할 때마다 더 많은 렙틴이 순환혈류로 방출되어 시상하부에서의 신경펩타이드 Y(neuropeptide Y: NPY)의 생성과 방출을 억제한다는 것이다. NPY는 식욕중추를 자극하여 식욕을 항진시키고 에너지 소비를 억제함으로써 더 이상의 체지방 형성을 억제하는 피드백 조절이 이루어진다. 따라서 렙틴(leptin)에 대한 시상하부의 단백질 수용체 수가 유전적으로 감소되어 있거나 감수성이 저하되어 있다면, NPY의 생성과 방출이 억제되지 못해 비만을 촉진할 수 있다.

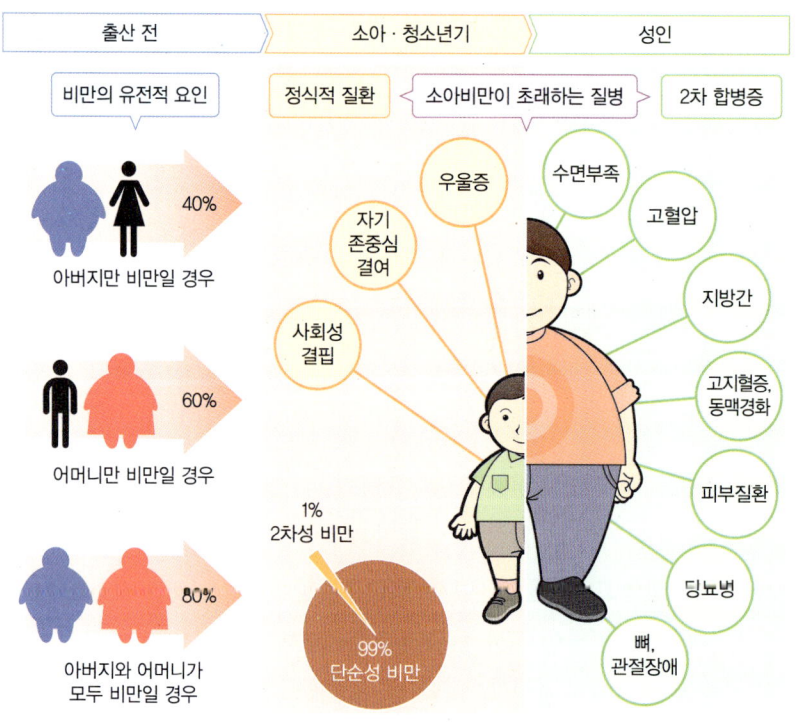

<그림 4-5> 생애 주기별 비만 발생 원인

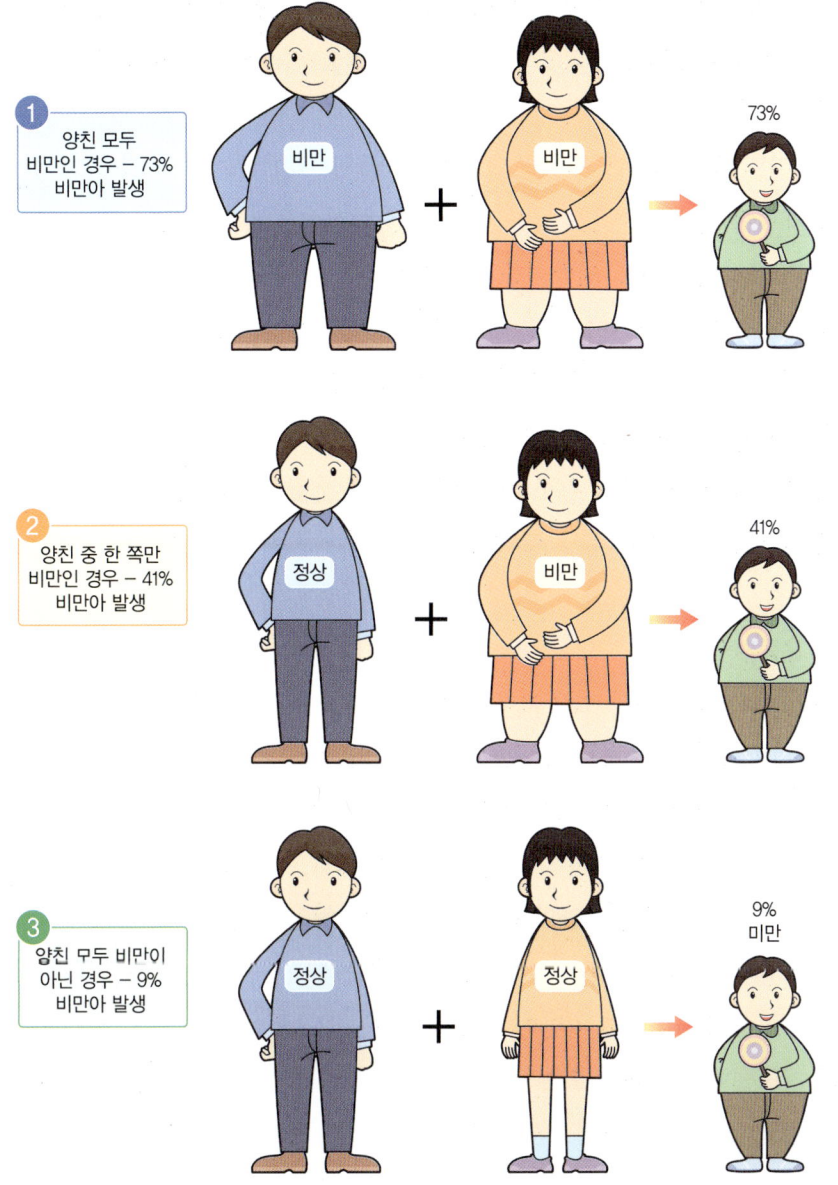

<그림 4-6> 유전적 요인에 따른 비만의 발생 비율

② 식습관에 따른 에너지 불균형

비만은 섭취한 열량과 소모한 열량의 차이가 기본적인 원인이다. 중요한 것은 먹는 음식의 양이 많다 적다가 아니라 자신의 소모량에 비해 섭취량이 얼마나 되는가 하는 것이다. 지방과 단순당을 과다 섭취할 경우 과다한 열량

섭취 없이도 비만이 유발된다. 반면에 탄수화물이나 불용성 섬유소 섭취량은 비만도와 역상관 관계가 있으므로 섭취량이 많을수록 비만이 될 확률이 적어진다.

비만인의 공통적인 섭식 특성으로서 지적되고 있는 것은 식사횟수가 적거나 불규칙하고, 한 번에 많은 양의 칼로리를 섭취하는 과식 습관이 있다. 이들은 튀긴 음식과 같은 고지방식품과 단맛이 있는 고당질 식품을 선호하며, 간식과 야식을 먹는 습관이 있고 씹는 횟수가 적고 식사 이용시간이 짧은 특징이 있다. 조사 결과 햄버거, 피자, 프라이드 치킨, 핫도그 등이 학생들이 가장 선호하는 식품으로 나타난 반면, 김치나 나물은 가장 기피하는 식품으로 나타났다. 따라서 패스트푸드 위주의 서구형 식문화가 급격히 확산되고 있어서 비만을 비롯한 질병 패턴의 서구화가 가속화될 것으로 예상하고 있다.

③ 운동부족

많은 학자들이 비만 아동이나 청소년의 식사습관과 행동특성을 분석한 결과, 비만의 보다 중요한 요인은 고칼로리의 섭취나 과식보다는 비활동성(inactivity)이 보다 중요한 요인임을 발견하였다. 초등학교 비만아와 정상아의 칼로리 섭취량 및 신체활동의 유형을 분석한 결과, 두 집단은 같은 에너지 섭취량을 보였으나, 비만 집단의 활동 정도가 현저히 낮음을 발견하였다.

일단 비만이 되면 과도한 체중으로 행동이 둔해져서 점점 운동을 기피하게 되어 운동량이 줄어들고 비만이 더욱 심해지는 악순환이 반복된다. 더구나 아동과 청소년에게 있어서 오늘날 인터넷의 생활화로 인한 중독현상, 컴퓨터게임의 보급, TV시청과 스마트폰 사용 시간의 증가, 과도한 학습부담 등으로 인해 운동의 환경 여건은 크게 불리해지고 있다.

④ 심리적 요인

사람들은 욕구불만이나 스트레스 상황을 먹는 행위를 통해 해소하려는 심리적 경향을 갖고 있는데, 이는 주로 유아기에 형성된다. 즉, 성장기에 음식과 관련 없는 모든 욕구불만이나 불안을 단 것과 같은 먹는 것을 주어 해소시키는 잘못된 보상교육을 받을 때 이러한 심리적 경향이 강화되어 성인기가 되어서도 유지되는 경우가 많다. 최근 미국에서 비만 환자(19~92세) 약 13,177명을 대상으로 조사한 결과 아동기에 학대(성적, 언어적, 신체적 폭력의 위협, 신체적 학대)를 받은 사람의 경우 그렇지 않은 사람에 비해 비만이 될 확률이 현저히 높은 것으로 보고된 바 있다.

⑤ 사회적 요인

선진 사회와 후진 사회가 서로 상반되는 현상을 보인다. 특히 선진 사회에서는 빈민 계층에서 비만이 많으며, 후진 사회에서는 주로 중·상류층에서 비만이 많이 나타난다. 그리고 최근에는 비만을 단순한 부수현상이 아니라 사회 구조적으로 만들어지는 불평등에서 기인한다는 견해도 있다. 또한 사회경제적 상태와 여성의 비만은 역상관 관계를 나타낸다고 보고하고 있다.

브라질의 경우 60~90년대까지 개발로 인한 경제규모 성장과 도시화로 인한 출산율 감소 등으로 인해 유아의 영양실조 감소와 성인의 비만율이 증가하는 경향이 나타났으며, 또한 남자의 비만율보다 여자의 비만율 증가세가 더 크게 나타났다. 즉, 최근 영양상태의 개선으로 인하여 저소득층의 무분별한 식습관으로 비만율이 증가하는 역현상이 발생하고 있는 것이다.

2) 비만과 질병의 위험인자

비만은 지방이 과잉 축적되어 다른 질병의 위험인자를 증가시키는 의학적 상태를 말한다. 다른 질병과 밀접하게 관련된 질병을 중복이환(comorbidity)이라고 한다.

비만은 인슐린 비의존성 당뇨병, 관상심장 질환, 고혈압, 고지혈증, 암, 소화계 질환, 담낭 질환, 호흡계 문제, 대사적 문제, 근골격계 장애, 신장기능 부전 및 간기능 부전의 위험을 증가시킨다. 더욱이 많은 신체적·심리적인 장애 또한 체중 증가와 더불어 악화된다. 비만과 관련된 의학적인 장애는 비만인 성인들의 사망률을 증가시킨다는 것이다.

비만은 심장질환, 뇌졸중, 당뇨병, 고혈압, 고지혈증, 담낭질환, 신장질환,

간기능 부전, 근골격계 질환, 관절염, 수면 장애 그리고 암을 포함한 각종 중복 이환과 관련이 있다. 대부분의 연구들은, 이러한 비만과 관련된 합병증은 체중의 5~10% 감량만으로도 향상되거나 제거될 수 있다고 하였다. 또 다른 연구에서는 체중감소가 없더라도 비만자들의 건강은 건강한 생활양식에 참여함으로써 유의하게 개선될 수 있다고 말한다. 예를 들어 규칙적인 운동과 건강한 식이요법을 통해 비만자들은 비록 체중감소가 없더라도 삶의 질이 향상된다는 것이다.

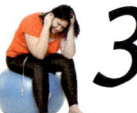

3 비만의 분류와 관리

1) 단순성 비만

일반적으로 대부분의 비만은 99% 이상이 특정한 질환으로 인한 경우가 아닌 단순성 비만으로 발생한다.

첫째, 만성피로감이 신장과 간의 장애로 인하여 증가하며, 커진 조직의 혈액 요구량이 많아져서 심장에서 더 많은 혈액을 보내야 하는 부담이 생긴다. 따라서 심장은 지치게 되고 기능이 떨어져 몸이 붓기 시작하여 피로감이 가중되는 무기력형이 있다. 둘째, 흔히 아침에 손이나 발이 붓는데, 이것은 탄수화물 섭취가 과할 때 수분의 재흡수 현상으로 일어나는 경우가 많은 부종형이다. 셋째, 심리적으로 불안할 때 또는 포식을 할 때 나타나는 비만으로 스트레스에 의한 호르몬 분비 때문에 수분이 축적되고 재흡수 현상이 일어나서 체중을 증가시키는 스트레스형으로 분류할 수 있다.

2) 증후성 비만

어떤 질병이나 약물로 인해 발생하는 비만을 증후성 비만이라고 한다. 비만을 일으키는 질병으로는 갑상선 기능증, 난소낭증, 부신피질 과다증, 뇌종양, 성장 호르몬 결핍증, 고인슐린혈증, 유전자 질환 등이다.

3) 지방세포 증식형 비만

지방세포의 크기는 정상이지만 지방세포의 수가 많은 경우를 말한다. 지방세포의 수는 임신 30주에서 생후 1년 사이에 가장 활발하게 증가하고 증식하며, 이후 6세까지 서서히 증가하므로 지방세포 증식형 비만은 소아비만에서부터 비롯된다고 할 수 있다. 그리고 한번 생성된 지방세포는 사라지지 않는다는 점을 고려할 때 비만의 치료가 다른 어떠한 원인보다 어려울 수 있다.

4) 지방세포 비대형 비만

지방세포의 수는 정상이지만 지방세포의 크기가 커지는 경우를 말한다. 다시 말해 비대형 비만은 성인이 된 후에 시작되며, 특히 중년기에 살이 찌는 경우가 이에 해당된다. 이 경우에는 커진 지방세포를 다시 원상태로 돌리기가 지방세포 증식형 보다 쉽기 때문에 운동과 식이요법만으로도 크게 효과를 볼 수 있다.

5) 위치에 따른 비만

지방이 몸의 어느 부위에 주로 많이 분포하는가에 따라 비만의 종류를 나눌 수 있다. 주로 배나 허리에 지방이 축적된 상태를 복부형 비만이라고 하며, 엉덩이와 허벅지 부분에 주로 축적된 상태를 둔부형 비만이라고 한다. 이러한 지방 분포의 형태는 성인병의 위험을 알려주는 중요한 지표가 되며, 지방량이 같다고 하더라도 복부형 비만은 둔부형 비만보다 성인병의 위험도가 훨씬 높다고 할 수 있다. 그리고 복부형 비만은 남자에게서 많이 나타나며 둔부형 비만은 여성에게서 많이 나타나는 경향이 있다. 측정방법으로 허리둘레 대 엉덩이 둘레의 비율(WHR; waist to hip ratio)이 남자 1.0, 여자 0.85 이상이 될 때 성인병의 위험성이 증가한다.

6) 비만관리의 6대 원칙

① 언제(When): 일정한 시간에 하루 세 끼의 식사를 거르지 않는다.

② 무엇을(What): 고지방, 고칼로리 음식을 피하며, 공복감이 생길 시 신선

한 과일이나 야채를 섭취한다.

③ 어디서(Where): 가능한 한 간식을 줄이고, 식탁에서 주로 식사를 한다.

④ 왜(Why): 음식 섭취에 있어 심심하다고, 스트레스가 쌓여 혹은 남는 음식 버리기가 아까워서 등의 이유를 절대 생각하지 않는다.

⑤ 어떻게(How): 급하거나 빠르게 식사를 하면 위에서 만복감을 인식하기 전에 너무 많은 칼로리를 섭취하게 되므로 천천히 여유 있는 식사 습관을 기른다.

⑥ 누구와(Who): 혼자서 식사를 하면 불규칙해질 수 있다. 따라서 가족과 함께 식사를 즐기도록 한다.

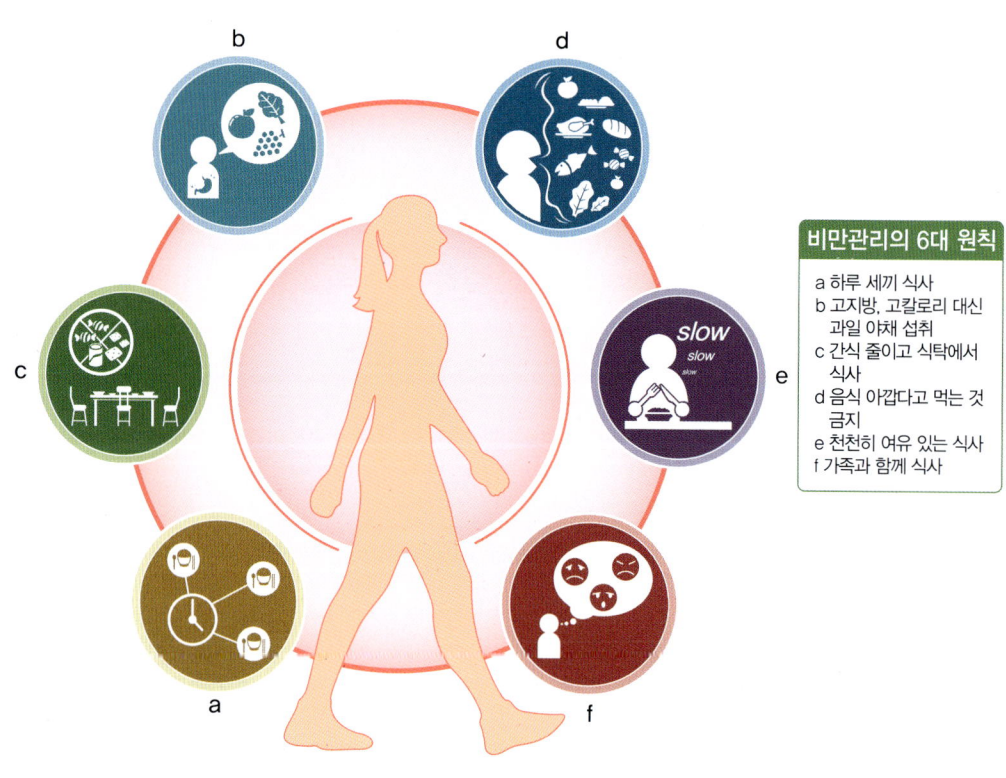

<그림 4-7> 비만 관리의 6대 원칙

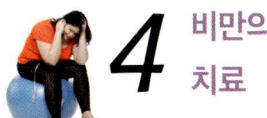

4 비만의 치료

1) 식사요법

식사요법은 섭취량을 줄여 축적된 지방을 에너지원으로 이용할 수 있도록 하는 것이다. 하루 섭취량을 1,200~1,400kcal 정도로 제한하는 저열량 식이요법이 일반적인 방법이다.

이 경우 건강을 해치지 않는 수준의 열량을 포함하여야 하고, 필요한 영양소가 골고루 포함된 균형식이어야 한다. 800kcal 미만의 지나친 식사요법은 체중감량 속도는 빠른 대신 심각한 부작용을 초래할 위험이 높기 때문에 반드시 주치의와 상의해야 한다.

2) 운동요법

규칙적인 운동은 체내 지방을 소모하는 역할을 할 뿐만 아니라, 체내 대사율을 증가시켜 지방 소비를 늘리고, 식욕을 억제시키는 효과가 있어 체중 조절에 필수적인 방법이라고 할 수 있다. 주치의는 환자의 체력 및 건강상태를 고려하여 운동처방을 내린다. 운동으로는 걷기, 달리기, 자전거 타기, 수영, 에어로빅 같은 유산소성 운동이 체중 조절에 도움이 된다.

3) 행동수정요법

행동수정요법은 자신의 잘못된 습관이나 행동을 변화시켜 체중 감량 목표에 도달하는 방법을 말하며, 식사일기 쓰기 등이 여기에 해당된다.

4) 약물요법

비만 치료에 사용되는 약물은 식욕 억제제, 지방 흡수억제제 등이 있으며, 각 개인의 식습관마다 필요한 약이 다르다. 또한 생활요법의 수정 없이 약물치료만 하는 경우 요요현상에 의해 체중의 증가가 발생한다. 그러므로 비만의 성공적 치료를 위해서는 의사와 장기간의 협조적 치료가 필요하다.

식사요법	■ 저열량식(남: 1500~1800kcal, 여: 1200~1500kcal), 저지방식 섬유질, 충분한 비타민 섭취 ■ 도움 되는 식사법 ① 탄수화물 60~65%, 지방 20~25%, 단백질 15~20%로 영양소가 고르게 포함되도록 한다. ② 아침, 점심, 저녁의 식사량 비율은 3:2:1이 적당하다. ③ 끼니를 거르지 말고 골고루 규칙적으로 섭취한다. ④ 식사시간은 20~30분 정도로 천천히, 포만감을 느낄 수 있도록 한다. ⑤ 음식을 먹으며 TV, 신문 등을 보는 행동을 하지 않는다.

운동요법	■ 적합한 운동 선택법
	① 관절이나 골격에 무리가 가지 않는 유산소 운동
	   - 산소를 필요로 하는 운동으로 주 에너지로 지방 사용
	   - 걷기, 줄넘기, 조깅, 등산, 수영, 에어로빅 등
	② 근력운동 병행
	   - 유산소 운동으로 지방을 연소시키고 배, 허리, 허벅지 등 부위별 근육강화 운동을 병행
	   - 단시간 내에 큰 힘을 요구하는 운동으로 에너지 대사에 산소가 관여되지 않고 주 에너지로 탄수화물을 사용
	   - 근육이 많아지면 기초대사량이 높아지므로 칼로리를 소모하는 데 도움
	   - 단거리 달리기, 덤벨 등

약물요법	① 약물치료는 체질량지수(BMI)가 $25kg/m^2$ 이상, 또는 $23kg/m^2$ 이상이면서 고혈압, 당뇨병, 이상지질혈증이나 수면 무호흡증 등이 동반된 경우에 한다.
	② 치료약물
	   - 교감신경흥분제(식욕억제): phentermine, benzphetamine, phendimetrazine
	   - NE-5HT 재흡수차단제(식욕억제): sibutramine
	   - 리파제 억제제(지방흡수억제): orlistat
	■ 약물요법 시 지켜야 할 사항
	① 식사조절, 운동요법을 3~6개월 한 후에도 기존 체중의 10%도 감소되지 않으면 약물요법을 시작
	② 안전하고 약효가 확립된 약물로 실시해야 한다.
	③ 표준 체중까지 빠지지 않아도 기존 체중의 5~10%만 줄어도 건강에 이롭다.
	④ 약물요법은 생활 습관 교정을 하면서 보조적으로 하여야 한다.
	⑤ 약물 치료는 반드시 부작용 관찰을 지속적으로 하여 건강상태를 파악한다.

행동수정요법	① 비만한 생활습관을 바꾸면 체중감량이 된다. 성공적인 체중감량은 빠르게 살을 빼는 것이 아니라 감량된 체중을 유지하는 것이다.
	② 일기를 쓰자: 일기를 쓰면 섭취 열량이나 잘못된 식습관에 대해 자각하여 체중조절에 도움이 된다.
	③ 건강한 식습관을 들이자.
	   - 음식 구입 시: 배고픈 상태에서 음식을 사지 않는다. 충동적으로 사지말고 목록을 만들어서 사도록 한다. 집에 가져와서 눈에 안 뜨이는 곳에 저장한다.
	   - 음식을 만들고 차릴 때: 음식을 한번에 많이 만들지 않고 많이 차려 놓지 않는다. 조리할 때 기름이나 설탕을 줄이도록 한다.
	   - 기타: 외식을 되도록 줄인다. 먹는 것으로 스트레스를 풀지 않는다. 식탐을 자제한다.

<표 4-3> 비만치료를 위한 4대 요법

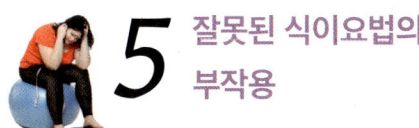

5. 잘못된 식이요법의 부작용

체중감량은 6개월에 걸쳐 현재 체중의 10% 정도를 줄이는 것이 가장 이상적이다. 단시일 내의 급격한 체중감소는 담석증, 변비, 설사, 저혈압, 탈모, 탈수, 간기능 장애, 면역활동 저하, 부정맥, 영양 불균형 등 여러 가지 부작용을 일으켜 오히려 건강을 해칠 수 있다. 따라서 체중조절은 장기간, 나아가 일생 동안 해야 한다.

단식	• 물 이외에는 음식을 먹지 않는 다이어트 방법 • 기초대사량이 감소하여 요요 현상 생김
황제 다이어트	• 육류, 생선, 기름류를 사용하여 표준 체중 1kg당 1.5g의 단백질을 공급하고 당질을 절대 금지하는 식사법 • 영양적으로 불균형인 식사이고, 지방의 섭취를 제한하지 않으므로 동물성 지방 및 콜레스테롤 섭취량의 증가가 문제임
단일식품 식이요법 (one food diet)	• 한 가지 식품(예: 사과, 포도, 꿀, 분유 등)만을 계속 섭취하는 다이어트 • 영양 부족에 의한 근육 등의 소실로 인한 기초대사량 감소로 요요현상 발생

<표 4-4> 잘못된 식이요법들

식이요법의 종류	영양소이 구성(%)			결핍 가능한 영양소
	지방	당질	단백질	
고지방, 저당질(<100g/일) 고단백(황제다이어트)	55~65	20 미만	25~30	비타민 E, A, B1, B6, 엽산, 칼슘, 철, 마그네슘, 아연, 칼륨 및 식이섬유
중등도 지방 감량 고당질, 중등도 단백질	20~30	55~60	15~20	
저지방 및 초저지방 초고당질, 중등도 단백질	10~19	65초과	10~20	비타민 B12(육류섭취 저하로)

<표 4-5> 여러 가지 식이요법에 따른 영양 결핍

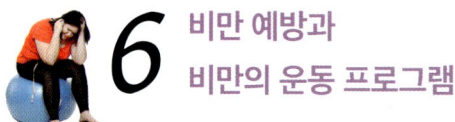
6 비만 예방과 비만의 운동 프로그램

비만 예방을 위한 초보자 또는 비만 환자의 운동 프로그램은 신체부담이 적으면서 흥미로운 것이 요구된다. 또한 주거 공간과 라이프스타일이 적절하게 조화되는 것이어야 한다. 모든 형태의 신체활동은 비만 환자의 칼로리 소모에 도움이 되므로 운동으로 인정할 수 있다. 비만환자의 레크리에이션 활동, 움직임이 요구되는 취미, 일상적인 활동이 권장되어야 하며, 동기부여가 필요하다.

1) 심폐 트레이닝

심폐 운동은 비만한 사람들에게 가장 중요한 운동 형태이다. 이 형태의 운동은 칼로리 소비가 가장 크고 체중 감량에 가장 적합하기 때문에 권장한다.

심폐 지구력을 향상시키는 운동 방법은 다양하다. 휴식 없이 낮은 운동강도에서 중간 운동강도로 수행하는 형태를 연속 트레이닝이라고 하며, 휴식 시간을 운동 중간에 끼워 넣고 낮은 운동강도에서 높은 운동강도로 여러 차례 간헐적으로 수행하는 방법은 비연속 트레이닝이라고 한다. 두 운동방법 모두 심폐 적응력을 향상시키는 데 효과적이며, 개인의 특성과 체력 수준에 따라 운동 형태를 선택해야 한다. 초보 성인의 경우 고강도 연속 트레이닝을 수행하는 사람의 운동 탈락률은 걷기와 조깅과 같은 저강도 연속 트레이닝을 수행하는 사람에 비해 2배 이상 높게 나타나기 때문에 권장하지 않는다.

① 걷기

걷기는 운동 후에 수반되는 통증이 적으며, 상해발생률도 적은 운동이다. 걷기는 특별한 능력 없이도 수행할 수 있기 때문에 많은 비만 환자들이 쉽게 참여할 수 있다. 운동 프로그램에 걷기를 포함시킬 수 있고, 공원을 산책하도록 권장할 수도 있으며, 그들의 이웃을 돌아보거나, 쇼핑몰을 구경하도록 할 수도 있다. 매일 활동에서 걷기의 양을 늘리도록 한다.

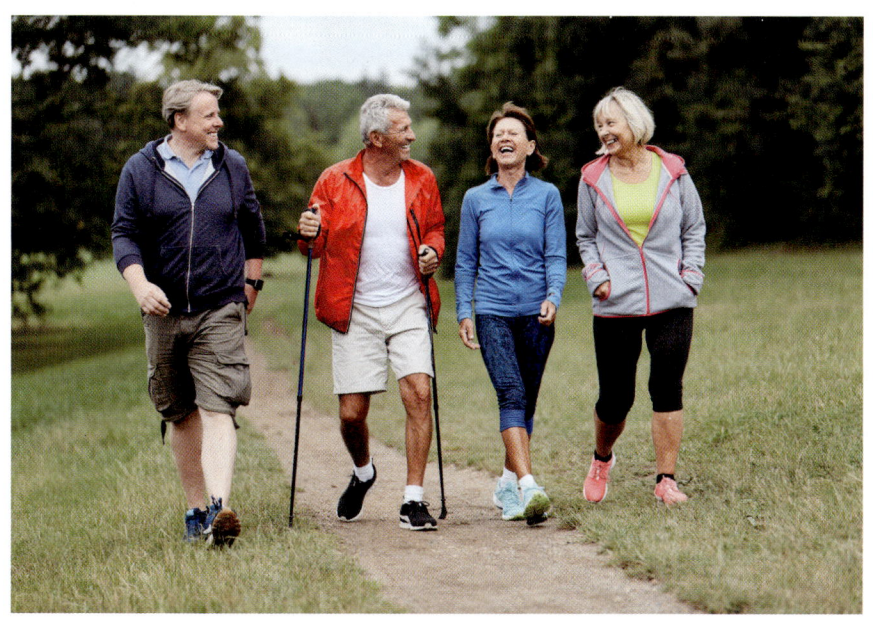

▲ 걷기는 운동 후에 통증이 적다.

② 조깅

조깅은 걷기보다 더 많은 칼로리와 지방을 소모할 수 있게 한다. 또한 걷는 것보다 심폐기능의 향상에 더욱 도움이 된다. 하지만 운동 전문가들은 골격근의 통증이나 부상위험이 증가하게 되므로 환자의 능력과 상태에 따라 권장되는 만큼만 실시하는 것이 바람직하다고 강조한다.

③ 수중운동

수중운동은 체중 부하가 없는 운동으로 관절의 통증이 있는 환자에게 권장한다. 환자들은 다른 운동에서 느꼈던 것처럼 운동 중에 몸이 더워지는 것을 느낄 수 있는데, 물 속에서 몸의 부력을 통해 칼로리가 소모되기 때문이다. 하지만 비만환자들은 종종 수중운동을 선택하지 않는다. 수영복을 입은 모습에 민감해서 물에 들어가기 전에 불필요

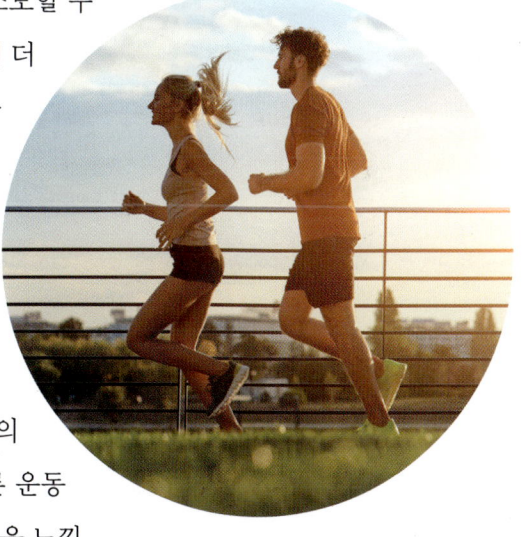

▲ 조깅은 심폐 기능 향상에 효과가 크다.

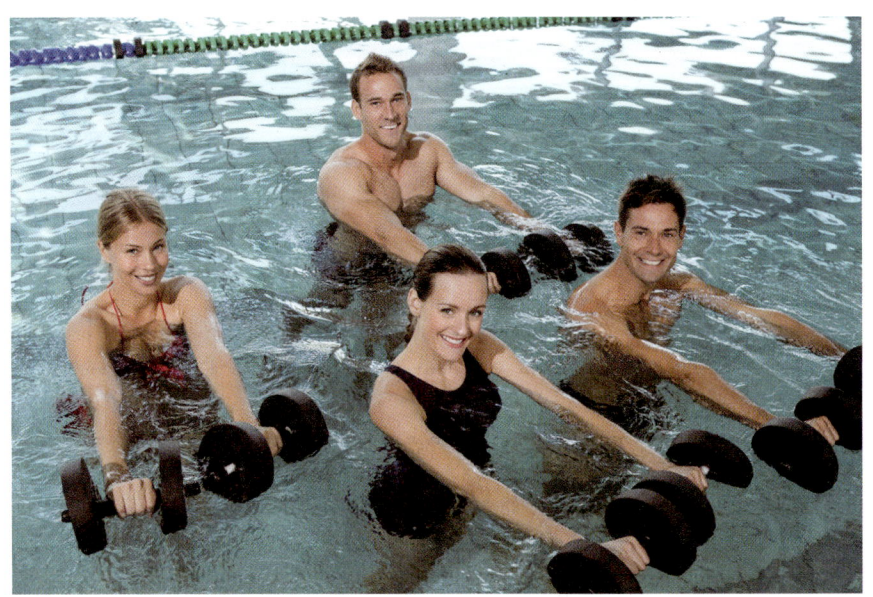

▲ 수중운동은 체중 부하가 없다.

한 노력을 필요로 하기 때문이다. 그러나 비만환자만을 위한 클래스를 이용하면 이러한 우려를 줄일 수 있을 것이다.

④ 에어로빅 댄스

에어로빅 댄스는 심폐기능의 향상과 유지를 위한 운동 프로그램 중 흥미를 고려하여 프로그래밍한 대중적인 운동양식이다.

다양한 책들이 에어로빅 댄스의 방법과 테크닉에 대해서 자세히 소개하고 있다. 전형적인 에어로빅 댄스 프로그램은 8~10분간 스트레칭과 체조, 그리고 낮은 강도의 운동으로 준비운동을 하도록 구성되어 있다. 그런 다음, 15~45분 동안 저강도에서 고강도로 수행한다(비만 정도에 따라 본인이 운동강도를 조절하도록 한다). 이들 동작은 팔과 다리를 크게 움직여 대근육군을 리드미컬하게 움직이도록 구성되어 있다. 손으로 쥘 수 있는 아령은 운동 강도를 증가시키기 위해 사용될 수 있다. 흥미가 유발되면 본인이 생각하는 것보다 높은 강도로 운동을 진행할 수 있기 때문에 목표심박수 체크를 수시로 하는 것이 좋다. 본 운동이 끝난 후 10분간의 스트레칭과 체조 형태의 정리 운동을 실시하도록 한다. 에어로빅 댄스의 심폐기능 향상 효과를 측정한 몇몇 연구들은 이 운동으로 최대 산소 섭취량이 평균적으로 10% 혹은 그 이상 증가되었다고 보고하고 있다.

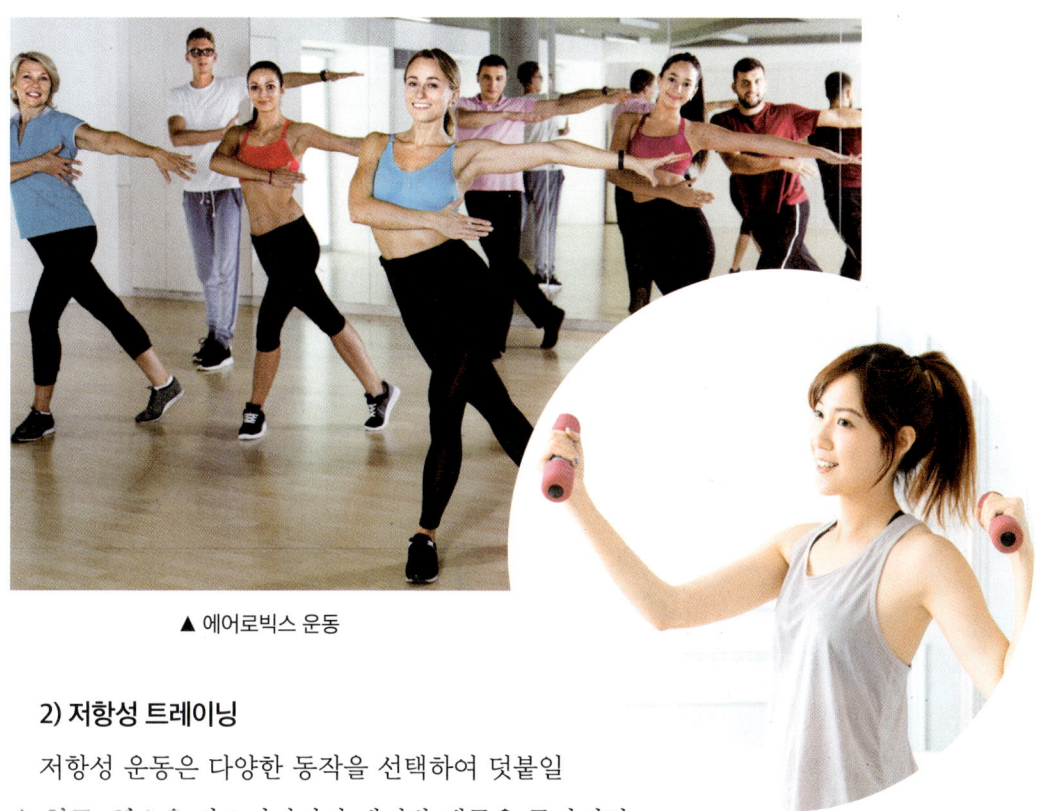

▲ 에어로빅스 운동

2) 저항성 트레이닝

저항성 운동은 다양한 동작을 선택하여 덧붙일 수 있고, 체중을 감소시키면서 제지방 체중은 증가시킬 수 있는 운동법이다. 비만환자를 위한 저항성 트레이닝 프로그램은 최대중량의 30~40% 중량을 선택하여 15~20회를 30초 내에 반복하고, 8~12 set를 수행하는 세션을 20~30분간 진행하는 것을 권장한다. 이는 일주일에 2~3회 실시하는 것이 효과적이다. 근지구력을 향상시키고, 근력을 증대시키는 데 가장 효과적인 프로그램이다.

① 웨이트트레이닝

근력과 근지구력 그리고 근육량을 늘리기 위한 대표적인 운동방법은 웨이트트레이닝이다. 웨이트트레이닝은 다양한 종목의 기구운동과 프리웨이트 운동을 포함하는데, 기구운동의 경우에는 기구의 틀을 이용하여 바른 자세를 유지하기가 좋고 안정된 자세에서 중량 부하를 증가시키는 것이 용이하다는 장점이 있다. 반면 프리웨이트 트레이닝은 덤벨이나 바벨 등의 중량만을 가지고 올바른 자세를 유지하면서 트레이닝 해야 하므로, 동일한 부위의 운동을 하더라도 기구 운동에 비해 다양한 근육군이 동원된다.

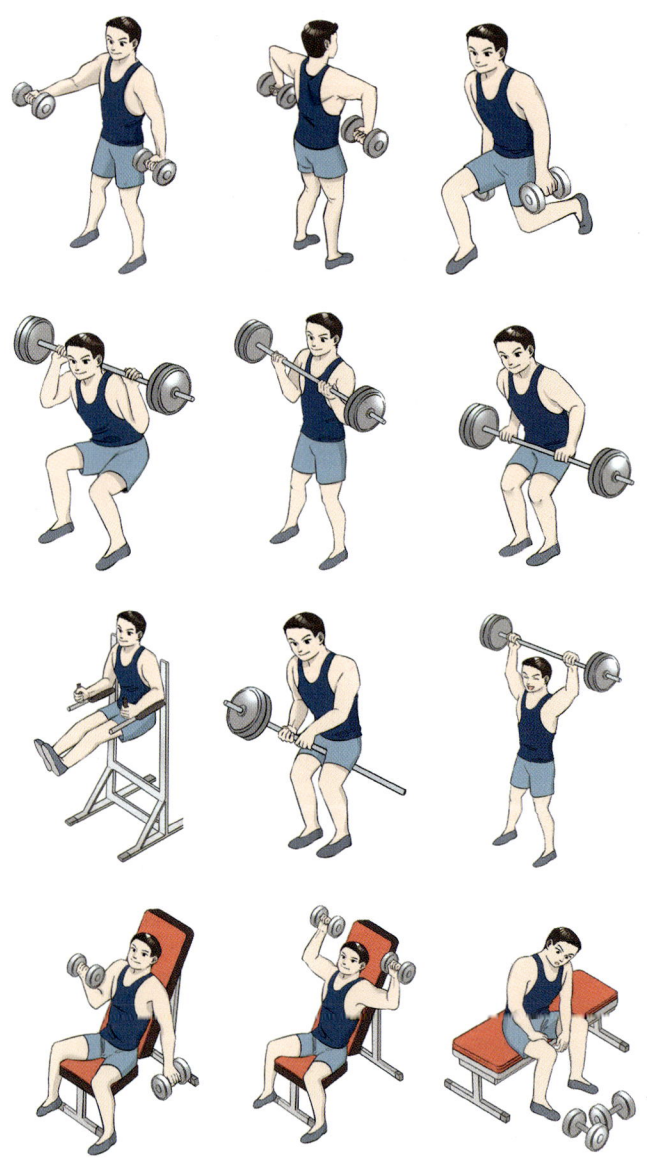

<그림 4-8> 웨이트트레이닝

가슴근육 운동 (대흉근, 소흉근 등)	대퇴부 운동(대퇴사두근, 슬굴곡근 등)
• Bench Press • Cable Crossover • Incline Bench Press • Pull-over	• Hack squat • Stiff Dead-lift • Leg curl • Side lunge
등 운동 (광배근, 중간 승모근, 능형근 등)	하퇴부 운동(비복근, 가자미근, 전경골근 등)
• Chin-up • Front lat pull-down • Seated row • Supported DB Bent-over row • Stiff Pull-over • Back Extension • Front-lying chest lift • Dead-lift	• Seated calf raise • Standing calf raise • Donkey calf raise • Toe lift
어깨 운동 (삼각근 등)	힙 내·외전근 운동(Hip adductors, Hip abductors 등)
• Side lateral raise • Bent over side lateral raise • Front raise • Rear delt raise • Shoulder or military press	• Multi-hip • Seated hip adduction • Seated hip abduction • Side-lying leg lift
상완전부 운동(상완이두근 등)	승모근 운동(상부 승모근 등)
• Cable curl • Concentration curl • Hammer curl • Precher curl	• Shrug • Upright rowing • Neck Flection
상완후부 운동(상완삼두근 등)	복부운동(Abdominals rectus 등)
• Bar dip • French press • Kick-back • Triceps push-down • Narrow grip bench press	• Plank • Oblique crunch • Sit-up • Reverse crunch • Knee-up

<표 4-6> 근육 군별 웨이트트레이닝 종목

② 밸런스 트레이닝

밸런스 트레이닝은 각 근육군과 골격계의 안정화를 위한 운동프로그램이다. 인체의 움직임을 자연스럽게 해 주고 가동 근육군이 제 역할을 할 수 있도록 균형을 유지해 주는 안정근을 훈련시키는 트레이닝 방법이다. 근력이 매우 부족한(비만 등) 사람 또는 손상 후 재활부터 시작해야 하는 경우에 적절하다. 다양한 방법으로 훈련할 수 있으며, 코어 트레이닝, 요가, 필라테스 등 다양한 종류의 운동들이 여기에 포함된다.

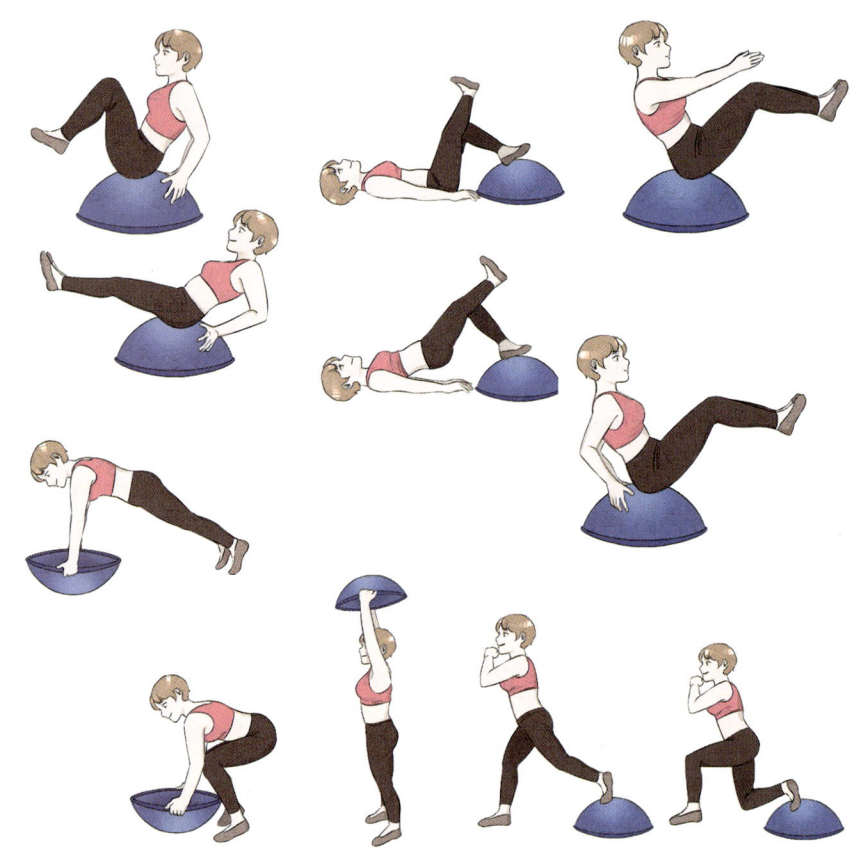

<그림 4-9> 보수를 이용한 밸런스 트레이닝

체력요소	트레이닝 형태	운동 프로그램
심폐지구력	유산소운동	걷기, 조깅, 사이클링, 계단오르기, 댄스, 스텝에어로빅
근력 & 근지구력	저항성운동	프리웨이트 또는 중량기구운동
뼈(골밀도)	중량부하가 있는 유산소운동 또는 저항성운동	걷기, 조깅, 에어로빅 댄스, 프리웨이트, 중량기구운동
신체구성	유산소운동과 저항성운동	심폐지구력, 근력, 근지구력과 동일한 운동종목
유연성	스트레칭운동	PNF 스트레칭, 정적 스트레칭
근신경이완	집중과 이완훈련	태극권

<표 4-7> 체력요소별 향상을 위한 트레이닝의 형태와 운동 프로그램의 선택

3) 운동강도

비만 환자의 운동을 계획할 때는 비만을 원인으로 하는 합병증도 고려해야 한다. 심폐기능의 증진을 위한 운동강도는 최대심박수 70~85% 정도이며, 운동시간은 일반적으로 60분 미만으로 실시한다. 하지만 운동의 종류가 저강도라면 60분 이상 수행해도 무방하다. 운동 전문가가 운동 수행을 관찰할 수 없는 가정에서의 운동은 최대심박수의 50~60% 강도로 수행하는 것이 좋다.

4) 운동시간

신체활동량을 증가시키는 것은 일상생활 중 예를 들어, 공원을 산책하거나 계단을 이용하는 시간을 늘리는 등의 신체활동량을 늘리는 운동처방을 포함한다.

비만환자는 하루 20분으로 시작해서 60분까지 시간을 증가시키는 것이 좋다. 좌업생활자의 경우 하루 5분의 느리게 걷기로 시작해서 2주간 20분 정도로 시간을 증가시킨다. 다음 2주 동안은 하루 40분의 운동을 하고, 최종적으로 60분의 시간을 운동하도록 한다.

이렇게 점진적으로 증가시키는 운동시간은 하루의 운동을 더 잘 수행할 수 있게 한다. 하루 중 나누어 운동한 시간을 모두 합하면, 동일한 시간 동안 수행한 연속적인 한 번의 운동에서 소모되는 칼로리와 동일한 잇점을 가진다.

5) 운동빈도

신체활동은 반드시 생활양식에 포함되어야 하며, 이것은 체중 관리에 기여한다. 비만환자는 최소한 매일 60분간 일주일 내내 가볍게 걷는 신체적 활동을 하도록 해야한다. 모든 활동의 계획과 하루 동안 조건에 맞는 짧은 한 차례의 활동이 축적될 때 목표를 달성할 수 있다.

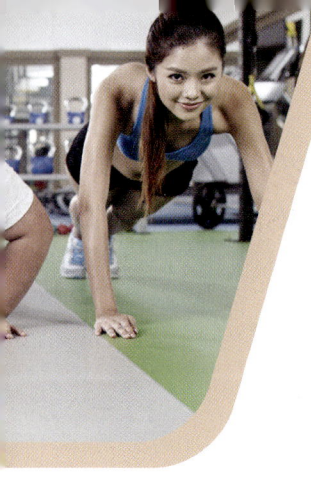

chapter 02
성인병 예방을 위한 운동프로그램

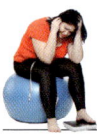 **1 당뇨병과 운동프로그램**

　　당뇨병은 인슐린의 분비 감소 또는 인슐린의 작용이나 기능의 감소로 고혈당증이 지속됨으로써 나타나는 대사 질환의 한 형태이다. 이러한 당뇨병은 세계적으로 급격하게 증가하고 있으며, 우리나라도 예외는 아니다. 특히 통계청에 따른 사망통계에서 당뇨병은 항상 높은 위치를 차지하고 있다.

1) 당뇨병이란?

　　당뇨병은 미세혈관, 대혈관, 신경계와 감염성의 다양한 합병증, 탄수화물, 지방, 단백질이 비정상적인 대사와 관련된 혈당 농도 증가에 의한 대사성 질환이다. 당뇨병의 증상과 증후들은 매우 다양하다. 그 원인은 특정한 범위 내의 세포외 포도당의 농도를 유지하는 항상성 기전을 이해하는 것을 통해 알 수 있다. 즉, 당뇨병이 없는 상태에서 공복 시 혈장 포도당 농도는 중간 대사를 관장하는 인슐린에 의해 좁은 생리적 범위 안에서 유지된다. 이는 주로 글루카곤에 의한 조절 호르몬의 반대 영향을 받는다. 식후는 소화기를 통해서 당질이 흡수되어 췌장의 인슐린 분비가 급격히 증가하고 동시에 말초 조직인 간, 근육, 지방의 포도당 흡수가 증가하므로 식후 혈당의 증가가 크지 않다.

모든 당뇨병 상태는 부적절한 인슐린 공급과 부적절한 조직 반응의 결과라고 할 수 있다. 제1형 당뇨병은 자가면역에 의한 것으로 췌장의 췌도에서 인슐린을 합성하는 베타세포의 파괴에 의한 것이며, 인슐린 수용체가 결함이 있을 때 또는 더 보편적으로 세포 내의 수용체 후 신호경로가 다음의 생리학적 반응을 약화시키는 유전자 또는 후천적인 결함이 있을 때이다. 최근 급속히 증가하고 있는 제2형 당뇨병의 경우는 인슐린 결핍과 관련되어 말초 인슐린 저항의 결과로 복합적인 장애를 초래한다.

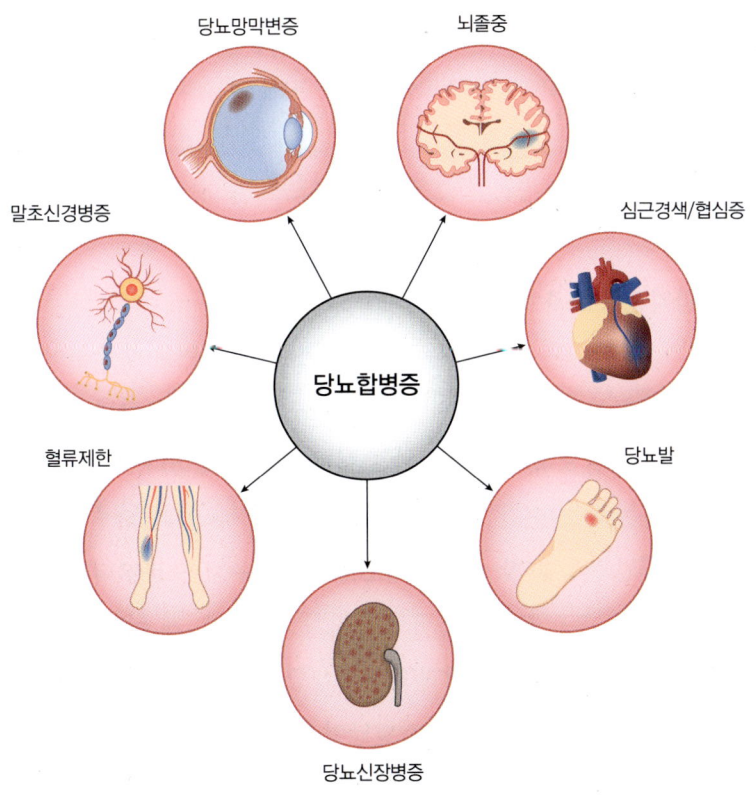

<그림 4-10> 당뇨에 의한 다양한 합병증

제1형 당뇨병(과거 인슐린 의존형 당뇨병 및 소아당뇨병으로 불림)	베타세포 파괴로 인한 절대적 인슐린 감소, 자가면역성, 원인불명성
제2형 당뇨병(과거 인슐린 비의존형 당뇨병 및 성인당뇨병으로 불림)	다양한 정도의 인슐린저항성과 상대적 인슐린 결핍에 의함
기타 당뇨병(2차성 당뇨병)	베타세포 기능의 유전적 결함, 인슐린 작용의 유전적 결함, 외분비 췌장질환, 약물과 화학물질에 의해 유발, 감염, 면역매개 당뇨병, 선천성 증후군
임신성당뇨병	임신 동안 처음 진단된 당뇨병으로 보통 산후 정상으로 됨

<표 4-8> 당뇨병의 분류

당뇨병의 증상과 무작위 혈당농도(casual plasma glucose)가 200mg/dL 이상	무작위: 식사와 상관없이 하루 중 무작위 시간 당뇨병의 증상: 다뇨, 다음, 원인불명의 체중감소
공복혈당 126mg/dL 이상	공복: 적어도 8시간 이상 칼로리 섭취를 하지 않은 상태
경구당부하검사 동안 2시간 혈당이 200mg/dL 이상	WHO에서 경구당부하검사 시 포도당은 75g 무수포도당과 동일한 당을 사용

급성 대사성 합병증이 있으면서 명백한 고혈당이 없는 경우 다른 날 검사를 반복해야 한다. 경구당부하검사는 임상적으로 항상 권장되는 것은 아니다.

<표 4-9> 당뇨병의 진단

2) 당뇨병의 운동 효과

제1형 당뇨병 환자는 운동에 따른 에너지 요구량의 변화에 맞추어 혈중 인슐린 양을 조절할 수 있다. 따라서 운동 중에 인슐린의 공급량과 필요량 사이의 불균형이 자주 발생하여, 저혈당과 고혈당의 위험이 높다.

당뇨병 환자는 어느 순간 인슐린 과잉상태가 될 수 있다. 인슐린 과잉상태에서 운동을 하면 운동을 할 때 정상적으로 발생하는 간으로부터 포도당 분비 증가와 지방세포로부터 NEFA 분비의 증가가 제한을 받게 된다. 따라서 운동 기간이 충분히 길 경우 결국엔 저혈당이 발생할 것이다.

제1형 당뇨병 환자가 운동할 때 저혈당이 발생하는 이유는 다음과 같다. 첫째, 운동 시작과 운동 중에 정상인에게서 일어나는 인슐린 분비 감소가 없으므로 상대적인 인슐린 과잉상태를 초래할 수 있다. 그 결과 휴식기에는 적당했던 인슐린 양이 운동할 때 과잉상태가 될 수 있다. 둘째, 운동에 의한 인슐린의 작용 증가가 상대적인 인슐린 과잉상태를 초래할 수 있다. 운동에 의한 인슐린 작용의 증가가 운동 후에도 수 시간 동안 지속될 수 있으므로 인슐린 용량의 적절한 조절을 받지 않은 제1형 당뇨병 환자는 운동이 종료된 후에도 저혈당이 발생할 위험이 있다. 셋째, 피하주사된 인슐린의 흡수는 운동에 의해 가속화 될 수 있다. 인슐린 흡수에 대한 운동의 영향은 인슐린이 활동 중인 다리의 근육에 주사하는 경우 더 커질 수 있다.

저혈당증을 피할 수 있는 가장 좋은 방법은 운동이 예상되는 때, 인슐린 주사 후 2시간 또는 식사 후 90분 후에 중등도 운동을 45분 이상 실시할 경우 저혈당이 발생할 수 있다. 이때 인슐린 용량이 30~50% 정도 감소하면 저혈당을 피할 수 있다. 만약 인슐린 농도를 50%까지 감량하여 저혈당 발생 없이 90분 동안 운동할 수 있으면, 인슐린 농도를 80%까지 감량할 때는 저혈당 발생 없이 거의 3시간 동안 운동할 수 있다. 운동은 수시로 할 수 있기 때문에 운동 전에 항상 인슐린 용량을 감소시킬 수 있는 것은 아니다. 이 경우에 당분 섭취는 저혈당증을 예방하는 중요한 방법으로 사용해야 한다.

제2형 당뇨병에 대한 운동은 인슐린 저항성을 개선시킬 수 있는 가장 좋은 방법 중 하나이다. 일반적으로 식후 혈당이 200mg/dL 이상, 인슐린 농도가 정상, 그리고 식사요법 또는 식사요법과 설폰요소제로 치료 중인 비만한 제2형 당뇨병 환자가 45분간 운동을 하면 약 50mg/dL의 혈당이 감소한다. 이러한 혈당 감소는 간에서의 포도당 합성이 정상인 보다 감소하기 때문이다.

비만하지 않은 제2형 당뇨병 환자의 운동에 대한 반응은 비만한 사람의 반응과 본질적으로 같다고 할 수 있다. 일반적으로 제2형 당뇨병 환자는 인슐린 저항성을 가지고 있지만 운동에 의한 포도당 이용은 정상적으로 이루어진다. 즉, 제2형 당뇨병 환자는 운동 자극에 의해 GLUT4의 이동 능력이 정상적으로 유지되고 있기 때문이다. 또한 제2형 당뇨병 환자가 근글리코겐을 고갈시킬 정도의 운동을 한 경우(중고강도 운동), 12~16시간 후 간과 근육에서의 인슐린 감수성을 의미 있게 증가시킨다. 다수의 연구에서 제2형 당뇨병 환자의 체중감소는 매우 중요한 부분으로 알려져 있다. 따라서 열량을 제한시키는 식사요법과 운동요법을 병행하는 것이 바람직하다. 하루 400kcal 미만의 과도한 열량제한은 심부정맥 및 급사의 위험이 높아지기 때문에 피해야 하며, 운동을 할 경우에는 적어도 하루에 800kcal 이상의 식사를 해야 한다.

인슐린 주사를 맞지 않거나 심한 혈관합병증 또는 신경합병증이 없는 제2형 당뇨병 환자는 일반적으로 정상인처럼 운동을 실시할 것을 권장한다. 그러나 제1형 당뇨병 환자나 인슐린 주사를 맞는 제2형 당뇨병 환자는 세심한 주의가 필요하다. 후자의 경우 혈당검사를 자주 실시하여 저혈당 또는 고혈당의 위험을 확인해야 한다. 만약 운동 전 혈당이 90mg/dL 이하이면 저혈당 위험이 높으므로 포도당 섭취 후에 운동을 실시하고, 공복혈당이 250~300mg/dL 이상이고 소변검사에서 케톤체가 확인되면 인슐린 주사량을 증가시키고 운동을 연기해야 한다.

저혈당의 위험을 최소화하기 위해서는 운동 전후의 혈당을 모두 측정하는 것이 바람직하며, 혈당의 변화 속도도 같이 고려해야 한다. 또한 활동하는 근육에 주사할 경우 인슐린 흡수 속도가 증가하여 저혈당의 위험이 높아지므로 피해야 한다.

저혈당을 예방하기 위해 운동 시작 전에 미리 인슐린 주사량을 감소시킬 수 있는데, 운동의 강도와 시간을 고려하여 인슐린의 종류와 양을 정해야 한다. 속효성 인슐린을 감량하거나 생략할 수 있고, 중간형 인슐린의 용량을 감소시키고 운동 후 속효성 인슐린을 추가할 수도 있다.

당뇨병 환자의 운동 목표는 적절한 열량의 소모이다. 큰 근육을 사용하는 유산소 운동이 적합하며, 걷기, 조깅, 수영, 자전거 타기, 댄스, 계단 오르기 등이 대표적인 운동이다. 뛰기와 점프 등이 요구되는 유산소 운동은 고강도 운동에 속하며, 근골격계 손상의 빈도가 높다. 그러므로 노인이나 말초신경병증 환자, 당뇨병성 망막병증의 환자는 피하는 것이 좋다.

당뇨병 환자의 운동에 따른 혈당 개선효과는 운동 후 12~72시간 동안 지속적으로 유지된다. 또한 일주일에 이틀 미만 실시하는 운동은 대부분 최대 산소 섭취량을 증가시키지 못하며, 일주일에 3일 이상 하는 경우에 유익한 효과가 나타난다. 따라서 일주일에 3일 이상 운동할 것을 권고하며, 체중 감량이 요구되는 비만한 당뇨병 환자나 인슐린 주사를 맞는 환자는 매일 운동하는 것이 효과적이다.

운동 시 가장 어려운 부분이 운동 강도의 선택이다. ACSM 권고사항은 최대심박수의 55~65%에 도달하는 운동이라고 제시하고 있다. 이는 자각적 운동강도의 12단계, 60%의 목표 심박수에 해당하며, 당뇨병 환자의 경우 낮은 운동 강도로 시작하여 이 단계까지 점차적으로 강도를 조절할 것을 권장한다. 운동을 시행하는 시간은 운동의 강도와 반비례한다. 낮은 강도의 운동을 할 때는 높은 강도의 운동을 할 때보다 더 오랜 시간 운동을 하도록 한다. 최대 심박수의 55~79%로 주당 3~5일 운동을 실시한다면, 일주일 동안에 필요한 에너지 소모량을 달성하기 위해서 하루 운동 시간이 20~60분 정도가 되도록 한다. 운동을 처음 시작할 때는 운동 지속 시간을 10~15분 정도로 시작하고, 개인의 능력에 따라 점진적으로 증가시켜야 한다. 적절한 운동 지속 시간에 도달한 후 운동 강도를 점진적으로 증가시키도록 한다.

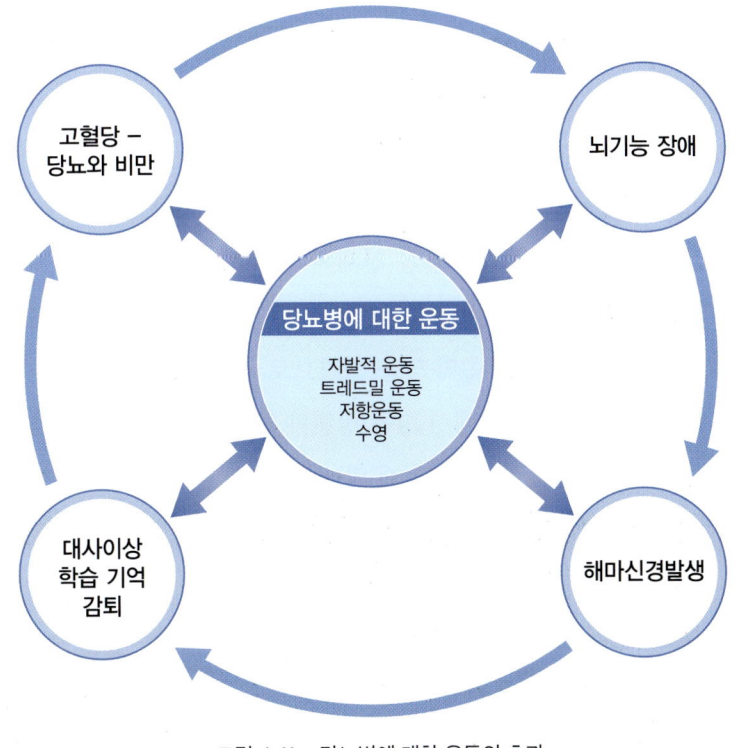

<그림 4-11> 당뇨병에 대한 운동의 효과

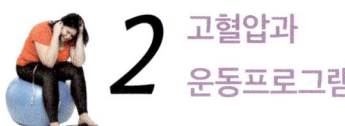

2 고혈압과 운동프로그램

고혈압은 운동과 밀접한 관계가 있는 질환으로, 운동 부족 시 혈압상승이나 고혈압에 대한 운동요법 등에 관한 논의가 활발히 이루어지고 있다. 고혈압은 모든 연령대와 성별에서 뇌출혈, 울혈성심부전, 협심증, 심근경색과 같은 심혈관계 질환의 위험인자이다. 고혈압은 병명이라기보다 하나의 증세라고 보아야 하며, 혈압은 건강한 사람도 정신적인 흥분이나 운동으로 증가할 수 있다. 또한 조금씩 차이가 있기 때문에 얼마 이상의 혈압을 고혈압으로 보느냐에 대해서는 명확한 경계가 있는 것은 아니지만, 임상적으로 안정 시에 측정한 혈압으로서 최고혈압(수축기 혈압)이 남성의 경우 150~160mmHg 이상, 최저혈압(이완기 혈압)이 90~95mmHg 이상을 고혈압으로 취급한다.

1) 고혈압이란?

심장은 혈액을 전신에 보내주는 펌프의 역할을 하고 있으며, 혈관은 혈액을 운반하는 파이프의 역할을 한다. 혈관은 심장에서 전신으로 혈액이 나가는 (대)동맥과 전신에서 심장으로 혈액이 들어오는 (대)정맥, 그리고 소동맥과 소정맥을 연결하는 그물 모양의 모세혈관으로 구성되어 있다.

몸에 펌프 역할을 하는 심장은 몸 전체에 혈액을 보내주기 위해 대동맥이라는 큰 혈관을 향해 혈액을 내뿜게 되는데 이렇게 내뿜어진 혈액은 대동맥과 같이 큰 혈관에서 모세혈관 쪽의 작은 혈관으로 갈라지게 되며, 따라서 저항을 받게 된다. 다시 말해 도로에서 병목 정체와 같이 한꺼번에 많은 혈액이 몰리기 때문에 이 힘은 대동맥 벽을 밀게 되며, 대동맥 안에서 혈류가 저항을 받게 된다. 혈압은 압력 펌프를 사용하여 적절한 압력으로 물을 보낼 때 필요한 수압과 같다고 할 수 있다. 즉, 혈압이란 심장의 수축하는 운동과 혈관의 저항 양쪽 사이에서 생기는 것으로 혈관벽을 미는 압력을 말한다.

혈압은 동맥혈압, 모세혈관혈압, 정맥혈압으로 구분할 수 있으며, 평상시 혈압의 수치는 보통 동맥혈압을 말한다. 혈압은 심장이 수축하여 혈액을 내

보낼 때 혈관이 받는 압력으로 '수축기 혈압'이라고 하며, 심장으로 돌아올 때 혈관에 미치는 압력인 '이완기 혈압'으로 분류한다. 일반적으로 정상혈압은 120/80mmHg이며, 140/90mmHg 이상인 사람을 고혈압으로 분류한다.

고혈압은 뚜렷한 증상이 없는 것이 보통이며, 혈압이 높을수록 증상이 강하게 오는 것도 아니다. 대개의 경우 고혈압이 있어도 증상을 느끼지 못하고 생활하며 일부만이 증상을 호소한다. 개인차가 심하여 혈압이 매우 높아도 아무런 증상을 느끼지 못하는가 하면 혈압이 조금만 올라가도 심한 증상을 호소하는 예도 있다. 따라서 고혈압을 '소리 없는 저승사자' 또는 '침묵의 살인자'라고 한다. 증상이 없더라도 혈압을 측정하기 전에는 고혈압이 있는지 없는지 알 수 없기 때문에 적어도 3개월에 한 번 이상 측정하는 것이 좋다. 증상이 있는 사람들은 '뒷머리가 띵하다', '어지럽다', '쉽게 피곤해진다' 등의 증상을 나타낸다. 특히 정신적·육체적 과로로 피로한 경우에 잘 나타난다.

합병증이 발생한 이후에는 흔히 '몸이 붓는다', '숨쉬기가 곤란하다', '가슴이 아프다', '두통이 오고 잘 안 보인다'고 호소하며, 뇌혈관의 합병증이 있는 경우에는 구토나 의식장애 등 더욱 심한 증상이 나타난다.

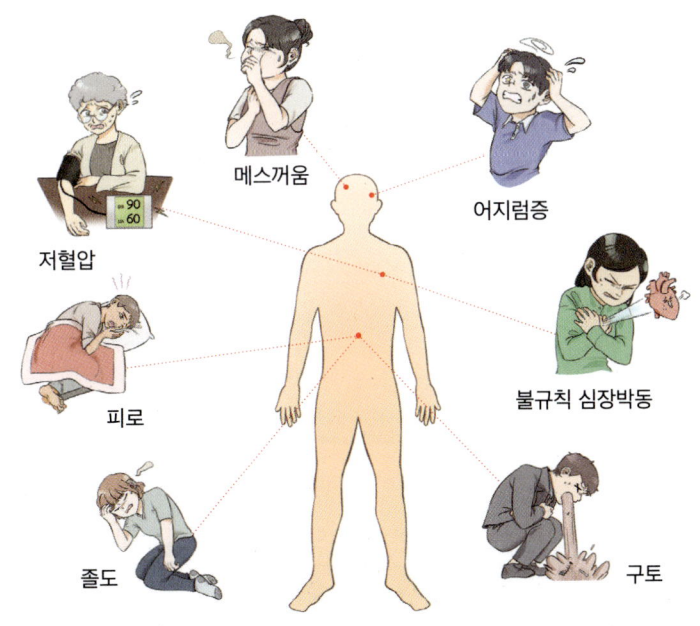

<그림 4-12> 고혈압 발생의 징후와 증상

2) 고혈압의 원인

고혈압의 대부분을 차지하는 일차성 고혈압(본태성 고혈압)은 왜 생기는지 아직 확실히 밝혀지지는 않았다. 다만 한 가지 원인이 아닌 여러 가지 요인들이 모여서 고혈압을 일으키는 것으로 알려져 있다. 그 중에서도 유전적 요인(가족력)이 가장 중요한 것으로 인식되고 있다. 전체 고혈압 환자 중 90%는 일차성 고혈압이며, 나머지 10%가 이차성 고혈압이다. 본태성 고혈압의 경우, 정확하게 고혈압이 생긴 근본적인 이유는 알 수 없지만 종족, 나이, 가족력 등의 고혈압 위험인자들로 판단할 수 있다. 종족별로 보면 백인보다 흑인의 경우 더 많은 것으로 나타났으며, 나이는 많을수록 혈압은 비례적으로 올라간다. 가족력의 경우 양친이 모두 고혈압이면 자녀의 약 80%가 고혈압이 발생하고, 양친 중 한 쪽이 고혈압이면 25~40% 정도 고혈압이 발생한다.

비만, 운동부족, 흡연, 소금, 저칼륨증, 알코올, 스트레스 등은 노력이나 생활습관의 변화로 조절할 수 있다. 비만의 경우 체중의 증가로 인하여 혈압이 올라간다. 비만인은 정상인보다 약 3배 이상 고혈압이 발생하고 당뇨병과 고콜레스테롤증도 잘 발생한다. 체중 증가는 혈액 순환에 악조건이기 때문에 혈압이 올라갈 수 있는 가능성을 높인다. 추가적으로 체중 증가는 인슐린의 분비를 증가시키며, 인슐린은 체내에 물과 소금을 저장하려는 작용이 있어 혈압 증가의 원인이 된다.

운동은 심장을 튼튼하게 해주기 때문에 고혈압 치료에 아주 효과적이다. 하지만 운동 부족은 체중을 증가시키며, 고혈압의 위험을 가중시킨다. 흡연은 담배 속의 니코틴을 비롯한 각종 유해 물질로 인해 혈관을 손상시키고 굳게 만들어서 혈압 증가의 원인이 된다. 또한 아드레날린성 호르몬의 분비를 증가시켜 혈압을 증가시키고, 일산화탄소로 인해 산소 부족을 가져와 더 많은 혈액 전달을 요구하여 혈압을 증가시킨다. 소금의 경우 하루 20g 이상 섭취할 경우 고혈압의 원인이 된다. 즉, 염분이 혈관을 수축시키고 말초혈관의 저항을 높이기 때문이다. 또한 칼륨의 섭취가 적으면 염분이 체내에 많이 쌓일 수 있어 고혈압 발생 위험을 증가시킨다. 알코올의 과다 섭취는 술을 마시지 않는 사람에 비해 고혈압이 생길 위험이 높다. 스트레스는 체내에서 혈압 상승 물질의 분비가 늘어나 혈압이 올라간다. 이는 아드레날린에 의해 혈압 상승 작용 뿐만 아니라 교감신경 흥분 작용 등 여러 가지 요인들에 의해 고혈압 이외에도 건강에 악영향을 준다. 스트레스가 지속적으로 혈압을 상승시키지는 않지만 일시적으로 고혈압을 발생시킬 수도 있고, 다른 일반 고혈압과 마찬가지로 혈관을 손상시킬 수 있다.

3) 고혈압의 분류
고혈압의 분류는 대한고혈압학회에서 다음과 같이 제시하고 있다.

분류	systolic BP(mmHg)		diastolic BP(mmHg)
정상혈압	<120	and	< 80
주의혈압	120-129	and	< 80
고혈압 전단계	130-139	or	80-89
고혈압 1기	140-159	or	90- 99
고혈압 2기	≥160	or	≥100
수축기 단독혈압	≥140	and	<90

<표 4-10> 대한고혈압학회 분류(2018년)

4) 고혈압 치료와 운동
식사요법과 함께 가장 중요한 것은 염분 섭취를 줄이는 것이다. 염분은 혈압을 증가시키는 주요 인자이기 때문에 짜게 먹는 습관의 변화가 필요하다. 우리나라 사람들의 평균 소금 섭취량은 15~20g으로 고혈압 예방과 개선을 위해서 10g 이하로 줄여야 한다. 하루 약 10g의 소금을 섭취하는 사람이 섭취량을 반으로 줄이면 수축기 혈압을 평균 4~6mmHg 감소되는 것으로 보고되고 있다. 염분 양의 감소는 골다공증과 신장결석도 예방한다. 하지만 오랫 동안의 식습관을 바꾸는 것은 쉬운 일이 아니기 때문에 조금씩 줄여 나가야 식습관을 바꿀 수 있을 것이다. 다음으로 과도한 음주를 피해야 한다. 과음은 혈압 증가의 주범이다. 또한 과체중과 비만을 예방해야만 동맥경화증을 줄일 수 있다. 그리고 스트레스를 최소화하며, 과로, 근심, 불안 등 혈압을 증가시킬 수 있는 외부환경에 대하여 긍정적인 마음의 평안을 유지하도록 한다.

	유산소 운동	저항성 운동	유연성 운동
빈도	주당 5~7일	주당 2~3일	주당 2~3일 이상
강도	중강도 HRR 40~59% RPE 12~13	1RM 60~70% (노인과 초보자는 40~50%로 시작)	긴장이나 경미한 불편감을 느낄 때까지 신장
시간	30분 이상 지속 운동시간 합이 30분 간헐적 운동을 하려면 최소 10분 정도부터 시작	대근육군 각각에 대해 8~12회 2~4세트	10~30초간 정적 스트레칭 유지: 2~4회 반복
형태	대근육을 이용한 지속적이고 율동적 활동	저항머신과 프리웨이트, 또는 체중 부하운동	정적, 동적 또는 PNF스트레칭

* 1RM(1회 최대반복중량), HRR(여유심박수), PNF(고유수용성신경근촉진), RPE(운동자각도)

<표 4-11> 고혈압 환자를 위한 FITT 권장 사항

운동은 고혈압을 예방하고 관리할 수 있도록 생활습관 수정에 권장되는 중요한 방법 중 하나이다. 규칙적인 유산소 운동은 혈장 노르에피네프린을 감소시키는 역할을 통해 혈압이 낮아지는 것으로 보고되고 있다. 따라서 미국스포츠의학회(ACSM)는 고혈압환자를 위한 FITT를 이용한 권장 사항을 <표 4-11>과 같이 제시하고 있다.

운동 시 고려해야 할 사항은 혈압조절, 최근의 항고혈압 제제의 변화, 약물 관련 부작용, 표적기관 질환의 출현, 다른 합병증과 연령 등이 있다. 이러한 내용을 인지하고 난 다음에 운동 프로그램에 적용해야 한다. 운동 프로그램 진행은 어떤 구성요소이든 큰 폭의 증가는 피해야 하고, 점진적이면서 즐거움이 가미될 수 있도록 하는 것이 효과적이다. 고혈압 환자들은 일반적으로 과체중이거나 비만이다. 따라서 체중 감량을 촉진하기 위해 열량 섭취를 최소화하고 열량 소비를 증가시키는 것에 초점이 맞추어져야 한다. 그리고 저항 운동 시 높은 중량을 올릴 때는 흡기와 숨참기(발살바 조작 유발운동)는 혈압 증가의 원인이 될 수 있기 때문에 피해야 한다.

3 심장질환과 운동프로그램

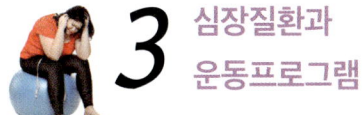

심혈관 질환은 세계적으로 심각한 사망원인으로 약 45.6%에 육박하고 있으며, 관상동맥 질환으로 사망하는 경우가 대부분이다. 관상동맥 질환은 허혈성심질환, 협심증, 심근경색, 급성심장발작사 그리고 울혈성 심부전이라는 임상적 증후군으로 나타낸다.

인간의 혈관은 노화과정에 따라 혈관 내막이 두꺼워지고 결체조직의 탄성이 약해지며, 직경이 증가하는 증세가 나타난다. 이러한 자연적인 변화를 동맥경화라고 하며, 동맥경화증은 관상동맥, 경동맥, 장골 및 대퇴동맥과 대동맥 내의 혈액 흐름을 차단하는 결과를 야기하는 현상을 의미한다.

1) 허혈성 심질환(ischemic heart disease; IHD)

심근경색 등의 허혈성 심질환은 생명과 직결되는 무서운 질병이다. 즉, 심장근육에 혈액을 공급하는 관상순환계의 이상으로 심장근육이 충분한 양의 산소와 영양분을 공급 받지 못해서 발생하는 질환을 말한다. 증상은 흉통이 가장 빈번하며, 일부 환자가 전혀 통증을 느끼지 못하는 경우도 있다. 심근경색의 경우 약 20%의 환자가 후자의 경우이다. 그 밖의 증상에는 심부전으로

허혈성 심장질환

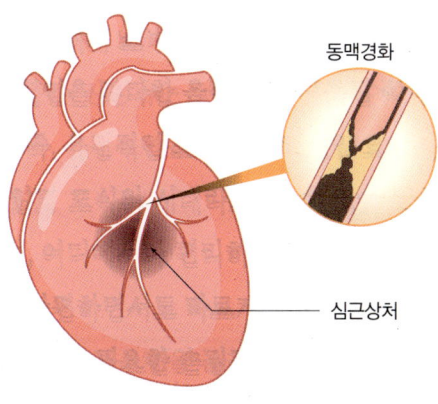

<그림 4-13> 허혈성 심장질환

인한 호흡곤란, 허약감, 실신 등이 있으며 급작사가 빈번하게 발생한다.

2) 협심증(heart attack)

협심증은 관상동맥이 좁아지는 원인으로 가장 흔하게 나타나는 것이 동맥경화증이다. 관상동맥이 좁아지는 원인은 죽상경화증으로 지방성분을 포함한 노폐물이 혈관에 끼어서 혈관 내경이 좁아지게 되고 혈관의 중막 및 내막에 이러한 침착 물질이 점차 증가하여 세포증식이 계속되면 내막은 부풀어 혈관이 좁아지게 되며, 침착 물질이 딱딱하게 굳어 칼슘이 쌓여 내막이 터져 혈관의 내벽이 응고하여 혈관 속에 작은 핏덩어리들이 생기게 되어 점차 장애를 받게 되고 또한 핏덩어리가 커지면서 혈관이 막히게 된다.

협심증의 증상은 빨리 걷거나 계단 또는 언덕을 오를 때 앞가슴이 조이거나 뻐근하여 마치 심장이 터질 듯한 통증을 느끼게 될 때이다. 이러한 가슴통증은 몇 분에서 30분 미만으로 지속되며, 목, 아래턱, 왼팔쪽으로 통증이 뻗어

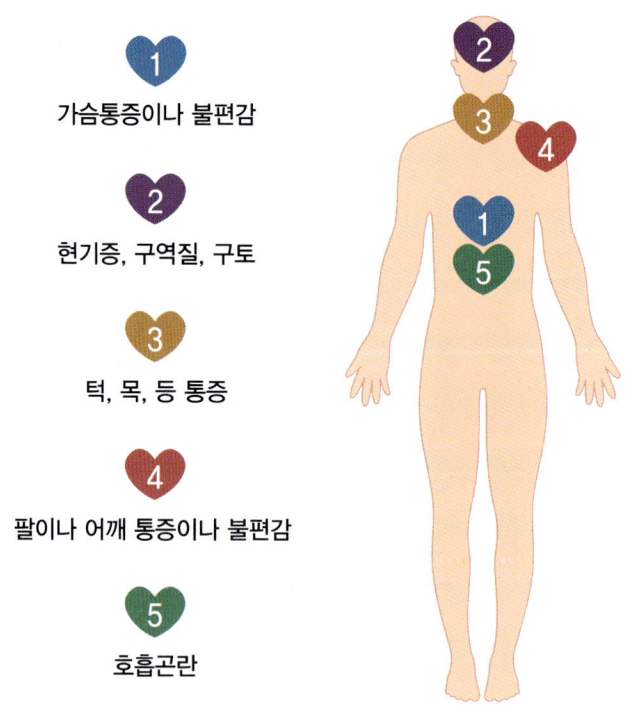

<그림 4-14> 협심증의 증상과 경로

가며, 멈추어서 쉬면 통증이 어느덧 없어지게 된다. 이때 통증이 사라진다고 해서 협심증이 사라지는 것이 아니라는 것을 명심해야 한다.

협심증은 반드시 전문 의료인에 의해서 치료받아야 한다. 우선 자세한 병력과 심전도, 운동부하심전도, 심초음파, 핵의학 검사 등의 비관혈적 검사 및 관동맥 혈관 조영술의 관혈적인 검사까지 실시해야 하며, 혈관의 병변을 확인하고 알아야 한다. 가장 중요한 것은 예방이며, 재발방지가 될 수 있도록 고혈압이 있는 경우 적절한 혈압을 유지하도록 노력하고, 식이요법과 약물요법을 통한 치료와 혈중지질의 감소를 위해 노력해야 한다. 특히 흡연은 절대금지하고 체중이 과다한 경우 체중 감량을 위한 지속적인 운동이 요구된다.

3) 급성 심근경색(acute myocardial infarction)

급성 심근경색은 관상동맥의 완전 폐쇄 상태가 적어도 60분 이상 오랫동안 심장근육의 허혈로 인해 심장 근육세포가 괴사한 상태를 말한다. 가역적·비가역적 심근세포 손상의 차이를 구분하는 점은 심근세포막의 파열 유무로서 결정한다. 만일 세포막이 파열되거나 세포질 내의 효소가 혈액 속으로 방출되면 심근세포는 회복될 수 없다. 심근경색증의 발생은 하루 중 주로 이른 아침에 많이 발생하는데 이는 아침에 교감신경계의 작용이 증가하기 때문으로 교감신경계의 작용과 밀접한 관계가 있다. 이러한 경벽 경색은 대부분 심전도로 진단 가능하시반 심내막하 경색은 심전도만으로 부족하다. 경벽 심근손상 시 심전도에서 ST분절의 상승이 나타난다.

경벽 심근경색 초기단계에서 심근에 영향을 미치는 세 영역은 ① 괴사의 중심부, ② 허혈손상의 주위영역, ③ 허혈의 말초영역이다. 괴사의 중심지역은 병적 Q파가 나타난다(약 30ms의 폭 0.2mV 높이). 허혈손상 지역은 ST분절상승이 나타나고 허혈 말초지역은 T파의 역위를 나타낸다. 고급성 단계에서 ST분절상승 경색 초기의 가장 일반적인 현상과 그 뒤 Q파 발생과 T파 역위의 순서, 그리고 ST분절의 원 상태 회복 등으로 나타난다.

급성 심근경색증의 치료는 가장 먼저 통증의 완화와 혈관 확장을 위한 니트로글리세린, 몰핀 등이 효과적이다. 또한 베타차단제, 아스피린 등이 효과적이다. 심각한 합병증은 급성 심근경색 후 발생할 수 있다. 이러한 합병증의 가장 일반적인 것은 치명적인 심실 부정맥, 심실벽 파열, 좌심실류, 심실중격 파열 등이다. 심장돌연사를 막기 위한 가장 일반적인 치료는 무엇보다도 심폐소생술과 같은 응급처치이다. 초기 발견에서 1분 이내에 심폐소생술을 실시한다면 90% 이상은 생명을 유지할 수 있다. 하지만 10분 이상 방치되어 심폐소생술을 하지 못한다면 살아날 확률은 10% 미만으로 낮아진다.

4) 심장질환 예방과 치료를 위한 운동 프로그램

규칙적인 운동은 심장질환자의 생활습관 조절에 유익하며, 심장질환 발생을 지연시키거나 예방할 수 있다. 신체활동과 심장질환은 반비례 관계에 있으며, 심혈관 질환의 위험 요인을 줄이고 건강 행위를 발전시켜 심장질환을 극복하게 함으로써 활동적인 삶을 살 수 있도록 다중 중재 프로그램을 구성해야 한다.

심장재활은 환자의 재활뿐만 아니라 사회적으로 건강관리 비용을 줄일 수 있으므로 중요하며, 특히 재발 가능성이 높은 환자의 비용 절감에 더 효과적이다. 운동은 고혈압, 고지혈증, 흡연과 함께 비활동과 같은 위험 요인을 가진

	유산소 운동	저항성 운동	유연성 운동
빈도	최소 주3일 주5일 이상이 적합	격일로 주2~3일	주2~3일 이상, 매일하는 것이 최적
강도	VO2max 40~89%로 운동검사 HRrest보다 20~30회 높은 심박수 RPE 12~16	10~15회 반복횟수 1RM 40~60%	긴장감이나 약간 불편함을 느낄 때까지 스트레칭
시간	20~60분	1~3세트 8~10종류의 대근운동	정적 스트레칭 시 15초 각 동작을 4회 반복
형태	자전거, 노젓기, 스테퍼, 일립티컬, 계단오르기	안전하고 편안한 장비 선택	큰 관절을 이용한 정석, 동적 스트레칭 PNF기법

* HRrest(안정 시 심박수), PNF(고유수용성신경근촉진)

<표 4-12> 심혈관 질환이 있는 환자를 위한 FITT 권장 사항

사람들에게 더욱 효과가 크다고 할 수 있다.

신체활동은 몇몇 가능성 있는 기전에 대하여 동맥경화 또는 혈전침하 과정에서 유익한 영향을 준다. 논란의 여지는 있지만 운동은 관상동맥의 직경을 증가시키고, 심근의 모세혈관 길이를 증가시킨다고 알려져 있다. 그리고 심실세동과 같은 허혈성 심질환에 효과적이며, 심장의 크기와 수행력에 유익하다고 보고되고 있다.

최근 연구에 의하면 심근경색 이후의 훈련이 사망률과 급사를 20~25%까지 감소시킬 수 있다고 보고되고 있으며, 공통적으로 심근경색으로 인한 수술이나 시술 등을 경험한 환자들에게 적합한 유산소성 운동이 심질환자의 운동 내성을 향상시킬 수 있다고 보고되고 있다. 이는 운동부하검사 시 협심증의 증상 감소, 최대하 운동에서 심박수와 심근 산소요구량 감소, 최대 산소 섭취량과 운동 지속 시간의 증가, 에너지 동원을 위한 산소 이용 능력 향상, 산소추출력의 증가 등에 의해 나타난다.

또한 규칙적인 운동은 안정 시와 정해진 운동량에서 심박수를 감소시키는데, 이는 안정 시 미주신경이 증가하고 운동시 교감신경이 감소하기 때문이

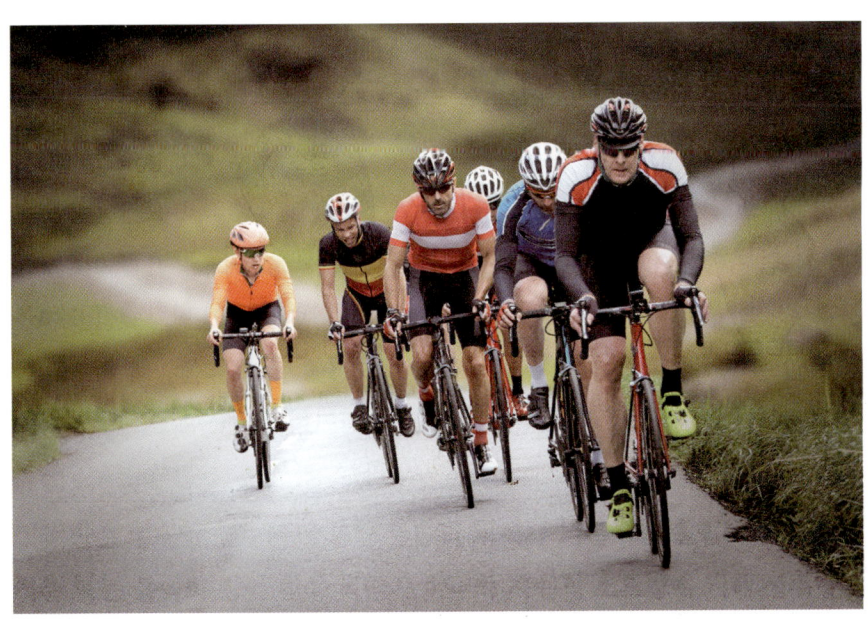

▲ 규칙적인 유산소 운동은 심질환자의 운동 내성을 향상시킨다.

다. 특히 심장이식 환자들에게 안정 시와 최대하 운동 동안 심박수가 감소하는 효과가 나타난다.

운동의 또 다른 이점은 훈련 후 혈압이 감소하는 것이며, 이는 같은 강도에서 심근의 산소 소비량이 줄어드는 것을 의미한다. 또한 1회 박출량과 심박출량이 증가하는데 이는 말초혈관 저항이 감소하였기 때문이다. 말초혈관의 저항 감소는 혈관의 탄성이 좋아지고 혈관 확장력이 좋아졌기 때문이다. 결국 이러한 말초혈관 기능의 향상은 감소된 심실 기능을 가진 심장 환자에게 운동 능력과 최대 산소 섭취 능력을 증가시키게 된다.

마지막으로 운동은 혈장의 HDL-c(고밀도지단백 콜레스테롤)을 높여주고 혈장의 총콜레스테롤을 감소시킨다. 그리고 인슐린 민감성을 향상시켜 주며, 혈소판 응집을 감소시키는 섬유소 용해소를 증가시켜 준다.

반면 심질환자들은 관상 예비력에 제한을 받기 때문에 운동 중 심근의 산소요구량이 증가하면 허혈을 동반할 수 있고, 잠재적으로 치명적인 부정맥이나 심근경색을 가져올 수 있다.

일반적으로 운동 중 치명적인 부정맥이나 심근경색을 보이는 환자의 경우 운동성 허혈을 보이고 관상동맥의 질환에 변화가 없는 것으로 보고 되고 있다.

18% 이상의 좌심실 협동운동 불능증을 보이는 전방투과성 심근경색증 환자는 운동 중 주의해야 하며, 경색 15주 후부터 중증도의 운동을 3개월간 실시한 결과 이들은 보다 심한 심장의 뒤틀림과 확장을 보였고 심벽이 두꺼워졌다. 좌심실의 심실구축력과 기능적인 능력 역시 낮아졌다. 그러나 다른 연구에서는 큰 부위의 전벽 경색을 가진 환자에게서 이러한 것이 나타나지 않았다고 하는 상반된 결과가 나왔다.

심근경색 후 12~24시간 안에 가끔 앉거나 일어서는 단순한 동작도 신체에 중력 스트레스를 주기 때문에 급성 심장발작 후 침상 생활에 의한 운동능력 감소를 방지할 수 있다.

입원 환자의 적당한 운동량은 체계화되어 있지 않지만, 환자들은 혼자 이동할 수 있는 능력을 키우기 위해 간단한 자기관리를 스스로 행하고, 하루

3~4회씩 짧은 거리부터 적당히 먼 거리까지 혼자 또는 약간의 도움을 받으면서 걸어야 한다. 즉, 신체활동은 종합적인 치료 계획 가운데 한 부분으로 수행되어야 한다.

심장질환 환자들이 운동프로그램 수행할 때 고려해야 할 사항은 다음과 같다.

① 환자의 초기 운동 적응도, 운동 강도, 체력, 건강목표 그리고 이들을 균형 있게 반영할 수 있는 운동 형태를 고려하여 운동 빈도를 결정한다.

② 성인이나 노인을 위한 일반적인 운동 지침은 1회에 최소한 10분을 운동하는 것이다. 그러나 운동능력이 매우 약한 환자의 경우 훈련 초기에는 하루에 짧게 여러 차례 운동을 수행해도 된다.

③ 가능하다면 환자 스스로 운동을 수행할 수 있도록 격려해야 한다.

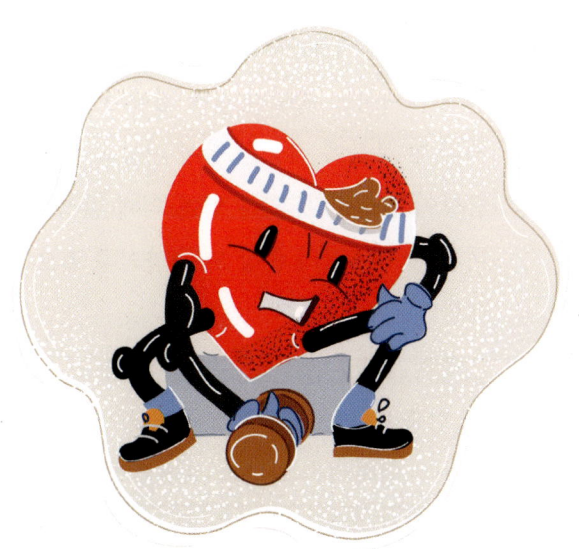

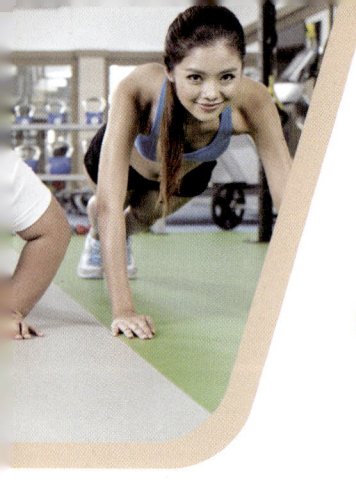

chapter 03 근관절계 질환 예방을 위한 운동 프로그램

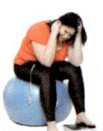 **1 손상의 분류와 특성**

　신체활동에 참여하면 언젠가는 부상이 발생할 가능성이 있다. "힘 또는 기계적 에너지는 물질의 정지 상태나 통일된 움직임을 변화시키는 것이다." 신체의 한 부분에 적용된 힘이 기능과 구조에 위험한 장애를 초래할 때 기계적 손상이 발생된다. 외부 힘에 의해 발생한 손상은 신체에 직접적으로 영향을 미쳐 신체 조직의 손상 또는 파괴를 일으키기 충분한 크기로 내부 변화를 초래한다.

　조직 부하의 5가지 유형들이 스트레스와 스트레인을 발생시킬 수 있다. 첫째, 압축력은 반대 방향에서 서로의 반대 표면을 향해 적용된 외부 부하로 발생한다. 압축력은 하나의 구조를 짧게도 하고 늘리기도 한다. 조직에 의해 힘이 더 이상 흡수될 수 없을 때 부상이 발생한다. 둘째, 장력은 조직을 당기거나 신전시키는 힘이다. 장력은 하나의 구조가 분리되게 당기는 동일한 반대 외부

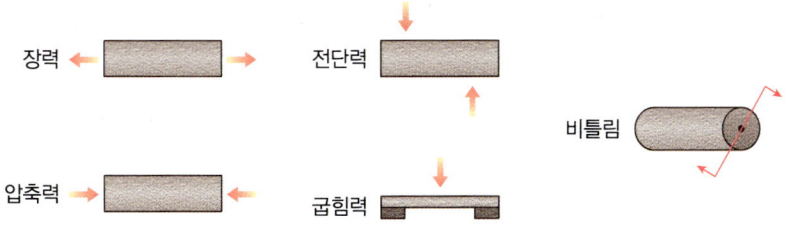

<그림 4-15> 부상 발생에서 조직 부하의 유형

부하에 반응하여 생성된다. 구조는 길어지며 장력성 스트레스와 스트레인을 일으킨다. 근육좌상과 염좌 모두 증가된 장력에 의해 발생된다. 셋째, 전단력은 서로 평행한 방향에서 움직이도록 표면에 부과하는 반대 표면에 동등하지만 직선적이지 않은 반대 부하가 적용되었을 때 발생한다. 찰과상과 같은 피부 손상과 척추 디스크 손상이 여기에 해당한다. 넷째, 굽힘력은 두 쌍의 힘이 어떤 구조의 반대 끝부분에 작용할 때와 세 힘이 굽힘을 일으킬 때, 그리고 이미 굽혀진 구조가 축 방향으로 부과될 때 발생한다. 마지막으로 비틀림은 어떤 구조의 반대 끝에서 반대 방향으로 비틀어서 생긴 비틀림이며, 구조의 전체 횡단면에 전단력 스트레스를 유발한다.

1) 근육좌상

만약 하나의 근육이 지나치게 큰 저항에 대항하여 수축해야 하는 장력이나 힘에 의해 과신전되면 근섬유는 분리되거나 찢어진다. 이러한 손상을 좌상(strain)이라고 한다. 근육 좌상은 어느 부위에서든 발생할 수 있으며, 일반적으로 근육군 간의 비협응적인 활동에서 발생한다.

좌상의 심각성과 별개로 재활에 필요한 시간은 매우 길다. 근육 좌상은 햄스트링과 대퇴사두근에서 가장 빈번하게 발생하며, 근육 사용에 많은 제약을 준다. 치료 기간은 일반적으로 6~8주간이 필요하며, 인내심이 요구된다.

1도 좌상: 근섬유가 약간 신전되었거나 실제 찢어진 상태. 움직임에 통증이 유발된다.

2도 좌상: 근섬유가 상당부분 찢어져 있으며, 찢어진 곳의 근육 중심부 어딘가에서 저하(depression) 또는 함몰(divot)을 느낄 수 있다.

3도 좌상: 근육의 완전한 파열이며, 현저한 손상 또는 전체적인 움직임 손실이 발생한다.

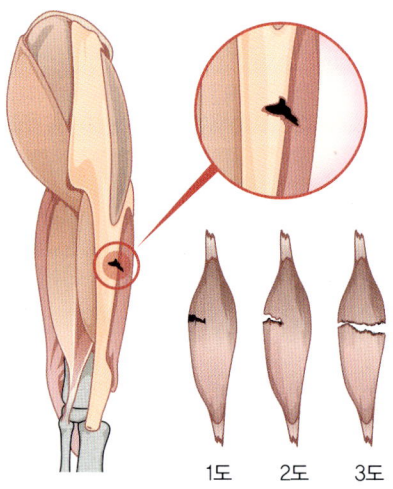

<그림 4-16> 근육 좌상의 유형

2) 근육 경련

근육 경련은 매우 고통스런 불수의적 근육 수축이다. 특히 장딴지근, 복근, 그리고 햄스트링 근육에서 빈번하게 발생하며, 인체내 전해질과 이온들(나트륨, 염소, 칼륨, 마그네슘, 칼슘)의 불균형 시 나타날 수 있다.

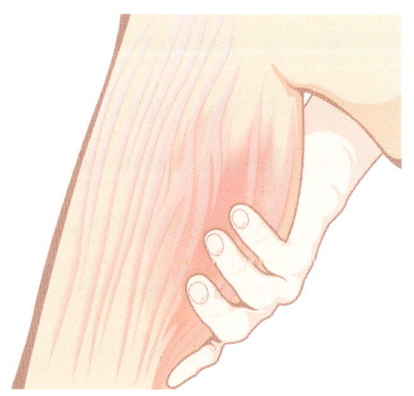

<그림 4-17> 근육 경련의 형태

3) 경직

손상된 근육 주변 근육들은 움직임 제한으로 통증을 최소화한다. 경직과 경직성은 뇌의 운동 신경 손상으로 발생하는 장력과 근수축의 증가로 인한 것으로 볼 수 있다. 따라서 경직은 근골격계의 외상에 의해 발생된 반사 반응이다. 이러한 근육 경직은 근육 좌상을 유발할 수도 있다.

4) 근육 통증

과도한 근육 운동은 근육 통증을 야기한다. 활동적인 사람은 익숙하지 않은 신체활동으로 인하여 생기는 근육 통증을 경험한다. 특히 나이가 들수록 더욱 빈번하게 발생한다. 근육 통증의 첫 번째 유형은 급성 근통증으로 피로를 동반한다. 일시적이지만, 운동 중과 직후에 발생한다. 통증의 두 번째 유형은 부상 이후 12시간 이상 지난 후에 나타나는 지연성 근통증(delayed-onset muscle soreness; DOMS)이다. 이는 24시간에서 48시간까지 가장 심하게 나타나며, 3~4일 후 증상이 사라진다. DOMS는 근육장력, 부종, 그리고 경직과 신전의 증가로 인한 저항을 일으키는 지연된 근통증의 증상으로 정의할 수 있다. DOMS는 여러 가지 원인에 의해 발생하는데, 원심성 또는 등척성 수축으로 근육 조직의 아주 작은 찢어짐으로 더 잘 발생하는 것으로 알려져 있다. 이러한 근육 통증의 치료는 정적 또는 PNF 스트레칭으로 완화시킬 수 있다.

5) 건염(tendinitis)

신체활동 대부분의 과사용 문제에 따른 손상은 건염이 가장 빈번하다. 건염은 힘줄의 염증을 의미한다. 이는 움직임 통증, 부종, 약간의 온기, 그리고 앎음 증상이 나타난다. 건염 치료의 핵심은 휴식이다. 염증을 일으키는 반복적인 동작이 제거되면, 자연적으로 치료된다. 하지만 운동 선수들의 경우 완전한 활동 중단은 어렵다.

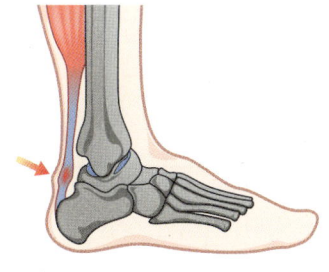

<그림 4-18> 아킬레스 건염

따라서 염증이 발생하는 것을 막으면서 체력 수준을 유지하기 위한 다른 유형의 운동을 추천한다. 건염을 치료하는 핵심은 평소에 건을 강화시키는 운동으로 일정하게 건의 신전을 유지하는 것이다.

6) 건초염(tenosynovitis)

건초염은 건염과 매우 비슷하지만, 많은 건들이 움직일 때 공간이 부족하여 마찰이 증가함으로써 증가하게 된다. 일반적으로 마찰을 최소화 하기 위해 활액 수초에 의해 둘러싸여 있으나, 건의 과사용은 활액 수초에 부착하는 부산물이 생기면서 염증을 유발하게 된다.

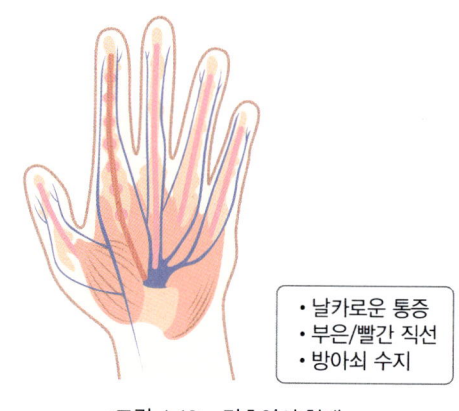

<그림 4-19> 건초염의 형태

건초염은 손목 관절을 교차하는 손가락의 긴 굽힘근 힘줄과 어깨 관절 주변의 두 갈래근 힘줄에서 가장 빈번하게 발생한다.

7) 타박상(contusion)

타박상은 외부 대상물로부터의 가격이 원인이며, 외부 가격이 단단하면 모세혈관이 찢어져 조직 속으로 피가 흐르게 된다. 가벼운 출혈은 며칠 동안 지속되는 반상 출혈을 유발하며, 통증은 대부분 며칠 내에 감소하고 피부 변색도 사라진다. 만일 동일한 근육이 계속적으로 타박상을 입게 되면 작은 칼슘 침전물이 손상된 영역에 쌓이기 시작한다. 이 칼슘 조각들은 근육 가운데 여러 섬유들 사이에서 발견되며, 뼈 아래로부터 돌출하는 거상돌기를 형성할 수도 있다. 이러한 칼슘 형성을 화골성 근염이라고도 한다.

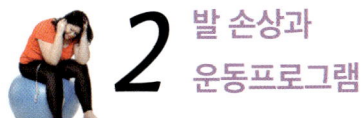

2 발 손상과 운동프로그램

　발 손상을 관리하는 것은 혼합형 재활 기술을 적절히 사용해야 한다. 발은 전체가 동적 연결을 제공하기 위한 기저가 되는 곳이기 때문에 발의 손상은 발뿐만 아니라 발목, 무릎, 엉덩이, 그리고 허리까지 생체역학적으로 영향을 미칠 수 있다. 기본적으로 발 손상의 재활은 비체중 지지가 필요하다. 즉, 체중지지가 어려우며, 가능하다고 하더라도 지속할 수 없기 때문이다. 따라서 수중이나 상체 에르고미터와 같이 체중지지가 요구되지 않는 운동이 필요하다.

1) 유연성 향상 프로그램

　발 손상 이후에 유연성을 유지하는 것은 매우 중요한다. 즉, 다양한 지골 손상에서 완전한 움직임 범위가 되어야 회복이 가능하다. 특히 족저근막염의 경우 발바닥 스트레칭과 같은 유연성 운동이 매우 중요하다.

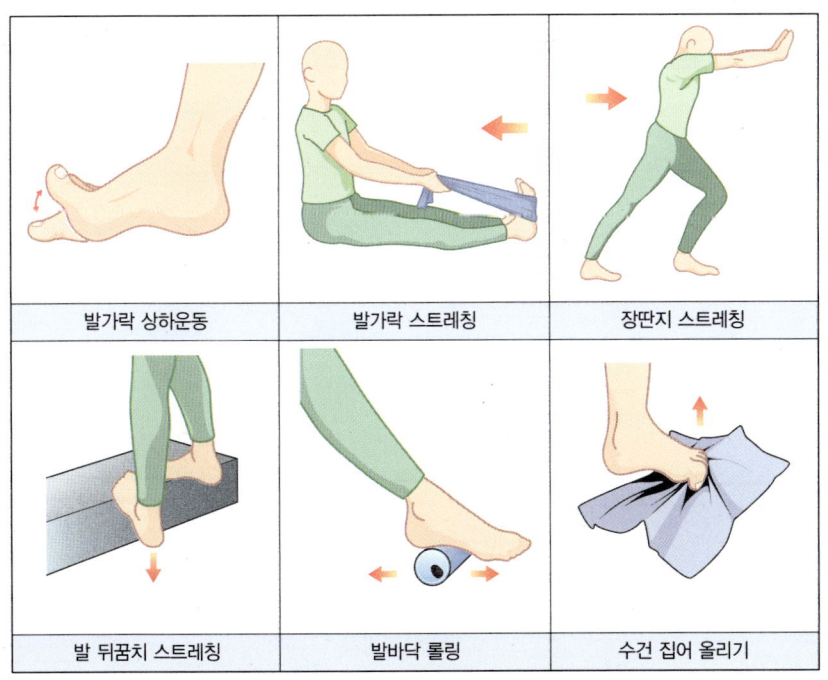

<그림 4-20> 발 손상에 따른 초기 운동 프로그램

2) 근력 향상 프로그램

발의 근력 운동은 탄성밴드, 수건운동, 도수 저항 방법 등 다양하게 적용할 수 있다. 일반적으로 발의 움직임에 수반된 운동으로 근육을 강화시키는 것이 중요하다. 운동방법은 다음과 같이 분류할 수 있다.

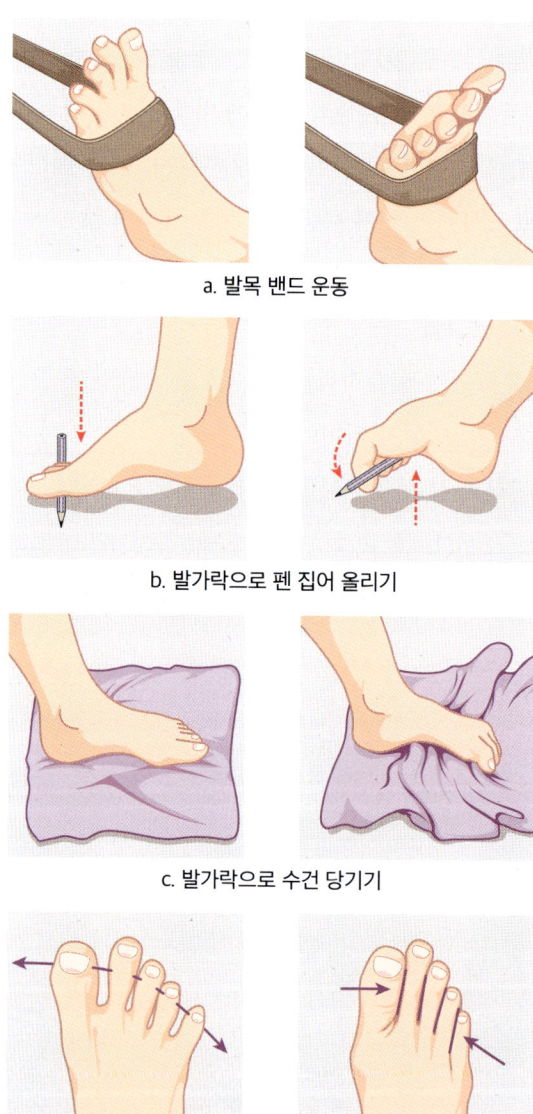

a. 발목 밴드 운동

b. 발가락으로 펜 집어 올리기

c. 발가락으로 수건 당기기

d. 발가락 벌리기

<그림 4-21> 발 손상 후 근력 향상 프로그램

3) 근신경 조절 프로그램

발 손상에서 근신경 조절 회복은 발 재활과정에서 중요한 부분이다. 체중지지 시 지속적인 근신경 조절은 단순한 동작임에도 불구하고 반드시 필요하다. 발에서의 근신경 조절은 폐쇄 운동사슬 운동전략을 지시하는 가장 중요한 요소이다.

관절 부위에 관련된 근신경 조절에는 고유수용기와 근감각이 모든 운동수행에 필수적이지만, 체중지지에 요구되는 경기활동이 더욱 중요하다. 근신경 조절의 회복을 위한 운동은 워킹, 러닝, 그리고 방향 변화를 위한 호핑운동 등이 적용되는데, 밸런스 보드 또는 기저면이 유동적인 운동은 지지를 확보하는 데 유용한 방법이다.

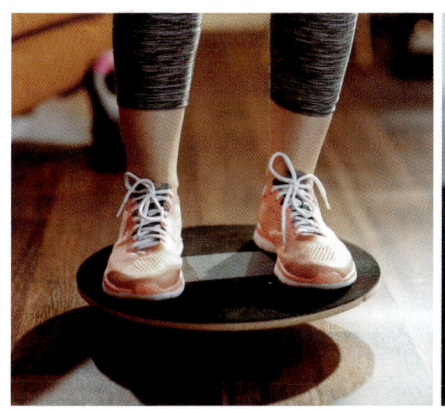
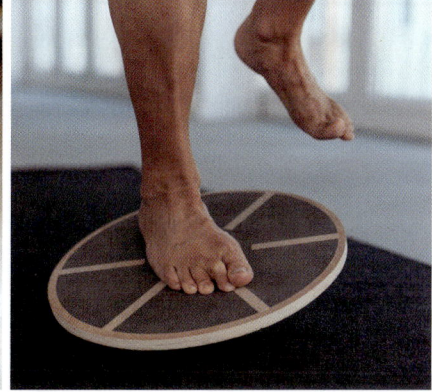

밸런스 보드 운동

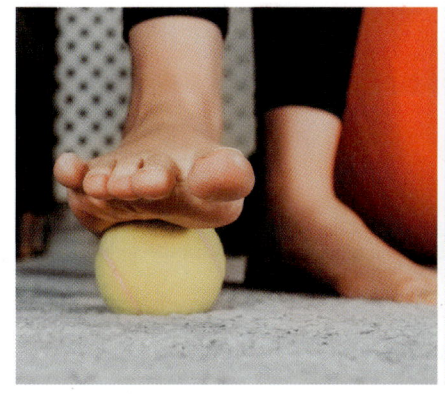
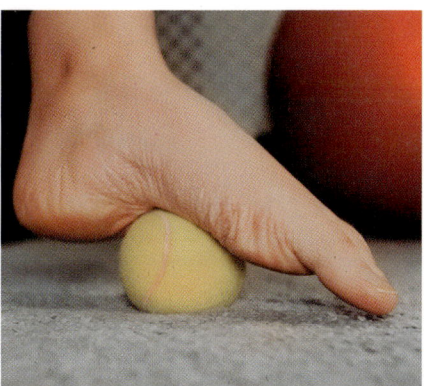

발바닥 공굴리기

<그림 4-22> 발 손상 후 근신경 조절 프로그램

3 무릎 손상과 운동 프로그램

무릎 손상 예방은 근력, 신경근육 조절, 유연성, 심폐지구력 등 체력 유지와 컨디션 조절이 중요하다. 가장 중요한 것은 무릎관련 주변 근육 강화가 필수적이며, 무릎 관절의 유연성 향상이 필요하다. 무릎 손상 예방을 위해서 넙다리네갈래근(대퇴사두근)과 뒤넙다리근(햄스트링근)의 근력비는 매우 중요하다. 일반적으로 뒤넙다리근 근력이 넙다리네갈래근 근력에 비해 0.7 이상을 유지하는 것이 무릎 손상은 물론 뒤넙다리근 부상 예방에 효과적이다.

유연성 운동을 통한 근육의 비정상적 수축을 예방하는 것이 무릎을 보호하는 데 필수적이다. 무릎 근육의 점진적 스트레칭은 근섬유를 더욱 탄력 있게 만들어준다. 따라서 무릎 손상 예방을 위해서는 뒤넙다리근, 척주세움근, 샅고랑부위, 넙다리네갈래근 및 장딴지 근육의 탄력성이 중요하다.

1) 신체 컨디셔닝 프로그램

무릎 손상 환자가 심폐지구력을 유지하는 것은 매우 어려운 일이다. 손상된 무릎이 재활된 후에 지구력이 향상되어야 한다면 완전한 활동으로의 복귀는 늦어지게 될 것이다. 가능하다면 상체자전거, 수중운동과 같은 비체중부하 운동을 실시할 수 있으며, 운동범위가 제한적이라면 고정식 자전거를 이용할 수 있다. 이러한 재활과정을 통해서 모든 신체 부위의 근력과 유연성, 고유수용성 능력을 유지하는 데 중점을 두어야 한다.

2) 체중 부하 프로그램

무릎 손상 이후 일반적으로 1~2일 동안 목발을 이용하기 때문에 체중 부하를 최소화해야 한다. 그 다음 재활용 보조기를 착용하여 체중 부하를 점차적으로 높여가며, 종종걸음에서부터 정상걸음으로 체중 부하 단계를 진행하는 것이 효과적이다. 다시 말해 무릎관절의 손상된 구조는 정상적인 장력과 긴장을 견디기 전까지는 완전하게 치료된 것이 아니라는 것이다.

3) 무릎 유연성 프로그램

무릎 손상 이후에 재활을 통한 복귀는 전 운동 범위를 회복하는 것으로 무릎 손상 재활 프로그램에서 가장 중요한 요소이다. 전체 재활 프로그램에서 능동적 가동 범위 운동을 강조해야 한다. 정상적인 무릎 움직임이 가능해지면 스트레칭을 통해 무릎 주변 근육군의 유연성을 유지하고 증진시키도록 노력해야 하며, PNF 스트레칭을 효과적으로 추가할 수 있도록 한다.

4) 무릎 근력 프로그램

무릎 손상 회복을 위한 근력 강화 운동은 등척성 운동부터 시작하여 구심성과 원심성 운동을 포함하는 등장성 운동, 그리고 등속성 운동, 그 다음 플라이오메트릭 운동으로 진행한다. 특히 무릎 관절에 관여하는 근육군, 즉 넙다리네갈래근, 뒤넙다리근, 모음근, 장딴지근의 근력을 강화하는 운동을 수행하도록 한다.

원심성 근수축은 등장성과 등속성 운동프로그램을 통해 강화되는데, 넙다

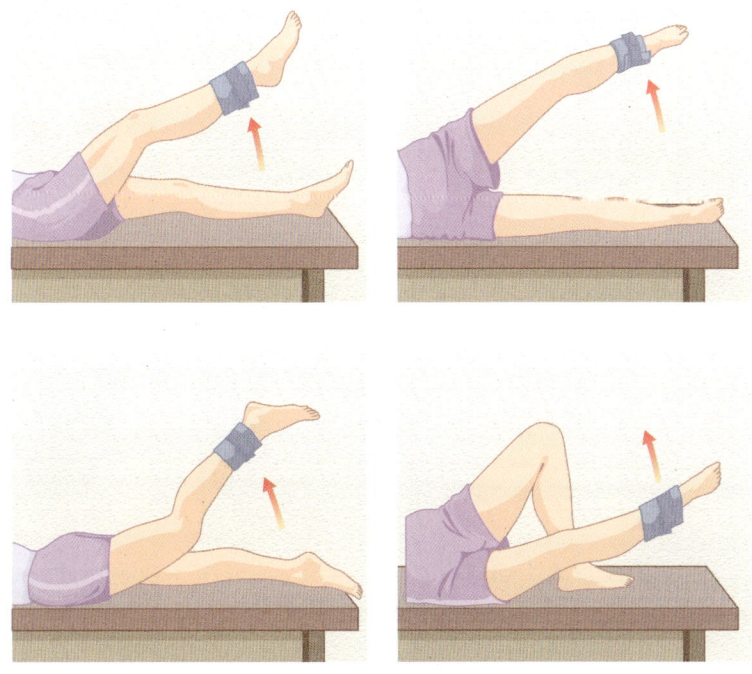

<그림 4-23> 무릎 관절 관련 근력 향상을 위한 한쪽 다리 들기

리네갈래근의 원심성 수축은 달리기를 하는 동안 하지의 감속을 위해 필수적이다. 반대로 뒤넙다리근은 킥 동작 시 하지의 속도를 줄이기 위해 원심성 수축을 한다. 재활의 후반부에 사용되는 플라이오메트릭 운동은 구심성 수축을 좋게 하기 위해 원심성 수축을 빠르게 한다. 발이 지면에 닿는 폐쇄운동 사슬을 강조해야 하며, 이는 더 기능적으로 열린 지렛대 시스템과 관련된 많은 스트레스나 전단력을 줄여준다.

5) 무릎 근신경 조절 프로그램

무릎 손상 이후에 무릎 관절의 신경근육 조절능력을 회복하는 것은 매우 중요하다. 손상 이후에 근육은 수축에 대한 기능이 상실되며, 신경근육 능력의 상실은 통증과 부기 때문에 발생한다. 따라서 고유수용기 조절을 위한 노력은 손상 직후 가능하면 빠르게 실시하는 것이 좋다. 즉, 근력과 유연성 운동은 고유수용능력을 회복하는 데 도움이 된다. 이러한 고유수용성 능력과 평형성을 함께 증진시키기 좋은 장비에는 BAPS board, Bosu Balance board, tremor box, mini tramp, Dynadisc 등이 있다.

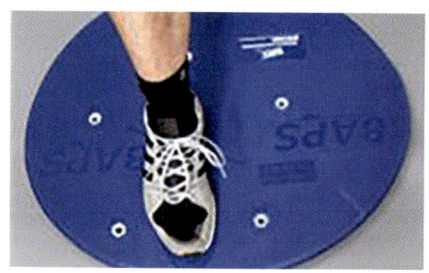

a. BAPS board

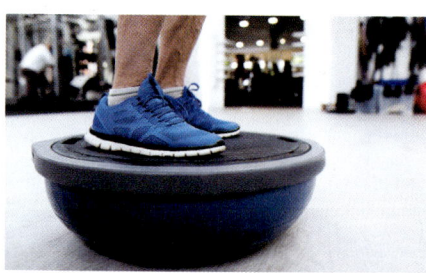

b. Bosu

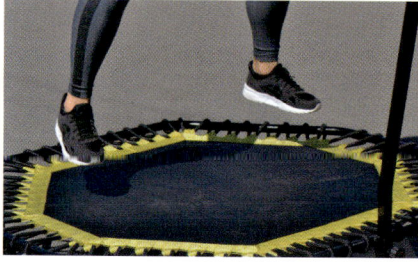

c. Mini tramp

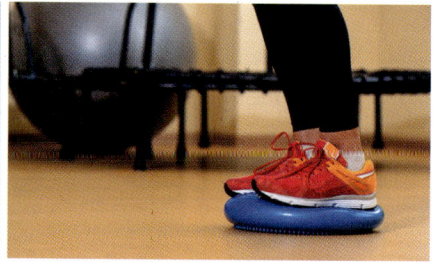

d. Dynadisc

<그림 4-24> 고유수용성과 평형성 향상을 위한 운동 장비

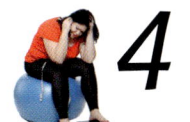

4 어깨 손상과 운동 프로그램

어깨 관절은 인체에서 가장 복잡한 부위 중 하나이면서 넓은 가동성을 가지고 있다. 따라서 어깨는 다양한 형태로 손상을 입기 쉬운 부위이다. 어깨 손상 후 어깨 관절의 재활을 위해서는 넓은 운동 범위를 가지고 있는 어깨의 해부학적이며, 역학적인 기능을 이해해야 한다.

1) 어깨 손상 후 일반적인 컨디셔닝

어깨 재활 과정에서 심폐지구력을 유지하는 것이 매우 어려운 과정이다. 하지만 어깨 관절의 고정을 통해 다양한 형태로 심폐지구력 운동을 수행하여 이를 유지하도록 해야 한다.

어깨 재활 기간 동안 근력과 유연성, 근신경 조절 능력을 유지할 수 있도록 훈련과 컨디셔닝 프로그램을 다양하게 실시하는 것이 효과적이다.

상지 재활에서 체중을 요하는 동작은 고려되지 않지만, 수중 운동은 심폐지구력과 어깨 관절의 근력 강화에 도움이 되기 때문에 좋은 훈련방법으로 추천된다.

2) 어깨 유연성 프로그램

어깨 손상 이후 정상적인 어깨 관절의 운동 범위를 확인하는 것은 재활 과정에서 매우 중요하다. 어깨는 4개의 분리된 관절로 구성되어 있으며, 함께 기능을 수행하기 때문에 궁극적으로 정상적인 어깨위팔뼈 리듬이 확보되어야만 한다. 일반적으로 Codman의 추운동과 톱질운동과 같은 부드러운 가동 범위 운동을 실시한다.

어깨의 기본 움직임 방향은 굽힘, 폄, 벌림, 모음, 안쪽돌림, 가쪽돌림, 그리고 수평 모음과 수평 벌림으로 구성되어 있어 도르래 운동이나 손으로 벽오르기 운동은 어깨의 굽힘과 벌림 동작을 확보하는 데 효과적이다.

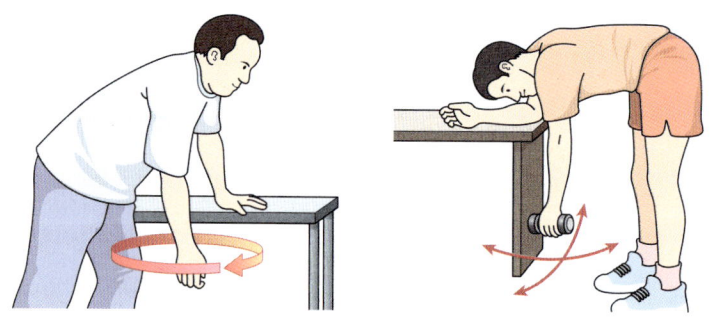

<그림 4-25> 어깨 유연성 향상을 위한 추운동

3) 어깨 근력 프로그램

어깨 손상 이후 어깨 근력 강화운동은 위치별 등척성 운동부터 전체 운동 범위까지 구심성 운동, 원심성 운동, 등속성 운동, 플라이오메트릭 운동 순으로 점증시킨다. 등척성 운동은 손상 직후 또는 팔을 고정하고 있는 동안에 실시하도록 한다. 그리고 어깨뼈의 벌림과 모음, 들어올림, 내림, 위쪽돌림, 아래쪽돌림, 내밈, 뒷당김 운동을 조화시킴으로써 어깨뼈 안정근을 강화시키도록 한다. 어깨 근육 운동은 짐볼에서 Y, W, T자 만들기 등을 실시하는 것이 효과적이다.

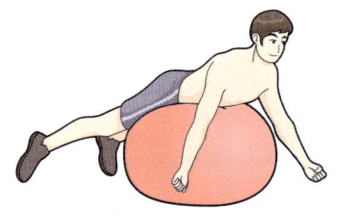
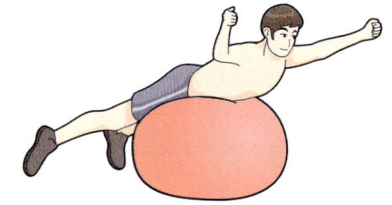

짐볼 Y

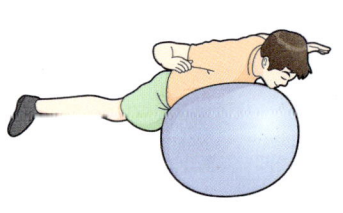
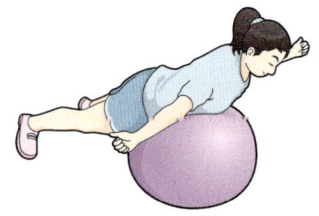

짐볼 W   짐볼 T

<그림 4-26> 어깨 근력 강화를 위한 짐볼 운동

등장성 운동은 덤벨이나 바벨, 튜빙이나 테라밴드, PNF 기술을 이용하여 실시할 수 있다. 저항성 운동은 모든 움직임 범위 내에서 이루어져야 한다.

4) 어깨 신경근육의 조절 프로그램

손상 부위를 고정한 이후에는 손상 부위를 서서히 재활함으로써 어깨 관절이 조화롭게 움직이도록 해야 한다. 즉, 근력과 운동 범위의 회복과 함께 고강도 움직임을 수행하는 데 요구되는 폭발적인 근력 작용을 가질 수 있도록 장기적인 계획이 요구된다.

일반적으로 폐쇄운동 사슬은 하지에 필수적이며, 상지 역시 중요하다. 특히 상지에서는 손으로 물건을 옮기거나 볼을 가지고 하거나 팔굽혀펴기를 통해 실시할 수 있다.

또한 길항근의 동시 수축을 강조하기 때문에 작용 근력의 반대 근육에 대한 신경근 조절과 어깨 관절의 안정성을 향상시킬 수 있다.

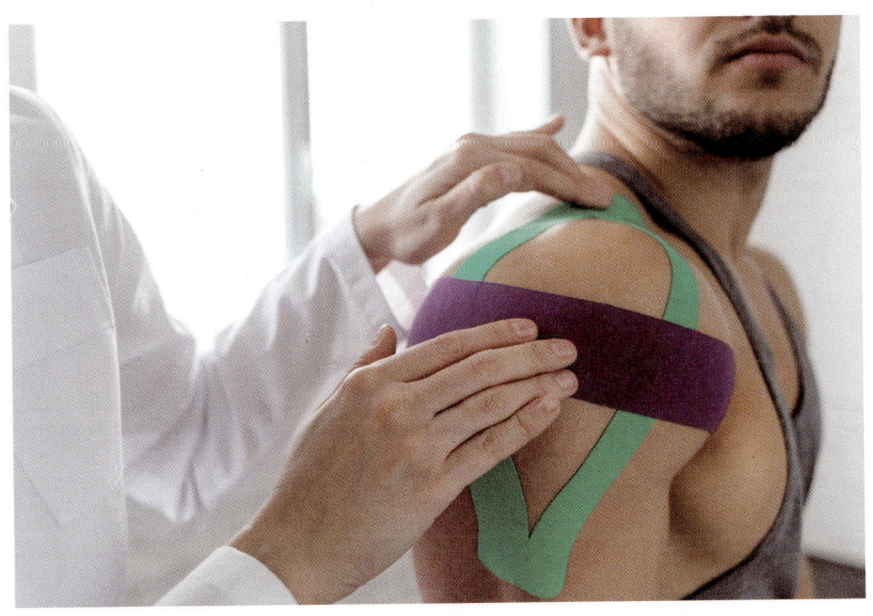

▲ 어깨 테이핑 모양

Section IV. 질병과 운동 　　　　　워크시트

● 비만 예방을 위한 운동 프로그램 ●

1. 계획하기

비만 예방 및 체중 관리를 위한 걷기 프로그램에 대한 계획을 세워 실천해 보자. 나의 현재 체중과 체지방율 그리고 목표 체중과 체지방율은 어느 정도인지 기록하자. 오랜 기간 지속적으로 규칙적인 운동을 실시할 때 체중을 조절할 수 있으며, 여러 질환의 요인을 감소시킬 수 있다.

현재 나의 상태를 기록해 보자.

성명		성별/나이	

현재		목표	
날짜		날짜	
체중		체중	
체지방율		체지방율	
신체질량지수		신체질량지수	

나의 체지방율을 유지하거나 줄이기 위하여 알맞은 운동프로그램을 계획하고 선택해보자.

1. 체중을 유지하거나 목표한 체중에 도달하기 위해 나는 얼마나 많은 노력을 할 수 있는가?

2. 운동프로그램 참여에 관한 나의 느낌은 어떠한가?

3. 나의 목표에 도달하기 위해 내가 즐겨하고 싶은 운동 종목은 무엇인지 모두 적어보자.

4. 내가 규칙적으로 운동에 참여할 수 있는 종목을 두 가지 이상 적어보자.

5. 규칙적인 운동을 실천하기 위해 사용할 수 있는 시설들을 적어보자.

2. 실천하기

비만 예방 및 체중관리를 위하여 알맞은 운동프로그램을 실천한다. 많이 걸을수록 더 빨리, 더 많이 체중 감량이 된다. 하지만 조급하게 마음 먹고 성급하게 운동 강도를 높이면 쉽게 지치거나 포기하게 된다. 따라서 운동 초기에는 1주일에 0.5~1kg 정도를 감량한다는 목표를 세우고 시작한다. 운동 시간은 일일 30~60분, 운동 빈도는 주 3~5회, 운동 강도는 최대 심박수의 60~90% 범위에서 규칙적으로 실시한다.

▶ 운동실천 일지

• 나의 준비 운동

운동 전 다양한 준비운동을 실천해 보세요.

사진을 붙이세요

• 나의 본 운동 사진

실제로 운동하고 있는 모습이 잘 나타나도록 촬영합니다.

사진을 붙이세요

• 일일 운동 기록지

※ 여러 장 복사해 두었다가 운동을 한 날은 반드시 기록합니다.

운동목표(주차)	년 월 일(요일)

1.

2.

준 비 운 동

1.

2.

본 운동				
근력 트레이닝				심폐지구력 트레이닝
종목	중량	회수	Set	
				그 밖의 운동
정리운동				

IV. 질병과 운동

▶ 식사 일지 작성

섭취하는 음식의 종류와 양, 열량을 꼼꼼하게 모두 기록한다. 특히 간식이나 음료의 섭취를 빠뜨리지 않고 적는 것이 중요하고, 일기를 쓰듯이 밤에 몰아서 작성하기 보다는 음식을 먹고 난 후에 바로 기록하는 것이 좋다. 음식을 먹었을 때의 기분을 기록해 두면 기분에 따른 음식 섭취의 변화를 확인할 수 있다.

식사	아침	점심	간식	저녁	총 섭취량
시간	7시				
장소	집				
음식종류	잡곡밥1 미역국 배추김치 갈치1토막				
열량(kcal)	300 45 15 70				
걸린 시간	20분				
누구와	가족				
특이사항					

음식종류별 열량표시

● 밥, 죽, 면류

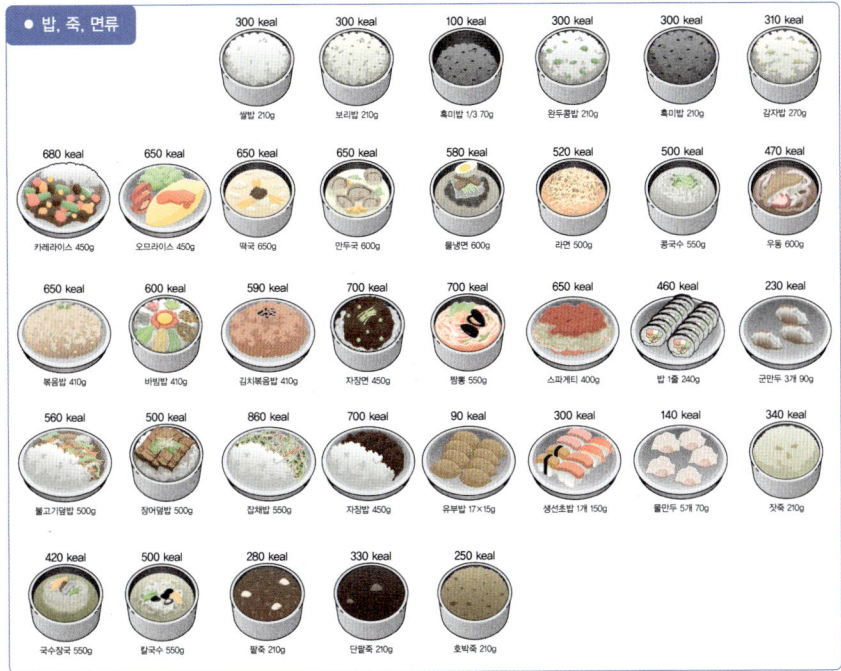

● 국, 탕, 전골류

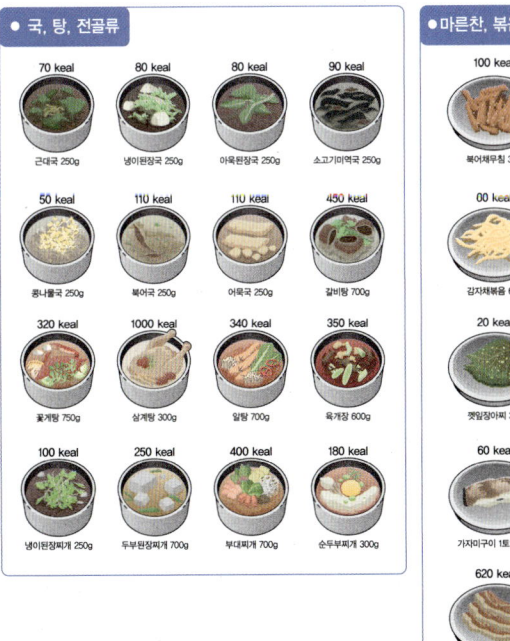

● 마른찬, 볶음, 구이류

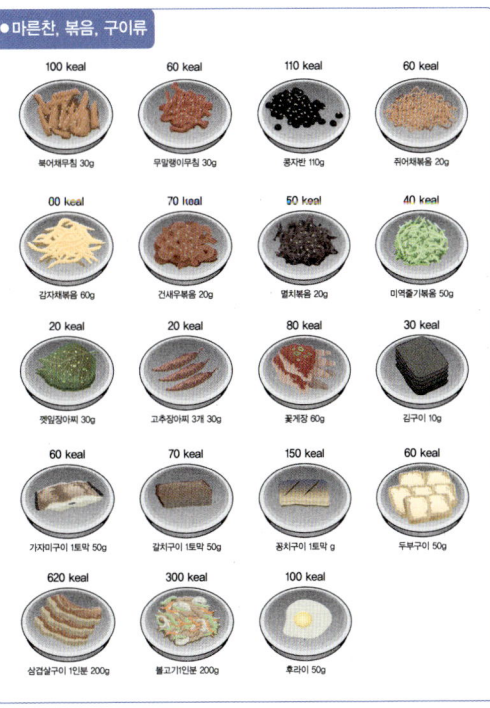

3. 평가하기

1) 나의 현재 상태 평가하기

규칙적인 운동을 실시한 경우 최소 4~6주 단위로 체지방량을 측정하여 현재 나의 상태를 평가하도록 한다.

성명			성별/나이	
과거			현재	
날짜(기간)		⇨	날짜	
체중			체중	
체지방율			체지방율	
신체질량지수			신체질량지수	

2) 나의 행동 변화 평가하기

아래의 행동 변화 전략에 대한 평가표에 '만족'이라고 답할 수 있으면 확실히 체중 관리를 하는 데 성공했다고 할 수 있다.

3) 나의 식습관 평가하기

평생 동안 건강한 체중을 유지하기 위해 건강한 식습관을 가지는 것이 중요하다. 현재 식습관이 도움이 되는지 아닌지를 알아보기 위해 다음 사항을 평가해 보자.

행동 변화 전략	만족	보통	미흡
나는 현실적인 운동, 식사 목표들을 설정한다.			
나는 계획에 의한 규칙적인 운동을 한다.			
나는 음식의 칼로리에 대해 주의를 기울인다.			
나는 음식을 조절해서 식이 요법을 한다.			
나는 충동적인 식사를 피한다.			
나는 스트레스 관리를 위한 훈련을 한다.			
나는 행동 변화를 체크한다.			
나는 긍정적인 생각을 한다.			

식품 관련 행동 유형	항상	주로	거의 안함
눈에 띄지 않는 곳에 식품을 보관한다.			
계획된 시간에만 음식을 먹는다.			
작은 접시를 이용한다.			
음식을 적게 썬다.			
꼭꼭 씹어 먹는다.			
식탁 이외의 곳에서 식사를 하지 않는다.			
먹은 직후 즉시 접시를 치운다.			
원치 않는 음식과 음료는 정중히 거절한다.			

4. 재수정하기

음식을 조절하거나 운동을 하는 것은 비만 관리를 위한 중요한 방법이다. 계획대로 비만 관리가 잘 될 수 없었다면 일상생활에서 신체 활동을 늘리는 등의 행동 변화가 습관화되지 않았기 때문이다. 이러한 비만을 예방하는 생활 습관 없이는 지속적인 효과를 기대할 수 없다. 따라서 다음과 같은 신체 활동을 늘리는 전략과 생활 습관을 가지는 것이 좋다.

- 식사 일지와 운동 일지를 작성한다.
- 체중의 변화를 기록한다.
- 승강기 대신 계단을 이용한다.
- 대중교통 수단을 이용한다.

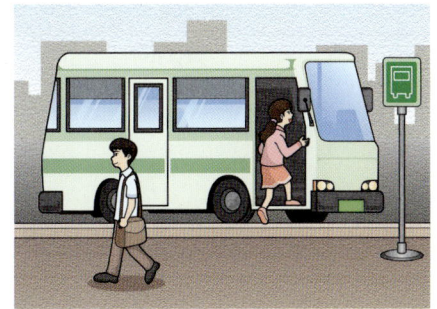

- 등·하교 시에는 자동차 대신 자전거를 이용하거나 걸어다니도록 한다. 또한 자가용보다는 대중교통 수단을 이용하고 한두 정거장 먼저 내려 걸어가는 습관을 들이도록 한다.
- 운동을 오락 수단으로 이용하도록 한다. 텔레비전을 보거나 영화를 보러 가는 대신 산책이나 등산을 가고 헬스클럽에 가도록 한다.
- 텔레비전을 보는 동안 실내 자전거를 타거나 팔굽혀펴기를 하도록 한다.

한국인을 위한 식생활지침

1. 매일 신선한 채소, 과일과 함께 곡류, 고기·생선·달걀·콩류, 우유·유제품을 균형 있게 먹자
2. 덜 짜게, 덜 달게, 덜 기름지게 먹자
3. 물을 충분히 마시자
4. 과식을 피하고, 활동량을 늘려서 건강체중을 유지하자
5. 아침식사를 꼭 하자
6. 음식은 위생적으로, 필요한 만큼만 마련하자
7. 음식을 먹을 땐 각자 덜어 먹기를 실천하자
8. 술은 절제하자
9. 우리 지역 식재료와 환경을 생각하는 식생활을 즐기자

보건복지부 2021. 4. 14. 발표 자료

참고문헌

- 대한운동사협회(2012). 운동손상학 13판. 대한미디어
- 여남회, 우상헌, 신기옥, 강성훈(2009). 운동과 건강. 동아대학교출판부
- 강성훈, 김정규, 허선(2016). 신체운동의 과학. 동문출판기획
- 대한스포츠의학연구회(2012). 근골격계 질환의 진단 및 재활치료. 한미의학
- 김완수 외(2018). ACSM's 운동검사·운동처방 지침 10판. 한미의학
- 대한비만학회(2010). 비만, 만병의 바로미터, 대한비만학회지, 1-33.
- Ogden CL., Fryar CD., Carrol MD., & Flegal KM(2004). Mean body weight, height, and body mass index, United States 1960-2002. Advance data from vital and health statistics. (Publication No. 347). Hyattsville, MD: National Center for Health Statistics.
- Fryar CD., Gu Q., Ogden CL., & Flegal KM(2016). Anthropometric reference data for children and adults: United States, 2011-2014. Vital Health Stat, 3(39), 1-46. Hyattsville, MD: National Center for Health Statistics.
- Ogden CL., Carroll MD., Fryar CD., & Flegal KM(2015). Prevalence of obesity among adults and youth: United States, 2011-2014.(Publication No. 219). Hyattsville, MD: National Center for Health Statistics.
- Ng M, Fleming T, Robinson M, et al., Global, regional, and national prevalence of overweight and obesity in children and adults during 1980-2013: a systematic analysis for the Global Burden of Disease Study 2013. Lancet 2014; 384:766-781.
- Freedman DS, Mei Z, Srinivasan SR, Berenson GS, Dietz WH. Cardiovascular risk factors and excess adiposity among overweight children and adolescents: the Bogalusa Heart Study. J Pediatr. 2007;150:12-17.
- Li C1, Ford ES, Zhao G, Mokdad AH. Prevalence of pre-diabetes and its association with clustering of cardiometabolic risk factors and hyperinsulinemia among U.S. adolescents: National Health and Nutrition Examination Survey 2005-2006. Diabetes Care. 2009;32:342-347.
- Daniels SR, Arnett DK, Eckel RH, Gidding SS, Hayman LL, Kumanyika S, Robinson TN, Scott BJ, St Jeor S, Williams CL. Overweight in children and adolescents: pathophysiology, consequences, prevention, and treatment. Circulation. 2005;111:1999-2012.
- Dietz WH. Overweight in childhood and adolescence. N Engl J Med 2004;350:855-857.
- https://www.mexicobariatriccenter.com/obesity-statistics-update-usa-world.
- Dietitians of Canada(2016). Taxatio and Sugar-Sweetened Beverages : Position of Dietitians of Canada.
- Gortmaker SL, Wang YC, Long MW, Giles CM, Ward ZJ, Barrett JL, Kenney EL, Sonneville KR, Afzal AS, Resch SC, Cradock AL. Three Interventions That Reduce Childhood Obesity Are Projected To Save More Than They Cost To Implement. Health Aff (Millwood). 2015;34:1932-1939.

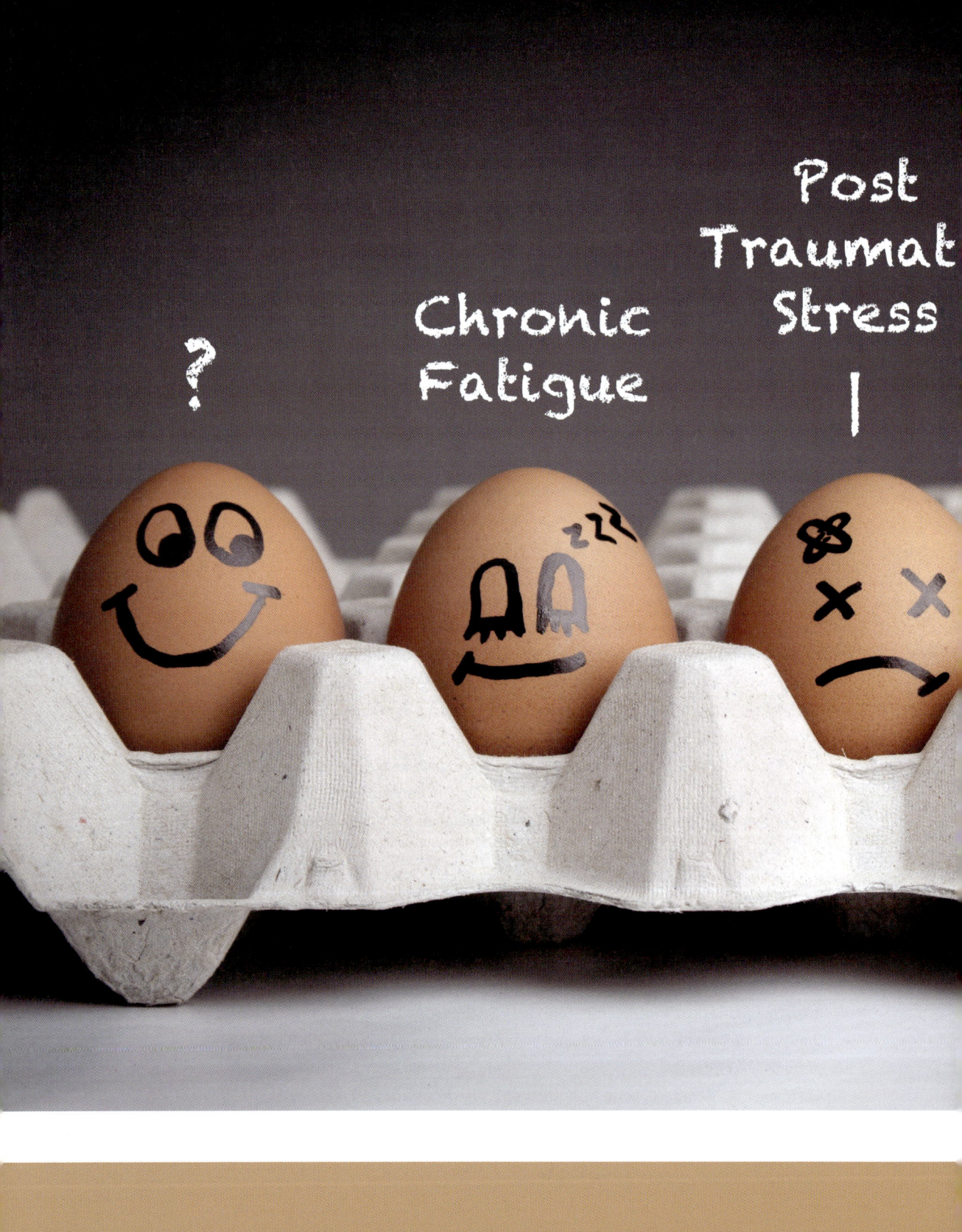

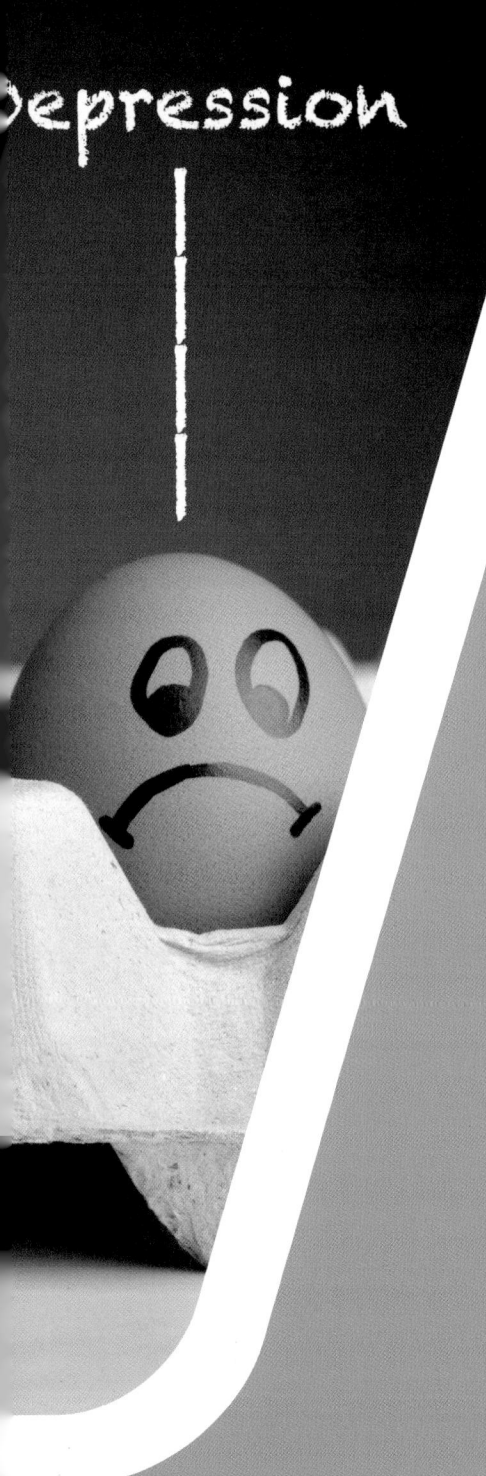

Section 5

환경과 운동

chapter 01	스트레스와 운동
chapter 02	다양한 환경 조건에서의 운동
chapter 03	감염병 상황에서의 운동(면역)

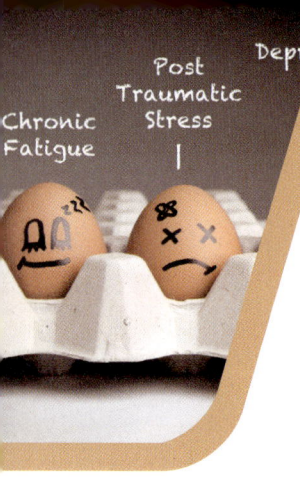

chapter 01 스트레스와 운동

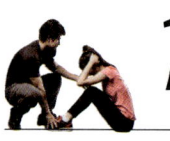

1 스트레스의 이해

1) 스트레스의 정의

우리는 일반적으로 '스트레스' 하면 신체와 정신에 대해 어떠한 요구사항을 만들거나 위협하는 외부에서 강요되는 요인을 생각한다. 하지만 거의 모든 사람들에게 스트레스는 다양한 수요의 반응으로 인한 내면에 있는 감정적인 긴장으로부터 발생한다.

스트레스의 정의를 살펴보면 스트레스는 삶의 도전과 변화로 인한 정신적·육체적 반응이라고 한다. 또한 스트레스라는 개념을 1920년 처음으로 소개한 오스트리아 출신의 캐나다 내분비학 박사인 Hans Selye(그림 5-1)는 '신체에 가해지는 어떠한 요구에 대한 신체의 불특정한 반응(The nonspecific response of the human organism to any demand placed upon it)'이라고 정의하였다(Selye, 1976). 여기서 '불특정한 반응'이란 스트레스 반응을 유발하는 사건의 유형과

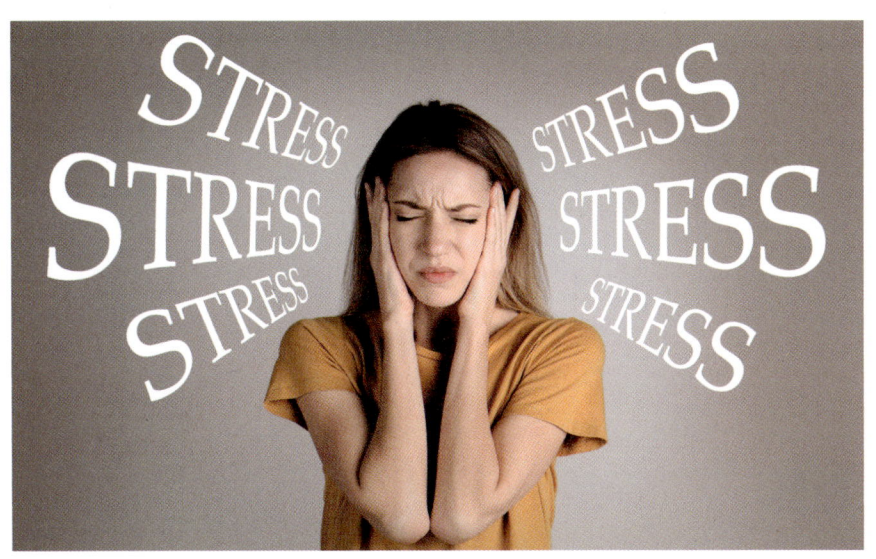

▲ 스트레스는 다양한 요인에 대한 정신적·육체적 반응이다

관계없이 우리의 신체는 동일한 반응을 나타낸다는 것을 의미한다. Selye는 각각 다른 질병을 가진 여러 명의 환자들에게 공통적으로 지니고 있는 특성이 있다는 것을 발견하고, 이 공통적인 특징을 연구하면서 질병 이외의 여러 요소들이 이러한 동일한 반응을 나타낸다는 것을 발견하게 되었다. 이를 단순히 정의하자면, 스트레스는 새롭고 위협적이며 놀랍거나 흥분되는 상황에 대한 신체의 정신적이며 감성적, 생리적 반응이라고 할 수 있다.

이렇게 스트레스는 내부분의 일상생활과 관련되어 있는데, 스트레스를 분류하면 긍정적 스트레스와 부정적 스트레스로 나눌 수 있다. 긍정적 스트레스(eustress) 또는 개인적 성장과 만족의 기회가 되는 스트레스에는 결혼, 취업, 개학, 새로운 관계, 새로운 기술 습득 등이 있으며, 고통스럽고 부정적 스트레스(destress)에는 재정 문제, 사랑하는

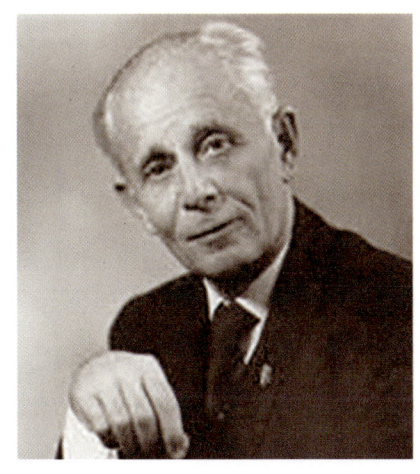

<그림 5-1> Hans Selye(1907.1.26.~1982.10.16.)

사람의 죽음, 학업의 어려움, 실연 등으로 다양하게 나타나는데, 이는 개인차에 따라 다르게 나타날 수 있다.

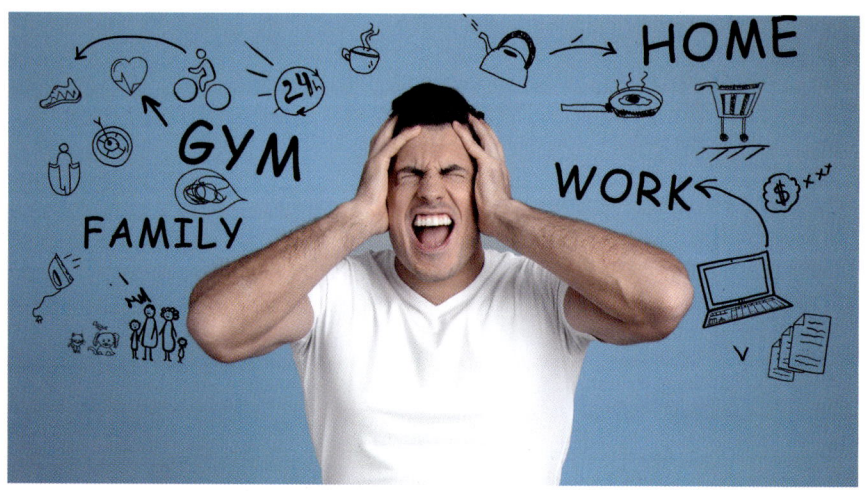

▲ 스트레스는 대부분의 일상생활과 관련된다.

2) 원인

스트레스 요인이란 스트레스를 유발시키는 원인을 의미하며, 스트레스의 요인을 분류한 표는 다음과 같다.

스트레스의 분류	스트레스 요인
물리적 스트레스	온도(냉방 및 난방) 빛(표시단말기의 화면색) 소리(기기의 금속음, 불쾌한 소리) 과로, 수면부족, 불면증 등
화학적 스트레스	담배, 식품 섭취, 알코올, 배기가스, 먼지, 취기 등
생물학적 스트레스	세균, 곰팡이, 바이러스, 식물 및 동물로 인한 독, 꽃가루 등
심리적 스트레스	불안, 불만, 증오, 슬픔, 열등감, 우월감, 질투, 죄악감 등
사회적 스트레스	직장에서의 지위 변화(전근, 승진, 정년 등) 가정에서의 문제(대출, 자식 교육문제, 맞벌이 등) 생활상의 변화

<표 5-1> 스트레스 요인 분류

3) 스트레스 반응

Selye는 스트레스 유발 요인에 대한 인체의 반응 단계를 3단계로 경계반응, 저항, 탈진으로 나누었다.

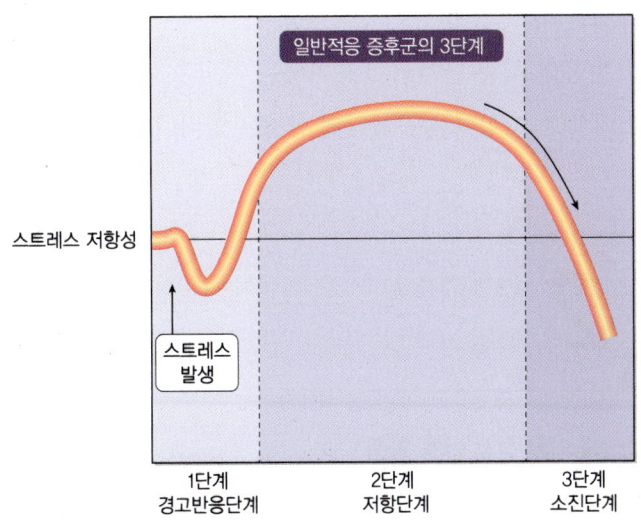

<그림 5-2> 스트레스 반응 단계

① 응전 또는 도피(경계반응)

일상생활에서 사람들은 스트레스 유발 요인들에 대해 일정한 반응을 보이는데, 이때 우리의 신체는 혈액으로 스트레스 호르몬을 방출하여 신체가 스트레스에 대해 안전하게 회피하거나 응전하도록 준비한다. 이러한 경계반응은 필요 여부와 관계없이 신속한 반응을 위해 준비되지만, 우리가 사용하지 않는 스트레스 반응의 강화는 신체의 에너지를 과하게 소모시키며 노화를 촉진할 수도 있다. 경계반응이 하루 동안 여러 번 일어나면 신체는 실제로 긴급상황이라고 생각되는 것에 대해 반복적으로 반응하므로 우리는 경계반응을 지나치게 일으키는 것을 줄여야 한다.

② 저항기

신체가 정상적인 생리적 단계에 오랫동안 벗어나 있거나 장기적으로 저항기 반응에 오래 머물러 있을수록 질병에 노출될 위험이 높아진다. 또한 주로 앉아서 생활하거나 일을 하는 사람들은 신체에서 분비되는 경계반응 호르몬의 배출량이 감소한다.

③ 소모기(탈진기)

스트레스 반응의 최종 단계인 소모기에는 거의 도달하지 않는다. 즉, 신체가 스트레스에 대한 저항이 성공했다면 탈진은 일어나지 않는다.

2 스트레스와 건강

1) 스트레스에 의한 정서 반응 과정

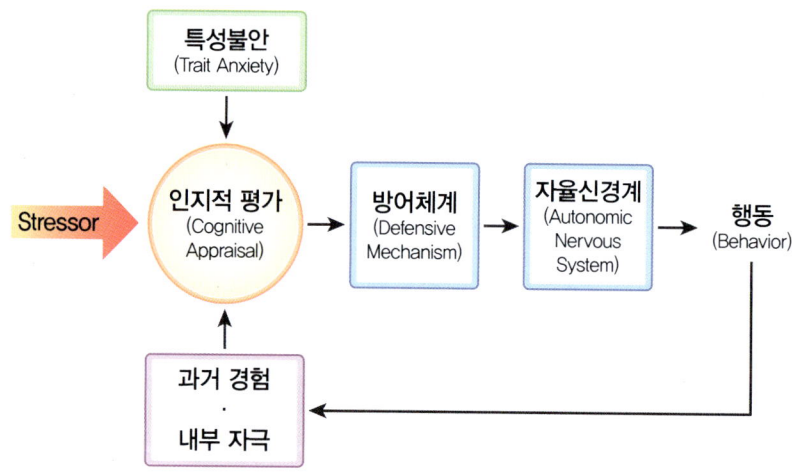

<그림 5-3> 스트레스에 의한 정서 반응 과정

위 <그림 5-3>은 외부의 자극으로부터 행동이 일어나기까지의 스트레스에 대한 정서 반응 과정을 나타낸 것이다. 이때 외부의 자극인 스트레스는 항상 대뇌에 먼저 전달되어 인지적 평가를 받는다. 다음으로 그 외부자극을 부정적인 것으로 평가하면 상태불안이 높아지고, 평가가 낮게 나타나면 그 반대의 상태가 될 것이다. 그러므로 처음 느끼는 상태 불안의 정도는 그 외부자극

을 어떻게 인지하고 해석하느냐에 따라 다르게 나타난다.

평가된 외부자극은 방어체계를 거쳐 반드시 자율신경계(autonomic nervous system)의 반응을 동반하며, 자율신경계는 교감신경계(sympathetic nervous system)과 부교감신경계(parasympathetic nervous system)로 나누어져 있다. 신체가 스트레스에 적극적으로 대처해야 할 때는 교감신경계의 작동이 필요하고, 다시 안정 상태로 되돌리기 위해서는 부교감신경계가 작동을 해야 한다. 노르에프네프린(norepinephrine) 혹은 에피네프린(epinephrine)과 같은 스트레스 호르몬의 분비 및 뇌파활동, 심박수, 체온, 혈압 등의 상승은 외부자극에 대해 대처하고자 하는 교감신경계 활성의 예시가 된다. 이와는 반대로 세로토닌(serotonin; 5-HT)과 같은 부교감신경계의 호르몬은 교감신경계의 활성으로 인해 상승된 생리적 반응들을 다시 안정 상태로 되돌리는 활동을 한다. 따라서 우리 신체가 생존하고 건강을 유지하기 위해서는 두 신경계의 조화로운 작동이 필요하다. 불안증이나 우울증 등을 포함한 정신병은 대부분 이들의 균형이 무너졌을 때 발병한다.

정서 반응의 정도는 개인의 성격에 따라 차이가 나는데, 이는 개인의 타고난 특성불안(trait anxiety)은 인지평가에 영향을 제공해 더 높은 상태불안을 초래할 수 있다. 결국 특성불안이 높은 개인일수록 자신감이 낮고 다른 사람에게 평가받는 것을 싫어하기 때문이다. 일반 심리학자들은 사람들을 Type A과 Type B의 두 개의 유형으로 구분하는데, Type A형은 성격이 급하고, 야망이 있으며, 목적의식이 뚜렷하고, 경쟁을 좋아하는 도전적인 유형이다. Type B형은 Type A형과 반대되는 성향으로 성격이 온순하고 화를 잘 내지 않는 특성을 지닌다. 따라서 같은 외부자극이라 하더라도 어떤 사람은 불안과 걱정을 느끼는 부정적 스트레스를 받는 반면에 어떤 사람은 도전해 볼 만한 것으로 인식하기 때문에 정서 반응의 정도는 개인차에 따라 다르게 나타난다.

불안에 영향을 미치는 요소 중 하나는 과거의 경험이다. 과거에 스트레스를 적절하게 대처한 경험이 있었다면 문제가 없으나, 대처에 성공하지 못했더라면 그 스트레스의 강도는 더 커질 것이다.

V. 환경과 운동

2) 스트레스에 의한 정신적 반응

① 우울증

우울증은 감정상태가 침울해지고 의욕이 저하되는 억울상태가 주된 증상으로 나타나는 정신질환으로, 억울상태와 함께 자율신경계의 기능이 저하되고 다양한 정신 이상을 동반하여 여러가지 신체적 문제를 야기한다. 우울증은 '마음의 감기'라고 할 정도로 어느 누구나 발병할 가능성이 크다. 특별한 문제가 발생하는 것이 아니고 어떠한 계기로 뇌가 일시적으로 에너지 부족 상태에 도달하는 것이다. 우울증의 주된 증상은 기분 저하, 의욕 저하, 생명력 저하 현상이다. 슬픈 감정이나 비관적으로 생각하면 기분이 저하되고, 어떠한 것들에 흥미를 갖지 못하는 것은 의욕의 저하, 잠에 쉽게 들지 못하고 식욕이 없는 것은 생명력의 저하로 볼 수 있다.

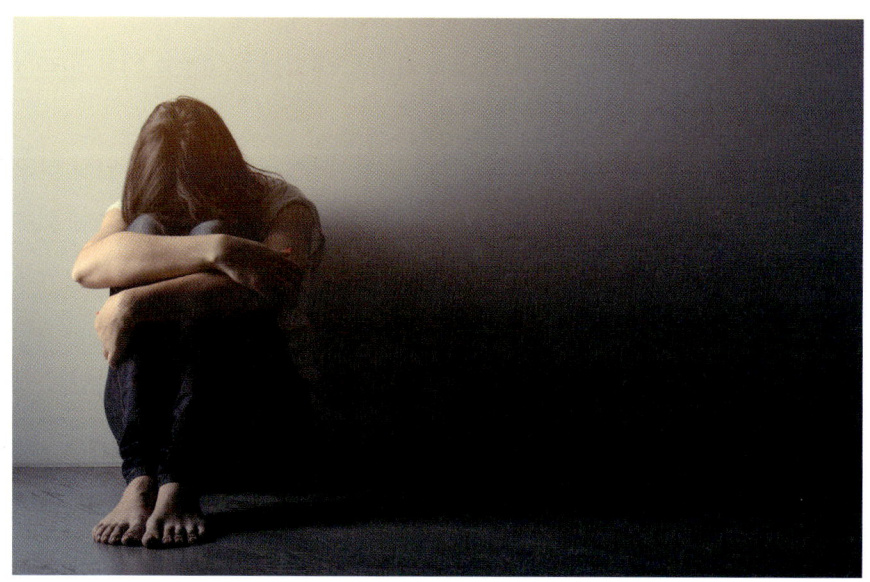

▲ 우울증은 여러 가지 신체적 문제를 야기한다.

그러나 일시적으로 이러한 증상이 나타나는 것은 큰 문제가 되지 않지만, 이 증상들이 빈번하고 오래 지속될 때는 우울증을 의심해봐야 한다.

우울증을 치료하는 방법에는 약물요법과 정신요법이 있다. 약물요법은 항울제를 중심으로 개인의 증상에 따라 불안과 긴장을 완화하는 항불안제와 수

면제를 이용하는 것이다. 정신요법은 우울증의 근본적인 원인인 스트레스 해소 요법을 활용하여 심신의 안정을 도모하는 치료이다.

② 신경증

신경증은 정신적인 스트레스가 주된 원인으로, 신경이 쇠약해져 신체와 정신에 여러 증상이 나타나는 질병이다. 신경증에는 불안신경증, 공포증, 강박신경증, 불면증, 히스테리, 적응장애, 심기증, 이인신경증, 억울신경장애, 외상성 신경증, 재해성 신경증 등이 있다. 신경증은 특별한 치료가 필요하지 않지만, 정도가 심하면 적절한 치료가 필요하다. 소극적이거나 완벽주의자 또는 융통성이 없는 성격, 사람이나 물건에 의존이 강한 성격, 걱정이 많은 성격, 자신감이 없는 성격 등은 신경증에 잘 걸리는 성격이다. 예를 들어 완벽주의자들에게 주로 나타나는 증상은 결벽증이다. 이들은 자신이 하는 일이 통하지 않으면 순간 불안에 휩싸인다. 또 사람이나 물건에 의존이 강한 사람은 스스로 제어할 수 없는 스트레스를 겪으며, 잘못을 적절히 받아들이지 못해 불안감과 불만을 느끼고 갈등을 일으키기 쉽다.

신경증은 우울증과 비슷하게 강한 정신적 스트레스가 원인이 되어 유발되고, 이러한 원인에 의해 생긴 불안이나 공포가 참을 수 없을 정도로 극도의 불안상태를 일으키게 된다. 신경증의 치료법은 약물요법과 정신요법을 병행하여 실시한다.

③ 의존증

의존증이란 의존하는 대상, 즉 사람 또는 사물에 대한 집착을 없애려고 해도 없애지 못하는 상태이다. 의존정도가 심해지면 의존대상에 완전히 사로잡혀 심신의 건강이 위협받거나 일상 생활을 정상적으로 지낼 수 없고, 범죄 등의 사회질서에 반하는 행동을 보이기도 한다. 의존증은 사물에 대한 의존, 인간관계에 대한 의존, 행위에 대한 의존으로 나눌 수 있다.

의존증의 예시 중 알코올 의존증과 약물 의존증은 그 어떤 의존증보다 심각한 증세이다. 과한 알코올과 약물은 신체와 정신에 중대한 장애를 초래하고, 환각이나 망상 등이 발생하기도 한다. 다음 <그림 5-3>은 알코올에 의존하는 사람들이 겪는 신체질환이다. 또한 최근에는 컴퓨터나 스마트폰에 대해 집착하는 테크노 의존증도 있다. 이는 인터넷이나 채팅 등에 몰두한 나머지 대인관계를 기피하는 증상을 띈다.

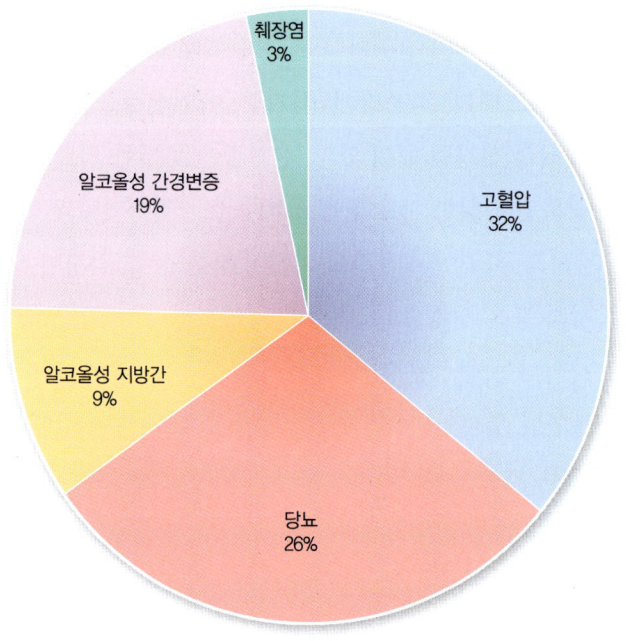

* 조사대상: 알코올 전문병원 다사랑중앙병원
2018년 7~9월 입원환자 737명

<그림 5-4> 알코올중독자가 겪는 주요 신체질환

인간관계에 대한 의존으로는 부모로부터 독립을 못하는 부모의존증, 반대로 성인이 된 자녀를 떠나보내지 못하는 자녀의존증 등의 일방통행형 의존증이 있는가 하면, 공동의존증이라고 하여 서로 의존하는 쌍방통행형 의존증도 있다. 행위에 대한 의존으로는 도박이나 경마 등 끊을 수 없는 도박의존증이나 쇼핑의존증이 있다.

의존증의 치료법으로는 의존하고 있는 대상을 제거하는 방법밖에 없다.

④ 섭식장애

섭식장애는 신경성무식욕증(거식증)과 신경성대식증(과식증)이 있다.

신경성무식욕증은 거식증이라고도 하며, 먹는 것과 정상체중인 것을 거부하는 증상을 띈다. 주된 원인은 다이어트에 대한 스트레스로, 과도한 식사제한 및 식사 후 토하기 등을 반복하여 이러한 행동을 멈추기 어렵다.

신경성대식증은 과식증이라고도 하며, 많은 양의 음식을 제한된 시간이나 장소에서 먹어치우거나 계속해서 먹는 것을 멈추지 않는 상태를 띈다. 대부분 과식증을 겪는 사람들은 많은 양의 음식을 섭취한 뒤 스스로 토를 하고, 토를 한 후에도 살이 찔 것을 두려워하여 먹는 것을 제한하다가 다시 폭식하는 것을 반복한다. 이는 다이어트 스트레스가 원인이 되어 나타나는 경우도 있지만, 인간관계에 의해 스트레스가 영향을 미치기도 한다.

⑤ 외상 후 스트레스 장애

외상 후 스트레스 장애(pot-traumatic stress disorder; PTSD)는 화재나 수해, 교통사고, 강간 등의 범죄에 의해 생명의 위협을 받거나 인격이 심하게 손상되어 심한 심적외상(trauma)을 받은 사람이 3개월 이상 경과한 후 불안과 긴장

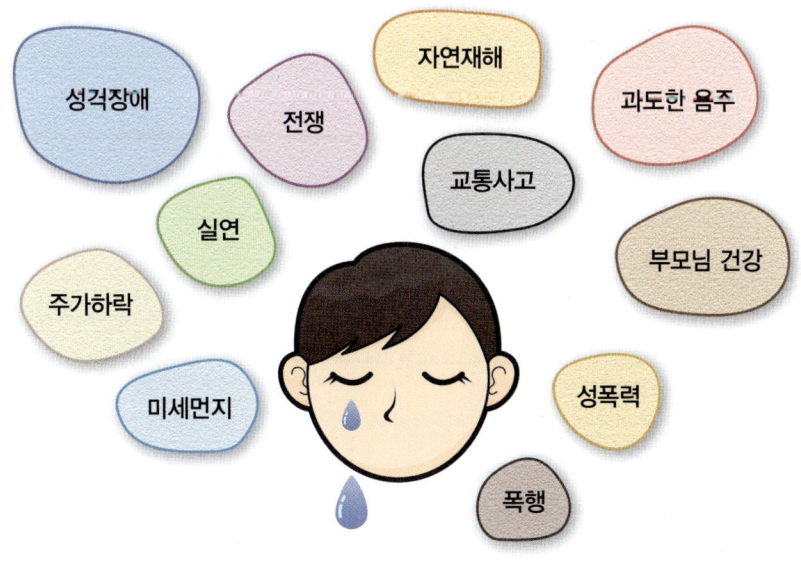

<그림 5-5> 외상 후 스트레스 장애

및 패닉상태 등의 증상을 나타내는 것을 의미한다.

억울상태가 되면 작은 일에도 깜짝 놀라게 되고, 재경험증상이라고 하여 플래시백에 의해 사건의 기억이 다시 떠오르는 경우도 있어 그 때의 사건을 연상시키는 것을 극도로 회피하게 된다. 치료법으로는 항울약이나 항불안약을 복용하며, 사건이나 사고를 극복하기 위한 정신요법을 실시한다.

3) 스트레스에 의한 신체적 반응

스트레스는 인체의 뇌 활동, 내분비, 면역기능, 호흡률과 패턴, 혈압, 소화기능 등에 영향을 끼친다. 이러한 신체의 반응은 대부분 정상적으로 반응하며, 적절한 반응이 나타난 후에는 원래 상태로 되돌아가는 항상성(homeostasis)에 의해 안정 상태로 돌아온다. 여기서 문제는 스트레스의 강도가 크거나 장기간 지속된다면 환경 및 개인차에 따라 심장병이나 위장병, 우울증과 같은 정신질환 등으로 다양하게 발병하게 된다.

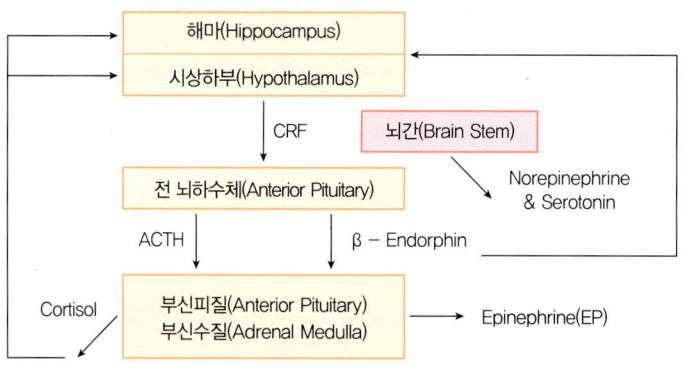

<그림 5-6> 스트레스에 의한 신경 내분비 및 신경전달 물질의 반응

위의 <그림 5-6>은 스트레스에 의한 신경내분비 및 신경전달 물질들의 반응을 나타낸 것이다. 대뇌에서 스트레스를 부정적으로 받아들이면 제일 먼저 시상하부(hypothalamus)에서 부신피질자극호르몬(corticotrophin-releasing factor; CRF)이 분비된다. 이 분비된 CRF는 전 뇌하수체(anterior pituitary)를 자극하여 부신피질호르몬(adrenocorticotrophic hormone; ACTH)이 방출하도록 도우며, 이때 베타 엔도르핀(β-endorphin)도 함께 분비되어 주로 통증을 감소시키는

역할을 한다. 방출된 ACTH는 부신피질(adrenal cortex)에서 코티졸이 분비되도록 돕는다. 이 호르몬들의 반응은 매우 빠르고 민감해서 스트레스의 시작과 함께 CRF는 몇 초 안에, ACTH는 약 15초, 코티졸도 얼마 지나지 않아 분비되어 안정 시보다 수치가 증가한다.

또한 뇌간(brain stem)에서 스트레스와 함께 노르에피네프린과 세로토닌이 분비된다. 이 중 노르에피네프린은 척추에 위치한 대부분의 신경말단(nerve endings)에서 방출되며, 에피네프린은 부신수질에서만 분비된다. 노르에피네프린과 에프네프린은 심박수를 증가시키고 말초혈관을 수축시켜 심장병과 고혈압을 야기할 수 있으며, 오랫동안 방치할 경우 염색체의 이상으로 암을 발생시킬 수 있다.

분비된 코티졸, 에피네프린, 노르에피네프린, 세로토닌, 베타 엔도르핀이 대뇌지역으로 다시 정보를 보내 호르몬의 적당한 수치를 유지하려고 하는 것을 금지적 조절장치(negative feedback system)라고 한다.

스트레스가 건강에 미치는 영향과 질병은 다음과 같다.

① 뇌 신경계(central nervous system)

<그림 5-6>에서 볼 수 있듯이 코티졸의 정상적인 역할은 해마, 시상하부, 전 뇌하수체에 있는 수용기들(receptors)과 접촉하여 정보를 전달함으로써 호르몬들이 적질한 양으로 분비되도록 조절하는 것이다. 하지만 쿠싱증후군(hypercortisolism)과 같이 코티졸의 과다 분비상태는 정상적으로 혈당의 공급을 방해하기 때문에 해당지역에 있는 신경세포들을 파괴한다. 특히 해마지역에 있는 신경세포들은 학습 및 기억에 관련된 역할을 수행하기 때문에 신경세포들이 파괴된다면 정상적인 기능을 수행하지 못한다. 제 기능을 하지 못하는 손상된 해마는 CRH의 방출을 막지 못해 코티졸의 분비는 더욱 증가하고 악순환이 반복된다. 이와 같은 원리로 인해 호르몬의 조절기능이 무너지면 감정상태와 식욕, 수면, 동기유발 등에 대한 변화로 혼란을 겪는다. 또한 해마지역은 정서와 관련된 중격핵(septum)과 편도핵(amygdala)을 포함한 변연계(limbic system)이므로 불안과 우울증의 발병도 피할 수 없다.

② 심혈관계(cardiovascular system)

스트레스로 인한 고혈압 증상은 심장의 근육을 손상시킬 뿐만 아니라, 혈관의 벽을 약화시키고 동맥에 콜레스테롤이 침착하는 죽상동맥경화증(atherosclerosis)을 촉진한다. 또한 증가된 에피네프린과 노르에피네프린 분비도 혈액이 동맥에서 응고되는 것을 촉진한다. 이러한 심혈관계의 변화들은 심장병 및 뇌졸중(중풍)으로 연결된다.

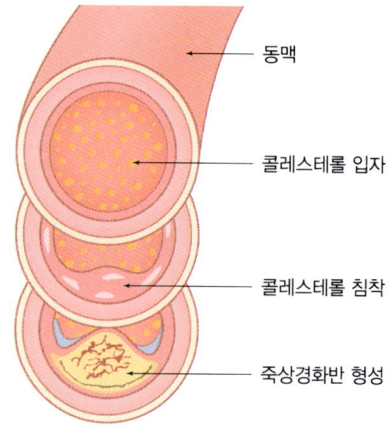

<그림 5-7> 죽상동맥경화(atherosclerosis)

③ 위장계(gastrointestinal system)

스트레스를 받는 동안에는 대뇌 혹은 심장 등에 우선적으로 많은 혈액이 공급되어야 하기 때문에 상대적으로 내장기관으로 가는 혈액이 감소한다. 이는 산소와 영양공급의 중단을 의미하며, 위장계 중 위에서는 산(acid), 단백효소원(pepsinogen), 점액(mucus), 가스트린(gastrin) 등이, 장에서는 리파제(lipase), 트립시노겐(trypsinogen), 콜레시스토키닌(cholesystokinin) 등의 소화에 관여하는 효소 및 호르몬들의 활동이 저하되거나 멈추게 된다. 이후에 스트레스를 받지 않는 휴식기에는 부교감신경계가 위장으로 신호를 보내 억제되었던 위장의 활동을 과도하게 유발한다. 이때 위장에 소화를 시킬 음식이 없으면 위장의 분비물은 내벽을 공격하게 된다. 이를 위궤양이라고 하며, 위궤양을 방치할 시 간혹 위암 세포를 발견할 수도 있다.

④ 면역계(immune system)

면역계는 바이러스 및 박테리아 등과 같은 침입자에 대응하여 신체를 보호하는 세포들로 구성되어 있으며, 면역계의 가장 중요한 세포는 백혈구(leukocytes)이다. 스트레스로 인해 코티졸이 과하게 분비되면 면역을 담당하는 백혈구(T세포 및 B세포)와 침입자를 공격할 수 있는 자연살해세포(natural killer cell)의 성장 및 활동을 억제하며 때로는 직접 파괴한다. 이러한 변화는 암을 포함한 각종 질병에 발병률을 높일 뿐만 아니라 치료도 방해한다.

⑤ 생식계(reproductive system)

여성의 생식계에 스트레스가 미치는 영향은 배란(ovulation)활동을 중지시키고, 월경불순을 초래할 수 있다. 임신 중인 여성과 태아 모두에게 해로워 난산의 위험이 따른다. 남성에게는 남성호르몬인 테스토스테론(testosterone)의 분비를 감소시킴으로서 정자(sperm)의 생산이 자동적으로 감소하게 되며, 스트레스로 인한 교감신경계와 부교감신경계의 조화가 무너지면 발기부전, 조루, 성교불능 등의 문제를 초래할 수 있다.

⑥ 기타 질병

성장기에 있는 청소년들이 스트레스에 지속적으로 노출되면 성장호르몬(growth hormone)의 분비가 억제되어 정상적인 성장이 이루어지지 않는다. 이 밖에 불면증과 두통, 요통, 피부염 등도 스트레스에 의해 나타나는 부작용이다.

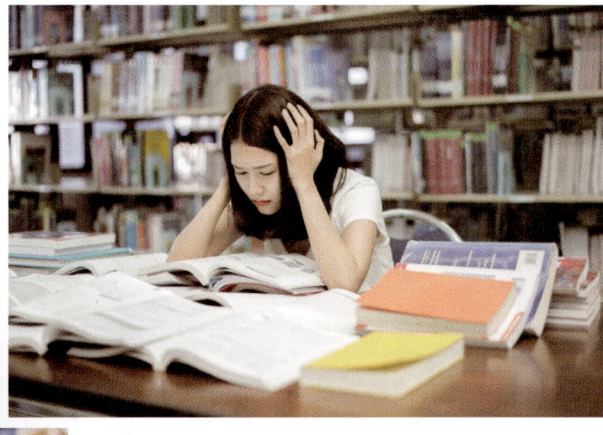

▲ 스트레스는 뇌 신경계, 심혈관계, 위장계, 면역계, 생식계 등에 신체적 반응을 야기한다.

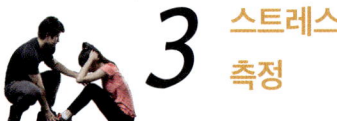

3 스트레스 측정

1) 스트레스 측정 방법

스트레스를 적절하게 대처하기 위해서는 본인 스스로 얼마나 스트레스를 받고 있는지, 어떤 요인들에 의해 스트레스가 유발되는지 알아야 한다. 이를 인지하기 위해서는 자가 진단을 통해 스트레스를 측정할 수 있다.

스트레스를 측정하는 방법 중 하나는 스트레스를 주는 사건의 수를 측정하는 것이다. 작은 사건부터 크고 심각한 사건까지 목록화하여 이로 인해 발생하는 스트레스의 정도에 근거하여 등급을 부여하는 것이다. 이 방법은 예측 가능한 삶의 사건들을 계획하여 스트레스를 극복할 수 있는 통제력을 지니고, 스트레스를 받더라도 감소시키는 데 도움이 된다. 혹여 통제할 수 없는 삶의 사건들이 있다는 것을 인지하는 것도 스트레스 감소에 중요하다.

다른 방법으로는 스트레스 자가 평가지를 통해 측정하는 것이다. 비용이 드는 평가지도 있지만, 인터넷을 활용하여 간단하게 스트레스의 정도를 측정할 수 있다. 다음의 표는 스트레스 자가 평가지이다.

표를 참고하여 측정하였을 때 점수가 높으면 높을수록 스트레스의 강도가 높은 것이다. 일반적으로 0점~12점은 스트레스 정도가 정상적인 수준으로 심리적으로 안정된 상태라고 할 수 있고, 13점~19점은 약간의 스트레스를 받고 있으나 심각한 수준으로 여기지 않고, 스트레스를 해소할 수 있는 자신만의 방법 찾기를 권장한다. 20점~25점은 스트레스의 정도가 증가하여 이를 해소하기 위한 적극적인 노력이 필요한 상태로 진단한다. 26점 이상은 스트레스 정도가 심해 일상 생활에 어려움을 겪고 있을 것으로 판단하며, 가능한 한 빨리 전문가의 도움을 받기를 권유한다.

다양한 측정 방법을 통해 자신의 스트레스 정도와 스트레스 유발 요인을 파악하여 다음 장에 이어지는 스트레스 관리를 통해 스트레스를 효과적으로 제거하도록 한다.

		전혀 없었다	거의 없었다	때때로 있었다	자주 있었다	매우 자주 있었다
1	개인적인 문제들을 다루는 데 있어 얼마나 자주 자신감을 느꼈습니까?	4	3	2	1	0
2	일상생활의 짜증을 얼마나 자주 잘 다스릴 수 있었습니까?	4	3	2	1	0
3	최상의 컨디션이라고 얼마나 자주 느끼셨습니까?	4	3	2	1	0
4	일상의 일들이 당신의 생각대로 진행되고 있다는 느낌을 얼마나 경험하였습니까?	4	3	2	1	0
5	인생에서 중요한 일들을 스스로 조절할 수 있다는 느낌을 얼마나 경험하였습니까?	4	3	2	1	0
6	당신이 통제할 수 없는 일 때문에 화가 난 경험이 얼마나 있었습니까?	0	1	2	3	4
7	어려운 일들이 너무 많이 쌓여서 극복하지 못할 것 같은 느낌을 얼마나 자주 경험하였습니까?	0	1	2	3	4
8	당신이 꼭 해야 하는 일을 처리할 수 없다고 생각한 적이 얼마나 있었습니까?	0	1	2	3	4
9	신경이 예민해지고 스트레스를 받고 있다는 느낌을 얼마나 경험하였습니까?	0	1	2	3	4
10	예상치 못했던 일 때문에 당황했던 적이 얼마나 있었습니까?	0	1	2	3	4

<표 5-2> 스트레스 자가 진단표

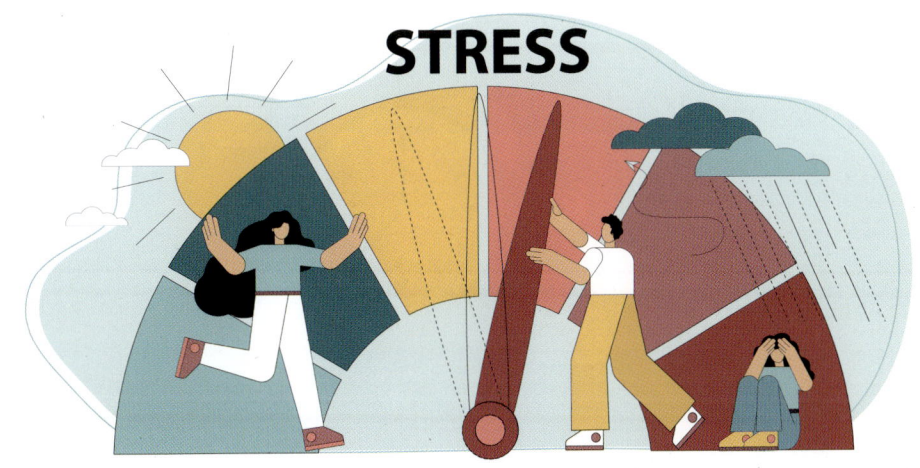

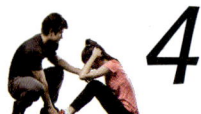

4 스트레스 관리

1) 스트레스 대처 방법

스트레스를 완벽하게 제거할 수는 없지만, 효율적인 스트레스 관리방법을 터득함으로써 스트레스 유발 요인에 대해 대처할 수 있을 것이다. 일상 생활에서 스트레스를 감소시킬 수 있는 실제적인 대처 방법은 다음과 같다.

① 시간 관리

시간 관리를 위해서는 미리 준비하는 습관을 기르는 것이다. 즉, 하루의 일과를 아침이 아니라 전날 밤 잠에 들기 전 미리 다음 날을 위해 준비해 놓는 것이다. 어떤 일이든 귀찮다고 미루면 무의식중 강박관념으로 휴식이나 수면을 방해한다. 필요한 것들을 미리 챙겨서 준비해 놓으면 아침에 빠뜨려서 난감한 상황이 발생하지 않고, 허둥대다가 약속시간에 늦지 않아 초조한 마음을 없앨 수 있어 스트레스를 받지 않을 수 있다. 또한 준비를 잘 마치고 잠자리에 들면 눈을 감고 인생의 목표, 성공한 미래를 상상하는 긍정적 사고를 할 수 있다.

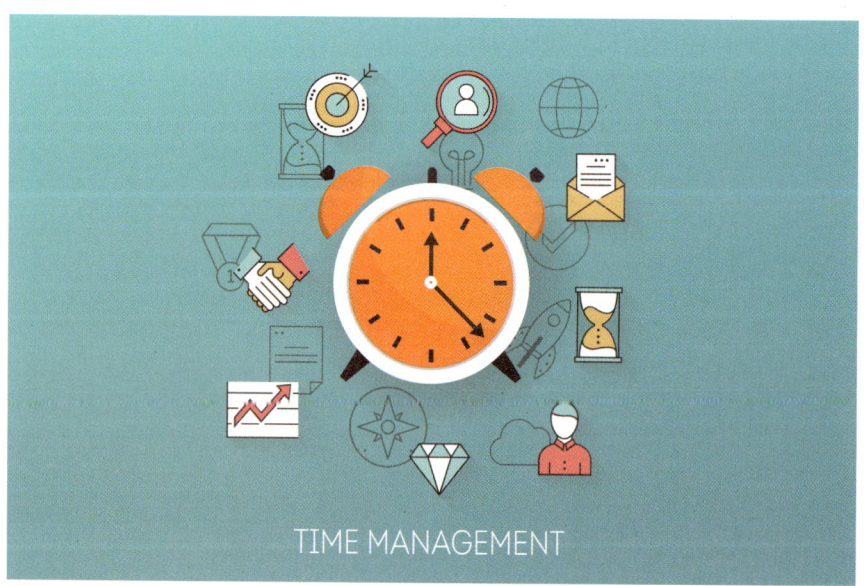

② 긍정적 사고 방식

부정적 사고는 자신감을 무너뜨리고 불안과 우울감을 높여 스트레스를 더욱 증가시킨다. 노력하면 되고 더 잘할 수 있다고 하는 긍정적인 생각 습관을 길러야 한다. 필요할 경우 자신을 칭찬하는 방법도 긍정적 사고를 유도하는 방법이다.

③ 긴장의 완화

긴장의 완화는 스트레스를 적절하게 대처할 수 있고, 적응에너지 저장소를 보호하며, 경계반응과 관련된 호르몬의 과잉분비를 막고, 에너지에 다시 초점을 맞출 수 있다. 자신만의 긴장 완화법을 습득하면 시험이나 면접 등 긴장 스트레스를 받는 상황에서 용이하게 쓸 수 있다.

④ 명상 기법

동양철학에서의 명상은 개인적인 갱생과 자기 반성의 중요한 형태로 받아들여졌다. 명상은 일반적으로 깊은 호흡에 초점을 두고 숨을 내쉬며 몸의 긴장을 푸는 기법으로, 몸과 마음을 안정시켜 평안한 마음을 유지하여 스트레스를 조절할 수 있다. 명상의 형태에는 여러 가지가 있는데, 한 예로 15분~20분 동안 조용히 앉아 특정 단어나 상징에 초점을 맞추고, 호흡을 조절하면서 내면에 있는 자신과 교감하는 방법이 있다.

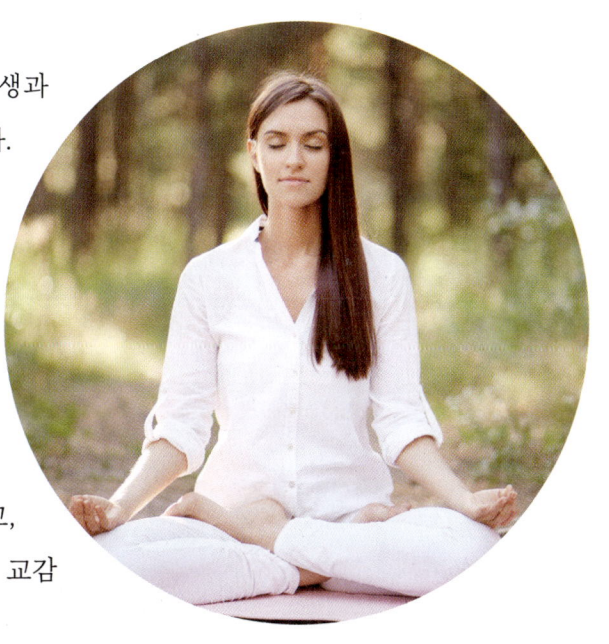

▲ 스트레스 대처 방법: 명상

⑤ 수면

충분하고 규칙적인 수면은 스트레스를 감소시킬 수 있으며, 질 좋은 수면이 이루어지지 않는다면 우리의 신체는 어렵고 난감한 상황에 있어 대처능력이 결여된다. 또한 코티졸은 급성 스트레스를 받으면 그 상황에 적응할 수 있도록 스트레스에 대항하기 위해 분비되는 호르몬인데, 신체적 또는 정신적 스트레스를 심하게 받으면 이 코티졸이 왕성하게 분비되어 신체를 긴장 상태로 만들고, 수면 중 교감 신경이 활성화되어 불면증에 시달릴 수 있다.

잠자리에 들면 스마트폰을 켜지 않고, 생각을 비우면서 자신의 호흡에 집중을 한다. 혹시 잠들기 어렵다면 뇌파 소리나 수면유도 음악의 도움을 받는 것도 좋은 방법이다.

▲ 스트레스의 요인인 불면증

⑥ 취미 활동하기

자신이 좋아하는 취미 활동을 해서 즐거움을 얻는 것이다. 취미 활동에는 그림 그리기, 음악 감상하기, 노래 부르기, 춤 추기, 게임하기, 독서, 꽃꽂이 등 자신이 즐겨할 수 있는 취미 활동을 찾아 실행하는 것이다.

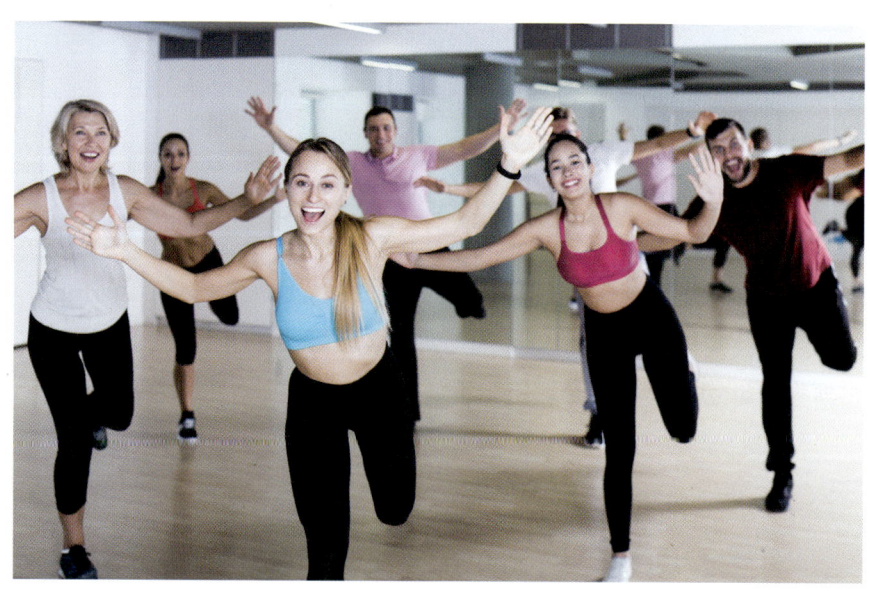

▲ 스트레스 대처 방법: 춤 추기

⑦ 운동

운동을 수행한다고 해서 스트레스를 유발한 근본적인 원인을 제거할 수는 없다. 단지 운동을 하면서 일상에서 받은 스트레스를 잠시 잊어버리고 긴장을 완화하며, 수면을 잘 취할 수 있기 때문에 운동은 무엇보다 좋은 대처수단이 된다.

Kobasa(1984)는 규칙적인 운동이 체력을 강건하게 하여 스트레스에 대한 대처능력을 높일 수 있다고 보고한 바 있다(Kobasa, 1984). 또한 Crews와 Landers(1987)는 외부자극으로 인한 같은 강도의 스트레스에 대해 체력이 낮은 사람에 비해 체력이 좋은 사람에게서 더 낮은 심박수와 혈압을 보인다고 보고한 바 있다(Crews & Landers, 1987).

이는 평상시 운동으로 단련된 사람은 특정 스트레스를 수용하는 충격의 정도가 적으며, 이겨낼 수 있는 힘이 크다는 것을 의미한다.

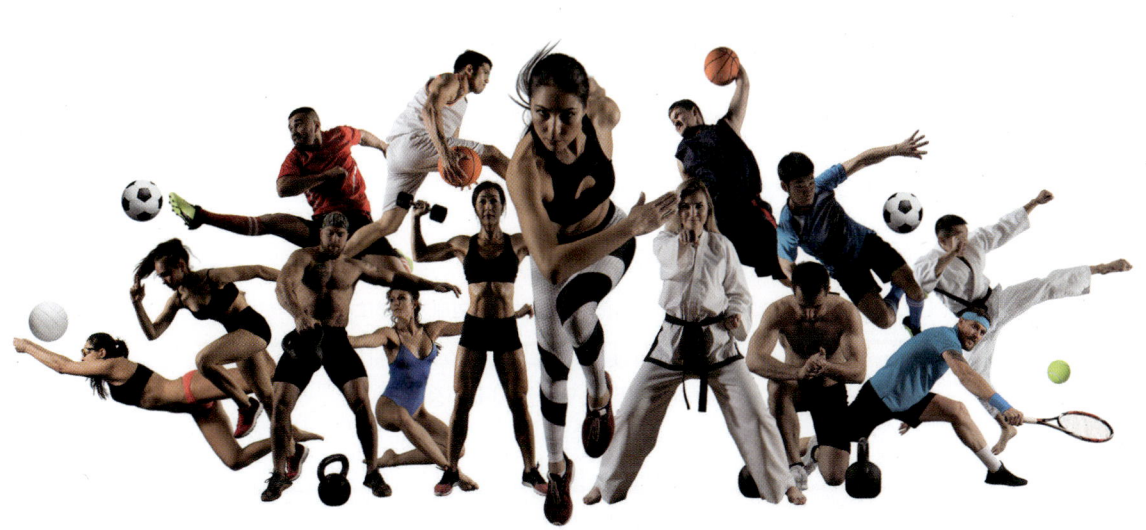

▲ 스트레스 대처 방법: 운동

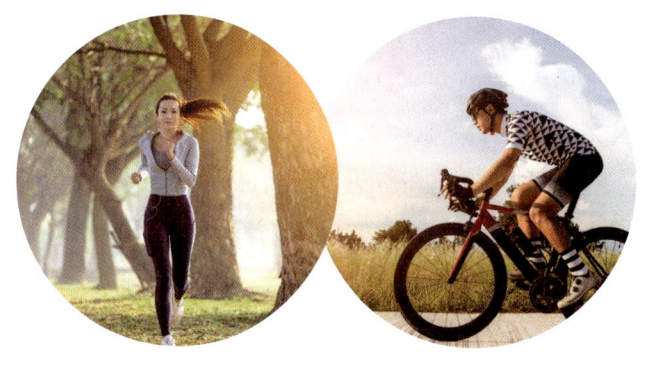

▶ 규칙적인 운동은 체력을 강건하게 하여 스트레스에 대한 대처능력을 높게 한다.

한 연구는, 급성 또는 만성 스트레스는 전두피질과 해마 같은 대뇌 지역에 스트레스 호르몬인 폴리아민의 수치를 증가시키는데, 규칙적인 수영 운동을 통해 그 함량이 감소된다고 보고하였다(Chu & Yoo, 2007). 또한 운동이 면역계의 활성을 강화시켜 직접적으로 질병에 대한 저항력이 높인다는 연구도 있다(Dishman et al., 1995).

이 밖에도 스트레스와 관련이 있는 심장병을 야기하는 요인(고혈압, 비만, 고혈당, 고지혈, 당뇨 등)은 운동을 통해 해결이 가능하다. 점진적 근육이완, 안정화, 요가, 복식호흡, 명상법 등은 효과적인 스트레스 대처 방법이다.

2) 스트레스에 관한 자기 지침

사람이라면 삶을 살아가면서 스트레스를 전혀 받지 않고 살 수는 없다. 긍정적인 마음가짐으로 극복할 수 있다는 자세로 삶에서 얻는 스트레스에 대처해야 한다. 다음은 현실적인 인식을 계발하는 데 도움이 되는 내용이다.

- 부정적인 생각을 멀리한다.
- 문제를 해결하기 위한 방법을 찾기 위해 노력한다.
- 실패를 두려워하지 말고 성공을 위한 연습의 과정이라 생각한다.
- 자신의 능력 밖이 일도 있다는 것을 인정한다.
- 자기 발전을 위해 노력한다.
- 변화를 받아들이는 수용적인 삶을 산다.
- 자신에게 칭찬과 격려를 한다.

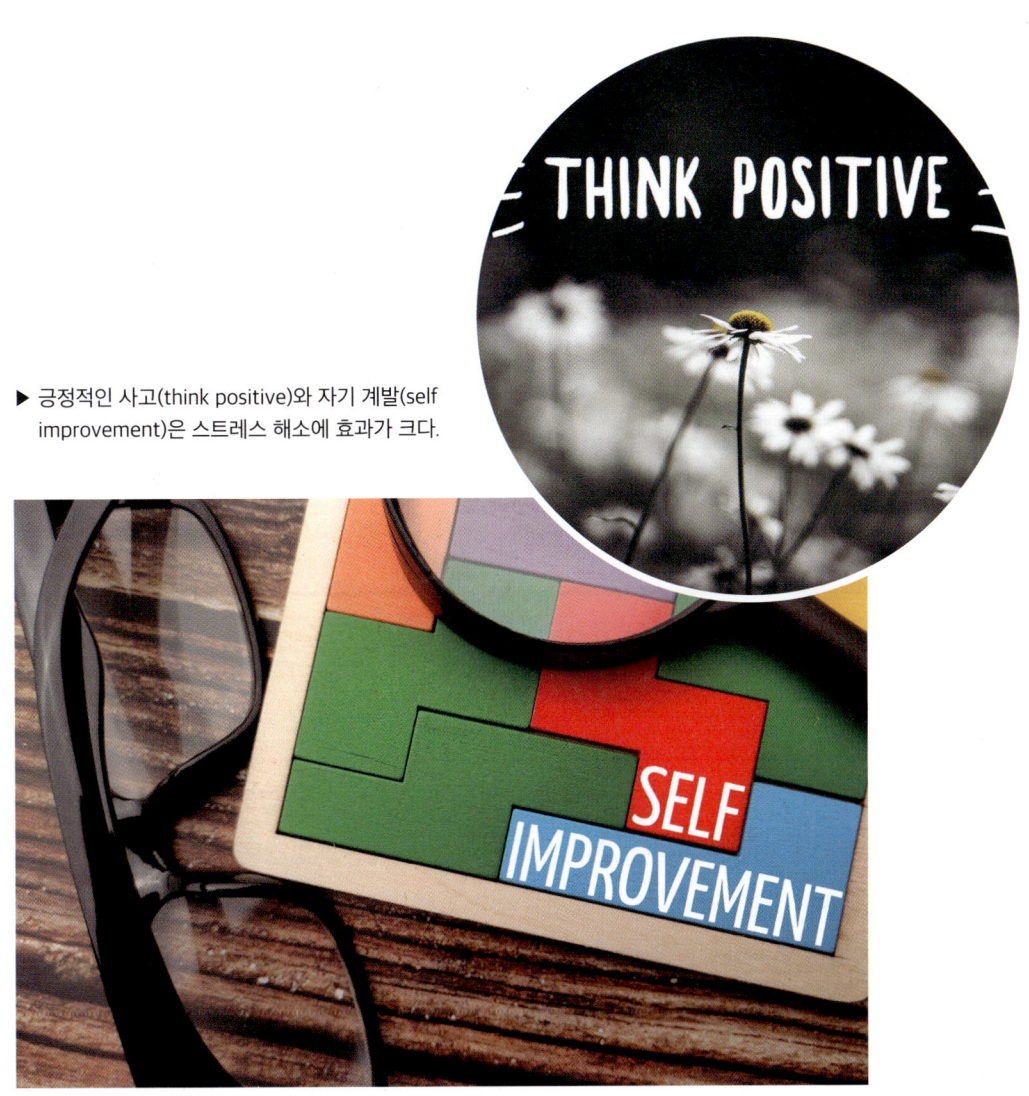

▶ 긍정적인 사고(think positive)와 자기 계발(self improvement)은 스트레스 해소에 효과가 크다.

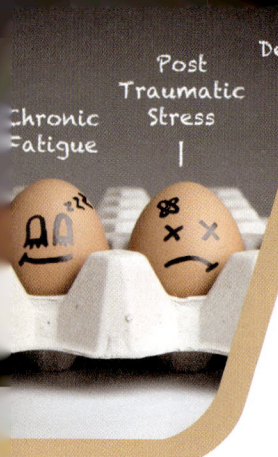

chapter 02 다양한 환경 조건에서의 운동

　우리는 생활을 하며 다양한 환경에 노출된다. 여름 또는 겨울에 운동과 같은 격렬한 신체활동을 하기도 하며 고지대나 수중 환경에 노출되어 기압의 변화를 경험한다. 인체는 다양한 환경의 변화에 대해 항상성 유지를 위하여 적절한 행동적·생리적 반응을 한다. 또한 환경 변화에 장기간 노출될 경우 변화에 적응하는 능력도 가지고 있다. 그러나 인체의 항상성 유지를 위한 반응을 통해 극복할 수 없는 극단적인 환경 변화는 피해야 할 것이다.

　환경 변화에 따른 인체 적응은 개인마다 큰 차이가 있기 때문에 개인의 신체 적응 능력에 대한 이해가 필요하다.

　공기 오염과 같은 비정상적인 환경 변화에 대해서는 천식과 폐쇄성 폐질환과 같은 기능 장애가 생길 수 있다. 따라서 인체가 스스로를 적절히 대처할 수 있는 환경과 피해야 하는 환경을 잘 구분하고 적절한 생활 습관을 가져야 한다. 본 장에서는 여러 환경적인 변화에 따른 인체의 적응을 다룰 것이다. 또한 환경 변화에 따른 운동 능력의 변화, 주의사항 및 극복 전략을 소개할 것이다.

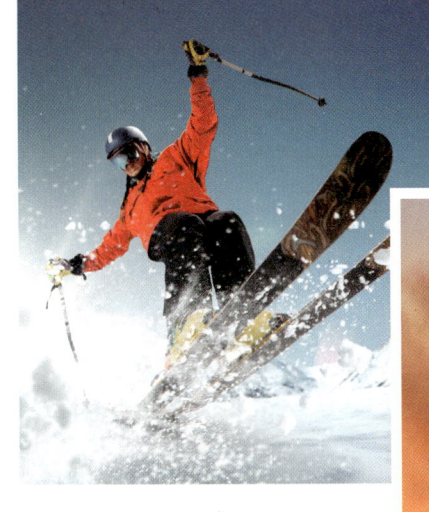

◀ 우리는 겨울에 스키와 같은 격렬한 신체활동을 한다.

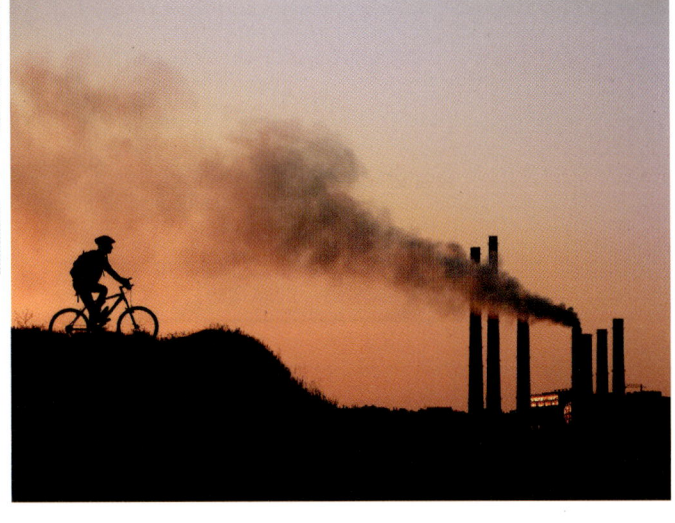

극단적인 환경 변화는 ▶
인체의 항상성 유지를 저해한다.

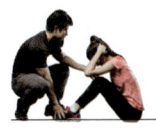

1 온도

1) 인체의 온도

신체의 온도는 온도 조절 중추인 시상하부의 온도로 정의되며 정상 체온은 36.5~37.5℃다. 하지만 직접 시상하부의 온도를 측정할 수 없기 때문에 간접적인 방법을 사용하여 인체의 심부 온도를 추정한다.

인체의 다양한 기관의 기능들은 온도에 영향을 받으며 각 기관이 정상적인 기능을 하기 위해서는 정상 체온의 유지가 필요하다. 41℃ 이상의 온도에서 세포의 파괴가 발생하고 기관의 기능이 저하되며, 장시간 유지될 경우 생명을 잃을 수 있다. 또한 34℃ 이하에서는 세포의 대사활동이 급격히 감소하여 의식을 잃거나 심장 부정맥을 초래할 수 있다.

- 구강온도: 가장 일반적인 방법. 호흡에 의해 온도계를 식힐 수 있기 때문에 제한점을 가짐.
- 직장온도: 연구에 사용. 구강온도보다 0.6℃ 높음. 비교적 정확하며 8cm 이상 삽입했을 때 매우 정확함. 하지만 일반적으로 측정하기 어려움.
- 고막온도: 시상하부와 근접한 부위. 머리 온도에 영향을 받음. 뇌의 온도보다 약간 낮게 나타남.
- 위장온도: 연구에서 사용. 원격 측정기로 측정할 수 있음. 비교적 정확. 음식물에 영향을 크게 받음. 하지만 비용이 많이 들고 일반적으로 실생활에서 측정하기 어려움.
- 평균체온 추정 공식 = (0.33 × 피부온도) + (0.67 × 직장온도)

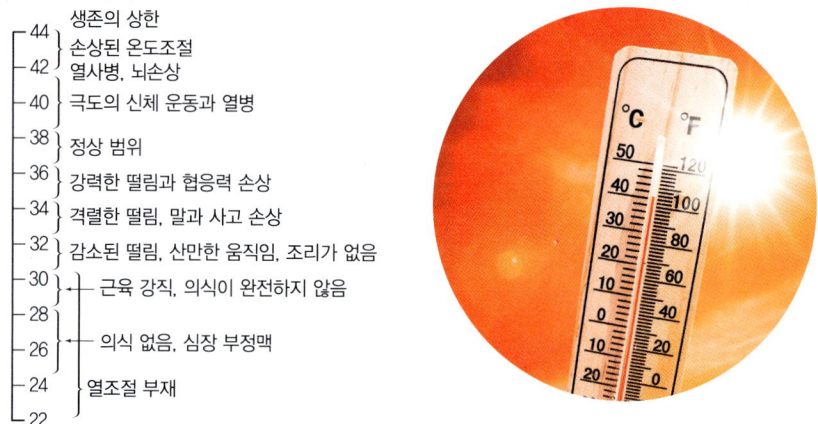

<그림 5-8> 인체의 온도

① 인체의 열 평형

인체의 온도는 열 획득과 열 손실의 균형에 의해 결정된다. 인간은 항온동물로서 체온은 환경의 온도 변화에 대해 비교적 변화가 적다. 일반적인 열 획득은 인체 내부에서 발생하며 열 손실은 환경의 영향을 받는다.

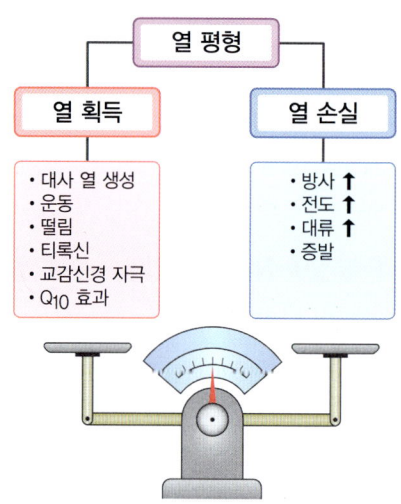

<그림 5-9> 인체의 열 평형

가. 열 생성

인체 내부에서 발생하는 모든 생화학적인 반응은 그 반응 효율이 100%가 아니기 때문에 열을 생성한다. 이때 신체활동과 같은 물리적인 움직임뿐만 아니라 호르몬의 반응을 포함한다. 또한 수면 중에도 기초대사는 끊임없이 진행되기 때문에 인체의 열 생성은 발생한다.

- 대사작용

인체의 세포는 기본적으로 대사 활동을 수행한다. 운동 중 발생하는 대사에너지는 열로 약 75% 손실된다. 평균적인 기초대사 중 열 손실은 시간당 약 100 kcal이며 인체의 표면적과 비례한다.

- 떨림

추운 환경에 노출 되었을 때 몸이 떨리는 것을 경험했을 것이다. 인체의 온도가 내려갔을 때 열 평형이 깨지면서 열 생성을 증가시키는 주요 기전 중 하나인 떨림은 근육의 불수의적 수축을 의미한다. 떨림 현상은 신체 열 생성을 5배 이상 증가시키며 체온을 높이는 효과적인 방법이다. 또한 떨림을 통해 정맥회귀의 증가로 이어지기 때문에 심장의 혈액 공급 능력을 높일 수 있다.

- 갈색 지방 (Brown Adipose Tissue; BAT)

인체의 갈색 지방 조직(BAT)은 열 생성을 활발히 일으키는 중요한 조직이다. 철 함유량이 높은 갈색 미토콘드리아가 다량으로 존재하기 때문에 갈색으로 나타난다. 특히 유아에서 갈색 지방 조직의 활성이 높은 것으로 알려져 있으며, 최근 연구에서 성인도 부분적으로 활성되는 것으로 밝혀졌다. 또한 갈색 지방의 활성도는 비만도와도 관련이 깊다. 과체중의 경우 갈색 지방의 활성도는 낮으며 비만도가 낮을 경우 활성도가 높은 것으로 알려져 있다. 흔히 지방이라고 알려져 있는 백색 지방 조직(White Adipose Tissue; WAT)은 과잉의 영양분을 저장하는 역할을 하며 비만과 밀접한 관련이 있다. 흥미롭게도 운동을 통해 근육에서 생성되는 이리신(irisin)이 백색 지방을 갈색 지방으로 변화시킬 수 있다는 것이 밝혀졌으며, 운동을 통한 비만 억제의 효과를 설명해줄 수 있게 되었다.

- 티록신과 교감신경

티록신은 갑상선으로부터 생성되며 카테콜아민은 부신, 교감신경에서 분비된다. 티록신은 인체 모든 세포의 대사활동을 증가시킨다. 또한 카테콜아민의 하나인 노르에피네프린은 지방산의 분해와 이동을 촉진한다. 따라서 티록신과 노르에프린 모두 대사적 열 생성을 증가시킨다.

나. 열 손실

주변 환경의 온도가 인체의 온도, 특히 피부의 온도보다 낮을 때 방사, 전도, 대류, 증발에 의해 열 손실이 발생한다. 운동 중 대사 활동이 급격히 증가하고 이에 따른 열 발생이 높아진다. 따라서 체온이 증가하게 되는 데 효과적인 열 손실은 정상 체온으로 되돌릴 수 있게 한다. 하지만 다양한 이유로 열 손실이 효과적으로 작동하지 못할 때, 체온 증가가 멈추지 않아 열사병과 같은 열 질환으로 발전할 수도 있다.

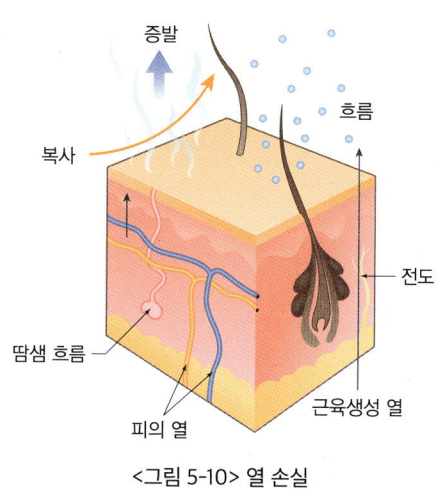

<그림 5-10> 열 손실

- 복사 (radiation)

열의 이동 방법의 하나인 복사는 전자기파에 의해 열이 매질을 동시키지 않고 고온에서 저온으로 이동하는 형태이다. 전자기파의 특성에 따라 적외선, 가시광선, 자외선, 전자파를 포함한다. 신체는 주변 환경에 따라 복사열을 받기도 하며 잃기도 하는데, 일반적으로 복사는 신체의 온도보다 주변 환경의 온도가 낮기 때문에 보통 열 손실이 발생한다. 또한 피부와 주변 환경 사이에 온도 차이가 클수록(겨울) 복사열 손실이 크게 발생한다. 열 손실로서의 복사는 의복에 따라 영향을 받으며, 넓은 피부 면적을 의복으로 보호하였을 때 방사열로 손실되는 열 손실을 줄일 수 있다. 인체가 복사열을 흡수할 때, 색깔의 영향을 받는데, 밝은색은 복사열을 덜 흡수하고 검은색은 복사열을 더 많이 흡수한다. 여름의 뜨거운 태양 아래서 운동을 할 때 흰색의 옷을 입을 경우 태양으로부터의 복사열을 덜 흡수하여 운동 중 체온 상승을 낮출 수 있으며, 겨울에 야외활동을 할 때 검은색의 옷을 입을 경우 복사열 흡수를 증가시켜 체온 감소를 막을 수 있다.

- 전도(conduction)

신체와 물질이 직접 접촉하여 열을 전달하는 방식을 전도라고 한다. 실내 일반 환경에서 전도에 의한 열 손실은 전체 열 손실의 3% 정도를 차지한다. 예를 들어 차가운 금속 의자에 앉았을 때 차가움을 느끼는 것은 전도에 의한 열이 신체에서 의자로 이동했기 때문이다. 일반적으로 운동 중에는 전도에 의한 열 손실/획득은 적은 편이다.

- 대류(convection)

공기 또는 물을 통한 열의 이동을 대류라고 한다. 한쪽에서 대류를 통해 열 손실이 일어나고 손실된 열은 이동을 통해 다른 쪽에 전달될 수 있다. 따뜻한 공기는 차가운 공기에 대체되어 열 손실을 일으키는데, 이 때문에 바람이 강할수록 열 손실이 강하게 일어난다. 실내 일반 환경에서 대류에 의한 열 손실은 전체 열 손실에서 약 12%를 차지한다.

- 증발(evaporation)

안정 시 열 손실의 25%는 증발에 의해 발생하는데, 운동 중 열 손실을 일으키는 주요 원인이 된다. 여름에 더운 환경에서 운동을 할 때 신체는 활동 근육으로부터 생성되는 열에 더하여 복사 및 전도를 통해서도 열을 획득하게 된다. 따라서 효과적인 열 손실이 없다면 신체의 온도는 빠른 속도로 증가하게 된다. 이때 신체는 땀을 흘리고 증발시켜 열 손실을 일으키는데, 1g의 땀이 증발할 때 약 0.58kcal의 열을 잃는다. 하지만 환경 습도가 높은 상황에서는 땀이 증발하지 못해 증발에 의한 열 손실이 줄어들게 된다.

일반적인 환경에서 수분은 피부와 호흡을 통해 하루에 약 600ml 정도를 증발시킨다. 더운 기온에서는 신체가 더위에 적응하였는가가 중요한 요인으로 작용한다. 예를 들어 더위에 적응하지 못한 사람은 시간당 약 1.5리터의 발한율을 보이며, 적응한 사람은 4리터까지 발한율을 보인다. 땀은 주로 물로 이루어져 있지만 물 이외에도 염화나트륨, 요소, 젖산, 염화칼륨 등을 포함한다.

환경의 온도 및 습도 외에도 교감신경의 자극을 통해 땀 배출을 상승시킬 수 있는데 경기 전 긴장되는 상황에서 손이나 발에 땀이 나는 것을 경험해봤을 것이다. 이를 통해 지면 또는 라켓 그립 마찰을 증가시켜 운동 능력을 끌어 올리게 된다.

2) 고온에서의 운동

운동은 근육의 수축을 포함해 세포의 다양한 에너지 대사 활동을 통해 이루어진다. 따라서 운동은 필연적으로 열 생성을 일으키게 된다. 고온에서 신

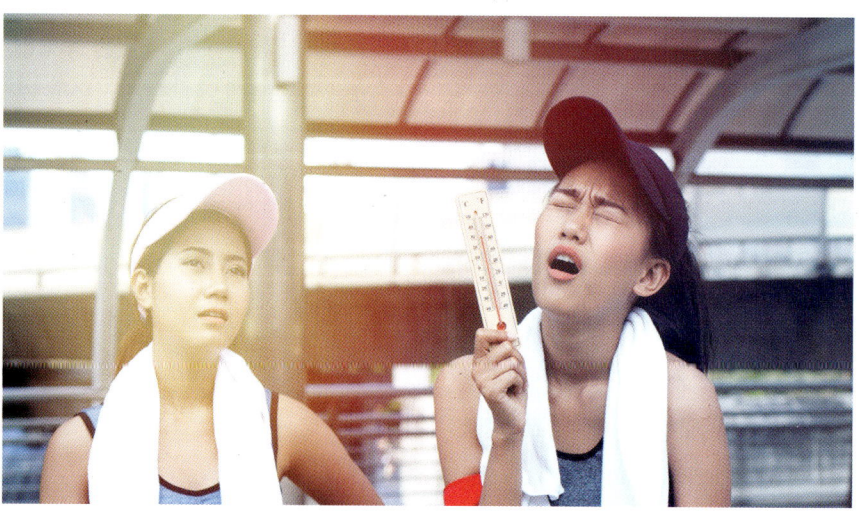

▲ 고온에서의 운동은 체온을 상승시킨다.

체는 복사와 대류를 통해 열 획득 경로가 우세해지며 체온을 상승시킨다. 이 때문에 고온에서의 운동은 인체의 온도를 크게 증가시켜 보편적으로 피로감을 크게 느끼게 하고 운동 능력을 저해한다.

고온에서 운동 트레이닝을 통해 심혈관, 발한 반응 측면에서 열 순응을 한다. 열에 순응한 신체는 운동을 할 때 다양한 생리적 이점을 가진다. 하지만 고온에서 운동 트레이닝 종료 후 점차적으로 열 순응 손실을 하게 된다. 운동에 단련된 사람은 열 순응 손실이 천천히 이뤄지며, 체력 수준이 낮은 사람은 열 순응 전으로 빠르게 복귀한다.

① 심혈관 반응

신체 온도의 증가는 운동 능력을 저해한다. 따라서 운동 중 신체의 온도를 낮추는 기전이 잘 발달해 있다. 고온에 노출 되면 피부 혈류를 증가시켜 열 분산을 원활히 할 수 있다. 하지만 고온에서 운동할 때 피부혈류의 증가는 활동 근육으로 혈액 공급을 감소시켜 산소 공급능력을 낮아지게 하며, 이에 따라 운동 능력을 저하시킨다. 활동 근육으로의 혈액 공급을 증가시키기 위해 심박수를 높여 심박출량을 증가시키게 되는데, 고강도 운동의 경우 일정 한계점 이상으로 심박수가 증가될 수 없기 때문에 심박출량의 증가도 계속 진행될 수 없다.

운동 중에는 혈압 상승으로 인해 혈장량의 감소가 관찰된다. 운동 강도가 증가하면서 혈장량의 감소는 함께 점증적으로 증가한다. 더운 환경에서의 운동은 혈압 상승으로 인한 혈장량의 감소와 더불어 땀을 통한 체수분의 감소로 인해 혈장량이 크게 감소하게 된다. 이와 같이 혈장량이 크게 감소할 경우 활동 근육으로 충분한 양의 혈액을 공급해 줄 수 없을 뿐만 아니라 피부 혈류 증가를 통한 열 손실의 문제도 야기시킨다. 혈장량 감소 상태에서 운동을 지속할 경우 운동 능력이 떨어지며, 상승한 체온을 효과적으로 낮춰 줄 수 없기 때문에 열 관련 질병이 발생할 수도 있다.

흥미롭게도 고온에서 최대 운동 강도가 지속될 경우 피부 혈류가 감소하는 현상이 관찰되는데, 이는 심박출량을 유지할 수 있도록 도움을 주지만 열 순환을 통한 열 손실 측면에서는 부정적인 영향을 미친다. 이 때문에 더운 환경에서의 운동은 체온 상승과 관련한 다양한 열 장애를 유발한다.

심혈관의 열 순응

더위 속에서 운동 트레이닝을 병행하였을 시 혈장량이 3-27% 증가하는 것으로 알려져 있다. 증가한 혈장량은 1회 박출량, 신체 중심부의 혈액량을 증가시키며 이를 통해 발한 능력이 상승하게 된다. 증가한 혈장량은 그 자체로 열 저장 능력을 상승시키기 때문에 인체의 온도 상승이 천천히 일어나게 된다. 또한 운동 중에 피부 혈류의 증가가 적게 발생하므로 활동 근육으로의 혈액 공급이 원활히 일어난다.

② 발한 반응

발한 반응은 운동 중 열 분산의 주요 수단이다. 특히 주변 환경의 온도가 신체 온도보다 높은 경우에는 복사, 전도, 대류에 의해 인체의 열 획득이 진행되기 때문에 발한 반응은 운동 중 주요 열 분산의 수단이 된다. 최대 땀 발생량은 시간당 약 1.8리터이며, 인체 내부의 열 생성에 영향을 받기 때문에 운동 강도와 밀접한 관련이 있다.

발한 반응은 신체의 부위에 따라 다르게 나타난다. 예를 들어 팔다리보다는 머리에서 많은 땀을 흘려 발한 반응을 한다. 또한 피부가 빛에 노출되었을 때 피부혈관의 이완이 생기며 운동 시작 시 발한 반응을 쉽게 유발한다. 이를 이용하여 경기에 앞서 차가운 물을 이용하여 체온을 낮춘 경우 이어지는 경기력이 향상되는 것이 관찰되기도 하였다. 이는 신체 온도를 낮추어 발한 반응

발한 반응의 열 순응

발한 반응은 시간당 1.5~1.8리터이지만 열 노출과 운동 트레이닝을 통해 열 순응을 하게 되면 땀 배출을 4리터까지 증가시킬 수 있다. 열 순응 후 땀선의 민감도가 증가하게 되며 중심온도의 변화에 대해 빠른 발한을 가능케 하여 운동 기능을 향상시킨다. 특히 지구성 운동 능력을 향상시키는 전략으로 이용되고 있다. 손쉽게 더운 방에서 여분의 의복을 착용하여 트레이닝을 할 수 있지만 과체온증이 발생하지 않도록 주의하여야 한다.

을 최소화함으로써 운동 중에 생기는 체온 상승과 발한 반응을 지연시켰기 때문이다. 발한 반응은 지구성 운동 경기의 전략으로 이용된다.

③ 열 장애

운동 중 열 장애와 열 손상은 빈번히 발생한다. 하지만 대부분의 열 장애는 세심한 주의를 기울일 경우 대부분 예방할 수 있다. 열 장애로는 탈수, 열 경련, 열사병, 열 실신, 그리고 열 쇼크를 포함한다. 이와 같은 열 장애는 고온증(hyperthermia)으로부터 시작되는데, 고온증은 열 획득과 손실의 불균형 때문에 발생한다. 열 손실보다 열 획득이 크고 이와 같은 불균형이 지속될 때 체온이 상승한다. 특히 더운 환경에서는 증발에 의한 열 손실이 줄어들며 복사, 대류가 열 획득 방향으로 진행하여 체온이 빠르게 상승한다. 근육의 열 생성을 증가시키거나 대사를 활성화하는 약물(암페타민, 갑상선 호르몬) 등은 고온증의 위험성을 증가시킨다. 심혈관 순환이 저하된 비만, 고혈압, 당뇨 등의 질병을 가진 사람은 고온증의 위험성이 크다.

가. 탈수(dehydration)

체액 손실을 탈수라고 한다. 더운 환경에서 운동할 때 일반적으로 탈수가 발생하지만, 덥지 않은 환경에서도 탈수는 발생할 수 있다. 체중 1% 정도에 해당하는 700ml의 체액 손실은 혈장 삼투압을 증가시켜 갈증을 유발한다. 테니스, 장거리달리기와 같은 격렬한 신체 활동을 요구하는 스포츠에서는 체중의 약 5%에 해당하는 탈수가 발생할 수 있는데, 피로, 식욕 감소, 신경 과민 등의 반응을 일으킨다. 10%에 해당하는 탈수는 걷기 기능에 문제를 일으키며, 신체 마비 증상이 보일 수 있다. 20% 이상의 손실은 생명을 위협할 수 있는 탈수의 한계점으로 알려져 있다.

운동선수들은 경기 중 체중 2%에 해당하는 탈수를 흔히 경험하게 되는데, 이와 같은 약간의 탈수에도 심혈관계 기능 및 신체 온도 조절 기능을 손상시킨다. 이 정도의 탈수가 고온증과 함께 진행될 때 심박출량, 근육/피부 혈류량, 혈압을 감소시키며 결론적으로 경기력을 떨어뜨리는 원인으로 알려져 있다. 따라서 더운 환경에서 운동할 때는 적당한 양의 수분 섭취가 필수적이다. 적어도 손실된 체액의 양 만큼 수분보충을 해야 하지만, 실제로 경기 중 수분 보충량이 손실된 체액보다 적은 것으로 알려져 있다. 따라서 적극적인 수분 보충 전략이 필수적이다. 특히 약간의 탄수화물(약 7% 탄수화물 용액)과 나트륨(10-20mEq)을 포함한 차가운 음료 섭취가 효과적이다. 탄수화물 중 글루코스 젖산 중합체는 에너지 공급을 원활히 해 주기 때문에 스포츠 음료에서 이용된다. 또한 땀을 흘릴 때 나트륨 손실이 발생하는데, 적절한 보충이 이루어지지 않았을 때 저나트륨증으로 진행될 수 있기 때문에 섭취하는 음료에 적절한 양의 나트륨이 포함되는 것을 권장한다.

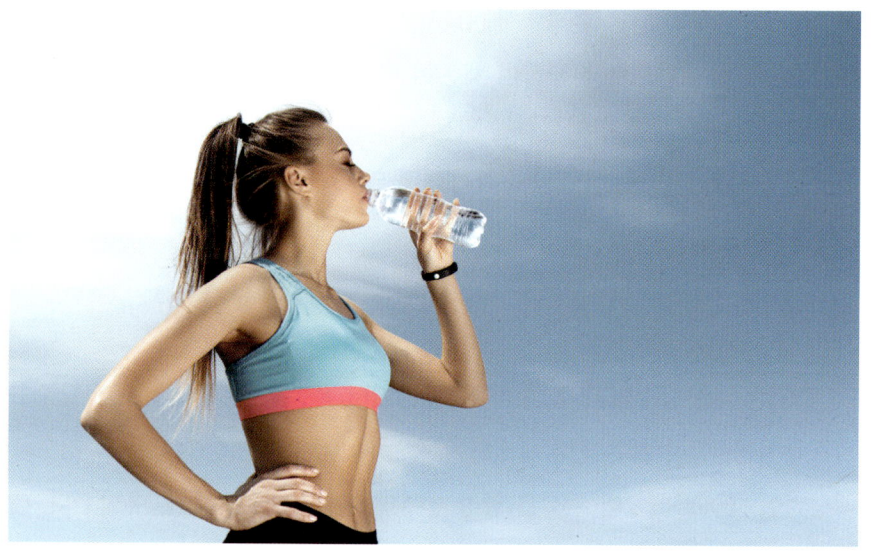

▲ 더운 환경에서 운동할 때는 적당한 양의 수분 섭취가 필수적이다.

나. 열 경련(heat cramps)

열 경련은 운동 중 근육에 불수의적인 경련 또는 경직이 발생하는 것을 의미한다. 흥미롭게도 열 노출에 의해 발생한다는 결정적인 증거가 없기 때문에 '열 경련'이라는 명칭은 잘못된 것이다. 더운 환경에서 운동할 때 자주 발생하지만 추운 환경에서도 발생할 수 있으며, 운동 중 또는 운동 후에 발생한다. 근육 자체의 생화학적인 문제보다는 피로에 의한 신경 기전에 의해 발생하는 것으로 생각되지만, 이 역시 연구가 많이 필요한 부분이다.

다. 열 탈진(heat exhaustion)

열 탈진은 저혈압, 현기증, 발한의 증가, 빠르고 약한 맥박 등의 증상을 일컫는다. 혈장량이 갑자기 감소하여 피부나 활동 근육으로의 순환을 원활히 할 수 없을 때 발생한다. 열 탈진은 신체 심부의 온도가 매우 높은 정도까지 이르지 않아도 발생할 수 있으며, 심지어 정상 체온에서도 생길 수 있다. 열 탈진의 증상이 있을 때는 수분 섭취를 하고 서늘한 곳에서 누워 휴식을 취함으로써 회복할 수 있다. 증상이 심할 경우 정맥 주사로 체액을 보충할 수도 있다.

라. 열 실신(heat syncope)

열 실신은 저혈압으로 인해 의식을 잃는 것을 말한다. 열 탈진과 관련이 있기도 하지만 심한 체액 손실이 없이도 발생할 수 있다. 격렬한 운동 후 갑자기 중단할 때, 앉았다 갑자기 일어났을 때와 같이 하지의 혈액이 심장으로 원활히 돌아오지 못할 때 생길 수 있다. 어지러움, 두통, 습한 피부, 자세 유지의 어려움 등의 증상이 있다.

마. 열사병(heat stroke)

열사병은 시상하부의 신체 온도를 조절하는 중추의 기능이 정상적으로 작동하지 못해 발생하며 보통 응급상황으로 이어진다. 순환 기능이 저하되어 있는 유아나 노인에게서 주로 발생하며, 더위에 적응하지 못했을 때는 건강한 성인에게도 발생한다. 열사병은 운동과 관련한 사망에서 주요 원인으로 알려져 있다.

온도 조절 중추의 장애로 인해 열을 분산시키는 인체의 생리적 변화가 적절하게 이루어지지 못해 체온이 지속적으로 증가하게 되며 심부 온도가 41°C 이상으로 상승하게 된다. 인지능력이 급격히 저하되며 혼란, 건조한 피부, 중추신경계의 기능 저하와 같은 문제가 생긴다. 보통 덥고 습하며 바람이 불지 않은 환경에서 주로 발생한다. 또한 비만, 탈수 등과 관련이 깊다. 열사병의 발병은 체액과 전해질의 비정상적인 불균형으로 생각되지만 원인과 기전이 명확히 밝혀지지는 않았다.

구분	일사병	열사병
심부 체온	40도 이하	40도 초과
정신상태	정상 30분 이내 완전히 회복되는 어지러움증과 약간의 정신 혼란, 즉시 회복되는 실신	비정상 섬망, 발작, 의식소실, 경련, 어눌함
호흡계	정상 또는 빠른 호흡	정신 혼란과 동반된 느린 호흡 또는 빠른 호흡
순환계	정상 혈압과 빠른 맥박 약간 또는 중간 정도의 탈수	저혈압과 빠른 맥박 중간 또는 심한 탈수
피부	땀으로 축축함	건조함
그 외	구역감 및 구토, 두통, 피로, 위약	구토와 설사, 횡문근 융해증, 급성 신부전, 심인성 쇼크, 간기능 부전

<표 5-3> 일사병과 열사병

더위 속에서 운동 시 열 장애 예방법

- 더위에 순응할 수 있도록 운동 강도/기간을 점진적으로 늘린다.
- 더운 환경에서 운동 전에 열을 피하고 체온을 낮추도록 한다.
- 열 장애 증상들을 이해하여 이와 같은 증상들이 관찰될 때 회복을 한다.
- 체온을 측정하는 것도 도움이 되지만 열 탈진과 같은 열 장애는 체온이 정상일 때도 발생할 수 있기 때문에 임상적인 증상들을 주의 깊게 관찰한다.
- 하루 중 시원한 시간에 운동하며, 더위에서는 정상 환경에서 하던 운동보다 강도는 낮춘다.
- 운동 전에 충분한 수분 공급을 하고, 운동 중·후에는 손실된 체수분 만큼 수분을 섭취한다.
- 탄수화물(글루코스 젖산 중합체, 6-8%)과 전해질(나트륨: 20mEq/L, 칼륨: 10mEq/L)을 포함한 차가운 (8-13℃) 음료를 선택한다.
- 운동을 한 후에 체중 변화를 관찰하여 수분 손실을 숙지하고 수분 섭취의 양을 결정할 수 있도록 한다. 보통 축구와 같은 격렬한 운동을 할 때 2-3%의 체중 감소가 발생한다.

3) 저온에서의 운동

일반적으로 저체온증 상태에서 운동을 하는 경우는 거의 없다. 운동 중 대사 활동의 증기는 그 자체로 큰 열 생성을 하기 때문에 운동 중 저체온증을 경험하기 어렵기 때문이다. 하지만 추운 환경에서 운동할 때 피부의 감각 수용기의 마비로 인해 섬세한 운동 기술을 요구하는 스포츠의 기능이 저하될 수 있고, 동상과 같은 부상 위험이 있으므로 이를 방지하는 것이 중요하다.

① 심폐 영향
가. 산소 소비

최대 강도로 운동 시 산소 소비량은 추운 환경과 일반 환경 간의 차이가 없다. 하지만 낮은 강도의 운동 시에는 추운 환경에서 운동할 때는 산소 소비가 크다. 이는 열 손실이 크게 일어나기 때문이며, 대류와 전도를 통해 많은 열을 잃게 된다. 추운 환경에서 운동 중 떨림 현상이 발생하는데, 이는 산소 소비량을 증가시키는 원인 중 하나다. 체지방이 높으면 절연 효과에 의해 열 손실이 줄어드는데, 그래서 장거리 바다 수영 선수들은 일반 수영 선수들에 비해 높은 체지방을 가진다.

나. 환기

추운 환경에 노출되었을 때 중추 반사에 의해 환기량이 증가하게 된다. 특히 차가운 물에 노출되었을 때 과환기, 빈맥, 교감신경 과활성, 혈압 증가 등의 반응이 생기게 된다. 환기가 증가하면 혈중 이산화탄소의 분압이 감소하며, 뇌혈관의 수축을 야기한다. 따라서 빈혈, 실신과 같은 증상이 생길 수 있기 때문에 생리학적으로 위험한 상황으로 여긴다. 운동 강도를 증가시키므로써 이와 같은 증상을 줄일 수 있는데, 추위 환경에 자주 노출되어 적응이 생기면 추위 환경 노출에 대해 환기 증가 반응을 줄일 수 있다.

다. 심장

추위에 노출 시 말초 혈관, 특히 피부 혈관이 수축하여 심부 혈류량이 증가한다. 이로 인해 1회 박출량과 심박출량이 증가하여 혈압 상승이 나타나게 된다. 이와 같은 심혈관계의 변화는 여성에 비해 남성에게서 두드러지게 나타난다. 여성의 더 많은 피하지방이 추위에 따른 말초 혈관의 변화를 적게 일으키기 때문이다. 따라서 추위에 대한 혈압 상승이 남성에게서 더 빈번하게 나타난다.

추위 노출 시 부정맥의 발생률이 증가한다. 감각신경의 자극에 의해 시상 하부와 심혈관 조절 중추에 문제가 발생하며, 부신으로부터 에피네프린 분비가 증가하는 등 심장의 부정맥을 일으키는 요인들이 존재한다. 차가운 물속에서 스쿠버 다이빙을 할 때의 부정맥 발병이 그 예이다.

② 근력

근육의 온도가 감소하면 근력과 근파워가 감소한다. 근육의 온도가 감소하면서 근육 효소 활성이 줄어들고 운동신경의 활성화가 감소하기 때문이다. 또한 근 혈류량이 감소하면서 젖산 제거 감소를 가져와 피로를 가속화 할 수 있다. 반대로 안정 시 보다 약간 높은 근육 온도는 근육의 수축 속도, 근파워를 증가시키는 것으로 알려져 있다. 이 때문에 운동 전 충분한 웜업 운동을 통해 근육의 온도를 증가시키는 것이 중요하다. 웜업 운동의 강도를 높였을 때는 운동 퍼포먼스를 증가시킬 수 있다.

③ 대사적 반응

저강도의 운동 중 글리코겐의 분해는 추운 환경에서 운동할 때 증가하며 탄수화물의 사용도 증가한다. 이와 같이 운동 중 탄수화물의 사용이 증가함에 따라 젖산 생성이 증가된다. 또한 추위 노출은 노르에피네프린과 같은 카테콜아민의 분비를 증가시키는데 젖산 생성을 자극한다. 반대로 추위 환경에서 지방 대사가 감소한다. 연구에 따르면 피하지방으로의 혈류량 감소가 지방 대사 감소를 야기하는 것으로 알려졌다.

④ 추위 부상

가. 저체온증

시상하부는 심부온도가 매우 낮을 때 체온 조절 기능을 중단한다. 이로 인해 떨림 등의 반응을 못하여 혼수상태에 빠지게 된다. 이와 더불어 낮은 온도는 세포의 대사율을 현저히 낮추며, 이로 인해 체온이 더 감소한다. 저체온증은 인체에 큰 영향을 미친다. 심부의 혈액량이 감소하고 말초저항이 증가한다. 심박수가 감소하여 심실 세동과 같은 부정맥으로 진행될 수 있다. 저체온증은 찬물에 노출되거나 추운 환경에서 방한복 미착용 등에 의해 발생할 수 있다. 즉, 추운 환경에서 마라톤과 같은 장시간 운동 시에 발생할 수 있다.

나. 동상

동상은 조직 내 얼음 결정이 생성되어 발생한다. 신체 중 외부에 표면적 노출이 큰 귓불, 손가락, 발가락과 같은 부위에 전형적으로 발생한다. 환경 온도가 영하 6도 이하일 때 동상의 발생이 증가하는데, 동상이 발생하면 영구적으로 조직이 손상될 수 있고, 조직 괴사로 나타날 수 있다.

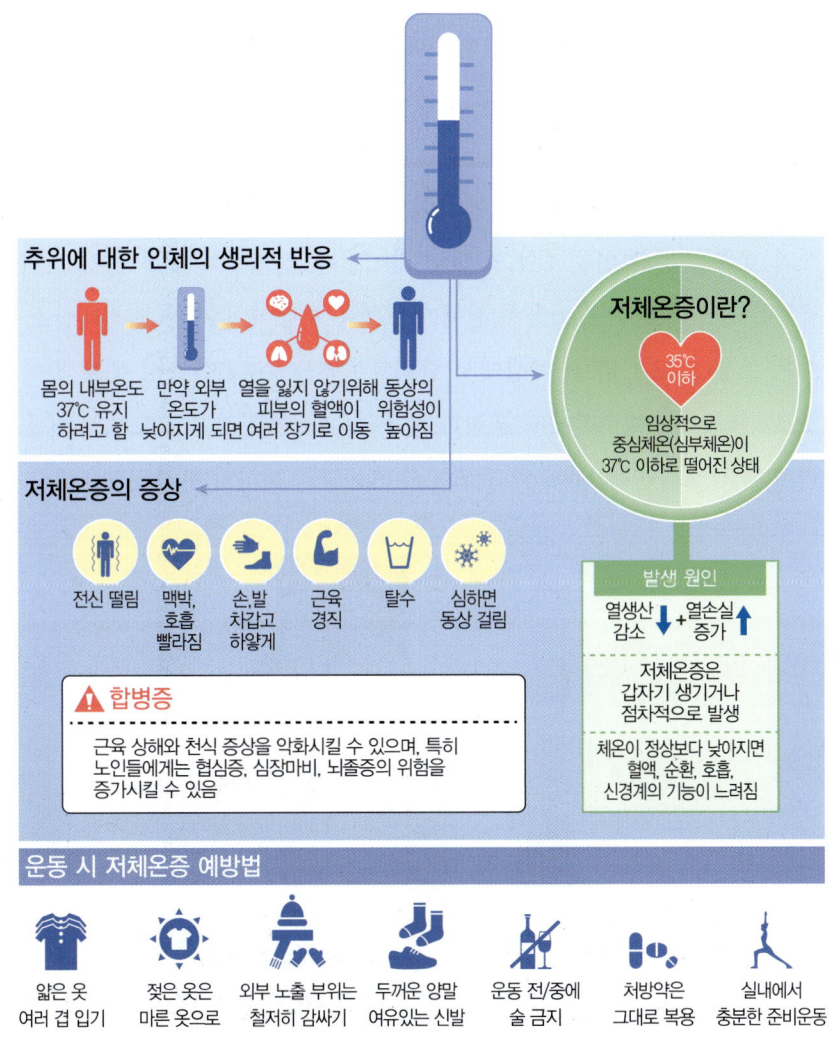

<그림 5-11> 겨울철 저체온증과 운동

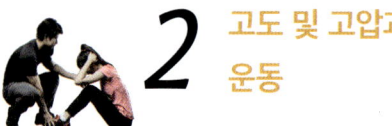

2 고도 및 고압과 운동

앞에서는 고온과 저온에서 다양한 인체의 반응이 나타나는 것을 살펴보았다. 환경 온도 외에도 고도에 따른 기압 변화와 산소양의 변화 또한 인체 생리적 변화를 야기한다. 3,000m 이상의 고도에서 스키를 즐기기도 하며, 수심 10m 이상 스쿠버 다이빙을 하는 것은 일상에서 흔히 경험할 수 있는 활동이다. 여기에서는 고도에 따라 변하면서 발생하는 기압, 공기 조성의 변화에 따른 인체의 반응을 단기, 장기적인 관점에서 살펴본다.

1) 높은 고도에서의 인체 반응

고도가 증가함에 따라 기압이 감소하며 공기 부피당 산소의 양이 줄어들어 인체가 호흡을 통해 얻는 산소의 양이 적어진다. 심혈관계를 통해 각 조직에 공급하는 산소의 양이 줄어들면 신체가 느끼는 부담이 증가한다. 최대산소 소비량은 보통 고도 1,500m 이상에서 줄어드는데, 이는 유산소성 운동 능력의 감소로 나타난다. 해수면에서 훈련한 운동선수의 경우 높은 고도에서는 운동 능력이 더 감소하는데, 600m의 고도에서 운동능력 저하가 발견된다.

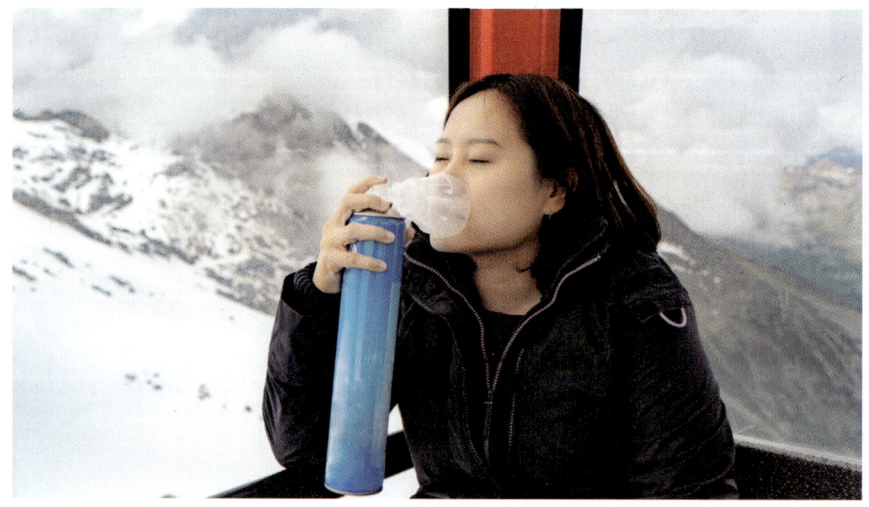

▲ 높은 고도에서는 호흡을 통해 얻는 산소의 양이 적어진다.

① 폐 기능

고도가 증가하면서 폐의 환기는 안정 시와 운동 시 모두 증가하게 된다. 높은 고도에 노출 시 처음 2주 동안에는 환기의 증가가 더 크게 나타나며, 인체가 적응을 거치면서 점점 안정화된다. 호흡을 통해 흡수되는 산소의 양이 적기 때문에 호흡의 빈도(환기)를 증가시켜서 필요한 산소 요구량을 충족시키기 위한 인체의 적응 반응이다. 중추신경계의 화학수용기는 대동맥과 경동맥에 존재하는데, 동맥 산소 농도가 줄어들면 이를 감지하여 호흡 중추를 자극해 환기를 증가시킨다. 이와 더불어 증가된 환기는 인체 이산화탄소를 감소시키는데, 이 또한 호흡 중추를 통해 환기량을 증가시킨다.

② 심혈관 기능

높은 고도에서 최대 운동 시 심박수는 증가하지만 1회 박출량은 감소한다. 이로 인해 운동 심박출량은 20~25% 감소한다. 심장 자체의 기능은 높은 고도에서도 문제없이 작동하며 해수면과 비교했을 때 운동 시 심장의 수축력에는 변화가 없다. 하지만 좌업생활 성인은 심근의 산소소비량이 크게 증가해 심장에 부담이 될 수 있다. 따라서 운동 단련자가 아닌 일반인들이 높은 고도에 노출될 경우 심장에 허혈성 부담의 위험이 커진다.

③ 뇌

뇌혈류는 높은 고도에서도 잘 유지되는 편이다. 저산소 노출에 대해 산소 포화도의 감소로 인해 뇌혈관의 확장을 일으킬 수 있지만, 호흡 중추의 작용으로 인해 혈중 이산화탄소의 감소, 교감신경에 의해 확장된 혈관이 수축되어 결과적으로 큰 변화가 생기지 않는다. 저산소혈증은 대뇌의 혈관 투과성을 증가시킨다. 이로 인해 6,000m 이상의 매우 높은 고도에서는 대뇌 부종이 발생할 수 있다.

④ 산-염기 균형

신체가 높은 고도에 노출되었을 때 초기 적응 반응 중 산-염기의 균형에 변화가 발생한다. 중탄산염은 신장에서 배출로 인해 혈중 농도가 감소한다. 또한 환기가 증가하여 혈중 이산화탄소 분압을 감소시키는데, 혈액을 알칼리화시킨다. 산화헤모글로빈 해리 곡선(oxyhemoglobin dissociation curve; ODC)이 왼쪽으로 이동하는데 산소와 헤모글로빈이 더 강하게 결합하여 조직으로 산소를 배출할 때 조직이 더 낮은 산소포화도를 나타내야 한다. 이는 모세혈관과 조직의 확산 기울기를 감소시키고 조직으로의 산소 공급이 느려진다. 이때 중탄산염을 배출하여 해리 곡선을 다시 오른쪽으로 이동시켜 정상적인 산소공급을 가능케 해준다. 따라서 중탄산염의 배출은 높은 고도 노출에 따른 산소공급 능력을 회복시키고자 하는 인체의 보상 기전으로 설명할 수 있다.

⑤ 높은 고도에서의 운동

장거리 달리기와 같은 유산소성 운동은 높은 고도에서 성능이 하락한다. 앞서 설명한 바와 같이 높은 고도에서는 공기 부피당 산소의 농도가 낮기 때문에 인체가 호흡을 통해 취득할 수 있는 산소의 양이 줄어든다. 따라서 심박출량을 적절히 증가시키기 위해 보상 기전으로서 해수면에 비해 심장은 더 빠르게 뛴다. 하지만 강도가 높아지거나 운동 지속 시간이 길어지면서 조직에 공급해 줄 수 있는 산소의 요구량을 충족시켜주지 못해 결국 운동 능력의 감소로 나타나게 된다.

반대로 지속시간이 짧은 고강도 운동(단거리 달리기)의 경우 운동 성능이 향상된다. 이와 같은 운동은 산소를 크게 필요로 하지 않고 무엇보다 고도가 1,000m씩 증가할 때마다 중력이 $0.3m/s^2$씩 감소하여 공기의 저항이 줄어들기 때문이다. 예를 들어 1968년 멕시코 올림픽 경기에서 멀리뛰기와 세단뛰기의 기록이 종전의 세계기록을 각각 55cm, 36cm 능가하였다. 이 외에도 원반던지기와 창던지기에서도 높은 고도에서의 기록이 월등히 높은 것으로 나타났다. 반면에 800m 이상의 장거리 달리기에서는 모두 뒤치지는 기록이 확인되었다.

2) 수중(고압)에서의 운동

고압은 주로 수중을 의미하며 산업, 레져, 군대 등에서 잠수를 할 때 신체활동을 동반한다. 잠수 중 깊이의 변화는 압력의 변화를 주어 인체에 복합적인 자극을 일으킨다. 또한 기체가 유독하여 문제를 일으키기도 한다.

잠수 깊이가 10m 증가할 때마다 1기압(760mmHg)씩 증가한다. 또한 물의 온도가 낮고 시야가 안 좋으며 해류 등 정상적인 신체활동을 하는 데 제한 요소들이 많이 존재한다. 잠수 중 발생할 수 있는 다양한 의학적 문제들이 존재하는데, 다음의 표를 참고하도록 한다.

잠수 중 발생할 수 있는 위험 요인

1. 압력 상해
    a. 귀
    b. 정동맥
    c. 치아
    d. 폐
2. 기체 독성
    a. 산소 독성
    b. 비활성 기체 마취(질소, 헬륨)
    c. 압축 공기의 불순물
    d. 이산화탄소 중독
    e. 일산화탄소 독성
3. 감압병
    a. 관절, 근육, 뼈
    b. 호흡계
    c. 중추신경계

① 압력관련 상해

압력이 빠르게 변화하며 조직 손상을 일으키는 것을 압력 상해라고 한다. 조직은 압력 변화에 대해 팽창 또는 압축되는 능력을 가지고 있지만, 이를 넘어서는 압력 변화가 있을 때 조직의 영구적 손상을 일으키기도 한다. 주로 귀

잠수를 권장하지 않는 상황

1. 나쁜 시야
2. 고막 파열의 경험
3. 심한 알러지
4. 귀, 코 수술 경험
5. 심근경색, 부정맥 병력
6. 고혈압
7. 폐쇄성 기도질환(COPD) 병력
8. 기흉 병력
9. 위식도 역류
10. 만성 디스크 질환
11. 발작, 실신의 경험
12. 당뇨병
13. 임신

의 중이, 폐, 정맥, 치아와 같은 조직에서 손상이 발생한다. 잠수 하강이 너무 빠를 때 귀의 고막, 와우창이 파열될 수 있고 치아가 약해지는 문제가 발생한다. 이를 막기 위해 잠수 하강과 상승의 속도를 낮추어 압력 상해를 예방할 수 있다. 또한 심한 감기에 걸린 사람은 잠수에 따른 압력 적응 능력이 저하되었기 때문에 잠수를 하지 않는 것을 권장한다.

스쿠버 다이빙의 주요 사망 원인은 폐 상해이다. 깊은 잠수 후 상승할 때 기체 용적이 팽창하면서 폐의 과팽창과 파열을 일으킬 수 있다. 폐 조직이 손상되고 폐기종, 기흉, 공기색전증으로 나타나기도 한다.

② 기체 독성

고압에서의 산소는 독성을 가지며 영향을 받는 주요 인체 기관은 폐와 중추신경계이다. 흡기 시 가슴 통증, 안면 발적, 기침 등의 증상이 나타난다. 또한 중추신경계는 구역질, 시야 축소, 경련, 경직, 무의식, 부정맥 등을 포함한다. 다이버들은 압축 공기에 노출되기 때문에 노출 시간, 잠수 깊이, 신체 활동의 강도, 추위 등이 기체 독성에 의한 위험을 증가시킬 수 있다. 기전이 밝혀지지는 않았지만 혈액이 산성화 되며 이로 인해 뇌의 산소 분압을 증가시킨다. 또한 중추신경계에서 아미노글루데릭산 활성을 억제하는 것으로 알려졌다.

폐쇄된 잠수 장비로 인해 이산화탄소 중독 현상도 발생할 수 있다. 불충분한 호흡 교환이 지속될 때 과탄소증으로 발전하며, 호흡 증가·호흡 곤란·두통·무의식·경련 등의 증상으로 나타난다. 이와 같은 증상이 관찰 될 때 신속히 물 밖으로 나와 휴식을 취해야 한다.

잠수 깊이 30m에서부터 질소 혼수라 불리는 상태가 나타날 수 있다. 증상으로는 운동능력 상실, 졸음, 실신 등이 있으며, 신경적인 문제로 인해 발생한다. 이 때문에 깊은 잠수를 할 때 질소보다는 헬륨을 대신 사용한다. 하지만 150m 이상의 심해 잠수를 할 때는 고압 신경증이라 불리는 장애를 유발할 수 있다. 또한 떨림, 현기증, 구역질이 나타난다. 질소 혼수는 상업 현장에서 매우 빈번하게 발생하는 장애이며 깊은 잠수를 막는 요인이다. 따라서 개인에 맞는 잠수 속도를 숙지하는 것이 중요하다.

③ 감압증

잠수 중 수면으로 상승할 때 인체 조직에 질소 기포가 생성되어 감압증이 발생한다. 피부 가려움증, 근육, 관절, 뼈의 통증, 발한, 구역질, 혈관 장애, 마비 등의 증상이 나타날 수 있다. 감압증의 영향이 폐에 미칠 때 잠함병현기로 이어질 수 있는데, 주로 수면으로 나온 후 1~12시간 후에 증상이 나타난다.

질소는 혈액에 용해될 수 있는데 지방에서는 더 느리게 용해된다. 수면으로 상승할 때 용해되었던 질소는 기체형태로 조직에서 제거되는데, 지방에서는 더 느리게 제거된다. 감압이 빠를 시 혈액과 조직에서 기체(기포) 형태로 제거되면서 감압증을 일으킨다. 일반적으로 수면으로 상승할 때 잠수 시간, 깊이에 따라 상승 속도를 조절해야 한다. 이를 돕기 위해 감압표 또는 잠수표를 활용하여 가이드라인으로 사용하기도 하지만 체지방, 나이와 같은 요소에 따라 질소 기포 생성의 속도가 달라지기 때문에 주의하여야 하며 전문가의 도움이 절대적으로 필요하다.

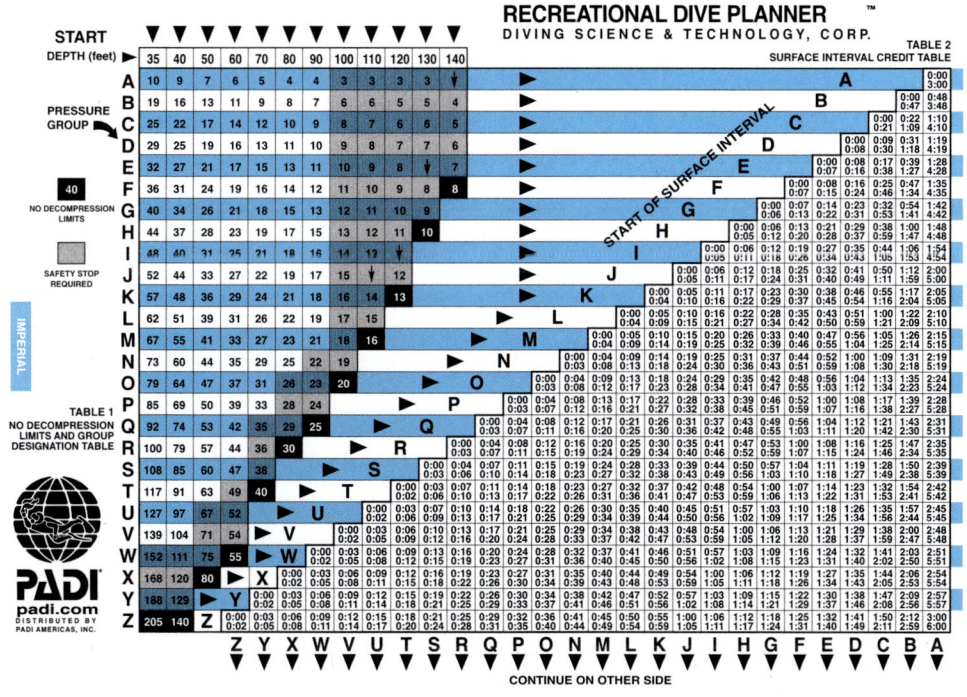

<그림 5-12> PADI, 다이버를 위한 감압표

④ 고압에서의 운동

고압에서의 운동은 일반적으로 실험실에서 수중 자전거 사이클 실험을 통해 많이 알려졌다. 수중 운동에서 운동 능력을 제한하는 가장 큰 요인은 호흡이다. 호흡을 통한 최대 환기량은 깊은 물속에서 점진적으로 감소하게 된다. 호흡에 사용되는 스쿠버 장비는 공기 흐름의 저항을 증가시키기 때문에 낮은 환기로 나타나 호흡 곤란을 유발한다. 수중에서의 고강도 운동은 이산화탄소 중독의 위험을 높이는데, 질소혼합 가스를 이용할 때 더 증가하는 것으로 알려졌다.

대부분의 연구에서 깊은 물속일수록 최대 운동 시 산소 소비가 증가하는 것으로 나타났다. 차가운 물의 온도에 의한 근육의 체온 유지 반응(떨림), 고압 상황에서 저항의 증가로 인한 높은 에너지 요구량으로 인해 산소 소비의 증가를 설명할 수 있다. 숙련된 다이버들은 지상에서 최대 운동을 할 때의 최대 산소소비량의 약 91%를 수중 운동에서 활용할 수 있다. 앞서 설명한 여러 제한 요소들이 존재함에도 불구하고 수중 운동의 적응이 가능하다는 것을 보여준다.

수중 운동 시 열 전이는 지상에서보다 약 200배 이상 크다. 따라서 바다에서 활동하는 다이버의 경우 열 손실이 매우 빠르게 나타나 저체온증으로 발전할 가능성이 높다. 휴식 동안 열 손실이 더 커지기 때문에 신체 활동을 멈추지 않는 것이 중요하다. 근육의 온도가 감소할 때 근력 또한 감소한다. 이 때문에 수중에서 신체활동 및 운동은 제한을 받는다. 흥미롭게 물 속에서 회전 움직임은 20~30% 정도 감소하고 미는 근력은 50% 감소하지만 당기는 근육의 능력은 영향을 받지 않는다.

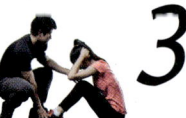

3 운동과 공기 오염

인구 밀집 지역에서는 공기 오염이 빈번히 발생한다. 공기 오염은 운동 능력을 현저히 감소시키는데, 특히 천식, 만성 폐쇄성 폐질환을 가진 사람들은 영향을 크게 받는다.

자동차, 공장 등에서 발생하는 공기 오염 물질을 1차 오염 물질이라고 하며, 오염 물질 사이에 또는 자외선과의 반응에 의해 생기는 공기 오염 물질을 2차 오염 물질이라고 한다. 일산화탄소·질소 산화물·이산화황 등이 1차 오염 물질이며, 오존·과산화아세틸질산염·알데히드·이산화질소 등이 2차 오염 물질로 알려져 있다.

윤리적인 문제로 운동과 공기 오염 물질 사이의 직접적인 인과관계를 밝히기는 어렵다. 따라서 임상적인 증상들을 기초로 그 영향을 예측하고 있다. 스모그는 가슴 조임, 호흡, 눈, 인두염, 두통, 메스꺼움 등의 증상을 일으킨다. 특히 운동 중에는 이와 같은 증상이 심해지기 때문에 운동 수행능력을 현저히 저하시킨다. 또한 운동 중 환기량이 증가하기 때문에 더 많은 공기 중의 오염 물질이 폐에 축적되어 건강을 악화시킨다. 공기 오염은 생리적인 영향뿐만 아

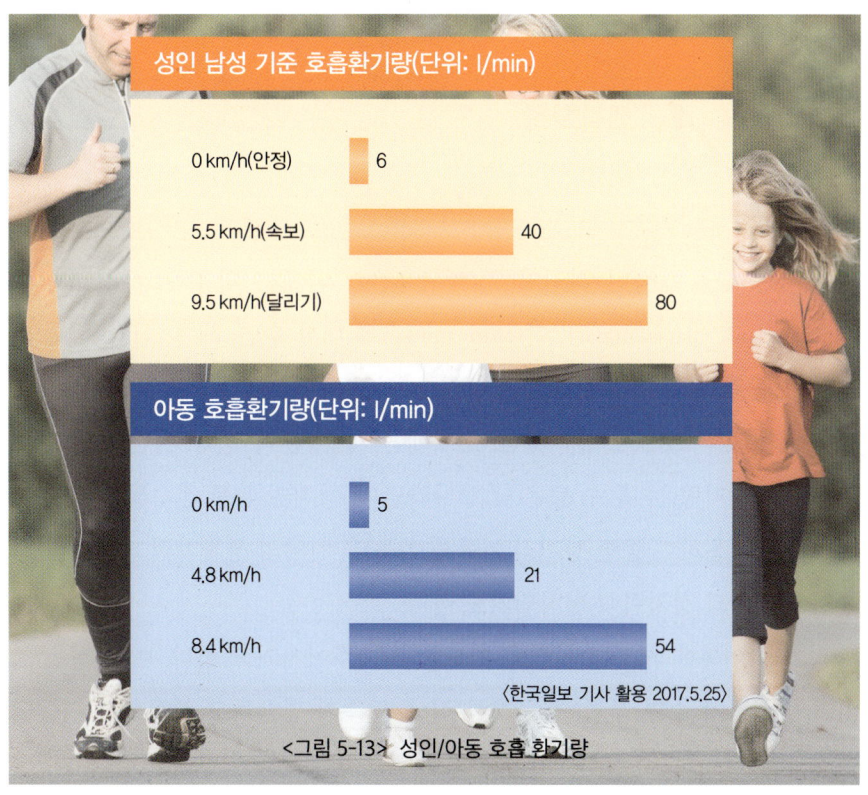

<그림 5-13> 성인/아동 호흡 환기량

니라 심리적으로도 신체 활동에 대한 동기 유발을 감소시킨다.

   흡연은 공기 오염에서 유발되는 부정적 영향을 더 악화시킨다. 일반적으로 흡연과 오염된 공기 중에 일산화탄소가 관찰되는데, 혈액의 헤모글로빈과 산소의 결합을 방해하여 인체 산소 공급 능력을 저하시킨다. 생리적 보상 기전으로 안정 시와 운동 중에 더 높은 심박수가 확인된다. 인체는 외부의 자극에 대해 순응하는 능력이 매우 뛰어나다. 예를 들어 앞서 살펴보았던 더위와 추위, 기압, 산소 등의 노출이 지속되면 인체는 순응하여 정상 기능을 가능케 한다. 하지만 공기 오염에 대한 인체의 순응은 알려지지 않았으며, 피해야 할 요인으로 인식된다. 공기 오염이 존재하는 지역에서는 운동과 경기를 제한해야 한다. 보통 출퇴근 시간과 대기의 기온이 가장 높은 시간대에 공기 오염의 정도가 높다. 따라서 공기 오염 수준이 높은 시간에는 특히 야외 신체활동을 줄여야 한다. 또한 공기 중 분진이 많고 오존 농도가 상승하는 3~4월경에는 야외 운동을 자제하는 것이 좋다.

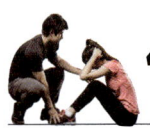

4 생물학적 리듬

   인체는 생물학적인 리듬을 가지고 있다. 인체는 하루(circadian), 주(circaspetian), 월(circalunar), 연(circa-annual)에 대한 수면, 체온, 심박수, 혈압, 호르몬, 근력 등의 생리적 리듬을 보인다. 하루 중에는 오후 시간대에 운동 수행 능력이 높은 것으로 알려졌다. 오후에는 체온, 근력, 반응 시간 등이 높게 나타나고 환기량, 호흡 수 등은 낮게 나타난다. 하지만 운동 선수들은 비행기, 자동차를 이용하여 종종 장거리 이동을 하는데, 인체의 생물학적 리듬이 변하면서 컨디션과 경기력이 저하되기도 한다.

   장거리 이동은 시간대 지역을 가로질러 이루어지기도 한다. 이럴 경우 시차가 발생하여 수면 부족, 불규칙한 식사, 탈수가 발생하고 생물학적 리듬이 깨질 수 있다. 간혹 운동선수들은 근육 경직과 변비를 경험하기도 한다.

이를 방지하기 위해서는 여행 일정을 조정하여 저녁 시간대에 목적지에 도착하는 것이 가장 효과적이다. 또한 출발 전 도착지의 시간대에 맞추어 생활 패턴을 조금씩 변화시키는 것도 도움이 된다. 비행 중 기내 상대 습도는 보통 20%로 매우 낮은 편이다. 이 때문에 신체에 증발이 활발히 일어나 탈수 증세가 생길 수 있다. 따라서 장시간 비행 중에는 반드시 수분 섭취를 자주 해야 한다.

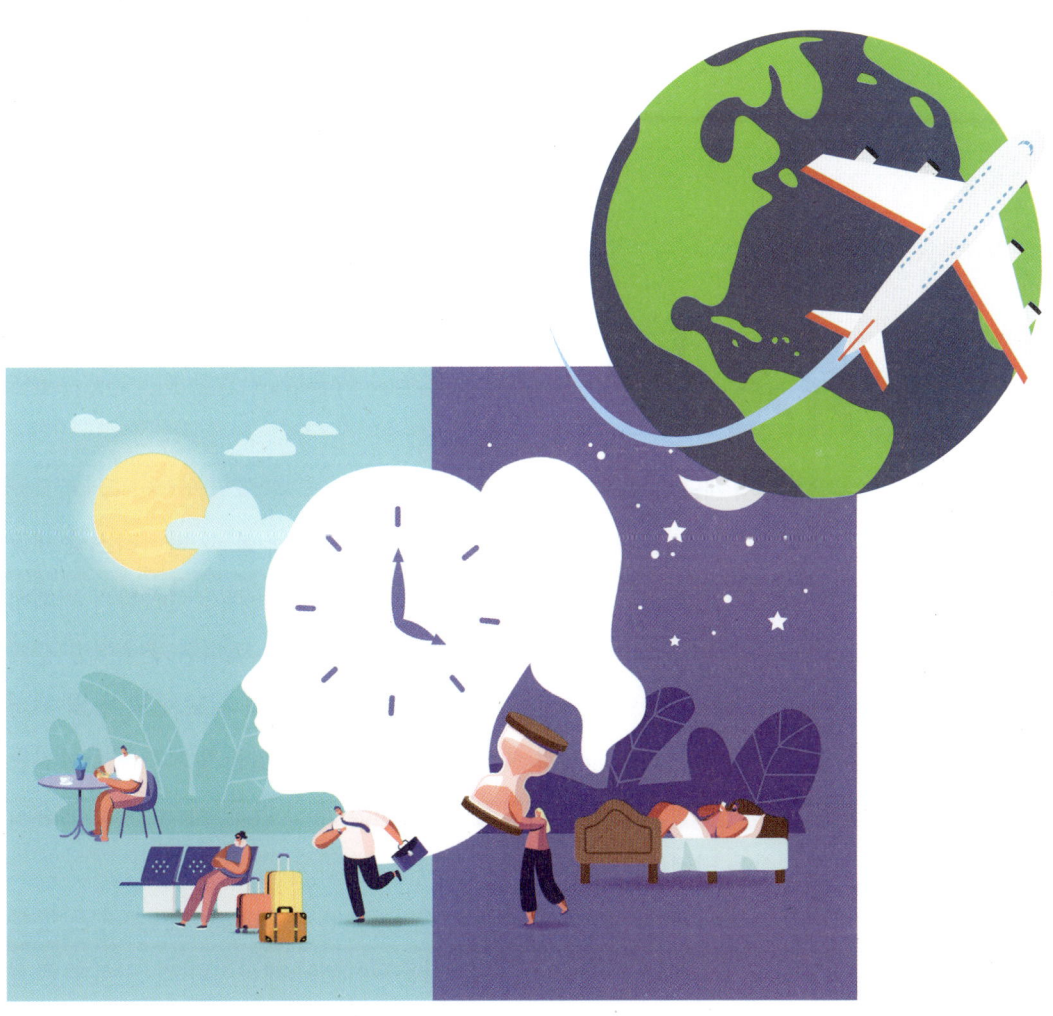

▲ 인체는 생물학적 리듬이 변하면서 컨디션과 경기력이 저하된다.

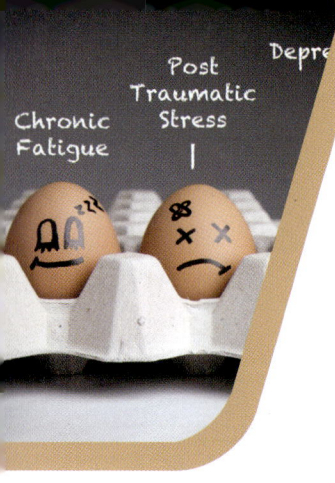

chapter 03 감염병 상황에서의 운동(면역)

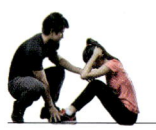

1 면역의 이해

1) 면역의 개념

우리 인체는 각 기관들의 온도나 습도 등을 고려해 볼 때 바이러스나 세균 등이 성장하기에 좋은 장소라고 할 수 있다. 따라서 우리가 생존하기 위해서는 외부의 개체에 대하여 적절한 반응을 보여야 한다. 적절한 반응이란 생체에 외부인자인 항원이 인체 내부에 침입하였을 때 체내 세포가 방어 및 제거하고, 무독화하려는 반응으로 체액 중에 저항하는 물질인 항체가 만들어지는 상태이다. 이러한 개체의 면역학적 항상성(immunological homeostasis)을 유지하는 현상을 면역(Immunity)이라고 한다.

면역(immunity)의 어원은 'im'은 'no'를, 'munity'는 'money; tax; duty'를 뜻하며, 'immunis'라는 라틴어에서 전해진 법률용어로서 세금이나 죄, 군복무 등을 면제받는다 등의 의미를 지닌다.

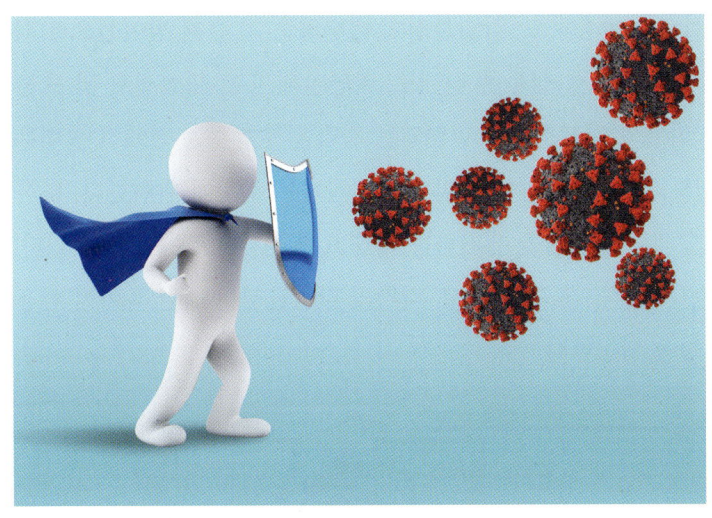

▲ 면역은 외부환경인 항원에 대해 방어하는 현상이다

이러한 면역의 특징으로 첫째, 특이성(specificity)은 인체가 어떤 특정 병원체에 대해서만 면역반응을 나타내는 것을 뜻한다. 둘째, 다양성(diversity)은 미생물의 침입에 인체의 면역방어 체계가 다양하게 대응하는 것을 뜻한다. 셋째, 기억작용(memory process)은 한번 침투한 이물질을 평생을 두고 잊지 않는 것을 말한다. 넷째, 자가조절(self-regulation)은 나와 상대방을 구별하는 능력으로 자신이 가지고 있는 물질에 대해서는 면역반응을 나타내지 않는 것을 말한다. 마지막으로 이물질에 대한 인지작용(recognition process of foreign body)은 인체의 여러 부위에 있는 병원미생물을 인식하고 반응하는 것을 뜻한다.

인체는 방어에 전념하는 세포를 집중적으로 보강하는데, 이러한 세포들이 면역계(immune system)를 이루게 된다. 면역계는 각 신체 기관처럼 분리되어 있지 않고, 순환계와 림프계, 다양한 림프 기관 그리고 조직 및 세포들이 종합적인 협력체제로 이루어져 있으며, 체내에 들어온 이물질을 항원으로 인식 및 기억하여 이에 대한 방어물질인 항체를 생산하는 방어체계를 의미한다. 또한 면역계는 외인성 자극에 대한 방어기능과 항상성 유지기능 그리고 감독의 기능을 수행한다.

면역계는 생성시기와 작용기전 그리고 반응특성에 따라 선천성과 후천성, 세포성-체액성, 비특이적-특이적 등으로 분류되는데, 먼저 선천성 면역계는 비특이적으로 반응하고, 감염물질에 대항하는 첫 번째 방어선으로 작용한다. 이 면역계의 세포성 성분은 식세포, 자연살해세포, 대식세포 및 호중구를 포함한다. 피부와 림프조직과 관련되는 점막을 포함하는 신체적 장벽은 비뇨생식로, 기도, 위장관과 같이 병원체가 침입하는 부위에 위치한다. 또한 세망내피계는 혈액관련 감염을 제거하는 데 중요한 식세포로 구성되어 있다. 후천성 면역계는 특이적으로 반응하고, 각각의 감염물질에 대한 특이적 반응과 면역학적 기능을 제공한다.

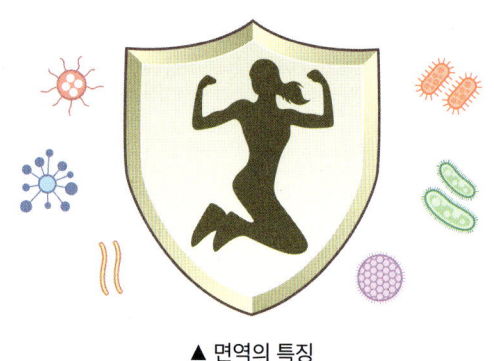

▲ 면역의 특징

2) 면역반응

면역반응(immune response)이란 면역계가 이물질에 대하여 반응하는 현상으로 특이면역을 말한다. 이러한 면역반응은 항체매개 면역반응(antibody-mediated immune response)과 세포매개 면역반응(cell-mediated immune response) 두 가지로 분류한다. 항체매개 면역반응은 체액성 면역반응(humoral immune response)이라고도 하며, B세포가 주관이 되어 만들어지는 항체(면역글로불린)가 항원에 작용해서 배제되고, 세포의 기생 세균에 대해 반응한다. 그리고 세포매개 면역반응은 세포성 면역반응(cellular immune response)이라고도 하며, 항원자극에 의해 활성화된 T세포가 림포카인(lymphokine)이라는 단백질성 인자를 방출하여 대식세포를 활성화하여 살균능을 부여하고, 세포 내 기생 세균과 바이러스, 암세포 등에 반응한다. 또한 이 면역반응은 두 가지 형태의 림프구인 CD4-T(보조/유도)림프구와 CD-8T(독성/억제)림프구로 구성되어 있다.

이러한 두 특이 면역반응은 숙주가 면역을 얻는 방법에 따라 수동면역과 능동면역으로 나눌 수 있는데, 수동면역(passive immunity)은 다른 개체가 특정 항원에 반응하여 만든 항체나 림프구를 옮겨서 얻는 면역을 말한다. 수동면역의 예시로는 항체가 산모로부터 태아에게 전해질 때 태반을 경유하거나 모유로 전해지는 것과 면역혈청(감마글로불린)의 주사가 있다. 능동면역(active immunity)은 예방접종이나 직접 감염 등으로 숙주의 림프구들이 직접 항원과 접촉 반응하여 만든 면역을 말한다.

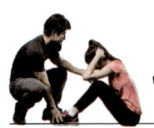

2 운동과 선천성 면역

1) 백혈구 (WBC, leukocytes)

백혈구의 leuke는 '하얀', cyte는 '세포'라는 뜻으로, leukocytes 또는 WBC(White Blood Cells)라고 한다. 백혈구는 골수계세포(골수구)와 림프계세포(림프구)로 나누어지며, 골수계세포는 단구(monocyte), 대식세포(macrophage), 호염기구(basophil), 호중구(neutrophil), 호산구(eosinophil) 등으로서 병균에 대한 향균 작용과 식세포 작용에 관여한다.

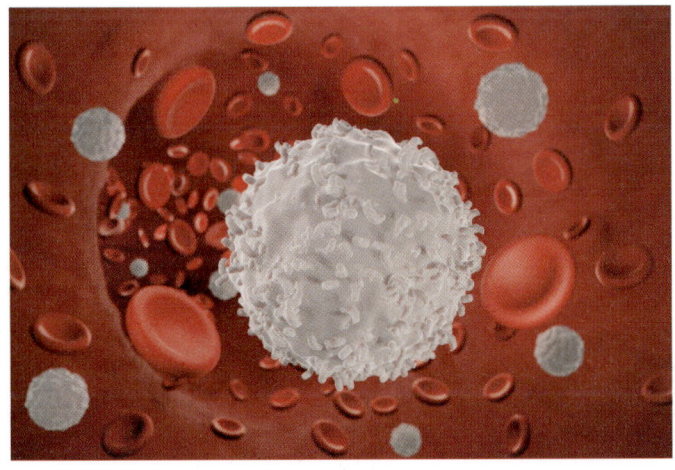

▲ 백혈구 그림

이러한 혈액백혈구와 아형은 운동선수들의 면역계에 중요한 역할을 하는데, 이유는 선수들의 선천성 면역기능 저하에 의한 면역 억압상태가 감염과 질환을 불러올 수 있고, 이는 경기수행 능력에 제한적 요소로 작용하기 때문이다.

신체운동은 말초백혈구와 백혈구아형의 재분배에 변화를 일으킨다. 1893년 Schultz에 의해 발표된 운동유발성 백혈구증가증(exercise-induced leukocytosis)은 운동 중·후에 가장 명확하게 변화한 면역 변인으로 운동의 형태, 강도, 시간 및 피험자의 체력 차이 등 여러 가지 변인들에도 일관된 결과를 보이고 있다. 이런 결과는 림프구, 과립구 및 단구 농도의 증가에 기인하여 나타난다. 즉, 유산소 운동은 일시적으로 백혈구가 증가하는 이상성(biphasic)이 나타나고, 이 변화의 크기는 운동시간에 대한 것이다.

운동유발성 백혈구증가증의 메커니즘은 혈행동태적 요소로서, 심박출량의 증가와 운동 시 세포외액의 증가로 인한 혈액농축 그리고 아드레날린 작용 등의 상호작용 결과이다.

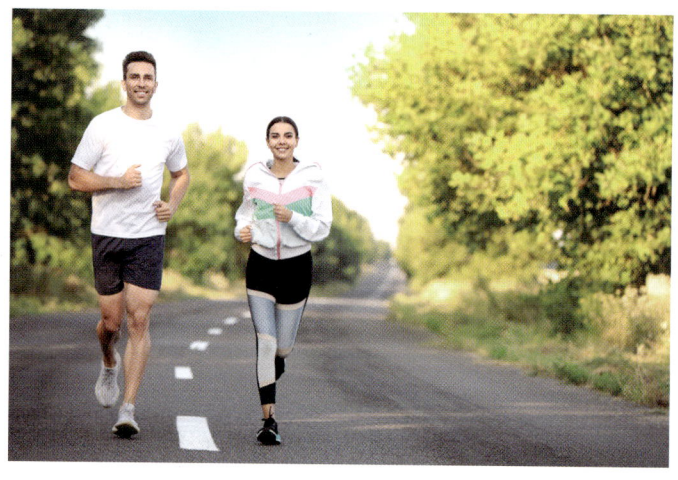

▲ 유산소 운동의 주요 종목인 달리기

2) 호중구(neutrophil; polymorphonuclear neutrophil, PMN)

호중구는 대개 2~3개의 핵으로 구성되어 있어 다형핵 호중구(PMN)라고도 한다. 호중구는 순환백혈구 중 55~60%의 가장 많은 비율을 차지하는 식세포(phagocyte)로서, 자연살해세포와 같이 인체에 바이러스나 세균 등이 침범할 때 처음으로 막는 최전방 방어선의 역할을 맡고 있다. 또한 T세포와 B세포의 활성화를 위한 면역조절성 사이토카인의 합성과 방출에도 영향을 미친다. 그러므로 호중구는 구심성(면역조절성)과 원심성(식작용 및 탈과립)의 면역반응에 대한 연결다리와 같은 역할을 한다.

많은 선행연구들은 운동 중·후에 호중구 증가증(neutrophilia)을 보고하고 있으며, 특히 단기간 최대운동 후 호중구 활성의 특이 표식자로서 사용되는 미엘로페록시다제(myeloperoxidase; MPO)의 증가와 관련이 있다고 보고하고 있다. MacKenna와 Davies(1988)는, MPO가 호중구에 의해 분비되는 효소인데, 산소 대사물질의 생산에서 감염원에 대한 숙주방어를 할 수 있다고 하였다(McKenna & Davies, 1988).

호중구 증가의 주요 메커니즘은 혈행동태적 재분배에 기인하는 한계풀(marginal pool)로부터 코티졸과 카테콜아민 분비 및 백혈구의 동원에 의한 증가로 보고 있다.

많은 선행연구들에서 격렬한 운동은 24시간에서 더 장시간까지 호중구 수를 억압하지만, 중정도 운동은 호중구 수를 증가시키고, 과산화물과 프리라디칼을 생산하기 위해 호중구가 활성화 된다고 보고하고 있다. 이는 바이러스와 박테리아 등을 퇴치하기 위해 호중구의 능력을 증가시키는 것이라고 볼 수 있다. 운동이 호중구 기능에 미치는 영향은 다음과 같다.

첫째, 운동이 호중구의 유착능력에 영향을 미친다. 급성 중정도 운동은 과립구의 활성을 증가시키지만, 장기간의 격렬한 트레이닝은 과립구 활성을 감소시킨다. 이는 조직 손상을 초래하고, 감염에 대해 감수성이 증가되는 것을 의미한다. Lewicki 등(1987)의 연구에 따르면 사이클 선수(n=20)와 비훈련자(n=19)를 대상으로 자전거 에르고미터를 이용한 최대운동을 실시한 결과 사이클 선수들은 호중구의 유착능력이 감소하였고, 비훈련자들은 변화가 나타나지 않았다(Lewicki, Tchorzewski, Denys, Kowalska, & Golińska, 1987).

둘째, 운동이 호중구의 주화성에 영향을 미친다. 신체적으로 훈련된 선수 또는 중정도 운동 직후에서 호중구의 주화성은 자극되지만, 사전 트레이닝 계획 없이 단시간 탈진시 까지의 운동수행은 주화성에 영향을 미치지 않는다.

셋째, 운동이 호중구의 식작용에 영향을 미친다. 식작용의 증가는 좌업인들에게는 중정도 운동 후, 훈련인들에게는 안정 시 상태에서 증가세를 보였다.

넷째, 운동이 호중구의 살균능력에 영향을 미친다. 규칙적인 중정도 운동은 호중구 살해능력을 활성화시켜 감염에 대한 저항성을 증가시키지만, 격렬한 지구성 트레이닝은 활성화를 감소시켜 감염에 대한 감수성을 증가시킬 수 있다.

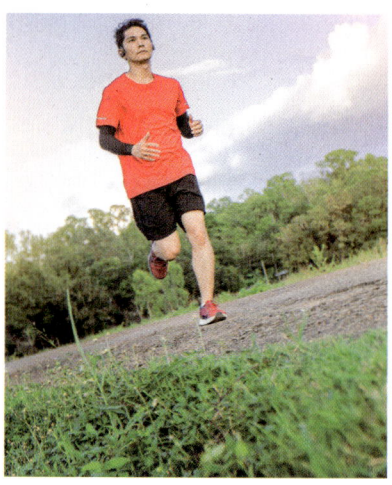

▲ 운동은 호중구 기능에 영향을 미친다.

3) 단구 / 대식세포(monocytes / macrophage)

단구(monocytes)는 전체 백혈구 중 3~7%를 차지하며, 조직 내 침입한 세균을 소화시키는 방어 역할을 맡고 있는 식세포이다. 단구는 항원을 제거하고, 특이면역 반응을 유발시키기 위해 보조T세포에 항원을 제공하며, 산소 의존성과 산소 비의존성 메커니즘에 의해 미생물의 살해와 식작용 및 급성기 반응을 제시한다. 단구에는 4가지 아형(CD56+, CD14bright+ CD16-, CD14bright+ CD16dim, CD14dim+CD16bright+)과 세 가지 수용체(CD64, CD45, HLA-DR)가 있다.

대식세포(macrophage)는 각 조직에 존재하는 단핵 식세포이자 단구가 성숙해진 것으로 각 조직에 따라 명칭이 다른데, 간 대식세포(Kuffer cell), 뇌 대식세포(Microglia cell), 피부 대식세포(Langerhans cell), 결체조직 대식세포(Histiocyte) 등이 있다. 대식세포는 면역체계에 대한 신체운동의 효과를 연구하기 적절한 세포아형으로서, 보조적 세포로부터 특이적 면역 메커니즘에 중요한 역할을 하며, 비특이적 면역반응에 참가한다.

대식세포는 인체 내 감염질환에 대한 첫번째 장벽으로 감염에 대한 저항성, 암에 대한 감시 및 특이면역조절자로서 면역체계에서 중추적인 역할을 한다. 대식세포의 수행에는 신경내분비호르몬(프로락틴, 베타엔돌핀, 클루코코르티코이드, 에피네프린, 노르에피네프린)이 영향을 미친다. Dufaux와 Order(1989)는 운동을 하면 대식세포의 표식자인 혈장 네오프테린(neopterine) 수치가 10~15% 증가한다고 연구 결과를 발표했다(Dufaux & Order, 1989).

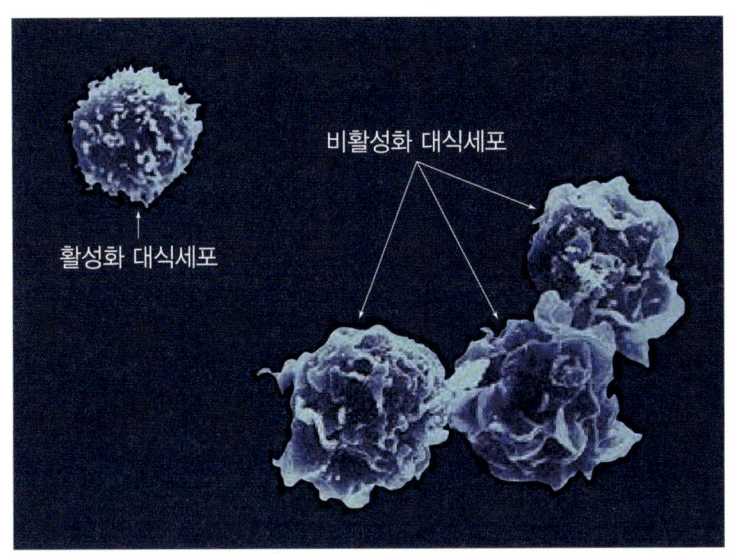

<그림 5-14> 대식세포

4) 자연살해세포(natural killer [NK] cells)

자연살해세포(natural killer [NK] cells)는 간이나 폐·비장에서 발견되며, 여러 가지 종양과 바이러스에 감염된 세포의 자연스러운 세포붕괴를 활성시키는 역할을 한다. NK세포는 처음 독성에 대한 항체나 주요 조직 적합성 항원의 참여가 필요하지 않고 이물질(foreign materials)에 대해 빠르게 반응할 수 있다. 또한 항원-특이적 면역계가 반응할 때까지 통제하며, 보조T세포 보다 LFA-1의 표면밀도가 훨씬 높다. 세 가지 주요 림프구아형(T세포, B세포, NK세포) 중 하나인 NK세포는 혈액림프구의 약 15%를 차지하며, 악성질환 확대에 대한 초기 방어에 중요한 역할을 하기 때문에 여러 가지 운동강도 및 운동시간에도 불구하고 신체운동에 대한 NK세포 수와 활동은 운동 중과 후에 증가한다. 그러나 탈진적인 지구성 운동인 마라톤이나 철인3종경기 후, 또는 격렬한 트레이닝 후에는 NK세포의 비율과 수가 감소한다. Berk 등(1990)은 장시간 지구성운동 후 NK세포 감소는 근육손상의 침윤 결과라고 하였다(Berk et al., 1990). 결과적으로 NK세포는 중정도 운동에 의해 수와 기능이 증가하는데, 이는 운동 중 T림프구의 기능 저하로 초래되는 숙주의 방어기전 약화를 보상할 수 있음을 뜻한다.

비특이 면역반응에서 NK세포의 운동유발성 자극은 성장호르몬, 글루코코르티코이드, 베타엔돌핀 그리고 에피네프린 및 노르에프네프린에 의해 조절되고 있다.

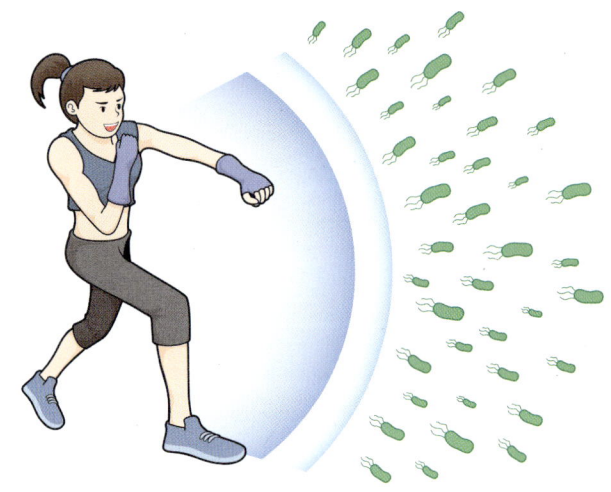

▲ NK세포는 중정도 운동에 의해 기능과 수가 증가한다.

바이러스 감염에 대한 첫 방어체계인 자연살해세포의 독사활성(natural killer cells cytotoxic activity [NKCA])은, 단기간 고강도 운동에 대한 반응에서 40~100% 증가하고, 장시간 최대하 운동 중·후에도 증가세를 나타낸다고 여러 연구에서 보고되었다. 그러나 탈진적인 장거리 지구성 운동과 격렬한 트레이닝은 NKCA의 감소로 이어질 수 있다. 따라서 적당한 운동시간과 중정도 운동에서의 규칙적인 신체활동은 자연면역의 긍정적인 적응을 촉진할 수 있다. 중정도 운동 직후 NKCA의 증가는 순환 속에서 NK세포의 회복에 기인하며, 여러 가지 용해성 요소(인터루킨-1, 인터루킨-2, 인터페론, L-카르티닌, 성장호르몬, 아세틸콜린 등)에 의해 증가한다.

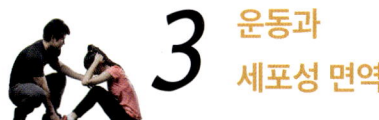

3 운동과 세포성 면역

1) 림프구(lymphocytes)

림프구(lymphocytes)는 특이면역에 참여하는 면역반응의 중심세포로서, 기능 측면에서 T림프구와 B림프구로 나눌 수 있다. T림프구는 세포성 면역에 개입하며 주로 알레르기나 바이러스성 질환에 대한 면역기능 등에 관여하는 반면, B림프구는 체액성 면역에 개입하고 주로 세균성 질환에 대한 면역기능과 항원 항체 반응을 일으키는 항체를 생산한다.

다수의 연구들은 단기간 및 장기간 신체운동 후 림프구의 수와 기능이 변형된다고 보고하였는데, 운동 초기의 일시적인 림프구증가증(lymphocytosis)을 Crary 등(1983)은 심박출량과 신체의 저장영역인 폐 혹은 비장과 같은 기관이나 낮은 흐름의 관류향상 및 에프네프린 등 여러 요소들에 의해 영향을 받아 일어난다고 하였다(Crary et al., 1983). 운동 직후와 회복기의 림프구감소증(lymphopenia)은 T림프구 수의 억압이 일차적으로 일어나고, 순환 코티졸치의 운동유발성 증가에 대해 최소한으로 의존한다.

2) T세포

세포성 면역기능을 알아보기 위해 T림프구와 T림프구아형인 보조 T림프구(T4) 및 억제 T림프구(T8) 등은 좋은 지표이다. T4 림프구는 TH1과 TH2 아형으로 구성되어 있으며, 사이토카인 생산에 대해 TH1은 세포매개성 면역반응에 기여하고, 주로 IL-2와 IFN-γ를 생산을 한다. TH2는 체액성 면역기능에 중요한 역할을 하고, IL-4, IL-5, IL-6 및 IL-10을 생산한다.

대부분 T림프구에 의해 B림프구의 유도와 생물학적 평형조절이 이루어지고, 숙주의 면역반응 및 조절은 T4림프구와 T8림프구에 의해 지배되는데, 이러한 면역 조절계에 문제가 발생하면 자가면역 질환이 초래될 수 있다.

T8세포에 대한 T4세포의 비율(T4/T8)은 각 T세포 아형의 상대적인 분배를 나타낸다. T4세포와 T8세포의 적절한 평형은 숙주에 대한 면역적격세포

유지를 위해 필수적인데, 이는 질병을 막기 위함이다. 또한 최대운동과 최대하 운동에 대한 반응에서 이 비율이 임계치 1.5 이하로 떨어지면 감염에 대한 감수성이 증가되고 면역기능이 약화될 뿐만 아니라 질병을 유발시킬 수 있다. Oshida 등(1988)은 연구를 통해 60% VO2max에서 1시간 운동이 T세포의 감소(36%)를(Oshida, Yamanouchi, Hayamizu, & Sato, 1988), Shek 등(1995)은 65% VO2max에서 2시간 운동 역시 T세포의 감소(58%)를 초래한다고 주장했다(Shek, Sabiston, Buguet, & Radomski, 1995). 이는 운동 시간이 길면 길수록 순환 T세포가 더 크게 억압된다는 것을 의미한다.

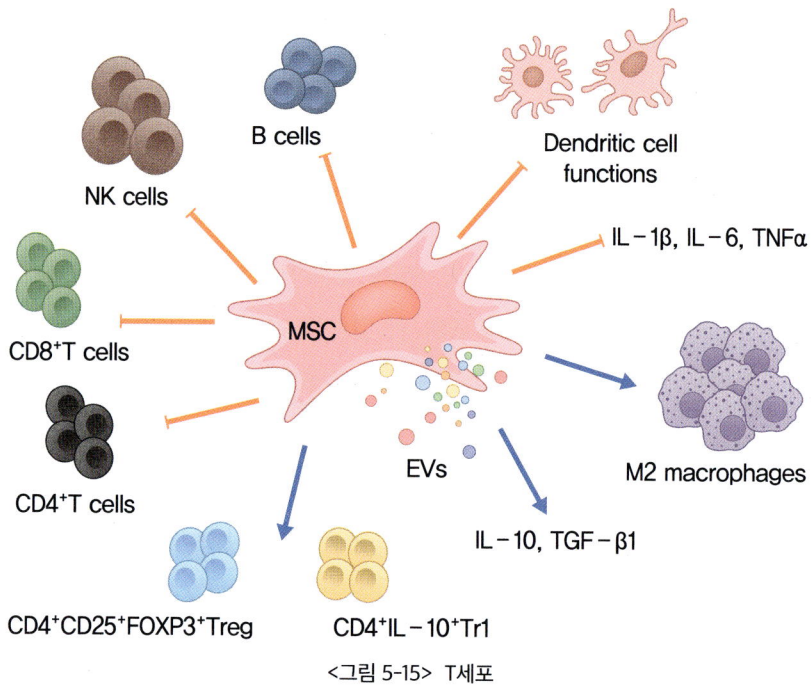

<그림 5-15> T세포

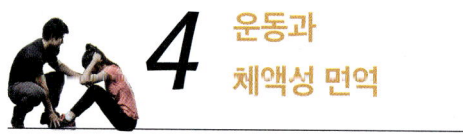

4 운동과 체액성 면역

1) B세포

B림프구는 말초림프기구의 림프구에서 약 15%를 차지하고 있고 항체를

생산하는데, 여기서 항체란 항체매개면역 반응의 행동분자를 뜻한다. 체액성 면역과 B세포의 기능에 대한 신체운동의 효과를 실험한 연구는 상대적으로 많지 않은데, 그 중 Verde 등(1992)의 연구에서는 80% VO2max에서 30분 동안 운동 후 B세포의 비율은 변화가 없었다고 하였다(Verde, Thomas, & Shephard, 1992). 따라서 T세포 및 NK세포와 달리 B세포는 운동으로 인해 영향을 받지 않는다고 하는 것이 타당하다.

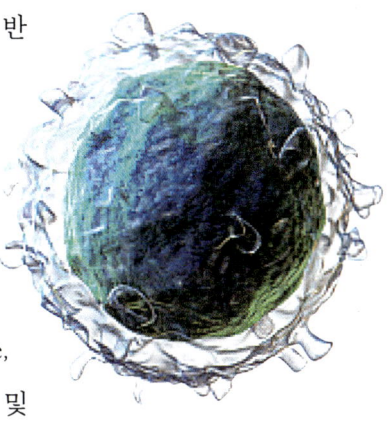

<그림 5-16> B세포

2) 면역글로불린(immunoglobulin)

면역글로불린(immunoglobulin)은 B림프구를 T림프구와 구별하는 기본적인 표식인자이며, 포유동물의 혈청이나 체액에 존재하는 당단백의 한 종류이다. 면역글로불린은 세포표면에 존재하며, 항원수용체로 작용을 하거나 나머지 일부는 항체로서 림프 또는 혈청에 존재한다.

면역글로불린의 기본구조는 두 가지 종류의 폴리펩타이드 사슬 4개로 구성되어 있고, 그 중 2가지는 짧은 사슬의 경사슬, 나머지 2가지는 긴 중사슬이다. 긱 사슬은 가변(V) 부위와 불변(C) 부위를 가지고 있으며, 가변 부위는 항체의 항원결합 부위이다. 그러므로 각 항체의 단량체는 두 가지의 항원결합 부위를 가지고 있다.

면역글로불린 분자는 서로 다른 구조를 가진 다섯 가지로 구분이 되는데, IgG, IgD, IgA, IgE, IgM 클래스이다. 먼저 IgG는 단량체로 혈장에서 가장 다양하고 풍부한 항체이며 순환항체의 75~85%를 차지한다. 또한 혈액 및 림프에서 순환하는 세균이나 바이러스, 독소 등에 대해 보호하고, 효소 모양의 단백질의 일종인 보체를 고정시키며, 일차적 및 이차적 반응에 대한 주요 항체이다. 다음으로 IgD도 단량체로 B세포의 활성에 중요한 역할을 하기 때문에 B세포의 바깥면에 부착되어 항상 B세포의 항원수용체로서 기능을 한다. IgA는 단량체일 때에는 혈장에서 제한된 양으로 존재하지만, 분비성 IgA는 이량체이다. 이는 타액이나 땀, 장액, 유즙 등 인체의 분비물에서 발견되며, 상피세포 표면에 병원체의 부착을 예방해 준다. 다음으로 IgE는 단량체로 IgG 항체보다 크며, 피부나 호흡관, 위장관 및 편도의 점액에서 혈장세포에 의해 분비된다. 또한 IgE의 수용체 말단이 항원에 의해 자극이 되면 히스타민과 염증, 알레르기 반응을 조절하는 기타 화학물질을 방출하기 위해 세포를 유발시킨다. IgE는 평소에 극소량만이 혈장에서 발견되지만, 심한 알레르기나 위장관의 만성적인 기생충감염 중에는 그 수치가 올라간다. 끝으로 IgM의 단량체는 B세포 표면에 부착되어 항원수용체의 역할을 하고, 오량체는 혈장에서 순환하며 일차반응에서 혈장세포에 의해 방출되는 첫번째 Ig 클래스이다. 많은 항원결합 부위로 인해 IgM은 잠재적 응집원이자 보체를 고정시키며 활성화시킨다.

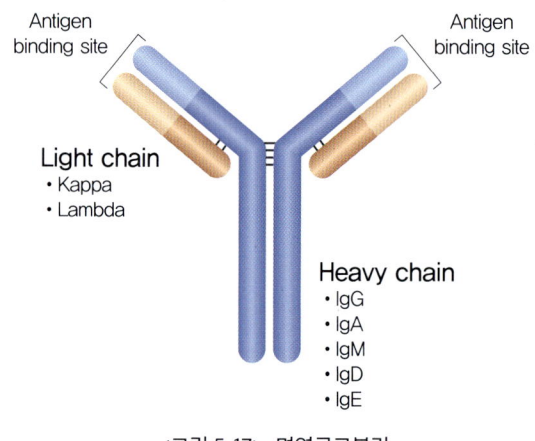

<그림 5-17> 면역글로불린

하나의 면역글로불린 분자는 두 가지의 다른 기능을 가지는데, 면역글로불린의 한 부위는 항원과 결합을 하는 기능이 있다. 나머지 한 부위는 여러 면역계 세포들과 탐식세포와 같은 숙주조직과 결합하며, 면역글로불린들이 고전적 보체활성계의 세일보체(C19)에 결합하는 작동기능을 매개하는 기능도 있다. 또한 면역글로불린은 T세포 항원수용체와 함께 이물질을 인지하는 특이 후천면역 반응의 고유기능을 한다. 면역글로불린과 항체의 높은 수준은 혈청과 눈물, 타액, 호흡, 위장관 및 비뇨생식기 분비 등의 점액에서 발견된다.

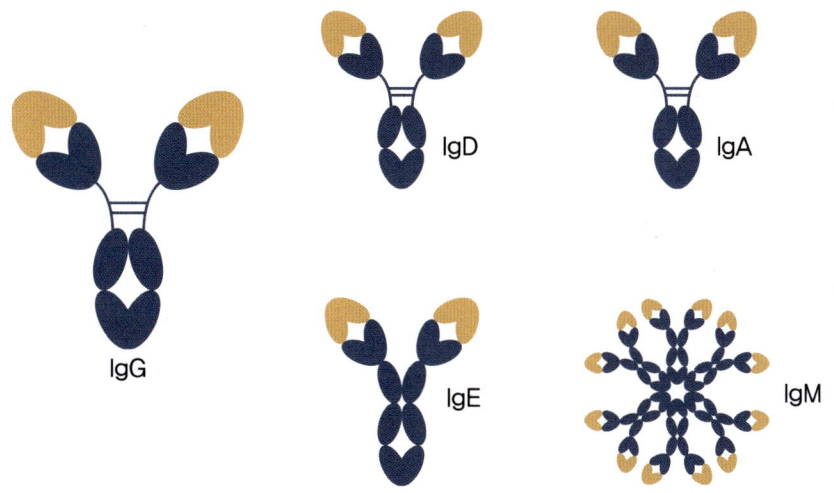

<그림 5-18> 면역글로불린 클래스의 분류

운동에 대한 혈청면역글로불린의 반응은 일반적으로 점증적인 최대운동이나 격심한 단기간의 최대하 운동에서 혈장량의 변화 때문에 혈청면역글로불린이 증가되고, 매우 격심한 운동과 탈진적인 트레이닝에 의해 감소된다. 그러나 혈청면역글로불린의 농도가 중정도 유산소성 트레이닝에 의해 감소되는지는 밝혀지지 않았다.

다음으로 운동에 대한 점액면역글로불린의 반응이다. 점액면역글로불린이란 코와 목구멍에 미생물이 침입하였을 때 방어를 하는 중요한 단백질이다. 국소감염에 대한 일차면역방어 역할을 하는 IgA는 점액에서 우세한 Ig인데, 이는 상기도호흡감염(URTI)과 같은 질환을 일으키는 미생물 및 바이러스에 대한 숙주방어에 주요한 효과기이며, 점막상피에 대한 바이러스와 박테리아 부착 및 바이러스 복제를 억제하는 것을 경유하여 URTI를 예방한다. 사이클이나 장거리 수영 등 격심한 지구성 운동은 타액 IgA치를 감소시키지만, 중정도 운동에서는 변화가 없다. 즉, 이러한 결과에 따르면 운동강도는 운동에 반응하는 점액성 면역계를 결정하는 중요한 요소이다. Mackinnon과 Hooper(1994)의 국가대표급 수영선수들을 대상으로 6개월 이상의 시즌 동안 IgA를 측정한 연구에 따르면 잘 훈련된 수영선수에 비해 과도한 트레이닝을 한 수영선수들에게서 IgA 농도가 낮은 것으로 나타났다(Mackinnon & Hooper, 1994). 이러한 운동유발성의 변화에 따른 IgA 생산은 일상생활에서 격심한 운동을 하는 운동선수들에게 URTI의 발병률을 높게 하는 메커니즘 중 하나이다.

5 운동과 사이토카인(cytokines)

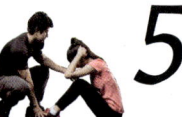

1) 사이토카인의 개념

사이토카인(cytokines)은 면역세포로 인해 분비되는 면역조절성 수송단백질로, 세포간의 의사소통을 원활하게 하여 면역계뿐만 아니라 신경계, 내분비계와 밀접한 관계를 가진다. 면역조절작용과 항암작용, 조혈조절작용, 염증유발작용 그리고 신경내분비의 정상적인 조절기능을 한다. 또한 면역기능에 중요한 백혈구 등에서 분비되는데, 그 작용세포들도 백혈구이므로 이를 인터루킨(interleukin; IL)이라고 한다.

사이토카인은 세포성 기원 장소에 따라 림포카인(lymphokine)과 모노카인(monokine)으로 분류한다. 대체로 사이토카인은 한 가지 이상의 다양한 작용

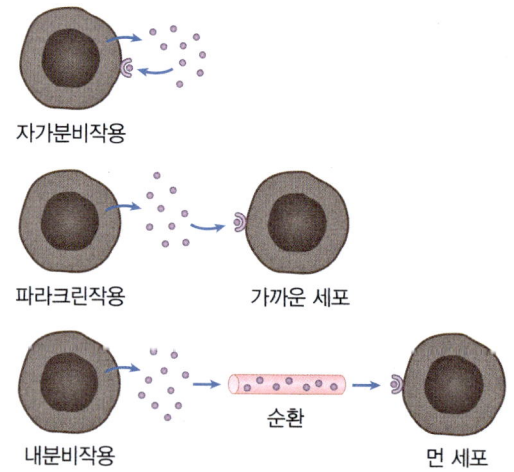

<그림 5-19> 사이토카인의 작용

을 하는데, 이러한 작용에는 자기 자신을 분비한 모세포에 작용(autocrine)을 하거나 바로 옆세포에 작용(paracrine)을 하기도 하며, 호르몬처럼 멀리 있는 세포에 작용(endocrine)을 하는 작용특성을 지닌다.

사이토카인은 면역세포나 일부 일반세포가 분비하는 펩타이드로, 현재까지 인터페론(interferone)과 CSF(colony stimulating factor), TNF(tumor necrosis factor), IL-1 ~ IL-13 등이 발견되었다.

격렬한 신체운동 후 근육통과 같은 조직손상에 대한 반응은 감염으로 인한 염증에 대한 급성기 반응과 유사하다. 격렬한 운동은 TNF-α, IL-1α/β, IL-6과 같은 염증에 참여하는 사이토카인을 이끌어낸다. 전염증성사이토카인(proinflammatory cytokines)은 시상하부 - 뇌하수체 - 부신(HPA)축과 교감부신계를 활성화하고, 강한 항염증성 작용을 발휘하게 한다. 단구와 대식세포로부터 IL-1과 IL-6의 방출을 억압하는 에피네프린과 코티졸의 항염증성 작용을 통해 자연적인 부적 피드백계를 제공한다.

2) 인터루킨(interleukins)

인터루킨(interleukins)은 혈구에서 만들어져 백혈구에서 작용하며, T세포와 B세포를 섬유아세포와 내피세포로 변이시킨다. 인터루킨은 다양한 종류가 있는데, 그 중 운동과 관련하여 IL-1, IL-2, IL-6를 살펴본다.

IL-1은 단구/내식세포 시리즈의 세포 중 항원 제공 대식세포에 의해 필히 생산되고, 다양한 생물학적 활성을 가지며, T세포활성도를 향상시킨다. 또한 동적운동 중 연구된 최초의 사이토카인으로 비슷한 활동 스펙트럼을 가진 IL-1α와 IL-1β로 구성되어 있다. IL-1α는 세포 관련성, IL-1β는 용해성 조절자 역할을 한다.

특히 운동에서 단축성(concentric) 운동과 신장성(eccentric) 운동은 IL-1치를 증가시키는데, 여러 선행 연구를 보면 단축성 운동을 프로토콜에 사용한 결과보다 신장성 운동에 관한 연구들에서 더 일관적인 IL-1치가 증가하는 것을 발견할 수 있다. 최초로 운동을 한 결과 IL-1치의 증가를 보고한 Cannon과 Kluger(1983)의 연구에 의하면, 여자 4명과 남자 10명을 대상으로 한 60%의 유산소 파워에서 1시간 동안 자전거 에르고미터 운동을 실시한 결과 중정도 지구성 운동이 순환 IL-1치를 증가시킨다(Cannon & Kluger, 1983)고 하였다. 이러한 IL-1의 발견은 운동 후 근육과 뇌에서 발견되며, 이 사이토카인은 운동에 대한 반응으로 증가한다.

다음으로 IL-2는 보조 T세포(TH세포)에 의해 생성되며, T세포의 분열을 증진시키고 IFN(인터페론)과 같은 매개체를 방출하는 데 필수이다. 또한 B세포의 성장을 돕고, 독성 T세포와 NK세포를 자극하며, 면역계의 필수적인 조정자 역할을 한다.

Castell 등(1996)의 1991년 브루셀 마라톤 대회 참가자 12명을 대상으로 한 현장 연구에 따르면, 경기 후 IL-2치는 회복기 16시간 동안 33%의 증가를 보고하였다(Castell, Newsholme, & Poortmans, 1996). 그러나 Bury 등(1996)에 의하면, 장기간 운동 시 혈장 IL-2치는 운동강도 및 운동시간의 영향을 받지 않고 운동 후와 회복기 중에 감소한다고 보고하였는데(Bury, Louis, Radermecker, & Pirnay, 1996), 이는 면역학적 자극에 대한 반응 중 림프구의 감소된 능력을 의미한다.

IL-2는 주위에 가까이 있는 세포 즉, 인접세포(adjacent cells)와 IL-2가 분비하는 세포에 영향을 미치는데, 이를 파라크린(paracrine) 및 오토크린(autocrine) 면역조절자라고 한다. 이러한 영향의 원인은 활성화된 보조T세포와 보조T세포보다 적은 활성화 정도의 NK세포, 제일 적은 양의 억제T세포를 포함한다.

마지막으로 IL-6는 혈장세포 내에 존재하는 B세포의 구별에 기여하며, IL-1과 함께 면역억압과 관련된 주요 외상성 손상에 대한 숙주방어의 중요한 조정자 역할을 한다.

혈장 IL-6치는 60분 이상 격렬한 운동 후 증가하는 것으로 알려져 있다. Castell 등(1996)의 연구에 의하면, 마라톤 경기 후 혈장 IL-1α와 TNF-α치는 아무런 변화가 없었지만 IL-6는 안정 시보다 45배 증가하고, 회복 2시간 후에도 증가를 나타내었다(Castell, Poortmans, et al., 1996). 즉, IL-6 농도의 증가는 B세포와 T세포의 활성을 의미한다.

이름	공급원	기능
IL-1	대식세포, B 림프구, 단핵세포, 수지상 세포	T 림프구, B 림프구, 자연 살해 세포, 대식세포의 활성화를 유도
IL-2	도움 T 세포(Th1)	T 림프구 반응의 성장과 분화를 자극
IL-3	도움 T 세포(Th2), 기억 CD4 세포, 비만세포, 대식세포	조혈모세포를 골수성 전구체 세포로 분화와 증식 유도, 비만세포 성장과 히스타민 방출 유도
IL-4	도움 T 세포(Th2), 기억 CD4 세포, 비만세포, 호산구	B 림프구 분열과 분화를 유도하여 IgG1와 IgE의 합성 촉진
IL-5	도움 T 세포(Th2), 비만세포, 호산구	호산구 생성, B 림프구 분화 및 IgA 형성
IL-6	대식세포, 도움 T 세포(Th2), B 림프구, 성상세포, 내피세포	B 림프구를 형질 세포로 분화 유도, 형질세포와 항체 생성 촉진, T 림프구의 분화 및 염증 반응 촉진
IL-7	골수 기질 세포, 훈성 기질 세포	림프성 전구체의 분화, 증식 및 발달 유도
IL-8	대식세포, 림프구, 내피세포, 상피세포	호중구의 화학주성 유도
IL-9	도움 T 세포(Th2)	IgM, IgG, IgE 항체 반응을 촉진시키고 비만세포를 자극
IL-10	도움 T 세포(Th2), CD8 T 세포, 비만세포, 대식세포, B 림프구	대식세포의 사이토카인 생성과 B 림프구의 활성을 유도, Th1 세포의 사이토카인 형성 억제
IL-11	골수 기질 세포	급성 염증 반응시 골수 기질 세포와 단백질 생산 유도, 파골 세포 형성
IL-12	수지상세포, B 림프구, T 림프구, 대식세포	세포 독성 T 세포로 분화 유도, 자연 살해 세포 사이토카인 형성

<표 5-4> 인터루킨

3) 인터페론(interferon; IFN)

인터페론(interferon; IFN)은 세포증식의 억제 및 항바이러스 작용을 하며, 생산유도와 생산하는 세포, 구조차이에 따라 제1형과 제2형으로 나눌 수 있다. 제1형 인터페론은 IFN-α와 IFN-β이고, 제2형 인터페론은 IFN-γ이다.

제1형 IFN은 바이러스에 감염된 다수의 핵을 가진 세포들에서 생성된다. 여기서 IFN-α는 바이러스에 감염된 백혈구가 주로 생성하고, IFN-β는 바이러스에 감염된 섬유아세포가 생성한다. IFN-α는 종양세포에 대하여 직접적인 작용과 독성활성을 자극하는 항종양 활성을 한다.

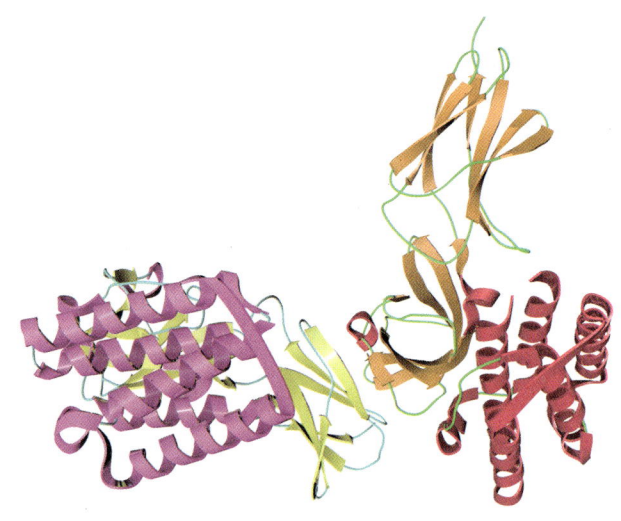

▲ 인터페론의 여러 모양

제2형 IFN인 IFN-γ는 항원이나 유사분열물질(mitogen)의 자극으로 활발해진 T세포가 생성하고, 면역반응에서 사이토카인의 기능을 한다. 또한 IFN-γ는 다양한 면역 조절 작용을 하며 암 예방과 대식세포의 독성기능을 향상시키는 데에 간접적인 역할을 한다.

이러한 IFN-γ가 기능 측면에서 잘 수행하기 위해서는 IFN-α와 IFN-β와의 협력적으로 작용하는 것이 필요하다.

IFN-γ의 항바이러스 항증식 활성화 정도는 IFN-α와 IFN-β보다는 적다. 그러므로 IFN-γ는 자연살해세포를 유도하는 데 있어 IFN-α보다 더 나은 효과를 보이지 못하지만, 조직세포 및 대식세포에 있는 클라스 II 분자는 가장 잘 활성화시킨다.

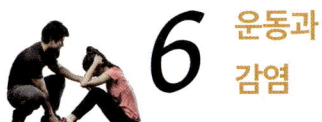
6 운동과 감염

1) 스포츠 관련성 감염질환

스포츠에서 일반인들은 건강증진 및 체력향상, 심리적 안정성을 위해 규칙적인 신체활동을 하고, 운동선수들은 각 종목의 기술과 특수한 체력을 향상시키고, 스포츠 경기에서 승리하기 위해 훈련을 한다. 그러나 높은 수준의 운동 경기와 매우 격렬한 운동강도는 감염에 대한 감수성을 증가시키며 면역기능을 억압한다. 선수가 어떤 바이러스에 감염이 될 경우 경기수행 능력이 저하될 뿐만 아니라 영속적이고 치명적인 결과를 초래할 수 있다.

운동과 감염 파트에서는 신체운동 중 발병할 수 있는 스포츠 관련성 감염(sports-related infections)에 대해 살펴본다.

<그림 5-20> 운동과 면역 그리고 감염

2) 다양한 감염과 운동

① 운동과 상기도 감염(upper respiratory tract infection; URTI)

선수나 코치, 팀 닥터들은 선수들이 격심한 운동을 하거나 주요시합을 위

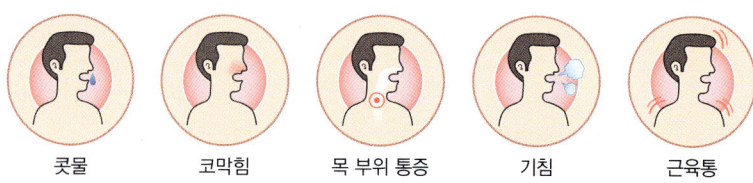

<그림 5-21> 상기도감염

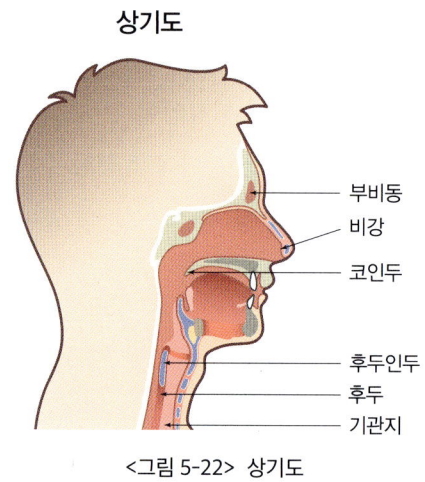

<그림 5-22> 상기도

해 과도한 트레이닝을 하는 중에 상기도 감염이 발생한다고 여기고 있다. 반면에 대다수 사람들은 규칙적인 운동이 감염에 대한 저항성을 증가시킨다고 믿고 있다.

Peters와 Bateman(1983)은 URTI를 최초로 보고하였는데(Peters & Bateman, 1983), 운동과 감염에 대한 감수성 관계를 설명하기 위해 사용된 모델에는 3가지가 있다. 첫째, Nieman과 Nehlsen-Cannarella(1992)의 'J-형 모델'은 운동량 및 운동강도와 URTI율간의 관계를 설명하는 모델로, 중정도 트레이닝보다 고강도 트레이닝을 겪는 선수들에게 URTI율이 증가하는 것을 설명한다(Nieman et al., 1992). 둘째, Pedersen과 Ullum(1994)의 '오픈윈도우(open window) 모델'은 격렬한 운동 후 선수들에게서 감염율이 증가하는 시기를 설명하는 모델로, 중정도 운동은 좋은 면역기능을 자극한다(Pedersen & Ullum,

1994). 그러나 격렬한 신체운동은 장시간 동안 지속적으로 면역 억압을 발생시켜 피부점막 표면 등의 약화를 초래하여 감염에 노출되는 시간을 설명한다. 마지막으로 Smith와 Weidemann(1990)의 '신경내분비모델'은 운동 중 방출되는 면역조절성 호르몬(카테콜아민, 코티졸, 성장호르몬, 프로락틴, 베타엔돌핀 등)이 운동강도 및 운동시간에 의존하여 면역 자극이나 면역 억압과 관련있다는 것을 설명한다(Smith & Weidemann, 1990). 종합해 보면 중정도 운동은 림프구 수나 자연살해세포, 림포카인 활성살해 세포활성 및 항체생산에 긍정적인 영향을 미치지만, 격렬한 신체 운동은 병원체에 대한 'open window' 중 면역 억압이 따른다.

경기 준비로 격렬한 운동 스트레스를 겪는 선수들을 위해 URTI의 위험성을 줄이는 데 도움이 되는 예방책은 다음과 같다.

- 균형잡힌 식이요법을 한다. 특히 격렬한 운동 전·중·후 탄수화물 섭취는 글루코스 농도를 증가시켜 혈장스트레스 호르몬 상승을 약화시키고, 면역계에 대한 스트레스를 감소시킨다.
- 과도한 트레이닝을 제한하고, 만성적인 피로를 피한다.
- 규칙적으로 생활하여 적절한 시간의 수면이 이루어질 수 있도록 한다.
- 급격한 체중 감소를 피한다.
- 눈과 코에 손이 닿는 것을 피한다. 눈과 코는 바이러스의 자가접종 주요 경로이기 때문이다.
- 중요한 시합 전에는 가능한 한 많은 사람이 밀집되어 있는 곳은 피한다.
- 스트레스가 최소화될 수 있도록 한다.

가장 보편적으로 발견되는 상기도감염은 바이러스 감염에 의해 발생하는 급성비염(acutecoryza)이다. 급성비염에는 약 200가지의 다른 바이러스가 있는데, 대부분의 병원체는 라이노바이러스(rhinovirus) 또는 코로나바이러스(coronavirus)이다.

② 운동과 피부감염(cutaneous infections)

접촉성 스포츠(럭비, 농구, 축구) 활동은 피부감염(cutaneous infections)을 증가시킬 수 있다. 또한 운동 중 외상은 피부의 신체적 장벽을 파괴시킬 것이고, 약해진 피부는 미생물로 인한 유착과 피부침투를 촉진시킬 것이다. 운동 후

선수들의 의복을 자주 세탁하지 않으면 박테리아 및 진균이 잘 성장하는 습기 있는 환경과 위생적인 문제도 있을 것이다.

그러므로 대부분 운동선수의 피부감염은 직접적으로 접촉을 통해 퍼지기 때문에 접촉성 스포츠에 참여하기 전에 피부상해(skin lesion)를 막아야 한다.

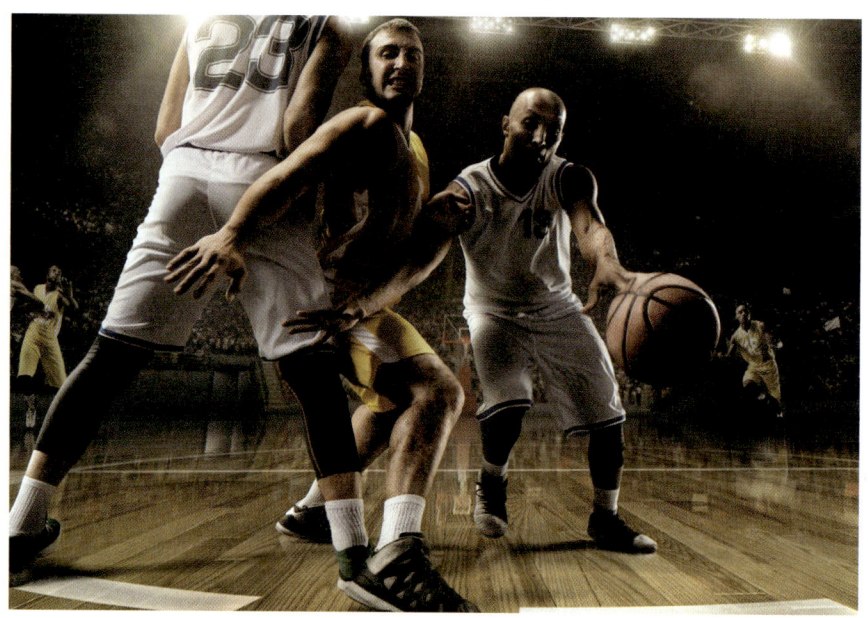

▲ 운동 선수의 피부 감염은 주로 직접적인 접촉을 통해 일어나고 퍼진다.

③ 운동과 세균성 감염(bacterial infections)

땀이나 찰과상, 마찰, 위생불량 등은 피부에 많은 감염을 초래하는 위험 요소이며, 스포츠 활동은 세균성 감염(농가진, 푸룽클증, 모낭염 등)이 증가하는 데 도움을 준다.

농가진은 레슬링 선수나 럭비 선수에게서 흔하게 발병되는데, 이는 보통 화농성 연쇄상구균(streptococcus pyogenes)에 의해 유발된다. 외이염(otitis externa)은 수영선수들에게 발병되고, 푸둥클(turuncles, 송기)과 농양(abscesses)은 일반적으로 국소적인 포도상구균 감염 때문에 발생한다. 모낭(hair follicles) 및 기계적 여드름(acne mechanica)의 감염은 무거운 유니폼을 착용하는 미식축구나 하키 선수들에게서 흔히 발생한다.

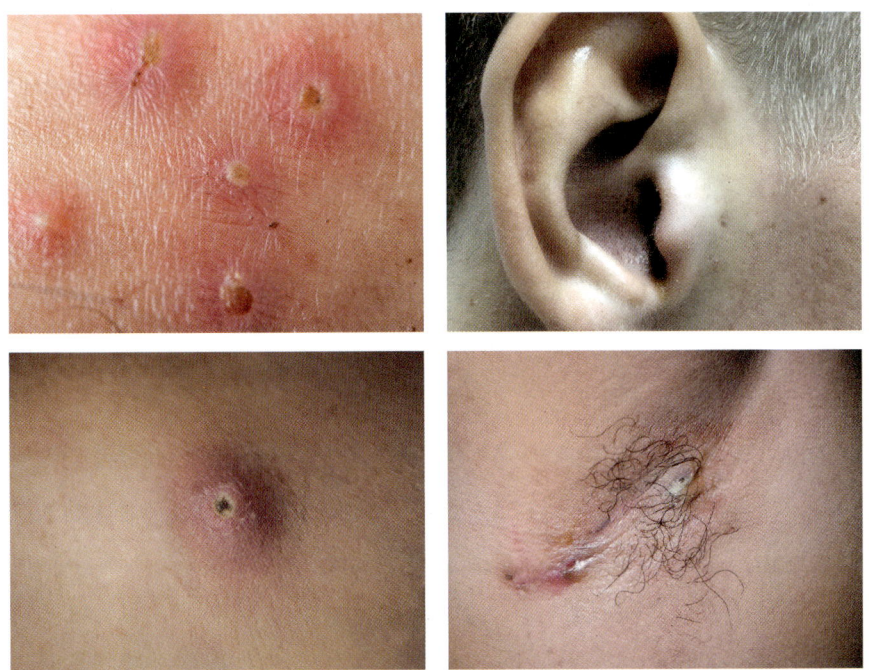

▲ 농가진, 외이염, 푸룽클증, 모낭염

④ 운동과 바이러스성 감염

피부의 바이러스성 감염(viral infections)은 단순포진(herpes siplex)과 심상성 사마귀(verrucavulgaris), 전염성 연속종(molluscum contagiosum)을 포함하는데, 이 중 가장 빈번하게 발생하는 피부감염은 단순포진형 I 바이러스(HSV-2)이다. HSV-2는 홍반을 동반한 과도한 발진 증상이 나타나고, 이에 감염된 선수들은 열과 근육통, 기면(ethargy), 두통, 국부적 림프절증(lymphadenopathy)을 경험한다.

단순포진바이러스(herpes siplex virus; HSV)는 레슬링처럼 접촉성 스포츠에 참가하는 선수들과 럭비와 같이 자외선에 장기간 노출되는 레크리에이션용 스포츠에 참가하는 선수들에게서 관찰되고 있다. 일차적인 HSV 감염 부위는 눈과 입 주변(type 1), 생식기관 주위(type 2)이다.

⑤ 운동과 진균성 감염

진균성 감염에는 얕은 진균성 감염이라고 불리는 백선증(fungal infections)

이 있다. 이는 습기나 땀, 찰과상, 타월 공유, 락커룸 바닥 등과 관련하여 발병된다. 이 감염은 모든 인체부위에 위험하며, 그 중 발(발백선증, tinea pedis)과 샅(샅백선증, jock itch)에 더 위험하다.

발백선증은 수영장이나 체육관 마루바닥, 락커룸 등을 통해 옮겨지는데, 유기체는 적색백선균(tricholhyton rubrum), 균류모창균(trichophyton mentagrophytes)과 칸디다 알비칸스(candida albicans)를 포함하여 감염을 일으킨다.

⑥ 급성감염질환 전·중의 운동

감염과 운동의 상호작용은 복잡하며 다차원적이다. 운동이 질병의 과정에 미치는 영향은 감염형태, 수행하는 운동시간과 운동강도, 감염과정에 관계하는 운동시기 등에 의존한다. 대체로 감염 전에 이루어지는 중정도 운동은 질병에 대한 저항성을 향상시키지만 감염이 진행되고 있는 중의 격렬한 운동은 인체에 유해한 것으로 알려져 있다.

3) 운동과 HIV/AIDS

HIV는 인체면역결핍바이러스(HIV; human immunodeficiency virus)로 HIV 감염의 위험성은 접촉성 스포츠(레슬링, 복싱, 농구, 축구, 야구 등)에서 감염된 선수의 혈액이 감염되지 않은 건강한 선수의 점막에 닿았을 때 발생한다.

그리고 후천성면역결핍증(AIDS; acquired immunodeficiency syndrome)의 대부분 연구들은 운동의 생리학적·면역학적·심리학적 효과와 관련하여 운동과 HIV-1(human immunodeficiency virus type-1)과의 관련성을 말하고 있다.

AIDS 바이러스가 인체에 미치는 영향을 정리하면 다음과 같다.

- 에이즈치매: 기억력 및 판단력 등이 저하된다.
- 뇌막염: 머리가 아프고 구역질이 나며, 뇌 기능이 저하되면서 의식을 잃을 수 있다.
- 거대세포 바이러스(CMV) 망막염: 시력이 저하되다가 실명한다.
- 구강 및 식도의 캔디다증: 입안과 식도가 쓰리면서 따갑고, 곰팡이가 슬어 헐게 된다.
- 폐렴 및 폐결핵: 열이 오르고 숨쉬기가 곤란해진다.

- HIV 장병증: 설사가 유발된다.
- 카포씨육종: 몸에 붉은 반점이 사마귀처럼 튀어나온다.

이러한 감염의 결과에 대해 Torre 등(1990)은 축구시합 중 충돌한 2명의 선수들간에 HIV 감염을 보고하였고, Sklarek 등(1984)은 아나블릭스테로이드 주입을 위해 바늘을 공유한 보디빌더들에게 HIV 감염과 AIDS 감염이 나타났다고 보고하였다(Sklarek et al., 1984).

따라서 코치 및 선수들은 HIV 감염 및 AIDS 감염의 위험성을 인지하고, 운동 중에 상처를 입을 경우 즉시 응급처치를 통해 덮어져야 하고, 마루나 의복에 피가 묻었을 경우 가능한 한 빨리 닦아야 한다.

이렇게 선수들간에 HIV 감염과 AIDS 감염의 진전을 지연시키는 방법으로 운동 트레이닝이 얼마나 효과적인지에 대해 알아보고자 한다.

Laperriere(1988)는 운동이 HIV 감염된 개인에게 보조 T세포 수를 증가시킨다고 최초로 보고하였다.

또한 면역억압이 진행되는 사람들에게는 운동 트레이닝 후 CD4+세포 수 증가는 중요하다. 그 이유는 바이러스 자체는 T4세포의 표면막 수용체에 직접 부착하며 세포의 DNA 물질 속으로 동화되기 때문이다. 따라서 실질적으로 세포괴사가 발생할 때까지 T4세포의 효과기 기능과 조절이 약화되고, HIV-1의 일차 표적은 T세포아형인 T4세포가 된다.

운동 트레이닝이 HIV에 감염된 개인의 면역계에 미치는 영향들에 대해 연구한 Calabrese와 Laperriere(1993)는 규칙적인 중정도 운동은 HIV에 감염된 사람들의 삶의 질을 향상시킬 수 있고, 감염 상태와 관계없이 HIV감염의 위험성을 감소시킨다고 하였다(Calabrese & LaPerriere, 1993). 더불어 혈청 양성을 띤 사람들에게는 규칙적인 중정도 운동이 체력을 향상시키지 않았지만 보조 T세포 수가 증가하고 면역기능의 감소를 약화시킨 것으로 나타났다.

HIV-1 질병은 세 가지의 범주로 나눌 수 있다. 첫째 무증후성 단계(asymptomatic phase)는 15년 이상 지속되고, 전염성을 지니며, 면역기능과 타

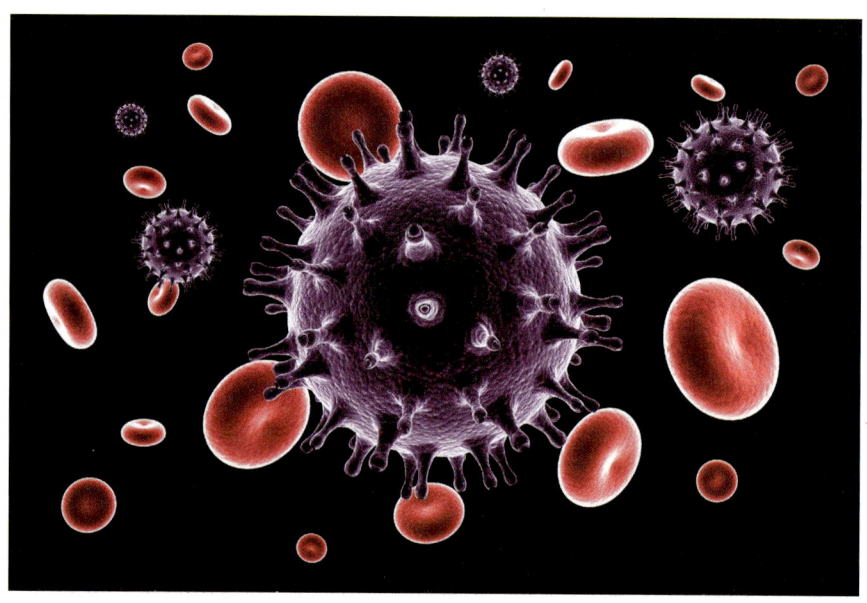

▲ HIV

협하게 된다. 그러나 이 단계의 개인은 어떤 HIV에 관련된 증후 없이 완전하고 상대적으로 건강한 상태이다.

둘째 초기증후성 AIDS 전 단계(early symptpmatic pre AIDS)는 체질성 징후의 출현에 의해 나타나는데, 이는 열과 1개월 이상 동안 지속되는 설사, 무의식적으로 체중 감소가 일어난다. 이는 세포매개성 면역반응에서 결핍을 의미하고, 몇 년 동안 지속된다, 마지막으로 AIDS 단계는 면역계가 과하게 타협하면 T4 세포 수는 mm3당 200cells 이하를 나타내고, 기회감염증이나 악성과 같은 주요 합병증이 발병한다. 이러한 증상으로 Rigsby 등(1992)은 HIV에 감염된 환자 37명을 대상으로 12주 동안 유연성 측정과 유산소 컨디셔닝이 더해진 근력 트레이닝(고정 사이클링: 20분, 등속성 웨이트 트레이닝: 25분, 유연성 운동: 15분)을 실시한 결과 환자들에게서 근력과 심폐적성이 향상되었고, 면역의 변인들은 변화가 보이지 않았지만, CD4 세포 수는 증가하였다고 보고된 바 있나(Rigsby, Dishman, Jackson, Maclean, & Raven, 1992).

이처럼 HIV-1에 감염된 환자들을 위해 이용되는 다양한 운동 트레이닝은 결과를 통해 알 수 있듯이 유익한 효과를 가져온다.

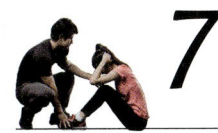

7 COVID-19와 운동

COVID-19는 감염자의 호흡기 침방울(비말)에 의해 주로 전파된다. 감염된 사람과의 직접 접촉이나 매개체의 접촉, 손을 씻기 전 눈, 코, 입 등을 만짐으로 인해 바이러스가 전파된다.

COVID-19 병원체는 Severe Acute Respiratory Syndrome-Coronavirus-2(SARS-CoV-2)이며, 잠복기는 1~14일로 평균적으로는 5~7일이다. 주된 증상으로는 발열(37.5℃ 이상), 기침, 호흡곤란, 오한, 근육통, 두통, 인후통, 후각 및 미각 소실, 피로, 식욕감소, 가래, 소화기 증상(오심, 구토, 설사 등), 혼돈, 어지러움, 콧물 및 코막힘, 객혈, 흉통, 결막염, 피부 증상 등 다양하게 나타난다. 현재 특이 치료제는 없으며, 증상에 따른 해열제, 수액공급 및 진해제 등 대증 치료가 이루어지고 있다.

중증 COVID-19에서 발병하는 급성호흡곤란증후군(ARDS; Acute Respiratory Distress Syndrome)은 호흡 곤란을 동반한 낮은 혈중 산소치를 특징으로 하며, 일부 환자들에게는 2차 세균 및 곰팡이의 감염의 위험성이 있다. COVID-19의 70%의 사망 원인은 ARDS이다. 28%는 바이러스 감염 및 2차 감염에 대한 반응으로 면역계의 사이토카인이 방대하게 방출되는 시이토카인 폭풍(cytokine storm)과 패혈증 증상을 유발할 수 있다.

이러한 특징을 지닌 COVID-19의 주요 사망 원인인 ARDS의 위험을 줄일 수 있는 방법으로 운동이 효과적이다. 그러나 COVID-19 팬데믹(pandemic)으로 인해 외부 체육 시설이 폐쇄되거나 거리두기 때문에 체육 시설에서의 운동이 COVID-19 발생 전과 같이 잘 이루어지지 않는 상황이다. 그래서 집에서 할 수 있는

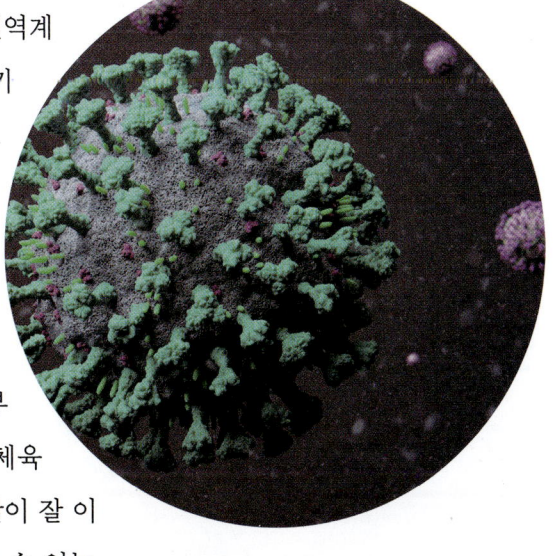

▲ 코로나 바이러스(COVID-19)

▲ 마스크 착용은 COVID-19 전파를 크게 감소시킨다.

홈 트레이닝 프로그램이나 기구가 큰 인기를 얻었다. 한편 야외에서 할 수 있는 걷기, 조깅, 자전거 타기, 하이킹 등 거리두기 수칙만 잘 준수한다면 안전하게 야외에서 운동을 할 수 있다.

그러나 운동선수들에게는 체육 시설이 필요하고 특히 팀 스포츠는 모여서 하는 운동이기 때문에 COVID-19로 인한 제한점이 많은 상황이다. 다양한 제한점 중 선수들이 감염 위험으로 인해 격리를 하는 상황과 관련하여 엘리트 축구 선수의 신체 조건에 미치는 영향을 연구한 Marc Dauty 등(2020)에 의하면, 격리 기간 동안 25명의 엘리트 축구 선수가 모니터링을 통해 홈 트레이닝(유산소 운동 및 근력 운동)을 수행한 결과 주행 거리 및 최대 주행 속도는 감소하여 청소년 축구 선수의 유산소 능력이 감소된다고 하였다(Dauty, Menu, & Fouasson-Chailloux, 2020).

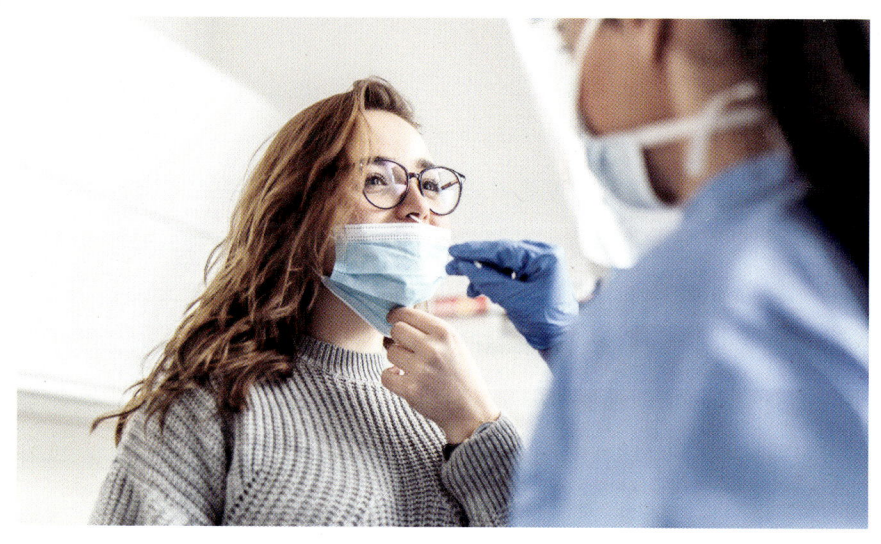

일반 사람들에게 가벼운 홈 트레이닝이나 야외 운동은 면역 기능을 향상시켜 COVID-19 감염의 위험

성을 낮출 수 있지만, 운동선수들에게는 적절치 못한 운동 환경과 운동 강도가 오히려 선수의 경기력 감소를 초래할 수 있다.

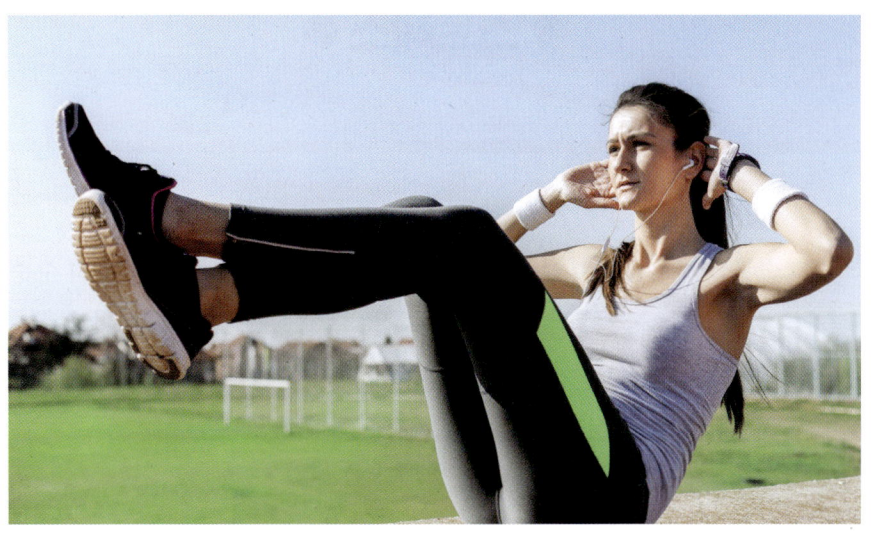

▲ COVID-19 환경 하에서 야외 운동 및 실내 운동은 ARDS의 위험을 줄이는 효과적인 방법이다.

Section V. 환경과 운동　　　　　　　　　워크시트

● 스트레스 ●

생활습관의 변화는 스트레스 관리에 도움이 된다. 자신의 스트레스의 수준을 자가 점검을 통해 확인하고 생활습관의 변화는 목표와 계획을 설정하는 것으로 시작한다. 또한 이를 실천하고 평가함으로써 자신에게 최적화된 생활습관을 가질 수 있다.

▶ 스트레스 자가 점검표

	질문	전혀 없었다	거의 없었다	때때로 있었다	자주 있었다	매우 자주 있었다
1	개인적인 문제들을 다루는 데 있어 얼마나 자주 자신감을 느꼈습니까?					
2	일상생활의 짜증을 얼마나 자주 잘 다스릴 수 있었습니까?					
3	최상의 컨디션이라고 얼마나 자주 느꼈습니까?					
4	일상의 일들이 당신의 생각대로 진행되고 있다는 느낌을 얼마나 경험하였습니까?					
5	인생에서 중요한 일들을 스스로 조절할 수 있다는 느낌을 얼마나 경험하였습니까?					
6	당신이 통제할 수 없는 일 때문에 화가 난 경험이 얼마나 있었습니까?					
7	어려운 일들이 너무 많이 쌓여서 극복하지 못할 것 같은 느낌을 얼마나 자주 경험하였습니까?					
8	당신이 꼭 해야 하는 일을 처리할 수 없다고 생각한 적이 얼마나 있었습니까?					
9	신경이 예민해지고 스트레스를 받고 있다는 느낌을 얼마나 경험하였습니까?					
10	예상치 못했던 일 때문에 당황했던 적이 얼마나 있었습니까?					

- 0~12점: 스트레스 정도가 정상적인 수준으로 심리적으로 안정된 상태.
- 13~19점: 약간의 스트레스를 받고 있으나 심각한 수준은 아님.
- 20~25점: 스트레스의 정도가 높고 이를 해소하기 위해 적극적인 노력이 필요.
- 26점 이상: 스트레스 정도가 매우 높고 일상생활에 지장을 받음. 전문가의 도움이 필요

1. 목표 설정하기

1) 개선 사항 설정

예시 1) 운동 능력을 향상한다.

예시 2) 체중을 감소시킨다.

2) 목표의 현실화

예시 1) 일주일에 3번 운동장에서 달리기를 30분 한다.

예시 2) 탄수화물 섭취를 줄이고 단백질 섭취를 늘린다.

3) 목표의 구체화

예시 1) 시속 10km 속도로 멈추지 않고 30분간 달린다.

예시 2) 하루에 섭취하는 탄수화물을 20% 줄이고 단백질 섭취를 20% 증가시키며 한 달 동안 체중을 3kg 줄인다.

4) 행동 동기 작성

예시 1) 운동 능력이 낮아 친구들과 함께 축구를 하는 데 체력이 부족하고 자신감이 낮아졌다.

예시 2) 살이 쪄서 친구들에게 놀림을 받았고 자존감이 낮아졌다.

2. 계획하기

1) 예상하고 계획하기

예시 1) 운동에 필요한 복장과 장비를 준비하고 운동을 하기로 한 시간에는 다른 일정을 계획하지 않는다.

예시 2) 탄수화물과 단백질 음식(식재료)에 대한 공부를 한다.

2) 대체하기

예시 1) 컴퓨터 게임을 2시간 했었는데 1시간 반으로 줄이고 30분은 운동에 투자한다.

예시 2) 즐겨 먹던 인스턴트 햄버거 대신 양질의 고기를 이용한 수제 햄버거를 만들어 본다.

3. 실천하기

실제 상황에 대해 자신이 대처한 행동, 결과, 느낌을 작성하도록 한다.

목표: 운동 능력 향상	행동 장소: 체육 시설	일시:	년 월 일 시
상황			
행동			
결과			
느낌			

4. 평가하기

1) 종합평가

스트레스 자가 점검표를 활용하여 과거의 스트레스 지수를 현재와 비교해 본다.

계획 및 실천 항목	만족	보통	미흡
나의 스트레스 원인을 잘 파악하고 계획을 설정하였다.			
나는 구체적인 목표를 세웠다.			
나는 실현 가능한 계획표를 작성하였다.			
긍정적인 생각과 태도로 행동에 임하였다.			
나의 행동에 대하여 수시로 점검하고 행동일지를 작성했다.			
계획을 실행에 옮기지 못했을 때 대체 방법을 생각했다.			
계획을 실천하며 변화하는 자신의 모습을 느낄 수 있었다.			
목표를 달성하기 위해 평소의 습관을 버리고 새로운 것에 도전하기 위해 노력했다.			

- 만족 6개 이상: 목표 달성
- 만족 4개 이상, 보통 2개 이상: 목표 달성
- 만족 2개 이상, 보통 2개 이상: 목표에 도달하지 못함
- 미흡 4개 이상: 목표에 도달하지 못함

참고문헌

- Chu, Y. K., & Yoo, H. S. (2007). Effect of Regular Swimming on Stress-induced Polyamine in Rat Brain & Peripheral Regions. 한국발육발달학회지, 15(4), 259-264.
- Crews, D. J., & Landers, D. M. (1987). A meta-analytic review of aerobic fitness and reactivity to psychosocial stressors. Medicine & science in sports & exercise.
- Dishman, R. K., Warren, J., Youngstedt, S. D., Yoo, H., Bunnell, B., Mougey, E., . . . Evans, D. (1995). Activity-wheel running attenuates suppression of natural killer cell activity after footshock. Journal of Applied Physiology, 78(4), 1547-1554.
- Kobasa, S. (1984). How much stress can you survive. American Health, 3(9), 64-72.
- Selye, H. (1976). Stress without distress. In Psychopathology of human adaptation (pp. 137-146): Springer.
- Matthew Johnstone (2021). 굿바이 스트레스: 스트레스에서 벗어나 몸과 마음의 균형을 회복하는 방법. 서울: 생각속의집
- 박승한·류호상·권영우 (2011). 운동과 건강. 경북 경산: pegasus
- 손천택·신원태·이상욱 (2011). 신체활동·운동과 건강. 서울: 대한미디어

- 정영수, 강현주, 김연수, 박현, 서상훈, 송욱, 이동규, 전용관, 전태원 (2013). 운동생리학. 레인보우북스.
- 고영규, 김명준, 김재호, 민계식, 박세호, 박헌용, 백자현, 설원기, 윤계순, 윤치영, 윤화경, 장종수, 조쌍구 (2017). 인체생리학. 라이프사이언스.
- 대한운동사회(2007). 운동생리학. 서울: 한미의학.
- 정연수·고성경·이여익·이종삼·장인현·김기진·고기준·양저옥·박상갑·하성·임강일·신원태(2008). 웰빙 시대의 맞춤운동과 건강. 서울: 한미의학.
- Amstrong, L.E., J.P. De Luca, and R.W. Hubbard. Time course of recovery and heat acclimation ability of prior exertional heat stroke patients. Med. Sci. Sports Exer. 22: 36-48, 1990.
- Cheuvront, S.N. and E.M. Haymes. Thermoregulation and marathon running: biological and environmental influences. Sports Med. 31: 743-762, 2001.
- Dill, D.B., L.F. Soholt, C. MLean, T. Drost, and M.T. Loughran. Capacity of

- young males and females for running in desert heat. Med. Sci. Sports 9:137-142, 1997.
- Green, H. J., J. Sutton, P. Young, A. Cymerman, and C. S. Houston. Operaion Everest II: Muscle energetic during maximal exhaustive exercise. J. Appl. Physiol. 66: 142-150, 1989.
- Hochachka, P. W. The lactate paradox: analysis of underlying mechanisms. Ann. Sports Med. 4: 184-188, 1989.
- Hornbein, T. F. The high-altitude brain. J. Exp. Biol. 204: 3129-3132, 2001.
- Martens, W. J. Climate change, thermal stress and mortality changes. Soc. Sci. Med 46: 331-334, 1998.
- Nielsen, B., S. Strange, N. J. Christensen, J. Warderg, and B. Saltin. Acute and adaptive responses in humans to exercise in a warm, humid environment. Pflugers Arch. 434: 49-56, 1997.

- Berk, L., Nieman, D. C., Youngberg, W. S., Arabatzis, K., Simpson-Westerberg, M., Lee, J. W.,... Eby, W. C. (1990). The effect of long endurance running on natural killer cells in marathoners. Med Sci Sports Exerc, 22(2), 207-212.
- Bury, T., Louis, R., Radermecker, M., & Pirnay, F. (1996). Blood Mononudear Cells Mobilization and Cytokines Secretion During Prolonged Exercises. International journal of sports medicine, 17(02), 156-160.
- Calabrese, L. H., & LaPerriere, A. (1993). Human immunodeficiency virus infection, exercise and athletics. Sports medicine, 15(1), 6-13.
- Cannon, J. G., & Kluger, M. J. (1983). Endogenous pyrogen activity in human plasma after exercise. Science, 220(4597), 617-619. doi:10.1126/science.6836306
- Castell, L., Newsholme, E., & Poortmans, J. (1996). Does glutamine have a role in reducing infections in athletes? European journal of applied physiology and occupational physiology, 73(5), 488-490.
- Castell, L., Poortmans, J., Leclercq, R., Brasseur, M., Duchateau, J., & Newsholme, E. A. (1996). Some aspects of the acute phase response after a marathon race, and the effects of glutamine supplementation. European journal of applied physiology and occupational physiology, 75(1), 47-53.
- Crary, B., Borysenko, M., Sutherland, D., Kutz, I., Borysenko, J., & Benson, H. (1983). Decrease in mitogen responsiveness of mononuclear cells from

peripheral blood after epinephrine administration in humans. The Journal of Immunology, 130(2), 694-697.

- Dauty, M., Menu, P., & Fouasson-Chailloux, A. (2020). Effects of the COVID-19 confinement period on physical conditions in young elite soccer players. The Journal of Sports Medicine and Physical Fitness.
- Dufaux, B., & Order, U. (1989). Plasma elastase-α1-antitrypsin, neopterin, tumor necrosis factor, and soluble interleukin-2 receptor after prolonged exercise. International journal of sports medicine, 10(06), 434-438.
- Lewicki, R., Tchorzewski, H., Denys, A., Kowalska, M., & Golińska, A. (1987). Effect of physical exercise on some parameters of immunity in conditioned sportsmen. International journal of sports medicine, 8(05), 309-314.
- Mackinnon, L. T., & Hooper, S. (1994). Mucosal (secretory) immune system responses to exercise of varying intensity and during overtraining. International journal of sports medicine, 15(S 3), S179-S183.
- McKenna, S. M., & Davies, K. (1988). The inhibition of bacterial growth by hypochlorous acid. Possible role in the bactericidal activity of phagocytes. Biochemical Journal, 254(3), 685-692.
- Nieman, D. C., Henson, D., Johnson, R., Lebeck, L., Davis, J. M., & Nehlsen-Cannarella, S. L. (1992). Effects of brief, heavy exertion on circulating lymphocyte subpopulations and proliferative response. Medicine and science in sports and exercise, 24(12), 1339-1345.
- Oshida, Y., Yamanouchi, K., Hayamizu, S., & Sato, Y. (1988). Effect of acute physical exercise on lymphocyte subpopulations in trained and untrained subjects. International journal of sports medicine, 9(02), 137-140.
- Pedersen, B. K., & Ullum, H. (1994). NK cell response to physical activity: possible mechanisms of action. Medicine and science in sports and exercise, 26(2), 140-146.
- Peters, E., & Bateman, E. (1983). Ultramarathon running and upper respiratory tract infections-an epidemiological survey. South African Medical Journal, 64(16), 582-584.
- Rigsby, L. W., Dishman, R., Jackson, A. W., Maclean, G., & Raven, P. (1992). Effects of exercise training on men seropositive for the human immunodeficiency virus-1. Medicine & science in sports & exercise.
- Shek, P. N., Sabiston, B., Buguet, A., & Radomski, M. (1995). Strenuous exercise and immunological changes. International journal of sports medicine, 16(07), 466-474.

- Sklarek, H., Mantovani, R., Erens, E., Heisler, D., Niederman, M., & Fein, A. (1984). AIDS in a bodybuilder using anabolic steroids. The New England journal of medicine, 311(26), 1701.
- Smith, J. A., & Weidemann, M. J. (1990). The exercise and immunity paradox: A neuro-endocrine/cytokine hypothesis. Medical Science Research.
- Verde, T., Thomas, S., & Shephard, R. (1992). Potential markers of heavy training in highly trained distance runners. British journal of sports medicine, 26(3), 167-175.

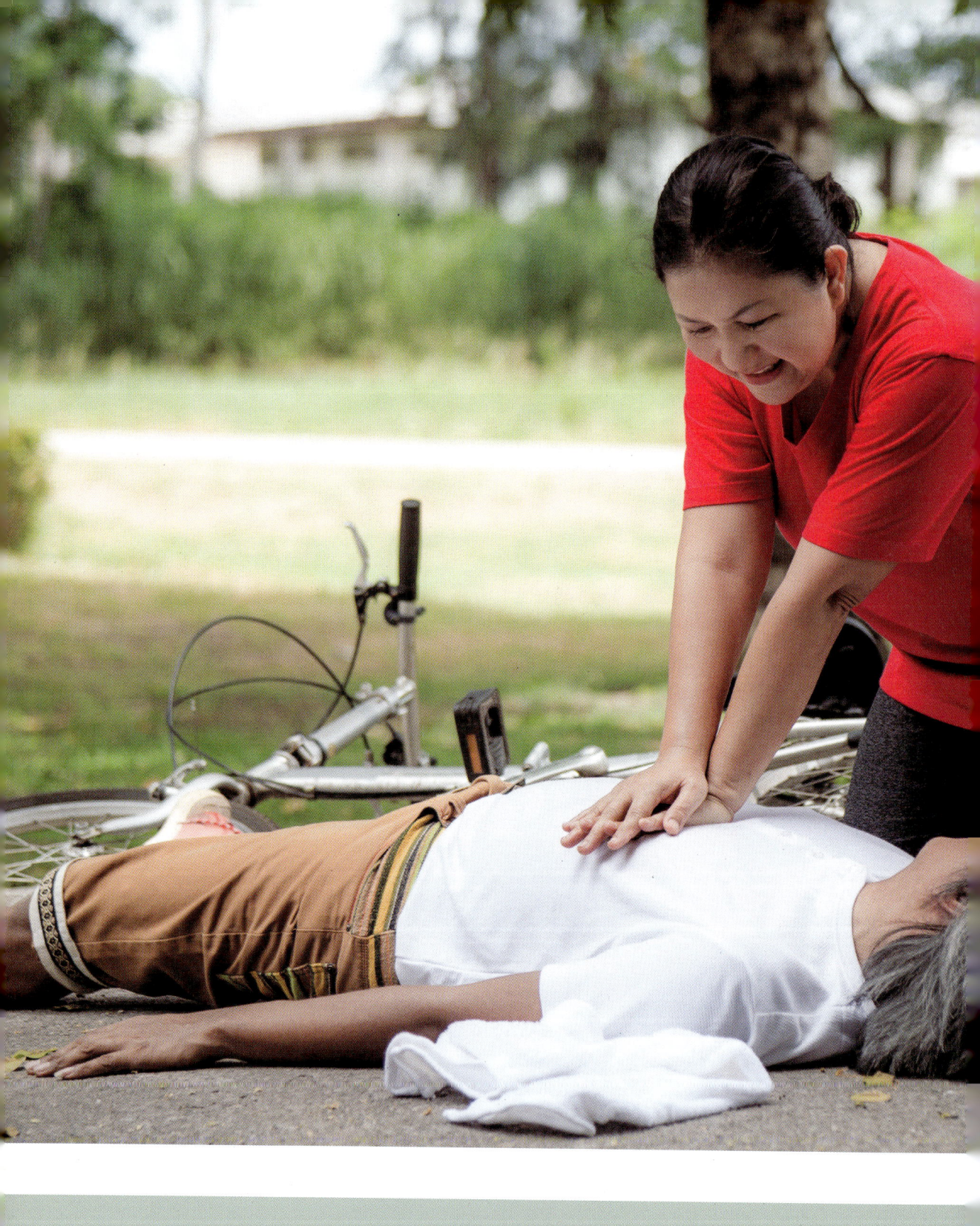

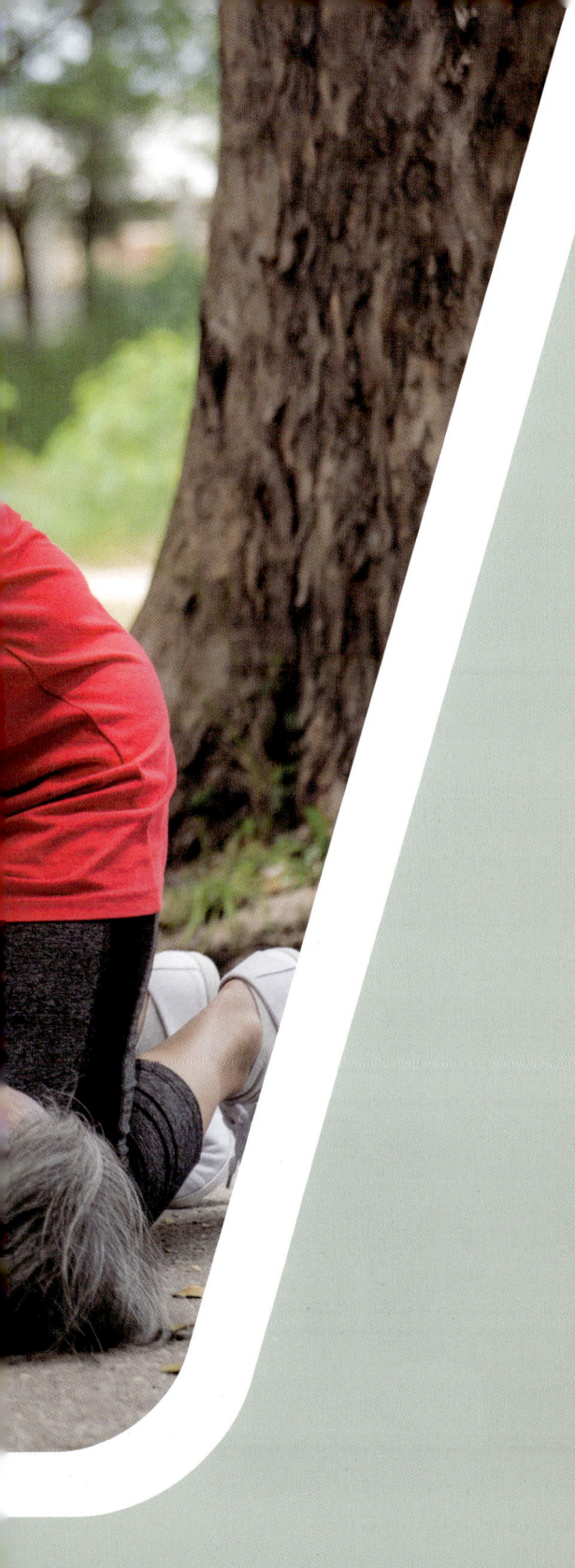

Section 6
부록

chapter 01 | 응급처치
chapter 02 | SPORTS와 TECHNOLOGY
(스포츠와 기술)

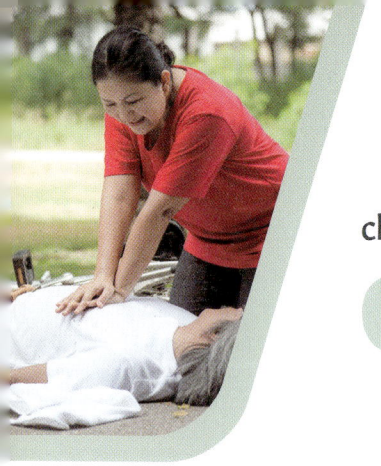

chapter 01 응급처치

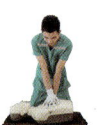 1 응급처치의 이해

응급처치는 다친 사람이나 급성질환자에게 사고 현장에서 즉시 취하는 조치로, 자기 자신을 지키고 전문적인 의료서비스를 받기 전까지의 적절한 처치와 보호를 통해 생명을 구할 수 있게 하는 행위를 말한다.

응급환자가 발생하면 응급의료체계에 신고한 후 해당 기관의 인력(전문, 응급의료진)이 도착하기 전까지 현장에서의 응급처치로 환자의 생명을 구할 수 있도록 도와주어야 한다. 우리나라에서는 119구급대가 대표적이다.

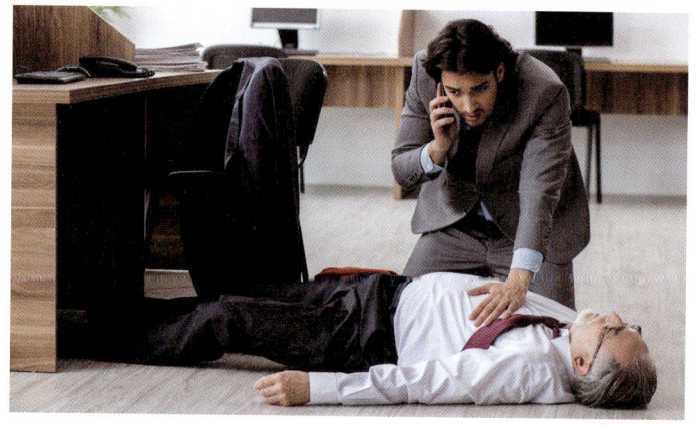

▲ 응급상황에서의 적절한 조치는 생명을 구할 수 있다.

응급처치의 원칙(3C)

① **현장조사**(Check): 현장의 안전(위험요소 유무) 여부 및 부상자의 현재 상태에 대한 파악과 주변에 응급처치가 가능한 사람이 있는지를 확인한다.
② **구조요청**(Call): 현장조사와 동시에 응급의료체계(119 등)로 신고한다.
③ **처치**(Care)
 • 환자의 생명에 대한 위독성을 파악한 후 적절한 응급처치를 시행한다.
 • 생명과 관련하여 위급한 부위라고 할 수 있는 심장, 폐, 뇌, 척추 등에 대한 파악을 실시하며, 환자에게는 자신이 응급처치자임을 반드시 알려주어야 한다.
 • 전문(응급)의료진이 도착하면 환자 상태에 대하여 정확히 인계한다.

Check — 현장조사

– 현장은 안전한가?
– 무슨 일이 일어났는가?
– 얼마나 많은 사람이 다쳤는가?
– 도움을 받을 수 있는 사람이 있는가?

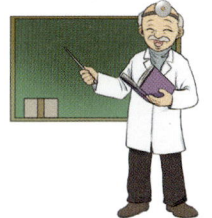

Call — 연락

– 응급의료기관에 즉시 전화한다.
– 상담원에게 필수적인 정보를 제공한다.
– 상담원이 전화를 끊을 때까지 전화를 끊지 않고 처치에 필요한 도움을 받는다.
– 전화를 걸고 난 후 환자 처치를 계속한다.

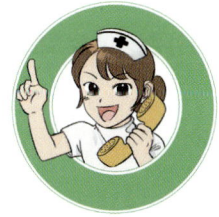

Care — 처치 및 도움

– 환자의 호흡과 의식에 어떤 변화가 있는지 주목한다.
– 의식이 있으면 환자를 안심시키고 편안하게 쉬도록 도와준다.
– 응급처치를 하기 전에 환자의 허락을 받는다.
– 생명이 위험한 환자나 생명이 위험하게 될 환자는 옮기지 않는다.
– 자신의 안전을 확보한다.
– 환자에 대한 생사를 판정하지 않는다.
– 원칙적으로 의약품은 사용하지 않는다.
– 어디까지나 응급처치로 그치고 전문 의료요원의 처치에 맡긴다.

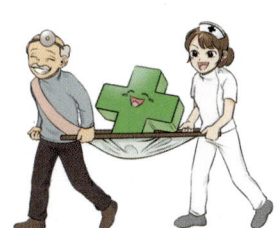

<그림 부록-1> 응급상황 시 반드시 기억해야할 3C (한국산업안전보건공단)

2) 현장에서의 응급처치

누구든지 응급한 상황을 갑작스럽게 맞이하게 되면 당황하고, 응급처치 시행에 대한 두려움을 가지기 마련이다. 하지만 응급상황에서의 최초 반응자는 응급의료체계와 환자를 신속히 연결시키는 아주 중요한 역할을 수행하게 되며, 특히 이들은 환자가 신뢰할 수 있도록 행동하는 것이 매우 중요하다.

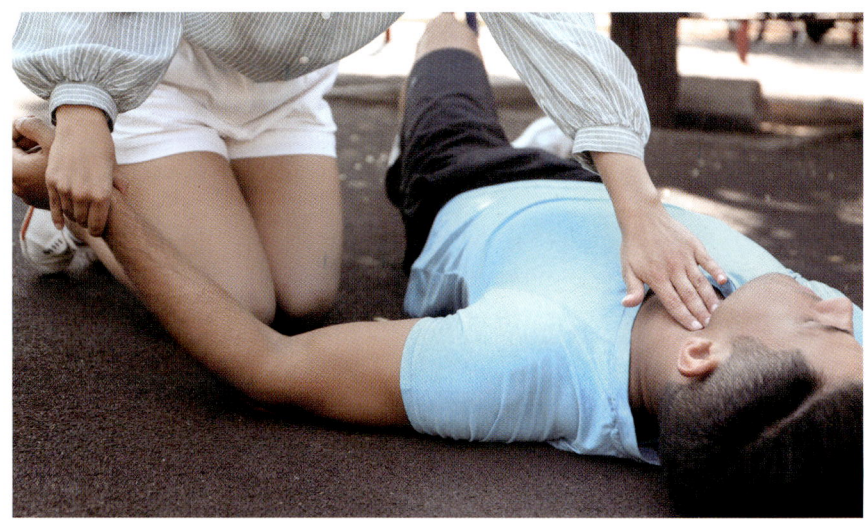

▲ 응급환자의 상태 점검 상황

3) 현장에서 최초 반응자의 역할

최초 반응자는 응급환자가 발생할 경우 가장 먼저 환자 주변의 안전을 확인해야 한다. 그리고 응급의료체계로 구조를 요청하고 차량 및 구경꾼 통제, 그리고 안전하고 신속하게 부상자나 환자에게 적절한 응급처치를 해야 한다. 사실 본인 혼자서 이 모든 것을 행할 수 없으므로 주변에 있는 다른 사람에게 현장의 업무를 분담시키고, 직접적인 응급처치자는 아래에 나타난 것들을 수행해야 한다.

① 심폐소생술 혹은 기본 외상 처치술을 시행해야 한다.
② 자동제세동기를 사용할 줄 알아야 하며 응급의료체계 즉, 응급구조사를 지원해야 한다
③ 교육받고 본인이 행할 수 있는 부분만 시행해야 하며, 의료진이 도착하

면 업무를 인계한다.

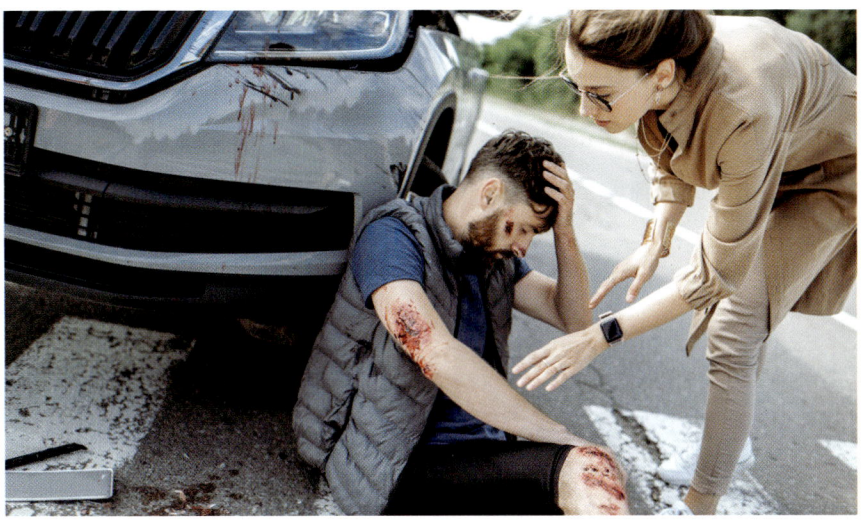

▲ 환자를 발견하면 적극적인 조치를 취해야 한다.

※ 응급처치 시 주의사항(동의)

- 명시적 동의: 환자의 의식이 있는 경우 처치자는 자신이 응급처치자임을 밝히고 앞으로 행할 응급처치에 대해 설명을 해야 한다.
- 묵시적 동의: 환자가 의식이 없는 경우 주변의 가족에게 동의를 구하거나 환자가 이에 동의할 것이라는 것으로 가정하고 처치를 실시한다. 또한 환자가 별다른 거부반응을 보이지 않는다면 이에 동의했다고 가정하여도 무방하다.

※ 선한 사마리아인 법

응급의료 종사자가 아닌 사람이 응급처치를 제공하다 발생한 재산상 손해 혹은 사상(사망)에 대해 고의 또는 중대한 과실이 없는 경우 그 행위자는 민사책임과 상해에 대한 형사책임을 지지 아니하고 사망에 대한 형사책임을 감면한다.

- 생명이 위급한 상황에서 행동하였을 때
- 올바른 신념에 따라 행동하였을 때
- 보상을 바라지 않고 행동하였을 때
- 악의에 찬 행위 혹은 지나친 과실을 범하지 않았을 때

2 응급의료체계의 이해

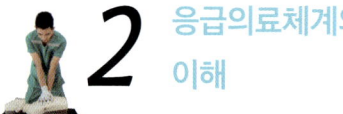

응급의료체계란 응급환자의 생명에 대한 중대한 위협을 예방 또는 감소시킬 수 있게 하는 체계를 말한다.

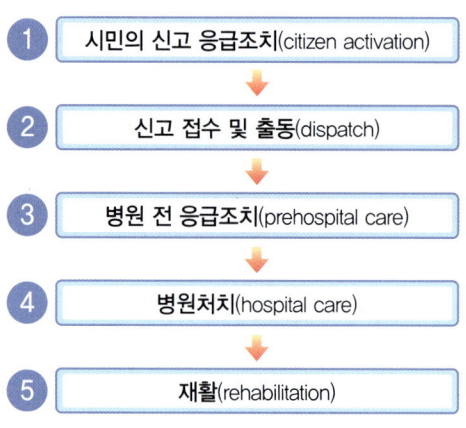

<그림 부록-2> 응급의료체계의 구성과 활동단계

응급의료체계(EMSS: emergency medical services system)는 의학적 측면에서는 병원 밖에서의 응급의료 행위에 대한 확대를 의미하고, 사회적으로는 사회보장 및 복지제도의 향상을 의미한다.

각 나라마다 응급의료체계를 구축하는 원칙과 목적은 유사하지만, 해당 국가의 사회-의료제도나 자연환경에 따라 그 나라만의 독특한 응급의료체계가 구축될 수 있다. 따라서 어떤 국가의 응급의료체계가 우위에 있다고 말하기가 어렵고, 단지 개선과 발전을 위해 얼마나 노력하느냐가 중요하다고 할 수 있다.

응급의료체계를 좀 더 구체적으로 정의하면 적정 규모의 지역에서 응급상황 발생 시 효과적이고 신속하게 의료를 제공하기 위해서 인력, 시설, 장비를 유기적으로 운용할 수 있도록 재배치하는 것을 말하는데, 우리나라의 대표적인 응급의료체계는 '119구급대'라고 할 수 있다.

응급환자가 발생하게 된 경우 현장에서의 적절한 처치, 신속하고 안전한 병원으로 이송과 같이 질 높은 응급의료 서비스를 제공하기 위해서는 앞에서와 같은 유기적인 협력체계의 구축이 필수적이다.

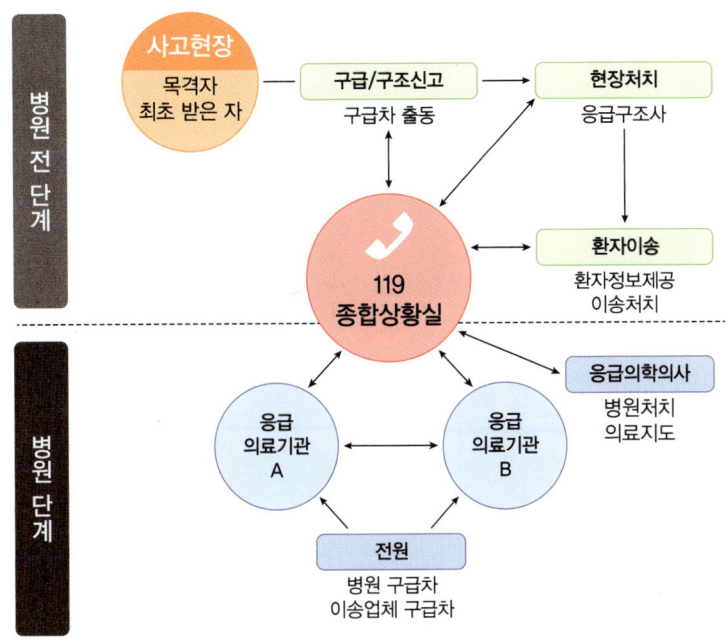

<그림 부록-3> 응급의료체계 운용단계

1단계 현장단계		응급상황을 처음 목격한 최초발견자는 응급의료체계(119)에 신고해야 하고, 환자의 생명이 위급한 상태인지 또는 어떤 응급처치가 필요한지를 평가한 다음 전문(응급)의료인이 오기 전까지 현장에서의 적절한 응급처치를 시행해야 한다.
2단계 이송단계		응급환자를 현장에서 병원까지 이송하는 단계로 이송 교통체계와 이송 중 응급처치 체계, 그리고 응급의료진과 병원·현장과의 통신 연결 체계 등이 굉장히 중요하다.
3단계 병원단계		응급환자가 응급의료기관에 이송되어 의료진에 의한 적절한 진료를 받는 단계로 응급의료기관은 진료를 위한 인력, 시설, 장비 등을 갖추어야 한다.

응급의료 구성요소(통신체계)
각 단계의 유기적인 연결을 위한 유·무선의 통신망으로 구급차와 현장, 병원과 구급차, 현장과 병원, 병원과 병원을 연결하는 응급의료체계 내의 혈액과 같은 기능을 수행한다.
응급의료체계에서 이용 가능한 모든 통신수단을 이용하는 포괄적인 체계를 말한다.

<표 부록-1> 응급의료체계 3단계

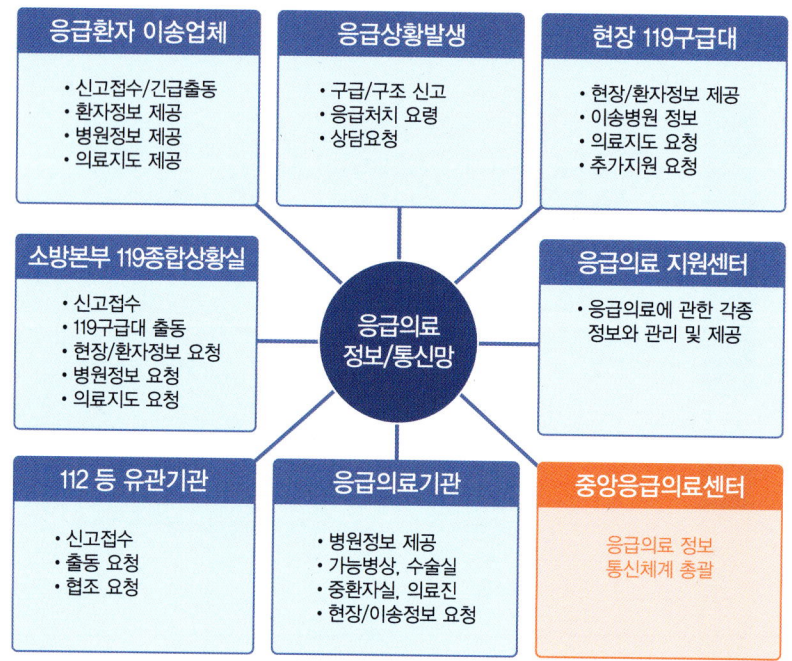

<그림 부록-4> 우리나라 응급의료 정보·통신 체계 모식도

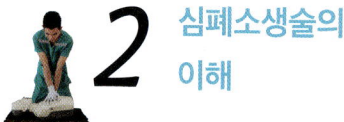

2. 심폐소생술의 이해

급성심정지가 발생한 후 4~6분이 경과하면 뇌는 적절한 산소공급이 이루어지지 않게 되어 다시는 정상적인 상태였을 때와 같은 정도의 기능을 회복할 수 없게 된다.

따라서 심정지 발생 직후 심폐소생술을 실시하지 않으면 만약 생존한다고 하더라도 심각한 후유증이 발생할 수 있다. 특히, 우리나라의 경우 심정지 목격자에 의한 심폐소생술 시행률이 다른 나라에 비해 굉장히 낮으며, 심정지 환자의 생존율 또한 저조한 실정이다.

따라서 심정지 환자를 실제로 발견한 최초 목격자는 당황하지 말고 즉시 현장에서 환자 평가에 이어 심폐소생술을 시행할 수 있어야 한다.

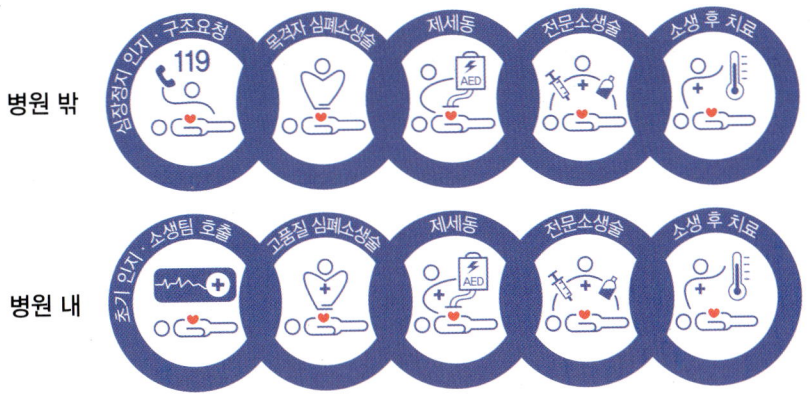

<그림 부록-5> 한국의 생존사슬
"2020 한국형 심폐소생술 가이드라인 5년 만에 바뀐다". 소방방재신문(2020).

1) 생존사슬(chain of survival)

갑작스럽게 심정지 환자가 발생했을 때 생존율을 높이기 위해서 미국심장협회(AHA, America Heart Association)에서는 1992년 처음으로 병원 전 심정지 환자의 소생을 위한 일련의 과정인 생존사슬과 관련된 지침을 제공하였다. 최근 AHA에서는 6단계로 병원 밖과 병원 내로 구분하여 제공하였다. 한국의 질병관리청에서는 5단계로 변경하여 제공한다.

2) 심폐소생술 CPR(cardiopulmonary resuscitation)

심폐소생술은 1. 기본소생술, 2. 전문소생술, 3. 심정지 후 통합치료의 3단계로 구분하고 있다.

기본소생술은 응급상황 시 주변에 있는 사람에게 응급기관으로의 신고를 요청하고, 가슴압박과 인공호흡의 순서로 심폐소생술을 시행하는 방법을 말한다. 전문소생술은 심박동을 회복시키기 위해 심전도에 바탕을 둔 전기적 제세동, 약물투여 및 각종 장비들을 활용하는 단계를 말한다. 심정지 후 통합치료는 심박동이 회복된 후 재발을 방지하고, 뇌손상을 줄이기 위해 통합치료를 시행하는 단계를 말한다.

성인의 경우 정신적 또는 심리적 원인에 의한 심정지를 나타내는데, 조기 제세동 치료가 요구되어 심폐소생술 시행 전에 119 신고를 해야 한다. 또한 소아와 영아는 성인과 달리 기도폐쇄에 의한 저산소증이 많으므로 호흡유지를 주로 심폐소생술을 2분간 시행한 뒤 심폐기능이 회복되지 않으면 119 신고를 해야 한다.

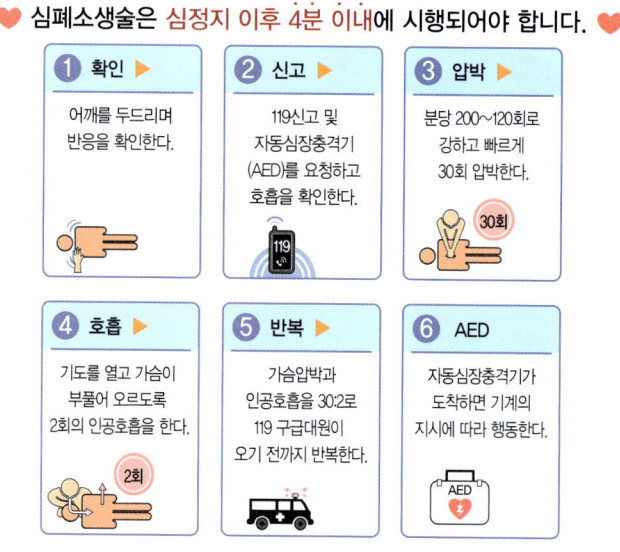

<그림 부록-6> 심폐소생술의 시행순서
연령별 심폐소생술의 모든 것. 서울삼성병원

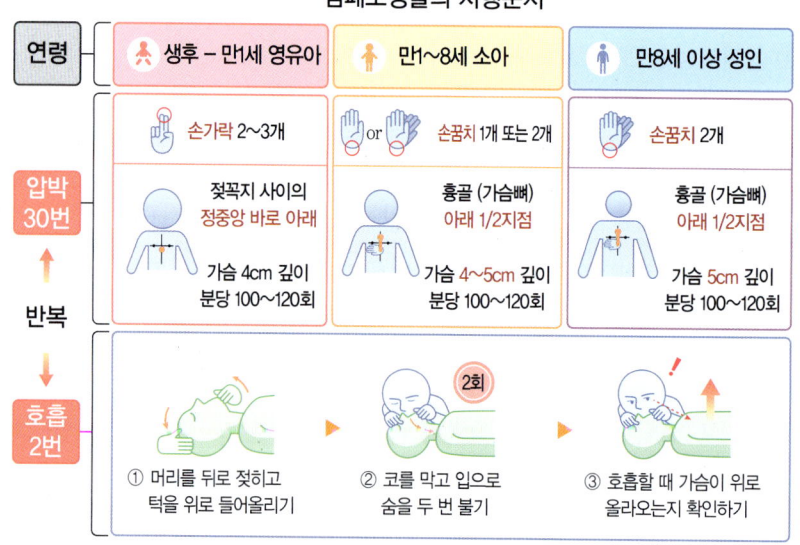

<그림 부록-7> 연령별 심폐소생술 방법
연령별 심폐소생술의 모든 것. 서울삼성병원

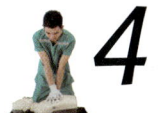

4 자동제세동기의 사용

심실세동(ventricular fibrillation)은 여러 가지 원인들로 인해 심장이 매우 빠르고 불규칙한 수축을 나타내는 상태를 말하는데, 주로 심정지 환자들에게 관찰되는 심장 리듬이다. 심실세동 시 강한 전류를 일시적으로 통과시켜 심장이 정상적으로 박동할 수 있도록 하는 것을 제세동술이라 부르며, 응급상황 시 이러한 제세동술을 의료인뿐만 아니라 일반인들도 행할 수 있도록 공급해야 하는 것이 바로 자동제세동기이다.

자동제세동기는 조금만 교육받으면 누구나 사용할 수 있으며, 우리나라는 2007년 법률에 명시됨에 따라 병원뿐만 아니라 호텔, 백화점, 경기장, 공항 등 우리 생활하고 있는 주변 어디에서도 쉽게 찾아볼 수 있게끔 설치되어 있다. 이러한 보급은 오늘날 심장마비 환자의 사망률을 감소 시키는 데 큰 역할을 하고 있다.

1) 자동제세동기(automated external defibrillator; AED)

자동제세동기는 작동방법에 따라 완전자동과 반자동 제세동기로 구분할

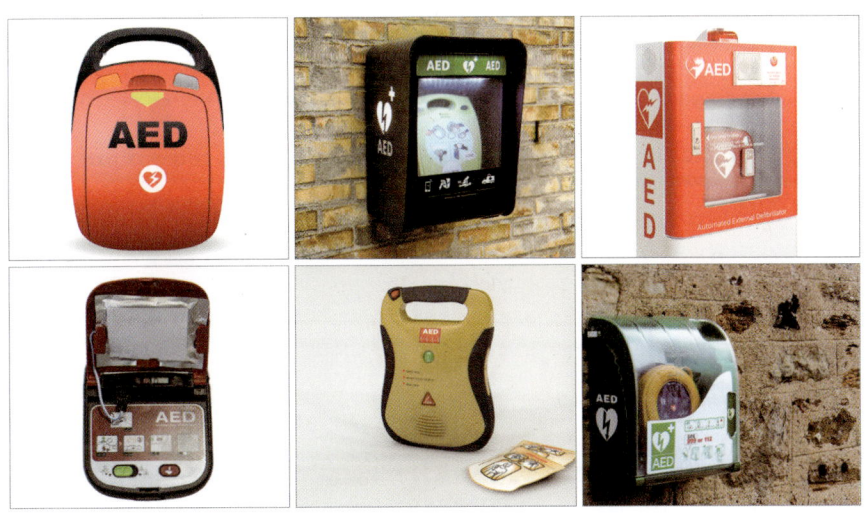

▲ 제세동기의 여러 가지 종류

수 있다. 완전자동 제세동기는 전원을 켠 후 환자의 흉부에 전극을 부착하면 더 이상의 외부 조작없이 심장리듬을 분석하고 필요에 따라 충전하여 스스로 제세동을 실시한다. 반자동 제세동기는 심장리듬을 분석하여 충전한 이후 버튼을 누르도록 음성으로 지시하도록 되어 있으며, 우리나라에 많이 알려져 있는 것은 반자동 제세동기이다.

자동제세동기의 사용

1. 전원을 켜고, 음성 및 메시지의 안내를 따른다.
2. 환자의 상의를 탈의시킨다(성인 여성의 경우 속옷 안쪽으로 실시할 수 있도록 한다.).
3. 물기가 없도록 한 후 적절한 위치에 패드를 부착한다.
4. 분석 버튼을 눌러 심전도를 분석한다.
5. 분석이 끝난 후 제세동이 필요할 경우 제세동을 시행하고, 감전의 위험이 있으므로 주변에 사람이 다가가지 않도록 안내한다.
6. 제세동 후 가슴압박을 바로 실시한다.
7. 구급대원이 도착할 때까지 AED의 안내에 따라 계속적으로 처치를 실시한다.

AED 사용법

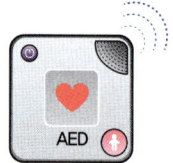 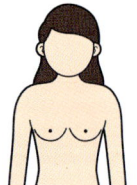 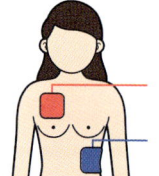

1. Turn on device β follow audio instructions.
2. Expose the person's bare chest, including bra
3. Apply the electrode pads to the person's dry skin

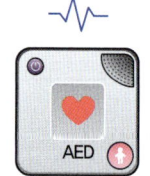  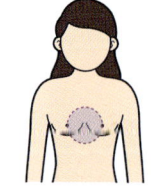

4. Allow the AED to analyze the person's heart rhythm.
5. Make sure no one touches the person as the AED delivers a defibrillation shock.
6. Continue Hands-Only CPR after the shock has been delivered.

<그림 부록-8> 자동제세동기의 사용

5 근골격계의 손상과 대처

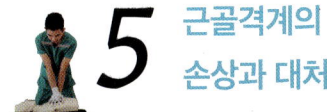

응급상황에서의 외상 중 근골격계 손상 및 척추 손상이 전체 환자의 약 80%를 차지하며 대다수 외부의 물리적 충격을 흡수하지 못하여 근육과 골격이 손상된다. 근골격계의 손상은 환자의 생명과는 직접적으로 연관되지 않는 경우도 있으나, 이에 대한 적절한 처치를 하지 않으면 큰 장애를 남길 수도 있다. 따라서 최초 반응자는 염좌, 탈구, 골절 등의 손상을 바르게 인식하고 구분하여 적절한 응급처치를 실시해야 한다.

1) 염좌(sprain)

염좌는 과도한 신체활동 혹은 무거운 물체를 들거나 이동할 때 주로 발생한다. 이는 일부 조직이 일부 또는 전체적으로 파열된 상태를 말한다. 보통 손상과 동시에 통증을 느끼면서 손상 부위가 피부색은 변하지 않으나 아프고 붓기 시작한다. 또한 인대가 절단되는 심한 경우도 있으며, 보통 염좌와 골절을 구별하기 어려운 경우가 많다.

염좌의 응급처치

기도 및 호흡과 순환을 확인한다.
초기의 응급처치법으로는 PRICE 방법을 실시한다.

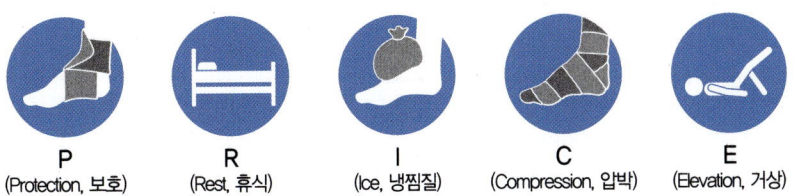

<그림 부록-9> PRICE 처치법
발목이 삐끗! 냉찜질과 온찜질 중 어떤 것이 맞을까요? 가톨릭대학교 대전성모병원.

2) 탈구(dislocation)

탈구는 손상에 의해 정상적인 위치에서 관절의 뼈가 제자리를 벗어난 상태를 말한다. 탈구가 되면 뼈를 연결하는 인대 및 관절 주위의 혈관, 건, 근육 및 신경 역시 손상을 입을 수 있다. 탈구는 관절의 모양이 변하기 때문에 골절보다 쉽게 진단할 수 있다.

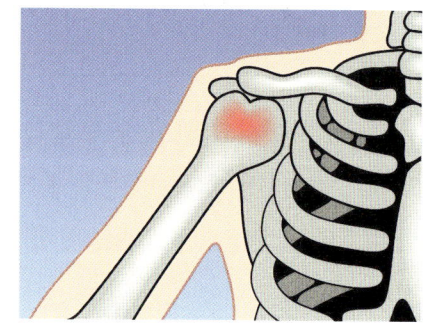

▲ 어깨 부위의 탈구

탈구의 응급처치

- 냉찜질을 해준다.
- 편안한 자세를 취하고 탈구 부위를 움직이지 않게 부목으로 고정한다.
- 슬관절, 고관절 탈구는 베개나 옷가지를 접어 환측 아래쪽에 괴어 준다.

3) 골절(fracture)

골절이란 뼈가 부러지거나 금이 가는 것으로, 교통사고, 추락사고 등이 주요 원인이며 개방성(복잡)과 골절폐쇄성(단순) 골절로 구분한다.

골절은 손상 정도와 양상에 따라 달라진다. 단순골절에서부터 여러 골절편을 형성하는 분쇄골절에 이르기까지 다양하며, 관절면을 포함해 골 표면의 어디든지 나타날 수 있다.

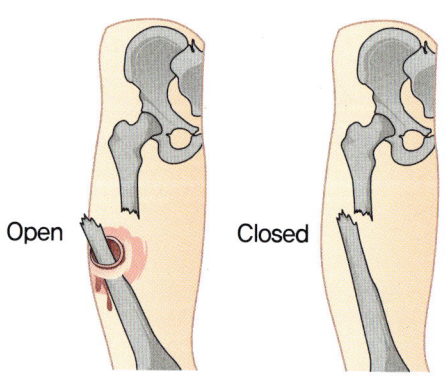

<그림 부록-10> 개방성 골절과 폐쇄성 골절

분류	내용
생나무골절 (greenstick fracture)	골화되지 않은 뼈의 불완전한 골절이며, 청소년기에 주로 발생됨.
분쇄골절 (comminuted fracture)	3조각 이상으로 골절된 상태, 분리된 조각으로 인해 회복되는 데 어려움이 따르며, 수술적 방법이 필요할 수도 있음.
선단골절 (linear fracture)	뼈의 길이 방향으로 몸통부분에서 발생, 점프나 높은 곳에서 뛰어내릴 때 충격에 의해 발생됨.
가로골절 (transverse fracture)	선단골절과 반대로 뼈의 방향과 직각방향으로 골절이 발생됨.
사선골절 (oblique fracture)	나선골절과 유사하며, 뼈의 한쪽 끝은 고정된 상태에서 반대쪽 끝이 갑작스런 회전력이나 비틀어지는 힘을 받았을 때 발생됨.
나선골절 (spiral fracture)	뼈가 S자 모양으로 분리가 되면서 골절이 발생됨. 스키와 같이 발이 고정되어 있는 스포츠에서 주로 발생됨.

<표 부록-2> 골절의 분류
손상의 구조와 특성(52p). 건강운동관리사를 위한 운동상해(2018)

분류	내용
충격골절 (impacted fracture)	높은 곳에서 착지를 하면서 발생된 골절
찢김골절 (avulsion fractureе)	인대나 힘줄염의 부착절에서 뼈의 조각이 분리된 상태의 골절로서, 갑작스런 비틀림이나 신장에 의해 발생.
안와골절 (blowout fracture)	눈 부위의 타격으로 인해 눈확(안와, orbit) 벽에 발생된 골절
톱니상골절 (serrated fracture)	직접적인 타격에 의해 발생되며, 골절의 형태가 톱니의 형태를 띠는 골절
함몰골절 (depressed fracture)	머리뼈(두개골)와 같은 편평한 뼈에서 가장 일반적으로 나타나는 골절. 단단한 표면이나 물체와 부딪힐 때 발생
반충골절 (contrecoup fracture)	손상이 발생된 반대편에서 골절 발생. 예, 머리뼈의 경우 충격에 의해 발생된 뇌와 내부 구조물의 압박이 머리뼈의 반대편에 발생된 골절

<표 부록-3> 특별한 골절의 분류
손상의 구조와 특성(52p). 건강운동관리사를 위한 운동상해(2018)

골절의 응급처치

- 환자의 전반적인 상태를 평가한다.
- 환자를 함부로 옮기지 않는다(뼈 끝의 신경, 혈관, 근육 손상에 주의.).
- 손상 부위를 검진하기 위해 부상 부위의 옷을 제거한다.
- 출혈 시 직접 압박하고 부목으로 고정하고, 지속적으로 관찰한다.
  * 골절이 의심될 경우, 항상 골절로 간주하고 처치해야 하며, 함부로 눌러보거나 꺾어보지 않아야 한다.

4) 부목 고정

근골격계와 관련된 응급처치는 기도, 호흡 및 순환을 확인한 후에 지혈을 실시하고, 소독을 한 후 압박붕대를 감은 후 적절한 부목을 선택하여 고정한다.

부목 선택은 네 가지 정도로 분류할 수 있다.

① 상처 평가와 부합하는 고정력을 가지고 있어야 한다.

② 신속하고 정확하게 고정이 가능해야 한다.

③ 가볍고 이동하는데 불편함이 없어야 한다.

④ 다른 고정 장치와 연결하여 사용할 때 장애가 되지 않아야 한다.

구분	부목명	추천 용도	형태
연성부목	공기부목	뺌, 골절	
연성부목	진공부목	뺌, 골절	

구분	부목명	추천 용도	형태
경성부목	패드(골절)부목	삠, 넓적다리 체간 단독골절 또는 엉덩관절 손상	
연성부목	알루미늄부목	삠, 골절	
견인부목	견인부목	목손상, 차량 또는 협소한 곳에서 자력 탈출이 어려운 경우	

<그림 부록-11> 부목의 종류
구급, 아는 만큼 살린다 - 엉덩이 관절손상(Hip Joint Injury). 소방방재신문(2020).

부목 고정의 여덟 가지 원칙

1. 손상 부위를 노출시켜 상처를 확인하고, 상처 부위가 직접적으로 압박되지 않도록 고정해야 한다.
2. 말단 부위의 감각 정도는 고정 전·후 비교하여 평가하고 관찰한다.
3. 손상된 부위의 위·아래 관절을 모두 포함하여 고정한다.
4. 고정할 때 뼈의 돌출된 부분이 부목과 직접 맞닿을 경우 허혈이나 통증을 유발할 수 있기 때문에 천 같은 것을 덧대 이를 예방해야 한다.
5. 손상 부위를 평가하거나 해부학적 모양으로 정렬하게 된다면 단 한 번에 해결해야 한다.
6. 과도한 무게의 견인은 신경 손상을 발생시킬 우려가 있기 때문에 AAOS(미국정형외과학회)는 견인 부목 고정 시 체중의 10% 또는 최대 7kg을 넘지 못하도록 권고하였다.
7. 부목 고정 시 환자가 통증을 심하게 호소하는 경우에는 손상된 그대로 고정하여 이송하는 것을 고려해야 한다.
8. 골절이 관찰되지 않아도 손상의 기전과 통증 호소를 고려해 골절로 간주하고 부목 고정을 하는 것을 원칙으로 해야 한다.

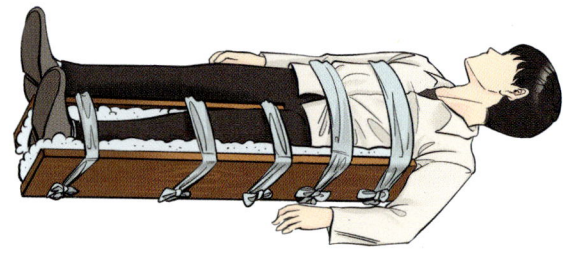

▲ 하지손상에 대해 나무판자를 이용한 전통적인 고정법
구급, 아는 만큼 살린다 - 엉덩이 관절손상(Hip Joint Injury). 소방방재신문(2020).

현직 소방관이 알려주는 TIP

(엉덩이 관절 손상에 대한 여러 형태의 고정법 중 필자가 직접 현장에서 응용해 사용하고 있는 응용 고정법들)

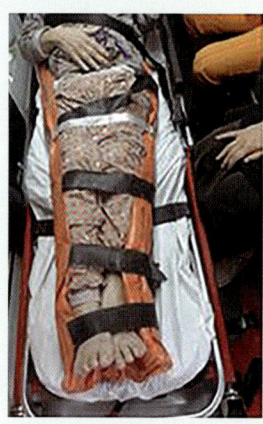 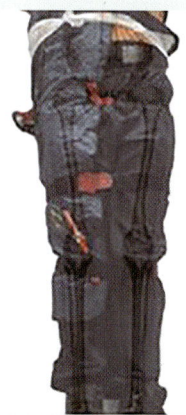 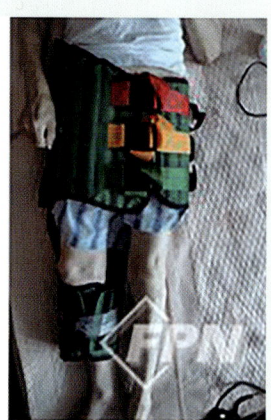

구급, 아는 만큼 살린다 - 엉덩이 관절손상(Hip Joint Injury). 소방방재신문(2020).

전통 고정법인 나무판 사용을 할 수 없다면 다른 장비를 사용해야 한다. 하지만 구급차에서 흔히 구할 수 있는 철사 부목이나 알루미늄 부목 등은 고정력이 약해 고관절 손상에 적용하는 데 제한이 많다. 위의 사진은 협소한 욕실에서 낙상 후 앉아 있던 환자에게 적용한 진공 부목과, 등산을 하다 낙상한 환자에 대한 고관절 고정, 침대에서 떨어져 고관절 골절이 있었던 환자에게 구출 고정대를 활용한 고정법이다. 첫 번째 사례에서 환자는 고정 후 좁은 아파트 엘리베이터에 앉은 상태 그대로 이동이 가능하도록 했고, 두 번째 사례의 환자는 고정 후 긴 척추고정판에 적용할 수 있었다. 세 번째 사례 환자는 보호자에 의해 침대 위에 누워있는 상태였다. 이 환자에게 적용 후 엘리베이터 바닥에 눕힌 뒤 주 들것으로 옮긴 사례다.

위 세 가지 사례 모두 고관절 위 허리관절과 아래의 무릎관절 이하까지 고정해 줬다. 추후 모두 손상 받지 않은 하지와 함께 고정해 이송 중 흔들림에 대비할 수 있도록 했다.

6 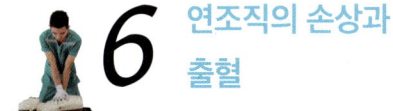 연조직의 손상과 출혈

우리는 살아가면서 크고 작은 여러 가지 상처를 경험하게 되는데, 작게는 물건에 부딪혀 멍들기도 하고, 칼에 베이거나 야외에서 스포츠 활동을 하다 피부에 가벼운 화상을 입는 경우를 종종 볼 수 있다.

인체 조직 손상은 단순한 타박상과 찰과상, 심한 열상, 이물질 관통 등 다양한 형태로 발생할 수 있으며, 이와 같은 손상 시 과다한 출혈이 발생할 경우 빠른 응급처치를 시행하지 않으면 쇼크로 이어져 생명에 있어 위험 요인으로 작용할 수 있다.

사실 외부의 출혈은 육안으로 관찰이 가능하기 때문에 진단과 함께 응급처치가 가능하지만, 만약 내부에 출혈이 발생했을 경우 전문적 치료를 시행해야 지혈을 할 수 있기 때문에 조기에 진단하여 응급처치와 함께 신속히 병원으로 이송하는 것이 중요하다.

따라서 최초 반응자는 손상 부위의 출혈, 감염, 조직손상 등이 지속되지 않도록 외부의 다른 감염원으로부터 보호 및 소독, 그리고 드레싱과 같은 연조직 손상의 응급처치법을 익혀야 한다.

1) 폐쇄성 손상

피부나 점막 표면의 조직은 손상되지 않고 내부 조직만 손상된 경우로, 타박상과 혈종 등이 있다.

폐쇄성 손상의 응급처치

- 즉시 냉각요법을 실시하고, 압박, 거상으로 부목 등을 이용하여 응급처치를 시행한다. (작은 반상출혈만 관찰되는 경우에는 특별한 응급처치를 하지 않음)
- 중증 손상 시 손상 부위를 얼음찜질하고 국소 압박을 하여 연조직의 출혈과 종창을 조절한다. (부목으로 연조직 손상 부위를 고정, 냉각요법으로 통증 줄임)

부록

타박상 (contusion)	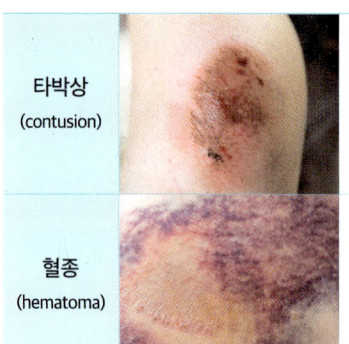	신체에 가해진 물리적 충격으로 인해 피부의 심부조직이 파손된 경우 통상 반상출혈을 유발시키지만 표피의 기능은 그대로 유지한다.
혈종 (hematoma)		피부의 바깥층 밑에서 상당량의 조직이 손상을 입고 심부에 혈액이 축적되어 생기는 종괴를 말한다.

2) 개방성 손상

표피나 신체 부위를 덮고 있는 점막이 손상되면서 내부 조직까지 손상된 상태를 말한다.

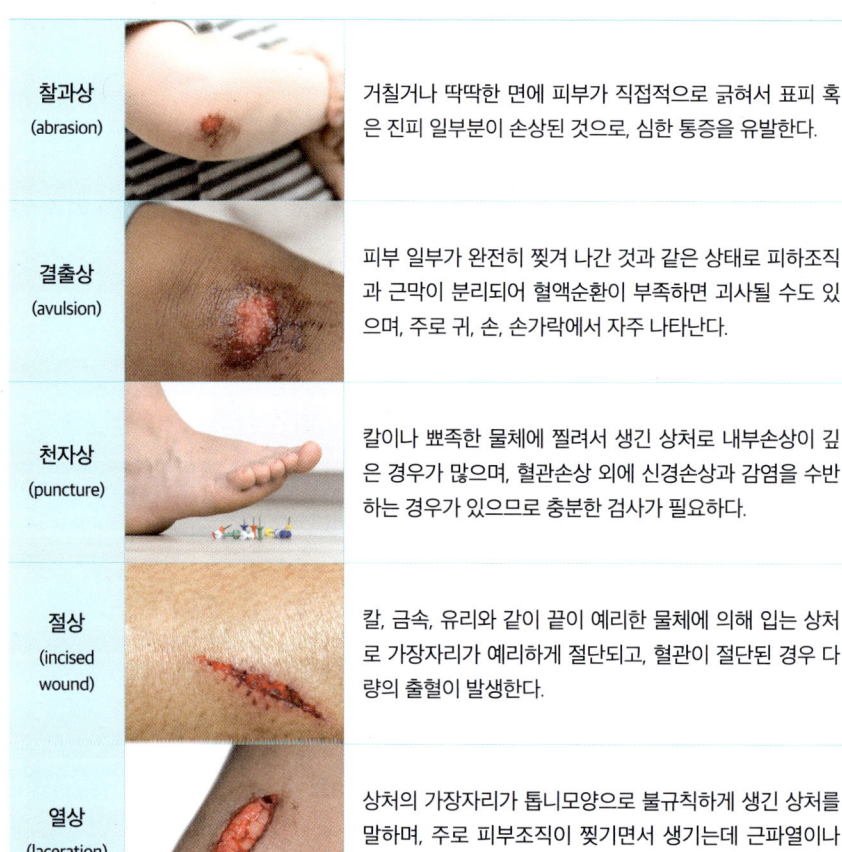

찰과상 (abrasion)		거칠거나 딱딱한 면에 피부가 직접적으로 긁혀서 표피 혹은 진피 일부분이 손상된 것으로, 심한 통증을 유발한다.
결출상 (avulsion)		피부 일부가 완전히 찢겨 나간 것과 같은 상태로 피하조직과 근막이 분리되어 혈액순환이 부족하면 괴사될 수도 있으며, 주로 귀, 손, 손가락에서 자주 나타난다.
천자상 (puncture)		칼이나 뾰족한 물체에 찔려서 생긴 상처로 내부손상이 깊은 경우가 많으며, 혈관손상 외에 신경손상과 감염을 수반하는 경우가 있으므로 충분한 검사가 필요하다.
절상 (incised wound)		칼, 금속, 유리와 같이 끝이 예리한 물체에 의해 입는 상처로 가장자리가 예리하게 절단되고, 혈관이 절단된 경우 다량의 출혈이 발생한다.
열상 (laceration)		상처의 가장자리가 톱니모양으로 불규칙하게 생긴 상처를 말하며, 주로 피부조직이 찢기면서 생기는데 근파열이나 인대파열도 열상에 해당된다.

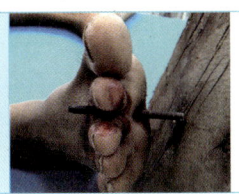

| 관통상 (penetrating injury) | 칼, 날카로운 물체 혹은 총상과 같이 빠른 탄환에 의해서 생기게 되며, 유입된 물체가 심부의 조직이나 장기를 심하게 손상시킴으로 짧은 시간에 대량의 출혈로 치명적인 손상을 유발한다. |

개방성 손상의 응급처치

- 검사 초기 상처의 범위와 정도를 먼저 평가한다.
- 2차 손상 예방을 위해 의복은 가위로 제거해야 한다.
- 출혈 부위는 지혈시키고 소독 거즈로 덮어 오염을 방지한다.
- 부목으로 상처 부위를 고정한다.

3) 출혈

출혈은 크게 외부출혈과 내부출혈로 나뉜다. 출혈을 빨리 처리하지 않을 경우 혈압저하, 의식장애 등으로 저산소증 상태가 되어 출혈성 쇼크 증상이 나타나며, 심할 경우 죽음에 이를 수 있다.

① 외부출혈

개방성 골절로 인해서 출혈이 발생하거나 피부 심부의 열상에 의해 출혈이 발생할 수 있다. 소량의 출혈은 출혈 후 6~10분 이내에 지혈될 수 있지만, 큰 혈관이 손상되면 혈액이 멈추지 않아 외부적인 응급처치로 직접압박, 동맥압박, 지혈대 등의 사용으로 지혈시킬 수 있다.

외부출혈의 응급처치

- 기도유지 후 먼저 경추를 고정한다.
- 호흡 및 순환 기능을 유지한다.
- 골절 고정 및 척추 고정 후, 기타 응급처치를 한 후 신속히 병원으로 이송한다.

② 내부출혈

신체 내부에서 출혈되는 것을 말하며, 내부출혈은 육안으로 관찰하기 어렵고 출혈도 상당히 심하다. 신속한 응급처치나 이송이 수행되지 않을 경우 쇼크에 빠져 짧은 시간 내에 사망할 수도 있다.

내부출혈의 응급처치

- 신체기관의 내부출혈이 의심되면 응급처치인 PRICE 및 Splint(부목고정)를 시행하고 신속히 병원으로 이송한다.

4) 드레싱과 붕대법

① 드레싱

드레싱은 상처부위에 거즈나 접착밴드를 사용하여 상처가 외부적 요인으로부터 감염되지 않도록 하는 역할을 한다. 소독 드레싱을 사용할 수 없는 위급한 경우 깨끗한 천을 사용해도 된다. 드레싱을 할 때 상처보다 크고, 두껍고, 부드러우며, 상처 위에 골고루 압박이 가능한 것을 선택해야 한다.

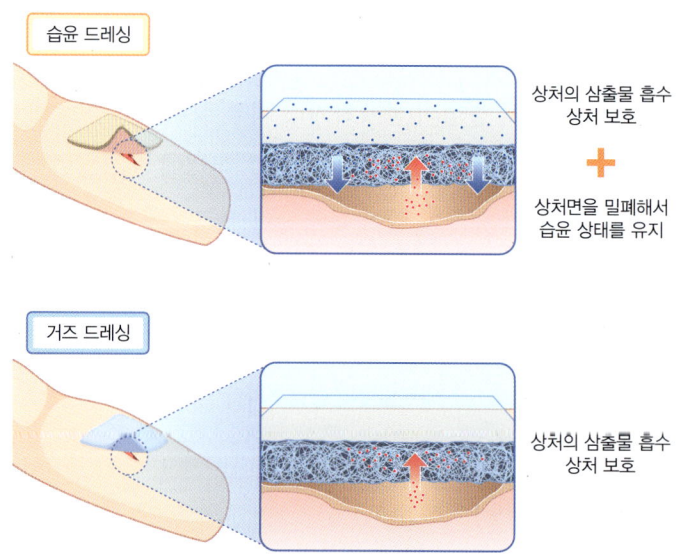

<그림 부록-12> 거즈 드레싱과 습윤 드레싱
습윤 드레싱 올바른 사용법. 생활 안전정보. 식품의약품안전처. 2017

② 붕대법

붕대는 드레싱을 고정하기 위해 사용되는 천으로 지혈을 위해 상처에 압박을 가하고 부목 및 드레싱을 유지할 목적으로도 사용한다.

붕대 감는 방법	
환행대	한 자리에서 여러 번 돌려감는 방법
나선대	붕대 너비의 2/3 정도씩 겹치며 나선 형태로 감아 올라가는 방법

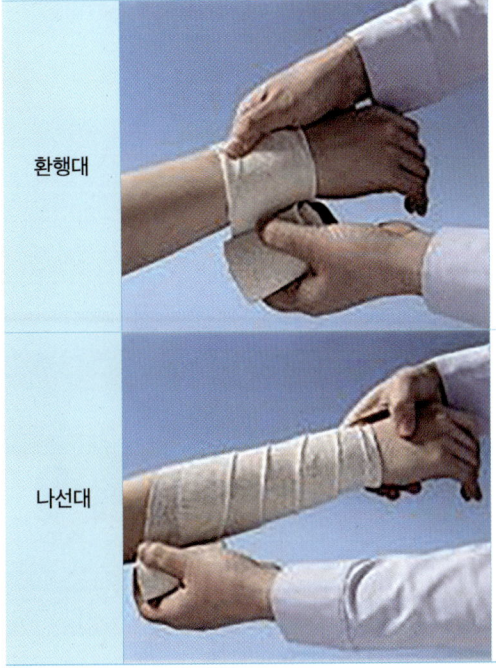

롤 붕대 사용법	
팔 또는 다리	

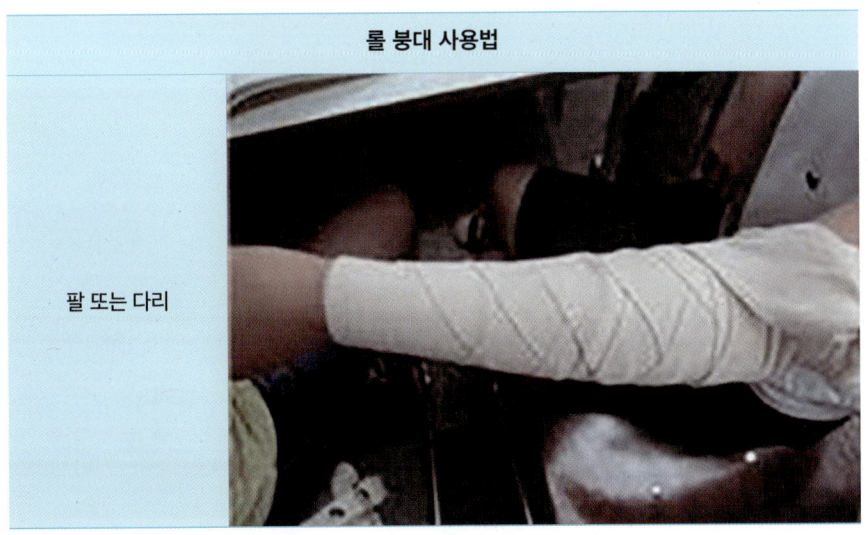

응급처치법 First Aid. 대한적십자사. 2013

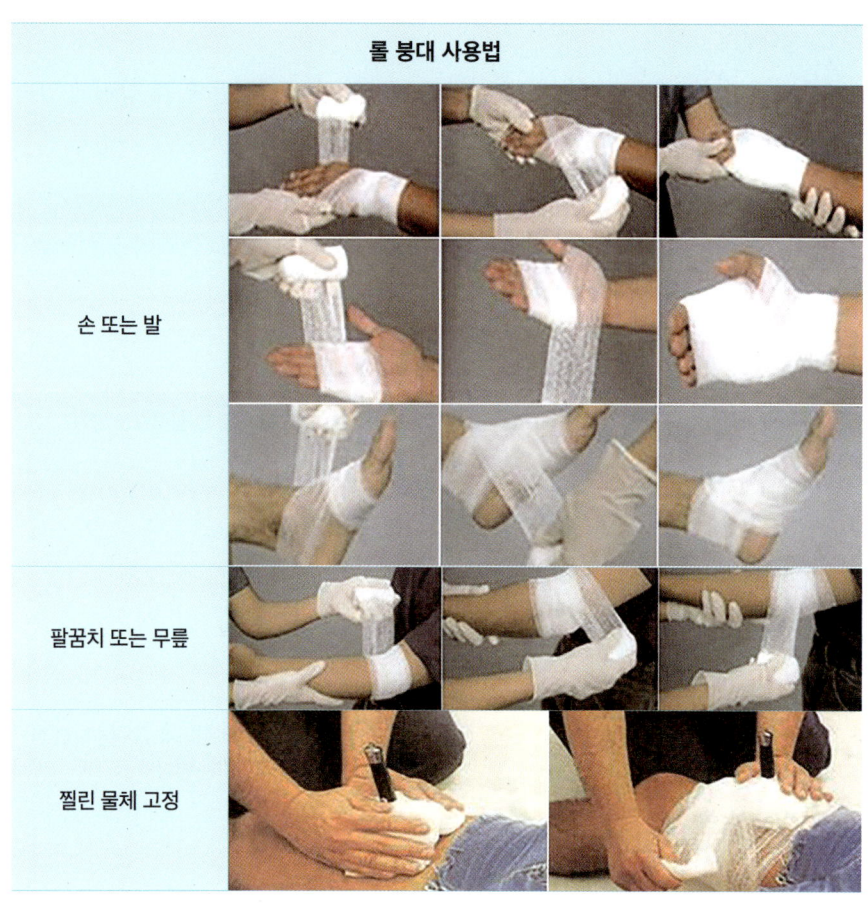

응급처치법 First Aid. 대한적십자사. 2013

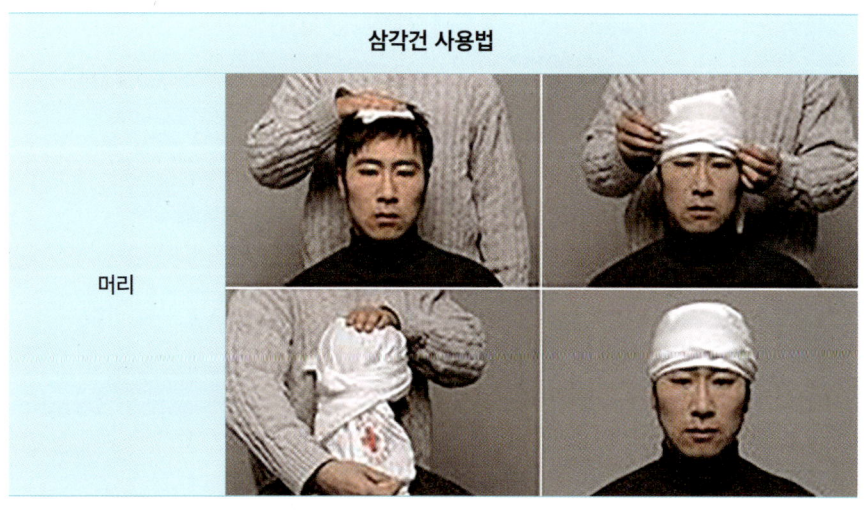

응급처치법 First Aid. 대한적십자사. 2013

삼각건 사용법

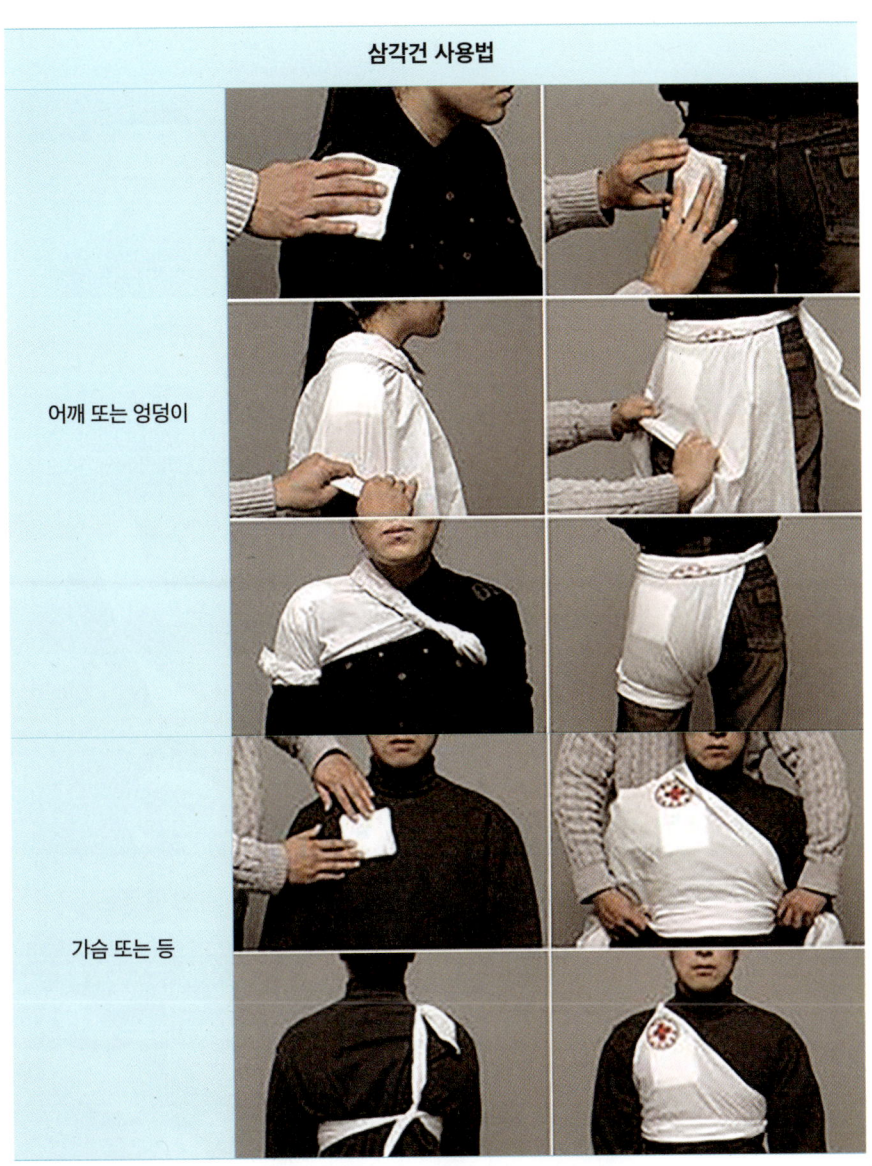

응급처치법 First Aid. 대한적십자사. 2013

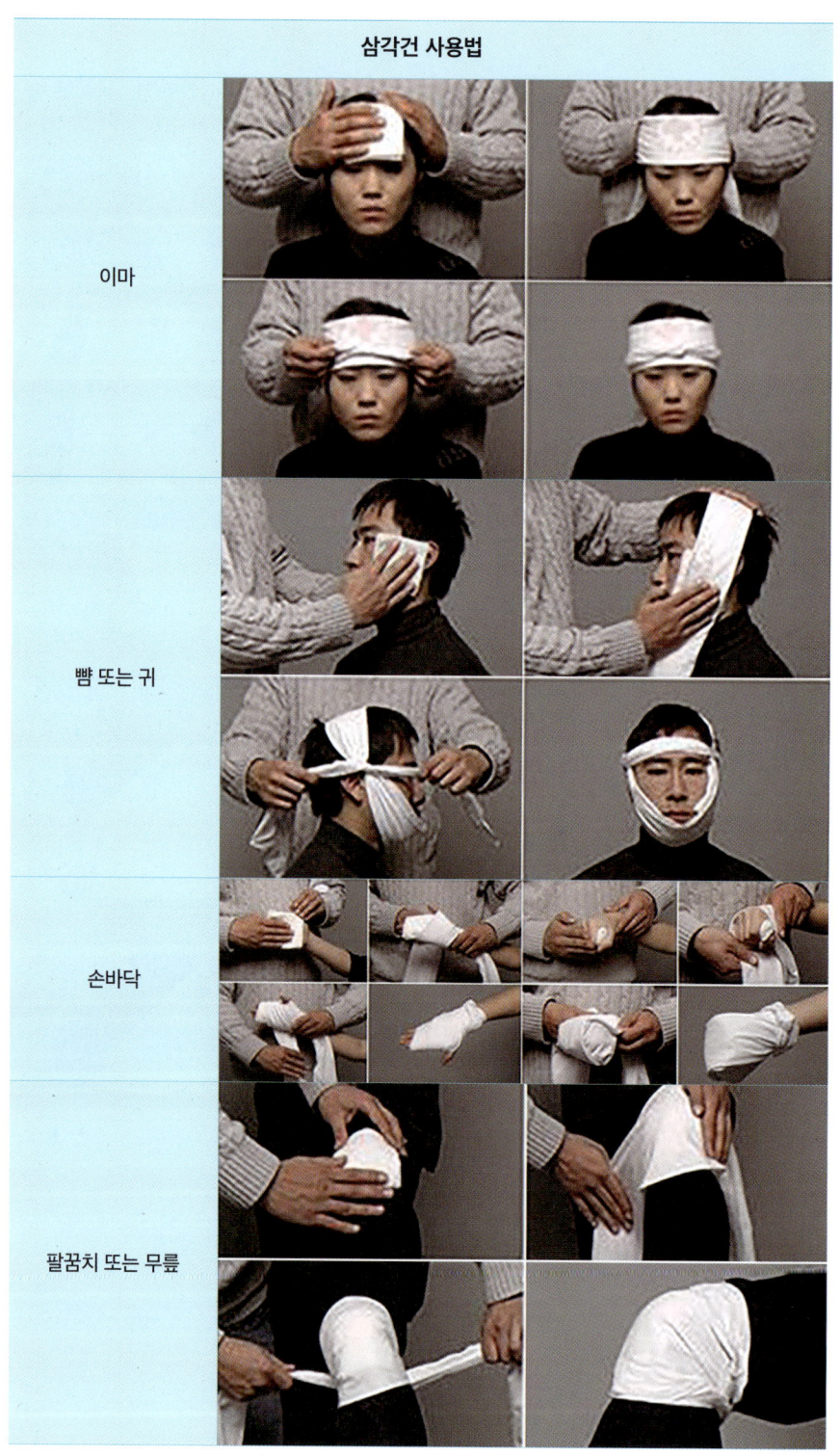

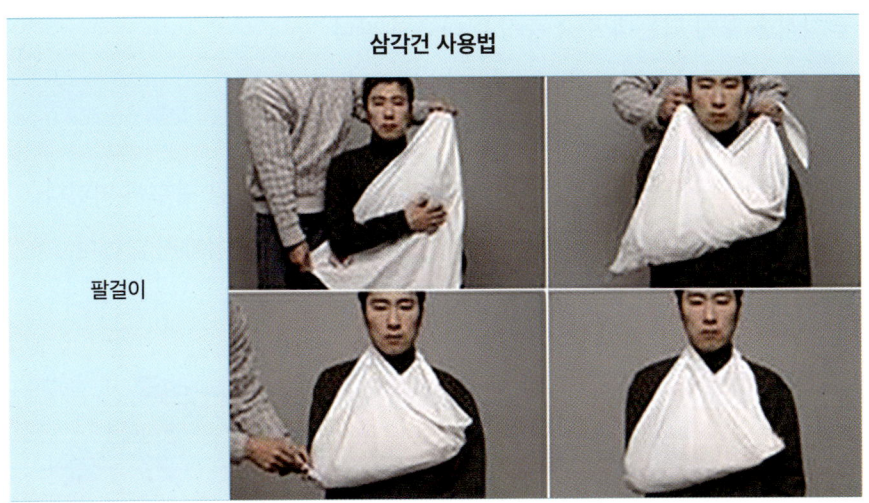

응급처치법 First Aid. 대한적십자사. 2013

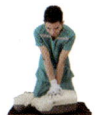 **7 이물질에 의한 기도폐쇄**

기도폐쇄로 인한 호흡곤란은 기도가 부분 혹은 완전히 막혀 호흡할 수 없는 상태를 말하며 크게 3가지 이유로 인해 발생한다.

① 해부학적 폐쇄는 혀나 부풀어 오른 조직과 후두에 의해 기도가 차단될 때 발생하고, 이러한 기도폐쇄는 목의 부상이나 과민성 충격과 같은 의학적 응급상태에서 발생한다.

② 다른 이유는 혀에 의한 것으로 환자가 의식을 잃으면서 혀 및 근육이 이완되어 후두의 뒤쪽을 막아 기도가 차단되는 것이다.

③ 그리고 기계적인 폐쇄는 음식물이나 구토물, 혈액, 점액 등의 이물질에 의해서 기도가 차단되는 것을 말한다.

기도폐쇄 환자의 경우 일반적으로 한 손이나 양손으로 목을 조르는 듯한 자세를 취하고, 기침을 하려고 하거나 호흡 시 목 부위에서 심한 이상음이 들리게 된다. 기도폐쇄가 진행 될수록 환자는 기침이나 말을 할 수 없게 되며 결국 의식을 잃게 되는데 주요 증상은 다음과 같다.
- 갑자기 기침을 하면서 괴로운 표정을 한다.
- 호흡 시 이상음이 들리며 의식이 점점 둔해진다.
- 흉부에 호흡 운동이 보이지만 공기의 흐름은 적거나 곧 멈추어 버린다.
- 얼굴 등에 청색증이 나타나고 공기를 불어 넣어도 들어가지 않는다.

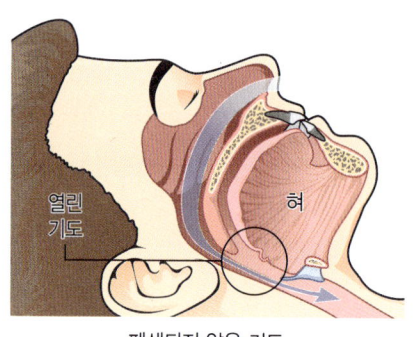
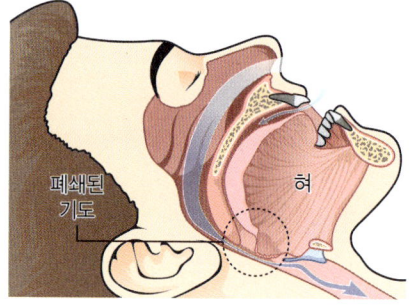

폐쇄되지 않은 기도   폐쇄된 기도

<그림 부록-13> 기도폐쇄
Air obstruction-sleep. Riverside. 2020

기도폐쇄 처치 방법

가벼운 기도폐쇄 증상을 보일 경우 자의적인 기침과 호흡을 방해하지 않도록 해야 한다. 그러나 이물에 의한 기도폐쇄 환자와 기침을 효과적으로 하지 못하는 환자에게는 우선적 처치로 "등 두드리기"를 권고하며, 이에 대한 효과가 나타나지 않을 경우 "복부 밀어내기"를 사용할 것을 권고한다. 만약 환자의 입 안에 이물질이 보이는 경우 손가락으로 직접 제거해야 한다.

심각한 기도폐쇄의 징후를 보이면 즉시 119에 연락한 후 기도폐쇄의 징후가 해소되거나 의식을 잃기 전까지 복부 밀어내기를 반복해야 한다. 복부 밀어내기가 효과적이지 않거나 임신 및 비만 등으로 인해 복부를 감싸 안을 수 없는 경우에는 "가슴 밀어내기"를 실시한다. 만약 환자가 의식을 잃게 될 경우 환자를 바닥에 눕히고 즉시 심폐소생술을 실시해야 한다.

8 곤충 및 동물에 의한 손상

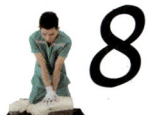

동물이나 곤충에 의한 손상은 가벼운 것에서부터 크게는 생명까지도 위협한다. 특히 벌에 쏘인 경우, 쏘인 부위의 일시적 부종이 나타나는 것 뿐만 아니라, 아나필락시스까지 매우 다양하게 나타나고 있다.

최초 반응자는 사고 유형에 따른 환자 분류와 적절한 응급처치에 따른 환자 이송과 응급처치 시 주의사항을 숙지하여야 하며, 동물이나 곤충에 의한 손상 시 그에 맞는 응급처치를 시행하고 병원으로 신속히 이송하는 것이 중요하다.

1) 벌에 쏘였을 경우

사람에게 자극을 받아서 공격을 하는 벌은 말벌과 호박벌이며, 이 중 알레르기 반응을 가장 많이 일으키는 벌은 노랑말벌이다. 노랑말벌은 당분이 포함된 것을 양식으로 삼기 때문에 음식, 쓰레기 등에 붙어 있다가 접근하는 사람을 공격하지만, 꿀벌과 땅벌은 온순해서 직접적으로 공격을 받았다고 판단할 경우에만 사람을 쏜다.

벌에 쏘였을 때는 벌침 속에 남아 있는 독이 인체 내에 흡수되어 국소 및 독소반응, 그리고 과민반응(아나필락시스) 등이 나타난다.

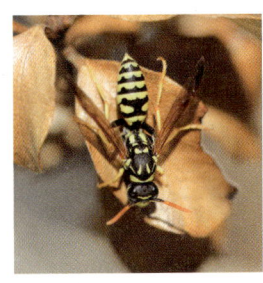

▲ 노랑 말벌

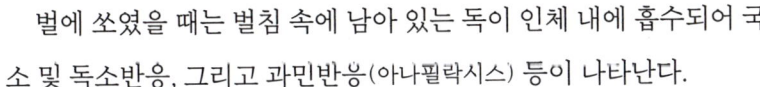

벌에 쏘였을 때의 응급처치

- 환자를 안정시키고 '기도유지-호흡평가-순환평가'를 실시하여 확인한다.
- 핀셋 등의 적출기로 벌침을 제거한다.
- 2차 감염을 최소화하기 위해 비눗물로 상처 부위를 깨끗이 씻는다.
- 국소반응 시 상처 부위에 얼음찜질을 시행하여 부종을 감소시키고 부종이 심할 때 물린 부위를 높게 한 후 안정을 취한다.
- 통증을 진정하기 위해 아스피린 등 진통제를 복용하고, 알레르기 반응을 보이게 될 경우 신속히 병원으로 이송한다.

과민반응이 나타난 환자에게 적절한 현장 처치를 하지 않으면 수분 이내에 사망할 가능성이 있는데, 이 경우 경미한 증상에서부터 앞서 언급한 치명적인 증상까지 다양하게 나타난다. 과민반응은 접촉 후 첫 15분 이내에는 국소적으로 나타나며, 6시간 이내에는 거의 전신적으로 나타난다. 아나필락시스는 즉각 치료해야 하는 질환이다.

과민반응(아나필락시스, anaphylaxis)

원인
약한 알레르기 반응처럼 비정상적인 반응을 나타내는 경우로 보통은 큰 문제가 없으나 사람에 따라 지나친 과민반응을 나타낼 수도 있다.

증상 및 징후
- 과민성 쇼크가 발생하며, 15~30분 정도 후에 일어나고 시간이 지나면 증상이 없어진다.
- 재채기, 기침, 호흡이 곤란하고 가슴이 답답하면서 의식이 소실되기도 한다.
- 맥박이 빨라지며 점막조직이 부어오른다.
- 입과 입술 주위가 파랗게 변하면서 현기증이나 구토 증상이 나타난다.

응급처치
- 환자를 안정시키고 바로 치료하면 별다른 부작용이 없지만 지연되면 위험할 수 있다.
- 기도유지 후 호흡과 순환을 확인한다.
- 환자가 에피네프린 자동주사기를 휴대하고 있다면 즉시 사용하고, 신속히 병원으로 이송한다.

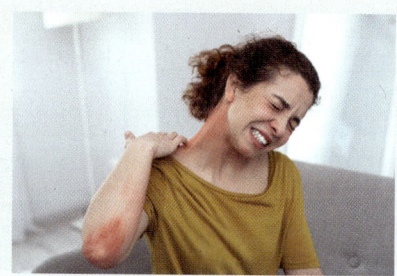
▲ 아나필락시스(anaphylaxis)

2) 뱀에 물린 경우

산행 인구가 점점 늘어남에 따라 뱀에 물리는 사고도 많이 발생하고 있다. 국내에서 서식하고 있는 독사는 모양으로 식별이 가능한데, 머리가 삼각형이며 꼬리에 두 개의 가로선이 있다. 교상 부위를 보면 독사는 말발굽 모양의 물린자국 앞쪽에 두 개의 뚜렷한 잇자국이 있는 것이 구별점이다.

① 뱀에 물린 경우의 증상과 징후

- 1cm 간격으로 송곳니 자국이 부어오른다.
- 몇 분 내에 부종과 함께 통증이 나타나며 얼룩 또는 피가 고인다.
- 상처에 지속적인 삼출액과 땀이 많이 흐른다.

② 뱀에 물린 경우의 응급처치

- 환자의 활동을 최소화하고, 안정시킨다.
- 기도유지 후 호흡과 순환을 확인한다.
- 상처 부위의 옷과 장신구를 제거한다.
- 물린 부위를 물로 씻고 적출기를 사용한다.
- 부위를 심장보다 낮게 위치시키고 상처 부위 위쪽을 넓은 천으로 가볍게 묶어준다.
- 신속하게 병원으로 이송한다.

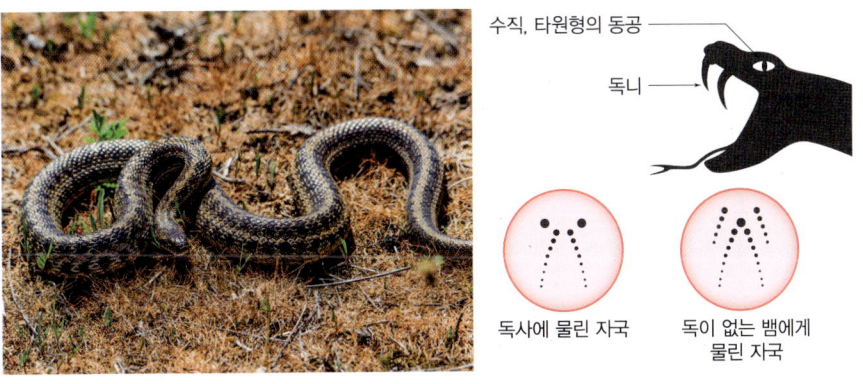

<그림 부록-14> (좌)한국의 독사, (우)뱀에 물린 경우의 구별법

3) 개나 고양이에 물린 경우

모든 동물에는 세균이 있다. 따라서 날카로운 이빨에 물릴 경우, 피부조직 깊숙이 세균이 침투한다. 개 또는 다른 동물에 물렸을 경우 광견병을 의심할 수 있으며, 또한 동물들의 타액에도 불결한 잡균이 많아 중독을 유발할 수 있기 때문에 현장에서의 적절한 응급처치가 필요하다.

동물에게 물린 경우의 응급처치

- 환자를 안정시키고 활동을 최소화한다.
- 기도유지 후 호흡과 순환을 확인한다.
- 상처부위를 지혈시키고 비눗물로 깨끗이 씻는다.
- 상처부위를 심장보다 낮게 위치시키고, 위쪽을 넓은 천으로 가볍게 묶어 준다.
- 부목으로 고정 후 병원으로 이송한다.

동물에 물린 경우 감염이나 염증에 대한 세심한 관찰이 필요하고 이에 따라 항생제 치료나 광견병 예방주사가 필요하다. 동물에 물린 경우 증상이 당장 나타나지 않더라도 설사 같은 가벼운 증상이 나타나게 되면 반드시 병원으로 신속히 이송해야 한다.

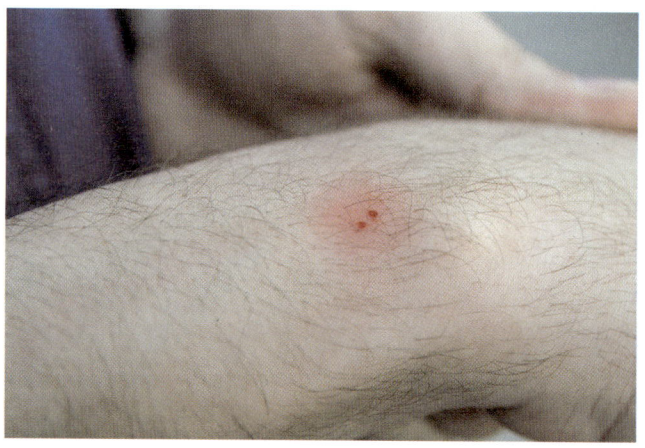

▲ 동물에게 물렸을 경우 상처 부위를 지혈시키고 비눗물로 깨끗이 씻는다.

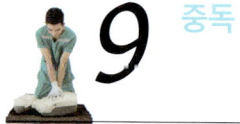 **9** 중독

중독은 우연한 사고로 발생하기도 하지만 자의로 일어나기도 한다. 질병의 치료와 생활의 편의를 위해 사용되는 약물이 때로는 부적합하게 사용되는 경

우도 많은데, 중독과 관련된 환자가 발생할 경우 최초 반응자는 초기 증상을 파악하여 급성 중독환자를 구분할 수 있어야 하고, 중독물질 제거를 위한 응급처치 방법과 주의사항을 숙지해야 한다.

중독이란?

사고 또는 의도적이든 비의도적이든 독성 화학물질이 체내로 유입되어 자체의 독성 화학작용으로 인한 인체 조직의 손상 및 기능장애를 말한다. 중독물질이 신체에 일정량 이상 들어오게 되면 일시적 혹은 영구적 손상을 가져오게 되는데, 이는 입으로 삼키거나 코로 흡입할 수도 있고, 피부 및 눈을 통해 스며들거나 주사로 주입될 수도 있다.

중독 시의 응급처치

화학물질 중독 시 응급처치

- 기도유지 및 호흡 및 순환기능을 평가한 후 신속히 응급의료체계에 신고한다.
- 화학물질을 흡입하였을 경우 먼저 환자를 위험한 곳에서 대피시켜 신선한 공기를 마시게 하고, 산소가 있을 경우 고농도의 산소를 공급한다.
- 피부에 화학 물질이 묻은 경우 차가운 물로 피부에 남아 있는 화학물질을 충분히 씻어내며 처치자에게 묻지 않도록 조심한다.
- 이상이 없을 경우 회복 자세로 눕히고 빠르게 병원으로 이송한다.

농약 중독 시 응급처치

- 환자를 지속적으로 진정시키고, 만약 의식이 없을 경우 머리를 낮게 한 채 옆으로 돌려 턱을 앞으로 당겨서 호흡이 가능하도록 해야 한다.
- 의식이 없는 환자의 경우 체온조절에 유의해야 하며, 열이 심하거나 땀을 많이 흘리게 될 경우 찬물로 식혀 준다.
- 삼킨 농약이 치명적인 독성이 아니라면 구토를 권고하지 않으며, 구토를 시킬 경우에는 반드시 농약의 라벨을 확인하고 처치한다.
- 호흡을 지속적으로 관찰해야 하며, 만약 경련을 일으킬 경우 헝겊 등을 물려 자해행위가 일어나지 않도록 해야 한다.

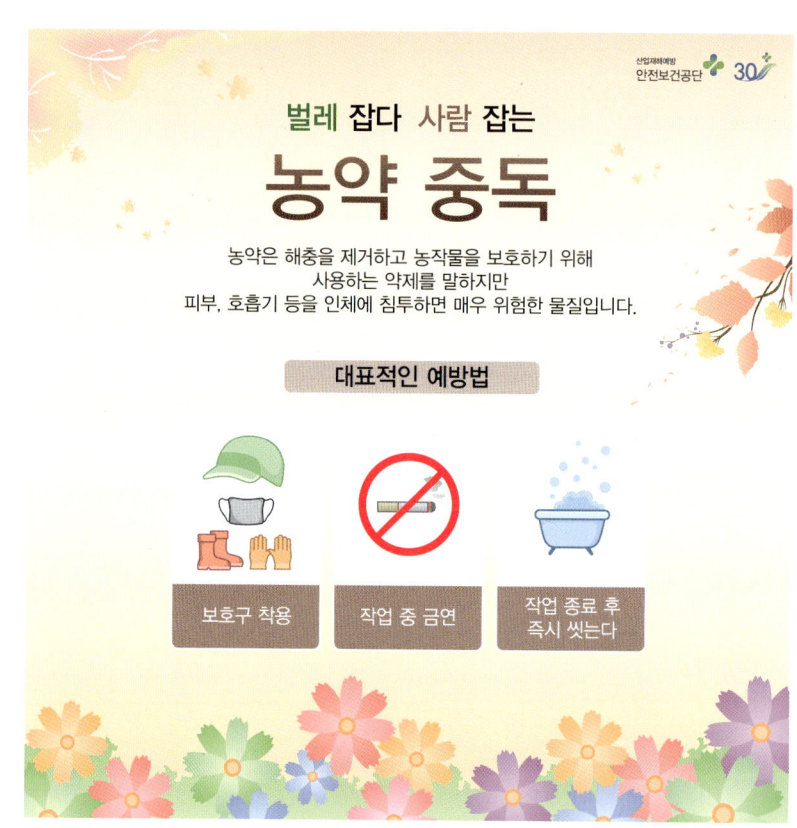

<그림 부록-15> 농약중독의 대표적인 예방법
농약중독예방. 한국산업안전보건공단(2012)

10 저온과 고온에 의한 손상

더운 환경에서 지속적으로 노출될 경우 열 피로가 발생하며, 열 피로는 열사병으로 이행되기 쉽고 치료하지 않을 경우 사망에 이를 수 있다. 반대로 추운 환경에서 지속적으로 노출될 경우 동상과 동창 등이 발생하는데, 이 또한 적절한 응급처치가 되지 않을 경우 신체부위를 절단해야 하거나 사망으로 이어질 수 있다.

최초 반응자는 체온 손상을 입은 응급환자의 후유증을 최소화하고 소생률을 높이기 위해 적절한 병원 전 처치를 시행할 수 있어야 한다. 호흡과 맥박이 없는 환자에게는 심폐소생술을 실시하고, 환자의 상태를 적절히 파악하여 응급처치를 시행할 수 있어야 한다.

1) 열 손상(heat injury)

더운 환경에 인체가 노출되었을 때 발생하는 열 손상의 유형으로는 열 경련, 열 피로, 열사병의 3가지가 있다. 열 손상은 주로 노인이나 영아, 비만한 사람에게서 발생될 가능성이 높으며, 고강도의 운동을 장시간 또는 더운 환경에서 장시간 운동을 하는 사람들에게 많이 나타난다. 인체는 42.2℃ 이상의 높은 체온이 지속되면 혼수상태에서 죽음에 이를 수 있다.

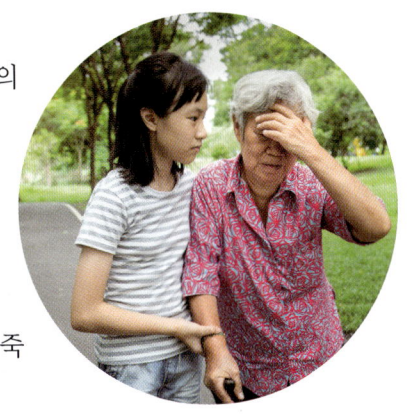

▲ 열손상으로 고통스러워 하는 상황

2) 열 경련(heat cramp)

체온이 상승할 경우 인체는 땀을 흘려 열을 발산시킨다. 땀을 너무 많이 흘리면 전해질의 불균형이 나타나는데, 이때 발생되는 증상을 열경련이라고 한다. 열경련이 발생하면 얼굴이 창백해지고, 식은땀을 흘리며, 호흡이 약하고, 맥박이 느려지는 증상을 보이게 된다.

> **열 경련 시의 응급처치**
> - 환자를 시원한 곳으로 옮기고, 체온을 낮추어 준다. (단, 지나치게 체온을 떨어뜨려서는 안 된다.)
> - 입고 있는 의복을 느슨하게 해주고, 하지를 약간 높게 위치하게 한다.
> - 의식이 있는 경우 물을 마실 수 있다면 전해질 보충을 위해 이온음료 혹은 스포츠음료를 마시게 한다.
> - 의식이 없을 경우 수액으로 전해질 공급을 해야 한다.

3) 열 피로(heat fatigue)

오랜 시간 동안 직사광선에 노출되었을 경우 갑자기 어지러워지면서 눈앞이 캄캄해지는데, 보통 이런 현상을 '열피로' 또는 '열실신'이라고 한다. 열 실신

(heat exhaustion)이란 몸이 갑자기 뜨거운 기온에 노출되면 말초혈관이 확장되어 혈액이 다리 쪽으로 몰리게 되어 나타나는 증상이다. 이때 뇌로 혈액이 제대로 공급되지 않아 실신하게 되는 현상과 체온조절장치의 이상으로 나타난다.

열 피로(열 실신) 시의 응급처치

- 환자를 그늘에 옮겨 하지를 높게 해 주고, 물수건이나 부채 등을 이용해 열을 낮춘다.
- 가능하다면 물을 마시게 한다.
- 의식이 없을 때에는 먹을 것을 주면 안된다.

4) 열사병(heat stroke)

태양에 직접적으로 노출되거나 높은 온도의 공간에서 장기간 열에 노출된 경우 발생한다. 고온으로 발생하게 되는 질환 중 가장 치명적이며, 이는 사망

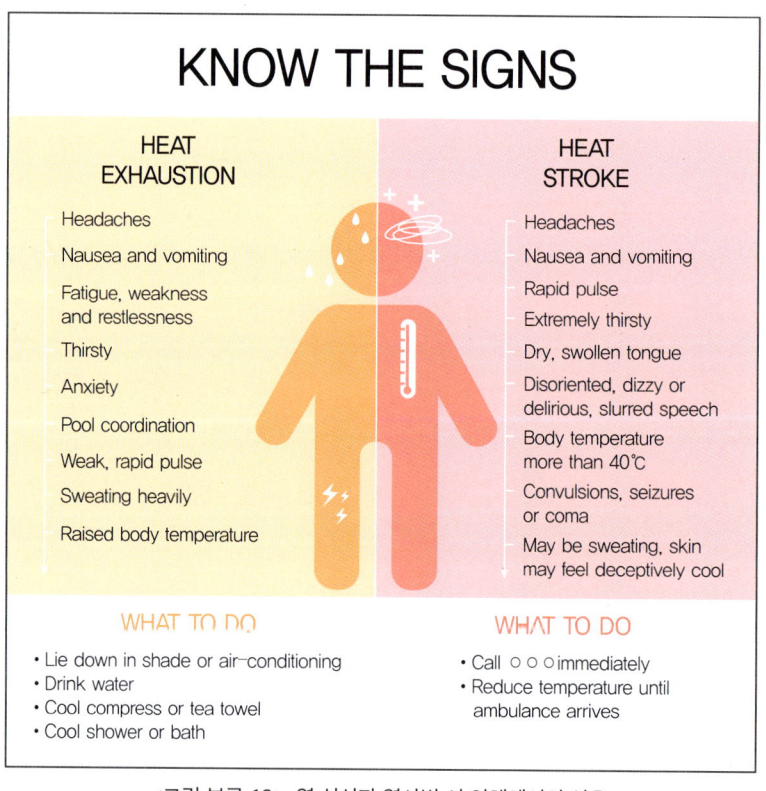

<그림 부록-16> 열 실신과 열사병 시 인체에서의 신호

에 이를 수도 있다. 특히 고온다습한 환경에서 작업(일)을 할 경우 인체의 체온조절 기능 장애로 체온이 40℃까지 상승해도 땀이 나지 않아 피부가 마르고 뜨거워진다. 체온이 급격하게 상승하면 체내 세포들이 파괴되고, 의식을 회복되지 못하는 경우가 많다. 따라서 이 경우 신속한 응급처치를 실시해야 한다.

열사병 시의 응급처치

- 기도유지, 호흡 및 순환기능을 평가한다.
- 환자를 서늘하고 그늘진 곳으로 옮긴 후 의복을 제거하고, 적극적인 냉각요법을 통해 체온을 빨리 39℃ 아래로 떨어뜨리고 즉시 병원으로 이송한다.
- 환자의 호흡이 정지되었을 경우 신속히 심폐소생술을 시행하고 병원으로 이송한다.

5) 화상(burn)

피부는 화상의 주요 손상 부위이며, 열에 의해 피부세포가 파괴되거나 괴사되는 현상을 말한다. 이는 직접적인 열 손상, 방사선, 부식성 화학물질, 전기 등에 의해서 신체 조직이 손상된 상태를 말한다. 화상은 신체가 흡수할 수 있는 에너지의 양보다 많은 에너지에 노출된 경우에 발생하며, 불이나 뜨거운 물에 의한 피하조직의 손상에서도 발생한다.

화상의 응급처치

갑자기 화상을 입으면 처치 방법을 몰라 당황하는 경우가 많은데, 이때 가장 먼저 해야 할 것은 화상 부위를 건조시키고, 소독 거즈 등을 이용해 감염의 위험을 최소화하고, 즉시 화상 전문병원으로 이송해야 한다.
- 안전을 위해 주변의 위험요인 유무를 살핀다.
- 화상이 진행되는 다른 원인이 없는지 확인한다.
- 국소화상이 아닌 경우 환자의 몸 전체를 확인한다.
- 화상을 입은 환자의 의복을 모두 벗기거나 벗겨지지 않는 경우 의복을 잘라낸다.
- 의식을 확인한 후 기도확보 및 일산화탄소 중독 가능성을 확인한다.

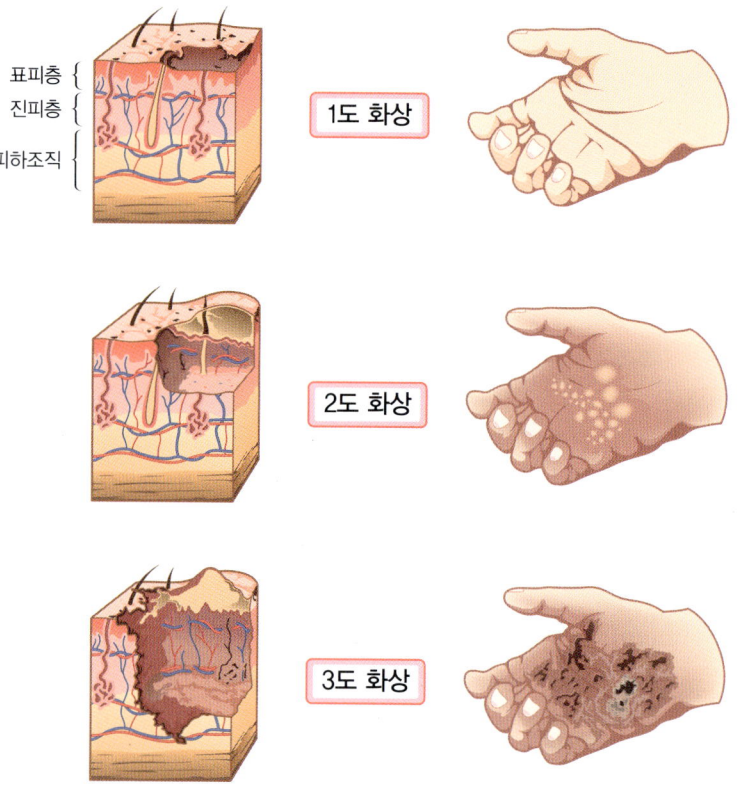

<그림 부록-17> 화상(burn)의 단계
Burns. Medical Encyclopedia. MedlinePlus.(2021)

6) 한랭 손상(cold injury)

저온 환경에 장시간 노출될 경우 인체의 방어 기전이 억제되어 체온이 떨어지게 된다. 체온이 35℃ 이하로 떨어지면 저체온증이 발생하며, 신체의 일부분이 동결되어 동창 혹은 동상이 발생한다.

7) 동창(chilblain)

동상의 전 단계로 조직괴사가 발생하지 않은 상태이며, 통증이 심하지 않아 인지하지 못

▲ 동창(chilblain)

하는 경우가 많다. 동창은 주로 귀나 코에서 빈번히 발생하며, 손상된 피부가 창백하게 보인다.

동창의 응급처치

- 말단 부위를 따뜻하게 하고 38~42℃의 따뜻한 물에 담그고, 환부의 혈색이 붉은색으로 회복될 때까지 시행해야 한다.
- 너무 심하게 문지르지 말고 잘 말려주어야 한다.

8) 동상(frostbite)

가장 심한 한랭손상으로 피부가 실제로 얼어버린 결빙 상태를 뜻한다. 영하 2~10℃ 정도의 심한 추위에 노출되어 혈액이 얼어 혈액 공급이 없어진 경우를 말하며, 손상을 받은 세포가 괴사되거나 정상적인 기능을 상실하게 되는 것이다. 주로 손끝, 발가락, 코끝, 귀 등이며 추운 환경에 지속적으로 노출되는 부위에 발생한다. 동상은 체액과 단백질이 손상된 혈관으로 새어나와 부종과 수포를 일으키면서 발생하게 된다.

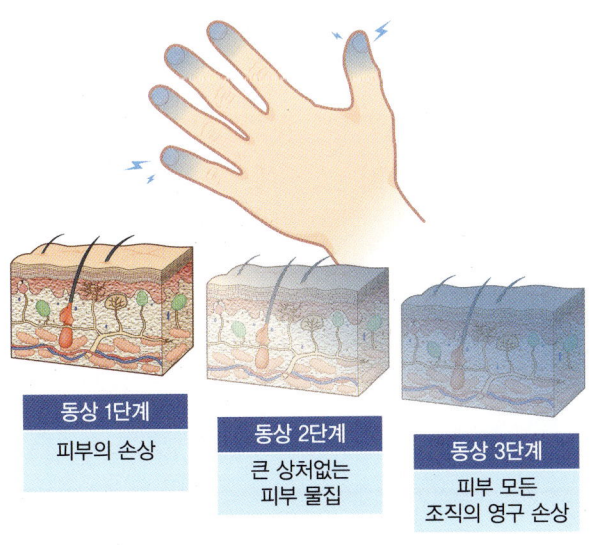

<그림 부록-18> 동상(frostbite)의 단계

동상 시의 응급처치

- 동상 부위에 절대로 충격을 가해서는 안되며, 뜨거운 물(39~42℃)에 30~60분간 담근다.
- 마른 수건으로 동상 부위를 감싼 후 빨리 병원으로 이송한다.

9) 저체온증(hypothermia)

심부체온이 35℃ 이하로 내려가면 체내 장기들의 기능 저하로 저체온증이 발생한다. 대부분 추운 날씨에서 발생할 것이라 생각하지만, 여름철이라도 바람이 많이 부는 날 비를 맞는 경우에 발생할 수 있다. 겨울철에는 외부온도가 영하로 내려가거나 물에 빠져 차가운 수온에서 일정한 시간이 경과할 때 발생

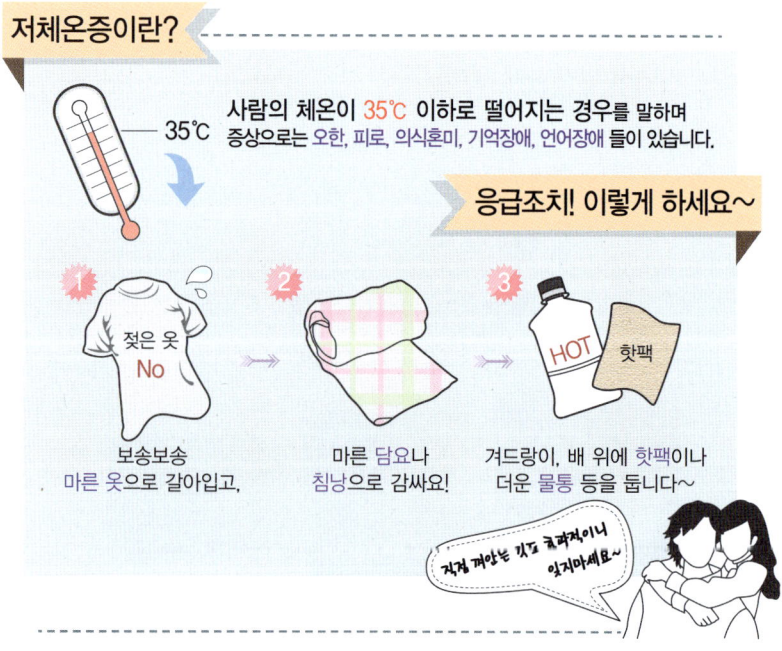

<그림 부록-19> 저체온증(hypothermia) 응급처치
저체온증 응급처치. 대한민국 정책브리핑(2014).

하며, 이때 동사 전 저체온증으로 사망하게 되는 경우가 대부분이다. 심부체온이 30℃까지는 소생 가능하지만 28℃ 이하에서의 회복은 불가능하며, 치료하지 않을 경우 혼수상태에 빠져 사망하게 된다.

저체온증 시의 응급처치

- 젖은 의복은 제거하고 신체를 건조시킨다.
- 환자의 움직임을 최소화하고 조심스럽게 다룬다.
- 따뜻하게 가습된 산소를 공급한다.
- 젖은 몸은 닦아주고 몸과 머리까지 마른 담요나 옷으로 감싸준다.

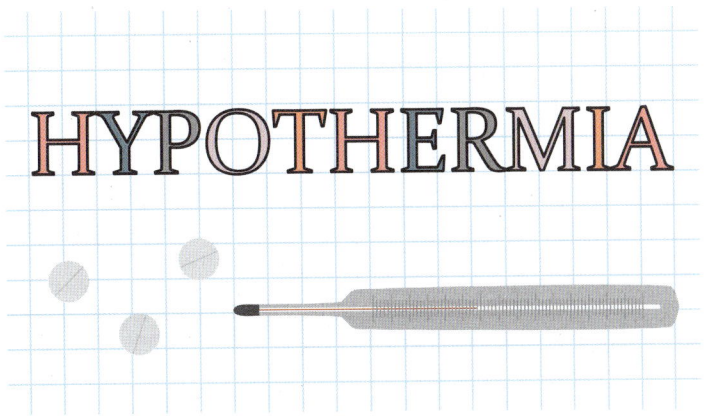

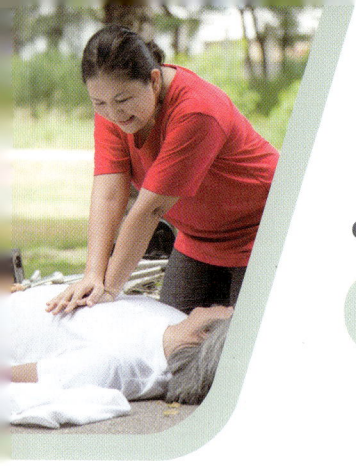

chapter 02 SPORTS와 TECHNOLOGY (스포츠와 기술)

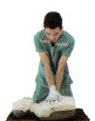 **1 스포츠 과학기술 동향**

　스포츠 분야에서 첨단기술의 도입과 그 활용은 그렇게 새로운 일은 아니다. 워낙 많은 데이터가 쏟아지고 그것을 활용해서 훈련하고 승패를 예측하는 것이 이미 프로스포츠에서는 하나의 산업이 되었고 문화가 되었다. 야구에서는 세이버 메트릭스라는 통계·수학적 분석을 이용하여 경기에서 얻어지는 데이터로 팀의 전략을 결정하는 데 활용되고 있다. 각 영역에 해당하는 점수를 기록해 놓은 박스 스코어에는 그저 숫자가 아니며 더 나은 퍼포먼스를 보여주기 위한 리소스가 된다. 이러한 데이터는 각 구단의 스카우터 뿐만 아니라 판타지 스포츠를 비롯한 팬들도 널리 활용하며 몇 년전부터는 이러한 데이터를 바탕으로 인공지능 기술을 더해 스포츠 기사를 작성하는 데 활용하고 있다.

　4차 산업혁명은 스포츠 현장에서 위와 같은 수동적인 분석 기법뿐만 아니라 인공지능 기술을 적극적·능동적으로 활용하고 있다. 최근 스포츠 소프트웨이 회시 엔비디아와 굉고 대행 회사 아카는 협입하여 인공시능을 활용한 새로운 종류의 스포츠를 만들고 있다. 두 회사는 럭비, 축구, 아이스하키, 크리켓 등의 400여 종의 스포츠에서 행해지고 있는 7,000여 개의 규칙을 인공지능에 학습시키고 그것을 재구조화 및 발전시켜 새로운 스포츠 형태(필드 플레이어 6

명으로 한 팀으로 7분씩 3회전으로 총 21분 동안 이루어진 스피드게이트는 발로 패스하는 럭비와 유사)인 '스피드게이트'를 만들었다.

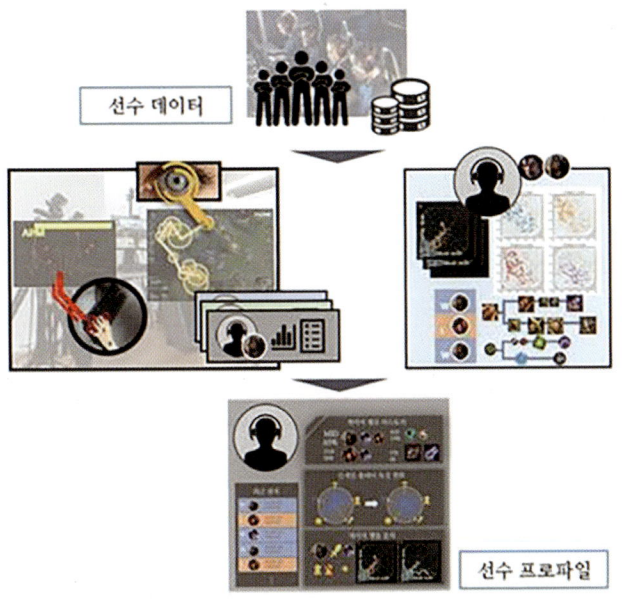

<그림 부록-20> 인공지능 e스포츠경기분석 시스템 개념도. 출처 ETRI

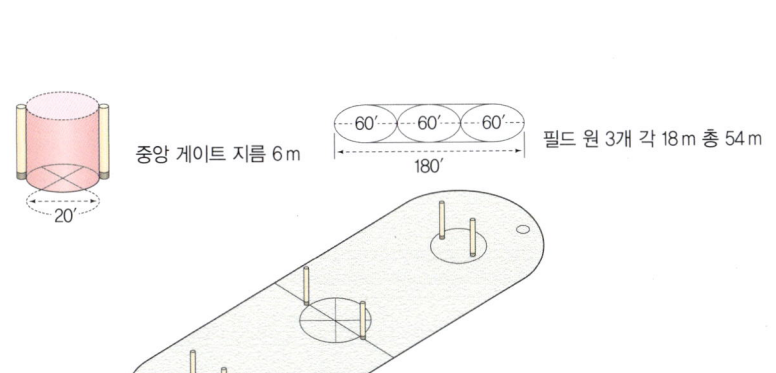

<그림 부록-21> playspeedgate

이러한 기술과 스포츠의 결합이 미처 생각하지 못했던 다른 차원의 건강과 즐거움의 세계로 우리를 인도해 줄 것으로 기대한다.

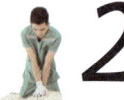 2 가상현실(Virtual Reality, VR)과 스포츠

1) VR을 활용한 현장에서의 가상현실 운동

① VR은 기계를 이용한 가상의 환경이나 상황으로 이용자의 오감을 자극하여, 가상의 세계를 현실처럼 체험하고 직접 조정·개입할 수 있게 하는 것을 말한다.

② VR은 시간과 공간의 제약과 신체적이고 상황적인 제약의 극복이 가능하고, 현실보다 다양하고 위험성이 있는 경험을 가능케 한다. 또한 사용자가 직접 개입하고 조작하여 새로운 경험 창조하는 것이 가능하다.

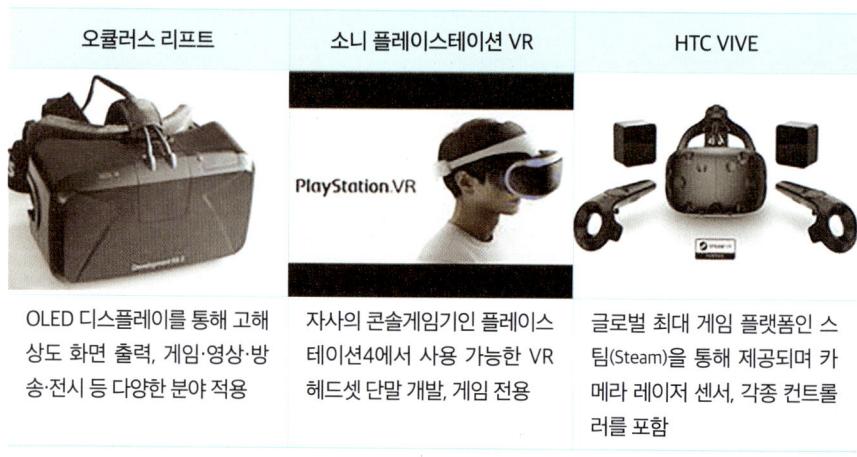

③ 가상현실(VR)과 증강현실(AR)은 통상 동일한 범주로 언급되지만, 상이한 지향과 특징이 있다. 하지만 현재 VR은 Augmented Reality(증강현실) 및 Mixed Reality(혼합현실)을 아우르는 개념이 되었다. VR의 경우 콘텐츠(C), 서비스 및 유통 플랫폼(P), 네트워크(N), 디바이스(D)로 구성된다.

④ VR은 의료 및 엔터테인먼트 분야에서 많은 수요가 있으며, 제공되는 콘텐츠도 크게 확장되고 있다. 이로써 국내 교육관심도 및 ICT 시장의 성장은 혁신적 교육이 가능하게 하였다.

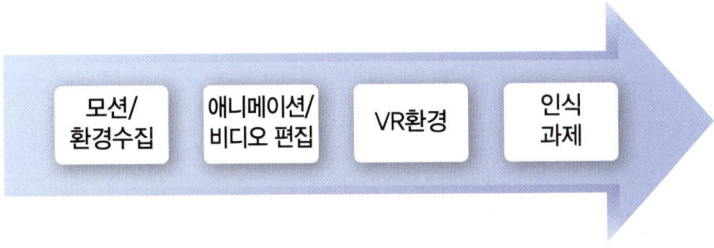

<그림 부록-22> VR 실행 과정 (adapted from Bideau et al. (2010)

⑤ 미세먼지 환경문제나 최근 사회적 거리두기의 유행하는 상황에서 움직임에 대한 요구가 큰 반면 가상현실에서는 시간, 공간의 제약이 상대적으로 적어 다양한 스포츠 교육이 가능하다.

3 교육에 적용되는 VR/AR 기술의 배경

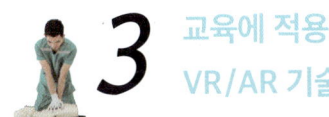

- 장비의 증강현실 기술을 통한 몰입감과 상호작용을 바탕으로 신체의 감각신경을 이용, 현실에서 하기 힘든 고위험, 고비용, 체험 불가 등의 활동을 간접적으로 체험할 수 있다.
- 학습에 있어 이러한 안전성, 효율성, 영역의 확장성 확보 등이 유리해 교육의 핵심 혁신 기술로 등장하였다.
- 학습자의 주도적이고 능동적인 학습이 가능하며 학습 내용에 대한 실시간 체화가 가능하다.
- 국내 초고속 통신망 보급률 및 대용량 콘텐츠의 전송이 가능하며 많은 통신 용량이 필요한 홀로그램, 실시간 원격 VR 등이 가능하다.

4 체육교과 적용 사례

1) 가상현실 스포츠교실

문화체육관광부에서 청소년(주 대상: 운동기피군, 여학생, 장애학생)에게 안전하고 유익하고 균등한 스포츠 기회 확보를 위한 체육교육 프로그램을 지원하였다. (*협력업체 ㈜에어패스, ㈜브이알스톰)

- 2019년 이후 200여개의 가상현실 스포츠 교실이 설치된 것으로 파악.
  (2017년 서울 옥수초등학교 시범 설치 운영)

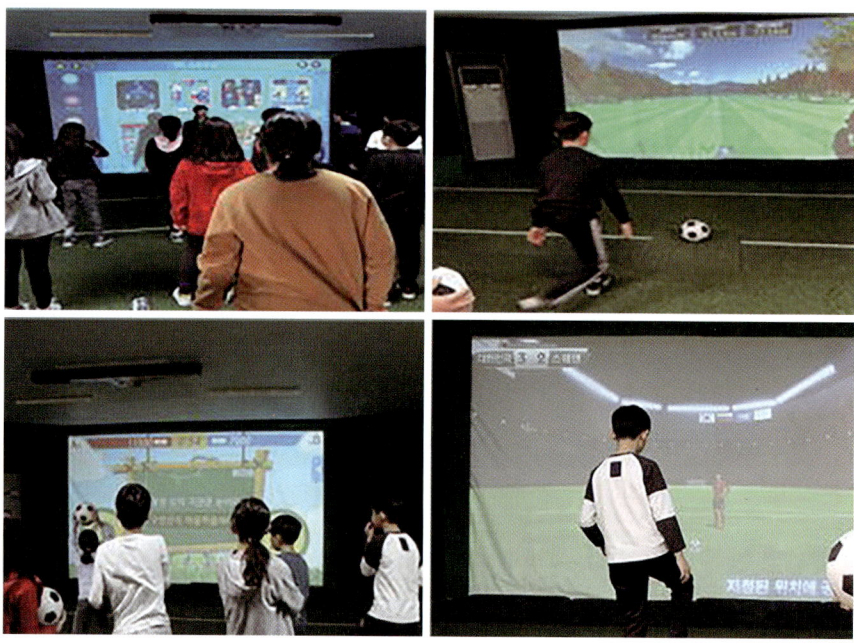

▲ 가상현실 스포츠 교실

2) 대학체육에서 VR 활용

- SNU를 포함한 다수의 대학에서 VR Sports Zone을 운영하며, 현재 관련 종목은 골프가 유일하다. (contents 개발 및 유통이 공급사(골프존)에 의존)
- 스포츠 가상현실 융복합에 대한 연구(내용 개발의 타당성 및 효용성)가 상대적으로 적다.

예1) 스크린 골프

스크린 골프의 경우 시간, 기상, 경제적인 면을 고려해서 필드 운동의 대안이었지만, 이제는 교육현장이나 레크레이션 활동으로 적극 활용되고 있다. 정보통신기술(ICT)을 이용해 시각적 몰입감 향상 뿐 아니라 자세교정 등을 통해 비거리와 정확도를 향상시킬 수 있다. 이에 따라 관련된 기술의 개발이 활발하며, 특허의 사례가 늘어나고 있다.

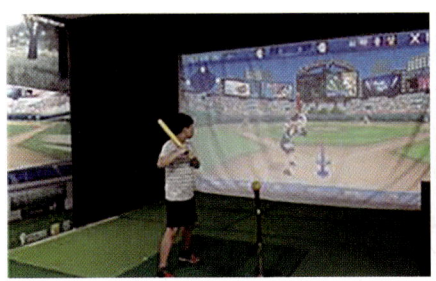
(한빛소프트)

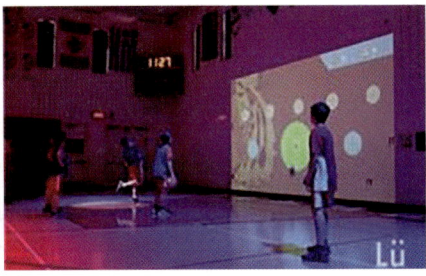
(바른손 R.P.O)

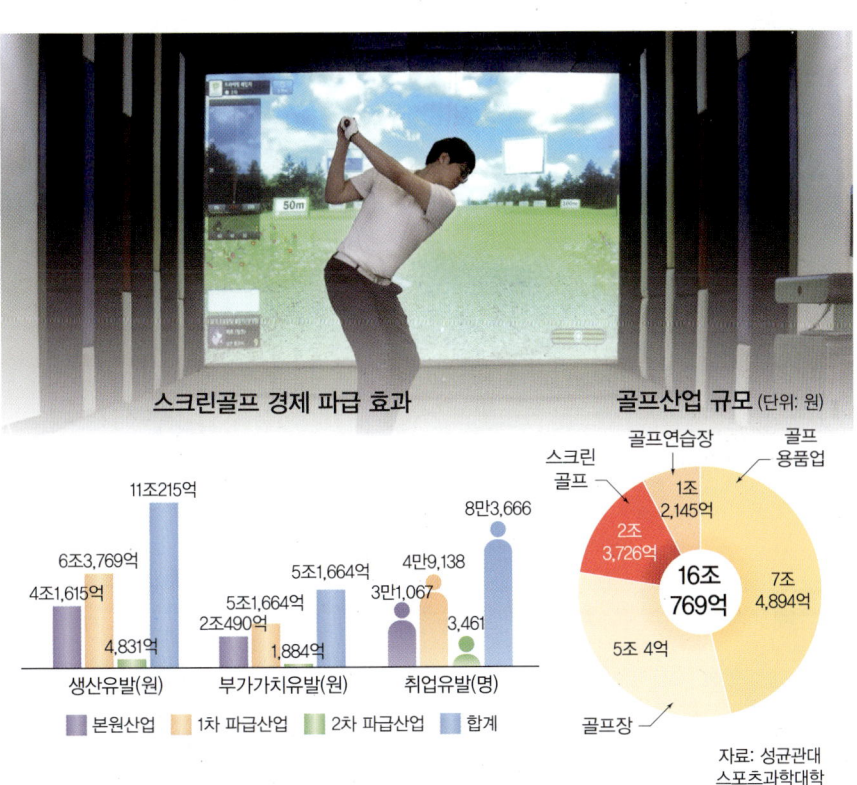

<그림 부록-23> 스크린 경제 파급 효과, 골프존

예2) 자전거를 활용한 VR 운동

이탈리아 스타트업 와이드런은 VR 자전거 운동 시스템 '와이드런(WIDERUN)'을 제작하였다.

이 회사는 온오프 로드를 달리는 VR 라이딩 영상과 페달링의 동작, 속도 등을 매칭함으로써 실제와 유사한 운동, 레저 효과를 느끼도록 했다. 코스에 따른 개인의 운동기록은 물론 커뮤니티 기능 등 다양한 네트워크 연계 서비스로 확장하고 있다.

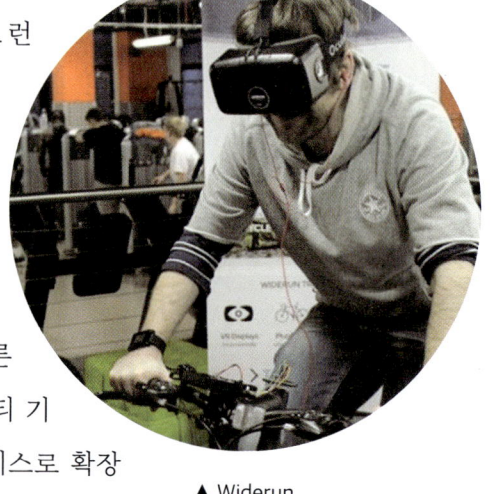

▲ Widerun

예3) 홈트레이닝

비대면 수업에서 건강 및 수업을 진행하기 위해 원격 홈트레이닝 수업이 증가했으며, 홈피트니스 플랫폼 사업이 활성화되면서 일반인에게도 보편화

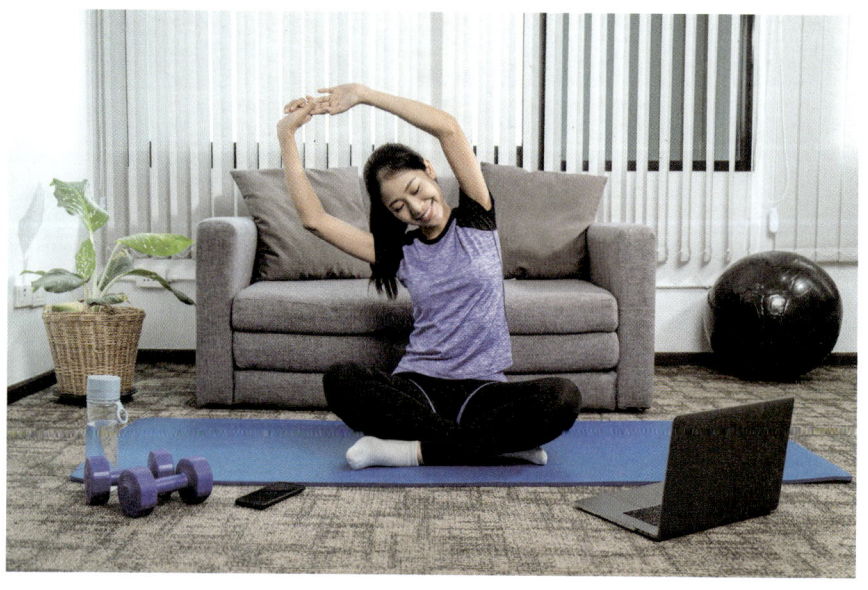

▲ 홈피트니스의 예

되고 있다. 미러(Mirror), 펠로톤(PTON) 등 외국 기업들 뿐 아니라 카카오VX와 같은 국내 업체들 여러 운동 시스템을 가상의 공간에 구현해 놓은 신규 헬스산업에 관심을 갖고 있다.

이러한 프로그램은 체계적인 피트니스 커리큘럼에 인공지능(AI) 코칭 기술을 접목한 것이다. 딥러닝 기반의 AI 기술을 활용해 이용자의 실시간 관절 움직임을 추출하고 분석해 올바른 운동 자세를 추천한다.

이러한 VR로 현장감이 더해진 가상공간(메타버스 등)에서의 스포츠 활동이나 체육교육이 비대면/원격교육의 한계를 극복할 수 있는 좋은 대안이 될 수 있다.

3) 체육에서 VR 활용의 한계

- 법 규제: 세계보건기구(WHO)에 의하면 게임이용장애(gaming diorder)를 국제질병분류(International Classification of Diseases), ICD-11에 포함하였다. 법적으로 가상현실 스포츠의 게임과 교육의 경계가 애매한 상황이다.
- VR 활용의 한계: 아직 무거운 기계나 보조자의 활용이 필요한 스포츠 관련 체험활동들이 많이 있다. 한편 관련 기계를 설치해야 하므로 또 다른 실내 공간이 필요하다.
- VR 콘텐츠 개발의 속도 및 비용: 상당한 비용을 시설비로 투자하지만 콘텐츠나 개발 속도 및 부대 기술개발 속도가 매우 빨라서 업그레이드나 재설치 시 다시 비용을 투자하는 싸이클이 짧다.
- VR 콘텐츠의 수준: 대학 교양체육의 다양한 내용을 담고 있지 못하며 현재 개발된 콘텐츠들은 오락 수준이다.

4) 운동을 기록하거나 따라해 볼 수 있는 추천 앱

① 국제올림픽위원회(IOC) 및 국제경기연맹이 협력하여 개발한 Get Set – Train Smarter 앱으로 종목별 과학적 루틴을 제공한다.

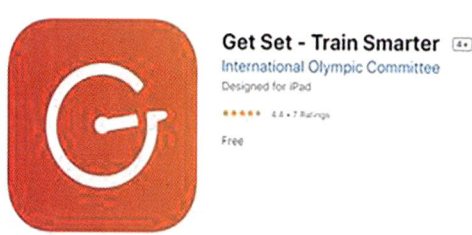

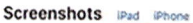

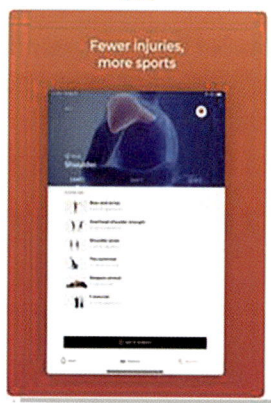 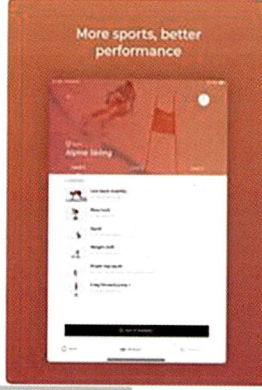 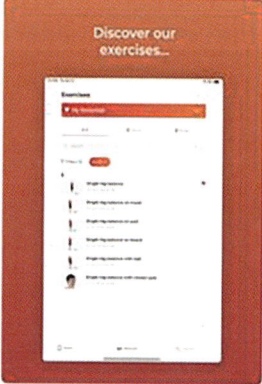

② 점진적 과부화의 원리를 활용할 수 있는 운동 앱

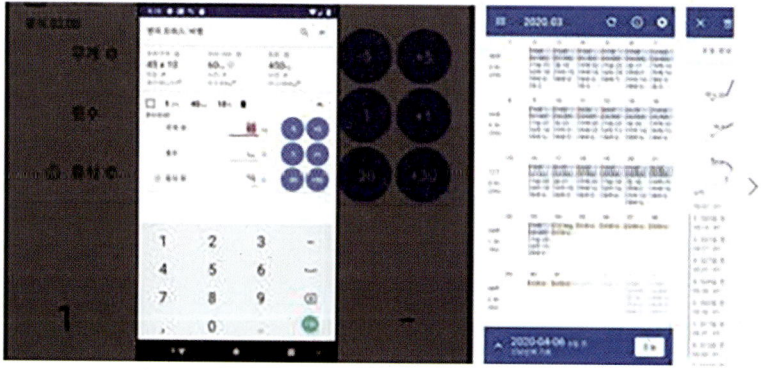

③ 운동영상을 참고할 수 있는 운동 앱

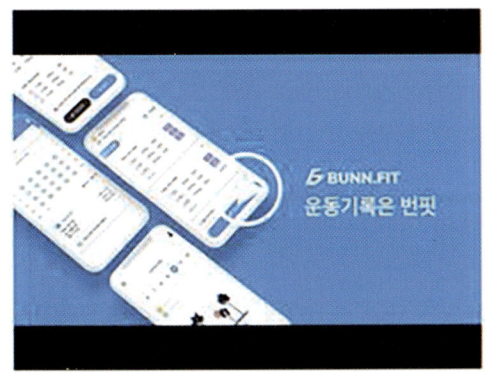
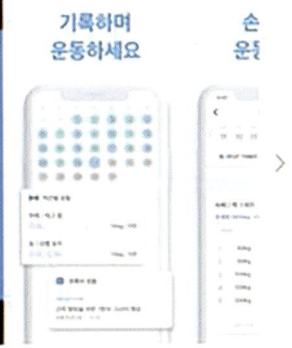

참고문헌

- Emergency first aid at work course. British Red Cross. https://www.redcrossfirstaidtraining.co.uk/courses/first-aid-at-work-courses-uk-mainland/scheduled-courses/emergency-first-aid-at-work/
- ONLINE FIRST AID CLASS | ASSESS THE SCENE AND CALL 911. American AED CPR Association. https://www.aedcpr.com/online-first-aid-class/safe-scene.php
- Myths About First Aid. Emergency First Response. https://www.emergencyfirstresponse.com/myths-about-first-aid/
- 응급상황 시 반드시 기억해야할 3C. 한국산업안전보건공단. https://www.kosha.or.kr/kosha/index.do
- 응급의료체계. 중앙응급의료센터. https://www.e-gen.or.kr/nemc/emergency_medical_services_system.do
- 2019년 주요 사망 및 심정지 발생 현황. 주간 건강과 질병. 제 14권 제 31호 (2021.07.29.).
- "2020 한국형 심폐소생술 가이드라인 5년 만에 바뀐다". 소방방재신문(2020). https://www.fpn119.co.kr/148518
- 연령별 심폐소생술의 모든 것. 서울삼성병원 http://www.samsunghospital.com/home/healthInfo/refer/healthView.do?HEALTH_TYPE=020004&HEALTH_ID=HT681&ST=&SW=
- The What, When, Where, Why & How of AEDs. AVIVE(2021). https://avive.life/guides/what-is-an-aed/
- HOW DO YOU SELECT AN AED? ALTRA MEDICAL(2014). https://www.altramedical.com/blog/how-do-you-select-an-aed/
- 손상의 구조와 특성(52p). 건강운동관리사를 위한 운동상해(2018)
- 발목이 삐끗! 냉찜질과 온찜질 중 어떤 것이 맞을까요? 가톨릭대학교 대전성모병원. https://www.cmcdj.or.kr/servlet/MainSvl?_tc=F001T03&cd2=001&cd3=T03&iSearchTotalCnt=1&iContentsTotalCnt=0&iBoardTotalCnt=1&iConsultTotalCnt=0&searchTotalKeyword=PRICE
- Shoulder Dislocation Symptoms and Treatment. very well health(2020). https://www.verywellhealth.com/shoulder-dislocation-2548791

- Difference between an Open and a Closed Fracture. DIFFERENCE.guru. (2019) https://difference.guru/difference-between-an-open-and-a-closed-fracture/
- 구급, 아는 만큼 살린다 - 엉덩이 관절손상(Hip Joint Injury). 소방방재신문(2020). https://www.fpn119.co.kr/132098
- Contusion vs. Hematoma. emedicinehealth(2020). https://www.emedicinehealth.com/contusion_vs_hematoma/article_em.htm
- Nalyssa I. Rivera Cora, Freddie Irizarry Delgado, Santa M. Merle Ramírez, Jorge Vera Quiñones(2017). Acquired Hemophilia A in an advanced age patient of hispanic origin: A case report.
- Abrasion Wound: Prevention, First Aid Measures & Treatment. HSEWatch. 2021. https://www.hsewatch.com/abrasion-wound
- Lorna Mathieu, Michel Levadoux, Emmanuel Soucany de Landevoisin, S. Rigal(2018). Digital replantation in forward surgical units: a cases study.
- Puncture Wounds. Seasons medical. 2018. https://seasonsmedical.com/adult-health/puncture-wounds/
- Incised wounds. Medico Apps. 2021. https://medicoapps.org/m-incised-wounds/
- Laceration: Definition, Types & Repair. Study.com. https://study.com/academy/lesson/laceration-definition-types-repair.html
- Shutterstock. https://www.shutterstock.com/ko/image-photo/penetrating-wound-injury-by-nail-677035633
- 습윤 드레싱 올바른 사용법. 생활 안전정보. 식품의약품안전처. 2017 https://nifds.go.kr/brd/m_11/view.do?seq=11081&srchFr=&srchTo=&srchWord=&srchTp=&itm_seq_1=0&itm_seq_2=0&multi_itm_seq=0&company_cd=&company_nm=&page=6
- 응급처치법 First Aid. 대한적십자사. 2013
- Air obstruction-sleep. Riverside. 2020 https://www.riversidemedgroup.com/airway-obstruction-sleep/
- What is Anaphylaxis. Healthline. 2016 https://www.healthline.com/health/anaphylaxis
- Maryknoll medical center digital webzine 09. 2019. https://maryknoll.co.kr/webzine/2015/09/sub/01.php

- Rabies patient education. Pediatric oncall. https://www.pediatriconcall.com/articles/infectious-diseases/rabies/rabies-patient-education
- 농약중독예방. 한국산업안전보건공단(2012) https://kosha.or.kr/kosha/data/mediaBankMain.do?medSeq=30319&codeSeq=1990000&medForm=104&menuId=-1990000104&mode=detail
- Heat-Related Illness Signs, Symptoms And Treatment. SA health. Goverment of South Australia.(2021) https://www.sahealth.sa.gov.au/wps/wcm/connect/public+content/sa+health+internet/healthy+living/protecting+your+health/environmental+health/healthy+in+the+heat/heat-related+illness+signs+symptoms+and+treatment
- Burns. Medical Encyclopedia. MedlinePlus.(2021) https://medlineplus.gov/ency/imagepages/1078.htm
- Chilbrain. NHS(2021). https://www.nhs.uk/conditions/chilblains/
- Facts You Should Know About Frostbite. Frostbite, emedicinehealth.(2021) https://www.emedicinehealth.com/frostbite/article_em.htm
- 저체온증 응급처치. 대한민국 정책브리핑(2014). https://www.korea.kr/news/visualNewsView.do?newsId=148772579
- 사진으로 배우는 응급처치와 심폐소생술. 서길순 등(2021). 의학서원
- 건강운동관리사를 위한 운동상해. 김용권 등(2018). 한미의학
- VR 규제의 현황과 개선 방향- VR 콘텐츠 규제를 중심으로 - 방송과 미디어 제24권 3호 100-113, 이승민
- 2020년 융합인재교육(STEAM) 프로그램 개발 최종 보고서, 인공지능(AI)과 빅 데이터의 융합으로 체육교육 건강한 삶을 디자인 하다, 한국과학창의재단, 김현우
- Applying Artificial Intelligence in Physical Education and Future Perspectives, sustainability, 2021, 13, 351, Junga Lee, Hyun Suk Lee
- http://playspeedgate.org/5/
- https://gametoc.hankyung.com/news/articleView.html?idxno=63541